# Leitsymptome und Nosoden

Henry C. Allen

# Leitsymptome und Nosoden

Narayana Verlag

Henry Clay Allen

Leitsymptome und Nosoden

1. Auflage 2008
2. überarbeitete Auflage 2009
3. Auflage 2014
4. Auflage 2016
ISBN 978-392-138389-6

Titel der englischen Original-Ausgaben:
„ Keynotes And Characteristics With Comparisons of some of the Leading Remedies of the Materia Medica" von 1898
Auszüge aus „The Materia Medica of Some Important Nosodes" von 1910

Übersetzt von Silke Burzlaff
mit Beiträgen von Karla Reinartz, Jochen Klein und Gabriele Ermen

Überarbeitet von Petra Brockmann und Gisela Potts

Herausgeber:
Narayana Verlag GmbH,
Blumenplatz 2, 79400 Kandern
Tel.: +49 7626 974970-0
E-Mail: info@narayana-verlag.de
www.narayana-verlag.de

# Inhaltsverzeichnis


Vorwort des Herausgebers.........ix
Vorworte englische Ausgaben.....xi
Abrotanum........................01
Aceticum acidum..................02
Aconitum napellus................04
Adrenalinum*.....................07
Aesculus hippocastanum...........10
Aethusa cynapium.................12
Agaricus muscarius...............14
Agnus castus.....................16
Allium cepa......................17
Aloe socotrina...................20
Alumina..........................22
Ambra grisea.....................25
Ammonium carbonicum..............26
Ammonium muriaticum..............29
Amylenum nitrosum................30
Anacardium orientale.............32
Anthracinum......................34
Antimonium crudum................35
Antimonium tartaricum............39
Apis mellifica...................41
Apocynum cannabinum..............44
Argentum metallicum..............45
Argentum nitricum................47
Arnica montana...................50
Arsenicum album..................53
Arum triphyllum..................57
Asarum europaeum.................59
Asterias rubens..................60
Aurum metallicum.................62
Bacillinum *.....................64
Bacillinum testium *.............66
Baptisia tinctoria...............67
Barium carbonicum................69
Belladonna.......................71
Benzoicum acidum.................73
Berberis vulgaris................75
Bismuthum (subnitricum)..........76
Borax............................77
Bovista..........................80
Bromum...........................81
Bryonia alba.....................82
Cactus grandiflorus..............86
Caladium seguinum................87
Calcium arsenicosum..............88
Calcium carbonicum...............89
Calcium phosphoricum.............92
Calendula officinalis............94
Camphora officinalis.............96
Cannabis indica..................97
Cannabis sativa..................98
Cantharis vesicatoria............99
Capsicum annuum..................101
Carbo animalis...................103
Carbo vegetabilis................104
Carbolicum acidum................107
Carcinosinum *...................109
Caulophyllum thalictroides.......109
Causticum........................111
Chamomilla.......................114
Chelidonium majus................116
China............................118
Cholesterinum *..................121
Cicuta virosa....................122
Cimicifuga racemosa..............124
Cina maritima....................126
Coca.............................128
Cocculus indicus.................129
Coffea cruda.....................131
Colchicum autumnale..............133
Collinsonia canadensis...........135

## Inhaltsverzeichnis

Colocynthis........................ 136
Conium maculatum ............ 137
Crocus sativus................... 140
Crotalus horridus............... 142
Croton tiglium.................... 144
Cuprum metallicum ............ 145
Cyclamen europaeum.......... 148
Digitalis purpurea............... 149
Dioscorea villosa ............... 151
Diphtherinum..................... 152
Drosera rotundifolia ........... 154
Dulcamara ........................ 156
Electricitas * ...................... 157
Epihysterinum *.................. 163
Equisetum hyemale ............ 164
Ergotinum * ....................... 164
Eupatorium perfoliatum ....... 165
Euphrasia.......................... 166
Ferrum metallicum.............. 168
Fluoricum acidum .............. 170
Gelsemium sempervirens...... 172
Glonoinum......................... 174
Graphites.......................... 176
Hamamelis virginica............ 178
Helleborus niger ................ 180
Helonias dioica .................. 183
Hepar sulphuris.................. 184
Hippozaenium *.................. 188
Hydrastis canadensis........... 193
Hyoscyamus niger .............. 194
Hypericum perforatum........ 197
Ignatia.............................. 198
Influenzinum *................... 202
Iodum............................... 202
Ipecacuanha...................... 204
Kalium bichromicum............ 207
Kalium bromatum .............. 210
Kalium carbonicum............. 212
Kalmia latifolia................... 214
Kreosotum ........................ 215
Lac caninum ...................... 218
Lac defloratum................... 221
Lac felinum *...................... 223
Lac vaccinum *................... 227
Lachesis............................ 229
Ledum palustre .................. 234
Lilium tigrinum .................. 236
Lobelia inflata ................... 238
Lycopodium clavatum.......... 240
Lyssinum .......................... 244
Magnesium carbonicum ...... 246
Magnesium muriaticumm...... 248
Magnesium phosphoricum..... 250
Magnetis poli ambo * .......... 253
Magnetis polus arcticus *...... 261
Magnetis polus australis *..... 268
Malandrinum *.................... 273
Malaria officinalis *.............. 279
Medorrhinum .................... 285
Melilotus officinalis............. 290
Melitagrinum * .................. 292
Menyanthes trifoliata ......... 292
Mercurius.......................... 293
Mercurius solubilis ............. 297
Mercurius corrosivus .......... 299
Mercurius cyanatus............. 300
Mercurius dulcis................. 300
Mercurius iodatus flavus ...... 301
Mercurius iodatus ruber....... 302
Mercurius sulphuricus.......... 303
Mezereum ........................ 303
Millefolium........................ 305
Morbillinum * .................... 307
Murex purpurea ................. 308
Muriaticum acidum............. 309
Naja tripudians .................. 311

Natrium carbonicum .......... 312
Natrium muriaticum .......... 314
Natrium sulphuricum .......... 319
Nectrianinum * .......... 321
Nitricum acidum .......... 322
Nux moschata .......... 326
Nux vomica .......... 329
Opium .......... 333
Parotidinum * .......... 336
Pertussinum* .......... 337
Pestinum * .......... 338
Petroleum .......... 338
Petroselinum .......... 341
Phosphoricum acidum .......... 342
Phosphorus .......... 345
Physostigma venenosum .......... 348
Phytolacca decandra .......... 349
Picricum acidum .......... 351
Platinum metallicum .......... 353
Plumbum metallicum .......... 355
Podophyllum peltatum .......... 358
Psorinum .......... 360
Pulsatilla .......... 365
Pyrogenium .......... 369
Ranunculus bulbosus .......... 372
Ratanhia .......... 373
Rheum .......... 374
Rhododendron .......... 375
Rhus toxicodendron .......... 377
Rumex crispus .......... 381
Ruta graveolens .......... 382
Sabadilla .......... 384
Sabina .......... 386
Sambucus nigra .......... 388
Sanguinaria canadensis .......... 389
Sanicula aqua .......... 391
Sarsaparilla officinalis .......... 394
Scarlatinum * .......... 396
Scirrhinum * .......... 396
Secale cornutum .......... 397
Selenium metallicum .......... 400
Sepia .......... 402
Silicea .......... 407
Spigelia .......... 410
Spongia tosta .......... 413
Stannum metallicum .......... 415
Staphisagria .......... 417
Stramonium .......... 421
Sulphur .......... 423
Sulphuricum acidum .......... 428
Symphytum .......... 430
Syphilinum .......... 430
Tabacum .......... 433
Taraxacum .......... 436
Tarantula .......... 437
Terebinthiniae oleum .......... 439
Theridion curassavicum .......... 441
Thlaspi bursa pastoris .......... 443
Thuja occidentalis .......... 444
Thyreoidinum* .......... 449
Trillium pendulum .......... 454
Tuberculinum - Bacillinum .......... 455
Ustilago maydis * .......... 458
Vaccininum* .......... 469
Valeriana officinalis .......... 472
Variolinum .......... 473
Veratrum album .......... 474
Veratrum viride .......... 477
X-ray * .......... 479
Zincum metallicum .......... 486

Arzneimittelverzeichnis .......... 489

* Auszug aus H. C. Allen:
*Die Materia Medica der Nosoden*

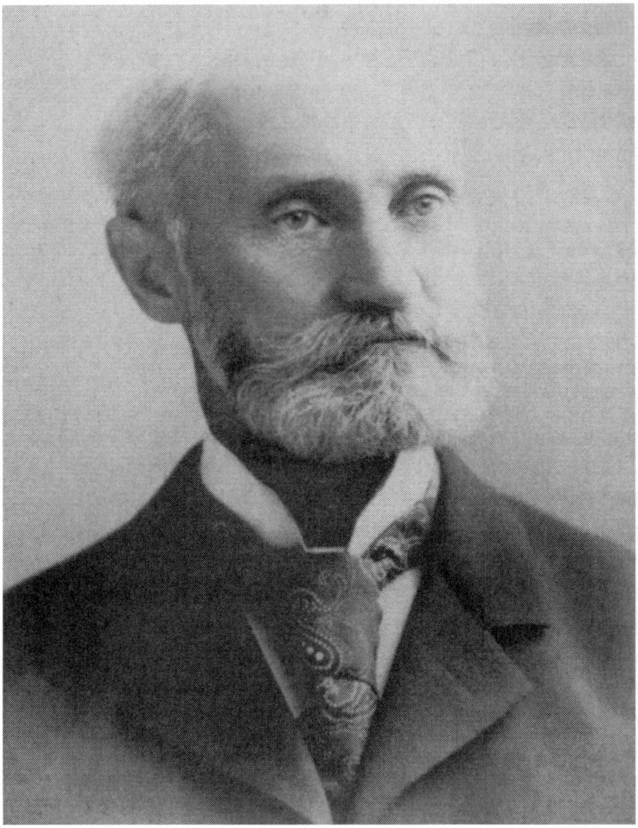

Henry C. Allen (1836-1909)

# Vorwort des Herausgebers

Es gibt viele Versuche, die Leitsymptome von Mitteln zu finden, doch nur wenigen ist dies so gut geglückt wie H. C. Allen. Mehrere Generationen von homöopathischen Ärzten haben erfolgreich mit diesem Werk gearbeitet, wie z. B. die Ärzte der renommierten Schule von Calcutta. Mit seinem klinisch betonten Ansatz behandelten sie erfolgreich schwerste Krankheiten. Der moderne psychologische Schwerpunkt hat heute zum Teil diesen Ansatz etwas verdrängt, doch die beiden Methoden können sich bestens ergänzen, wenn man sie kennt und mit ihnen umgehen kann.

Allen hat gegen Ende seines Lebens noch ein zweites ausführlicheres Hauptwerk veröffentlicht, das viele sogar für sein bestes halten: *Die Materia Medica der Nosoden*. Einen Teil davon wie z. B. *Medorrhin* und *Lyssin* hat er noch selbst in Kurzfassung gegossen und in die 2. Auflage seiner Leitsymptome übernommen. Diese stark erweiterte 2. Auflage wurde als Standardwerk nach seinem plötzlichen Tod in vielen weiteren Auflagen unverändert nachgedruckt. In Indien war schon lange eine englische Ausgabe der Leitsymptome erhältlich, die als Anhang auch eine abgekürzte Fassung sämtlicher Nosoden enthielt. Doch in der deutschen Ausgabe fehlten bis jetzt viele wichtige Nosoden und Sarkoden wie *Adrenalin*, *Cholesterin*, *Malandrin* und *Ustilago*, um nur einige zu nennen. Die Mehrzahl dieser Nosoden wurde ausgiebig geprüft. 14 Nosoden wurden von Allen nur kurz gestreift und nur fragmentarisch dargestellt. Die vorliegende neue Übersetzung integriert nun erstmals diese fehlenden Nosoden in gekürzter Form[1]. Somit liegen hier zum ersten Mal die vollständigen Leitsymptome aller Mittel von H. C. Allen komplett auf Deutsch vor. Zu Gunsten einer rascheren Übersicht haben wir die ursprüngliche fortlaufende Aneinanderreihung der Symptome in ein Kopf-zu-Fuß-Schema umgruppiert. Damit findet man am Krankenbett rascher, was man sucht, und braucht nicht immer ein ganzes Mittel durchzulesen, um ein bestimmtes Symptom zu finden.

In unserer klinischen Ausbildung hatten wir die indische Ausgabe dieses Buches immer in der Kitteltasche, um in Frage kommende

1 Diese Nosoden sind mit * gekennzeichnet.

Mittel direkt am Krankenbett differenzieren zu können. Durch ständigen Gebrauch begannen sie langsam auseinander zu fallen, doch sie befinden sich heute noch in unserem Bücherschrank. Vielleicht hat sich auch dadurch eine besondere Verbundenheit mit diesem Werk entwickelt, denn es erwies sich häufig als guter Ratgeber, für den wir immer dankbar waren. Auch aus diesem Grund wünschen wir dem neuen Büchlein viel Erfolg und eine weite Verbreitung.

*Kandern, im Januar 2008* *Die Herausgeber*

# Frühere Vorworte zu den englischen Ausgaben

**Vorwort zur 6. Auflage**

Dass nun eine sechste Auflage publiziert wird, zeigt, welch ein bedeutendes Werk Dr. Allen hinterlassen hat. Seine Materia Medica hat einen bleibenden Wert für die Homöopathie und vermag jedem Arzt unschätzbare Dienste zu leisten.

*Der Verlag*

**Vorwort zur 3. Auflage**

Die zweite Auflage dieses Buches war ungefähr doppelt so umfangreich wie die erste. Die erste Auflage wurde zu einem speziellen Zweck in sehr kurzer Zeit verfasst. Für die zweite Auflage nahm sich Dr. Allen deutlich mehr Zeit und schenkte der Welt damit ein in sich abgerundetes und umfassendes Standardwerk der homöopathischen Materia Medica. Damit wollen wir nicht sagen, dass die erste Auflage im Kern fehlerhaft gewesen wäre. Dagegen spricht schon, dass ihre Inhalte im Wesentlichen unverändert in spätere Ausgaben übernommen wurden – doch sie enthielt nur eine unzureichende Anzahl von Arzneimitteln. Da Dr. Allen starb, bevor eine weitere Auflage erforderlich wurde, bringen wir sein Werk in unveränderter Form heraus. Es ist ein Meisterstück der Materia Medica. Seine Symptomatik besteht aus den unveränderbaren Kennzeichen unserer gebräuchlichen homöopathischen Arzneimittel – kurz gesagt: es ist ein Buch, das keiner Überarbeitung bedarf.

*Der Verlag*
*Philadelphia, PA*

**Vorwort zur 2. Auflage**

Im Zuge der Vorbereitung auf die Drucklegung der zweiten Auflage sind die Inhalte erweitert und das Buch praktisch neu verfasst worden. Eine große Anzahl weiterer Arzneimittel wurde aufgenommen, die Darstellung der Symptome und der Differentialdiagnosen wurde erweitert, doch wurde großer Wert darauf gelegt, nur bestätigte

Symptome aufzunehmen. Das ursprüngliche Konzept wurde beibehalten: nur jene markanten Leitsymptome vorzustellen, welche die Individualität des Mittels kennzeichnen, so dass jeder Student der Materia Medica sie als Orientierungshilfe benutzen kann, um das Wesen der jeweiligen Arzneisubstanz zu verstehen.

Auf Anraten des Verlages und als Reaktion auf zahlreiche Anfragen wurde eine umfangreichere Symptomatik der Nosoden integriert. Diese wertvollen Ergänzungen zu unserem Rüstzeug, wie zum Beispiel die so genannten Schüssler-Salze, bedürfen lediglich noch intensiver Prüfungen, um sie in die Gruppe der Polychreste einreihen zu können.

Ein Index der Arzneimittel und ihrer Vergleichsmittel ist ebenso beigefügt wie eine alphabetische Aufstellung aller Arzneimittel mit Hinweisen zu ihrer Aussprache und Betonung; jeder homöopathische Arzt sollte, auch zum Nachweis seiner Kompetenz, über zureichende Kenntnis der richtigen Verwendung berufsspezifischer Termini verfügen.

*H. C. Allen*

**Vorwort zur 1. Auflage**

Die Lebensaufgabe eines jeden, der sich mit der homöopathischen Materia Medica befasst, besteht in beständigem Vergleichen und Differenzieren. Er muss die Pathogenese eines Mittels mit den Aufzeichnungen aus der Anamnese der Patienten vergleichen und dann eine Differentialdiagnose der ähnlichen Symptome zweier oder mehrerer medizinischer Substanzen vornehmen, um das Simillimum zu wählen.

Um diese Aufgabe korrekt und schnell erfüllen zu können, muss der Student oder praktizierende Therapeut etwas von der Eigenart des jeweiligen Arzneimittels als Vergleichsbasis kennen; etwas von den eigentümlichen, ungewöhnlichen oder hinreichend charakteristischen Elementen der bestätigten Pathogenese eines Polychrestes, ein so genanntes „Schlüsselsymptom", ein „Charakteristikum", ein „roter Faden" eine zentrale Modalität oder Prinzip. Man denke zum Beispiel an die Verschlechterung durch Bewegung bei *Bryonia*, die

Verbesserung durch Bewegung bei *Rhus toxicodentron*, das wütende, bösartige Delirium von *Belladonna* oder die apathische Gleichgültigkeit von *Phosphoricum acidum;* vertraute Orientierungspunkte, um die man die übrigen Symptome zum Vergleich gruppieren kann.

Irgendeine Struktur dieser Art erscheint unverzichtbar, um uns zu befähigen, intelligent und erfolgreich mit der Symptomenvielfalt umzugehen. Wenn man berücksichtigt, wie wenige homöopathische Ärzte sich in der Praxis auf Einzelmittel verlassen, und in Anbetracht des ständig geäußerten Wunsches nach einer „Revision" der Materia Medica dürfte das Studium der Arzneimittellehren für die Mehrzahl der Studierenden weder früher noch heute wirklich von Erfolg gekrönt gewesen sein.

Der Versuch, mit diesem Buch die Arbeit des Studenten zu vereinfachen, das Studium zu erleichtern, es sowohl spannend als auch nützlich zu gestalten und es jedem intelligenten Menschen zu ermöglichen, diesen Beruf zu meistern, rechtfertigt die Erweiterung unserer Literatur um eine weitere Monographie.

Beim Studium der homöopathischen Methode ist es wichtig, dass man von Anfang an sehr genau und gewissenhaft vorgeht; nur so gewinnt man einen direkten Zugang und einen umfassenden Überblick.

Das Ziel dieses Werkes ist es, dem Studenten zu helfen, die charakteristischen Wesensmerkmale eines Mittels zu erkennen und dadurch die Symptomatik der Materia Medica – das am leichtesten nachvollziehbare und äußerst praktische Werkzeug zur Heilung der Kranken, das Ärzte und Lehrer je zur Verfügung hatten – leichter nutzen zu können. Aufgrund eindringlicher Bitten von Schülern des Hering College wurde dieses Buch veröffentlicht, verbunden mit der Hoffnung, dass es dem Anfänger ebenso viel Gewinn bringen möge wie dem Autor selbst.

*H. C. Allen*

## Abrotanum *Abrot.*

*Eberraute, Eberrautenbeifuß* *Asteraceae/Compositae*

### Schlüsselsymptom

- ▷ Marasmus bei Kindern
- ▷ Große Schwäche und Erschöpfung mit hektischem Fieber bei Kindern, unfähig, zu stehen

### Geist/Gemüt

- ▷ Kind ist reizbar, unfreundliche und widerwärtige Stimmung, gewalttätig, unmenschlich, Impuls zu grausamem Verhalten

### Allgemein

- ▷ Marasmus bei Kindern mit starker Auszehrung, besonders der Beine (*Iod.*, *Sanic.*, *Tub.*). Die Haut ist schlaff und hängt in Falten herab (im Nacken: *Nat-m.*, *Sanic.*)
- ▷ Bei Marasmus kann der Kopf nicht vom Kissen gehoben werden (*Aeth.*)
- ▷ Marasmus, begrenzt auf die unteren Extremitäten
- ▷ Große Schwäche und Erschöpfung mit hektischem Fieber bei Kindern, unfähig, zu stehen
- ▷ Große Mattigkeit und allgemeines Wundheitsgefühl

### Gesicht

- ▷ Gesicht wirkt alt, bleich, runzlig (*Op.*)

### Magen

- ▷ Heißhunger
- ▷ Abmagerung trotz guter Ernährung (*Iod.*, *Nat-m.*, *Sanic.*, *Tub.*)

### Rektum

- ▷ Wechsel von Diarrhoe und Obstipation
- ▷ Lienterie

### Extremitäten

- ▷ Gicht:
  - → Gelenke sind steif oder geschwollen, prickelndes Gefühl
  - → Entzündung und Schmerz in Handgelenken und Knöcheln

- ▷ Rheumatismus:
  - → abwechselnd mit Auftreten von Hämorrhoiden oder Dysenterie
  - → bei heftigen Schmerzen, bevor sich eine Schwellung entwickelt
  - → durch plötzliche Unterdrückung von Diarrhoe oder anderen Absonderungen
  - → schmerzhafte Kontraktionen der Gliedmaßen durch Verkrampfung oder nach einer Kolik

### Haut

- ▷ Juckende Frostbeulen

### Arzneimittelbeziehungen

- ▷ Nach *Hepar* bei Furunkeln
- ▷ Nach *Aconitum* und *Bryonia* bei Pleuritis, wenn nach der Abheilung auf der betroffenen Seite ein Gefühl von Druck zurückbleibt, der die Atmung behindert

## Aceticum acidum — *Acet-ac.*

*Acidum aceticum, Essigsäure* $CH_3COOH$

### Schlüsselsymptome

- ▷ **Durstlosigkeit bei Fieber**
- ▷ Bei Fieber: Roter Fleck auf der linken Wange und starker Nachtschweiß
- ▷ Bleiches wächsernes Gesicht
- ▷ Ausgeprägte Schwäche; nach Verletzungen (*Sul-ac.*); durch einen Operationsschock; nach einer Anästhesie

### Allgemein

- ▷ Passend für bleiche, magere Personen mit schlaffer, schwacher Muskulatur
- ▷ *Bleiches, wächsern erscheinendes Gesicht (Ferr.)*
- ▷ *Ausgeprägte Schwäche; nach Verletzungen (Sul-ac.); durch einen Operationsschock; nach einer Anästhesie*
- ▷ Bei Kindern Marasmus und andere auszehrende Erkrankungen (*Abrot., Iod., Sanic., Tub.*)

- ▷ Hämorrhagie:
  - → aus allen Schleimhäuten, Nase, Rachen, Lunge, Magen, Darm, Uterus (*Ferr.*, *Mill.*)
  - → Metrorrhagie
  - → vikariierend
- ▷ Traumatisch bedingte Epistaxis (*Arn.*)

## Brust

- ▷ Krupp, inspiratorischer Stridor, Husten beim Einatmen (*Spong.*); Endstadium (In Fällen von Krupp und maligner Diphtherie hat die Inhalation von Dämpfen des Weinessigs die Beschwerden verbessert)

## Magen

- ▷ Saures Aufstoßen und Erbrechen in der Schwangerschaft
- ▷ Sodbrennen und starker Speichelfluss, Tag und Nacht (*Lac-ac.*, Speichelfluss < nachts: *Merc.*)
- ▷ Durst:
  - → stark, brennend, auch durch Trinken großer Mengen nicht zu stillen
  - → bei Ödemen, Diabetes und chronischer Diarrhoe

## Rektum

- ▷ Diarrhoe:
  - → reichlich, erschöpfend
  - → mit großem Durst
  - → bei Ödemen, Typhus und Schwindsucht
  - → begleitet von Nachtschweiß

## Schlaf

- ▷ Kann nicht auf dem Rücken schlafen (Schlafen auf dem Rücken > *Ars.*)
- ▷ Gefühl des Sinkens im Abdomen verursacht Dyspnö
- ▷ *> durch Liegen auf dem Bauch* (*Am-c.*)

## Fieber

- ▷ Hektisches Fieber mit trockener und heißer Haut
- ▷ Roter Fleck auf der linken Wange und starker Nachtschweiß

## Arzneimittelbeziehungen

- ▷ *Aceticum acidum* antidotiert: Anästhesierende Dämpfe (*Aml-ns.*); Kohle- und Gasdämpfe; *Opium* und *Stramonium*

- ▷ Apfelessig antidotiert *Carbolicum acidum*
- ▷ Folgt gut: bei Hämorrhagie auf *China*, bei Ödemen auf *Digitalis*.
- ▷ Verschlechtert: die Symptome von *Arn.*, *Bell.*, *Lach.* und *Merc.*, besonders aber den Kopfschmerz von *Belladonna*

## Aconitum napellus *Acon.*

*Eisenhut, Sturmhut* *Ranunculaceae*

Schlüsselsymptome

- ▷ **Große Furcht und Ängstlichkeit**
- ▷ Husten und Krupp durch: **trockenen, kalten Wind oder Zugluft**
- ▷ Furchtsamer Gesichtsausdruck
- ▷ Nach Schreck, um Unterdrückung der Menses vorzubeugen
- ▷ Bei Fieber: **trockene und heiße Haut, starke nervöse Unruhe, wirft sich gepeinigt herum**
- ▷ Das Leben ist trist geworden aufgrund der beständigen Furcht
- ▷ Husten beim Ausatmen (*Caust.*; während der Einatmung: *Spong.*)
- ▷ Brennender Durst auf große Mengen kalten Wassers

Geist/Gemüt

- ▷ *Das Leben ist trist geworden aufgrund der beständigen Furcht*, das Gesicht drückt Furcht aus
- ▷ Große Furcht und Ängstlichkeit mit starker, nervöser Erregbarkeit
- ▷ Angst, das Haus zu verlassen
- ▷ Furcht in einer Ansammlung vieler oder aufgeregter Menschen
- ▷ Furcht, die Straße zu überqueren
- ▷ Er ist sich sicher, an einer tödlichen Krankheit zu leiden
- ▷ Sagt seinen Todestag voraus
- ▷ Furcht vor dem Tod während der Schwangerschaft
- ▷ Ruhelos, ängstlich, erledigt alles in großer Hast, muss oft seine Haltung wechseln, reagiert auf alles mit Erschrecken
- ▷ Angst, Sorgen und Furcht begleiten die trivialsten Beschwerden
- ▷ Musik wird als unerträglich empfunden, macht sie traurig (*Sabin.*; während der Menses: *Nat-c.*)
- ▷ Schmerzen unerträglich, treiben ihn zum Wahnsinn; wird sehr unruhig; nachts

## Allgemein

- ▷ Akute oder nicht lange zurückliegende Fälle bei jüngeren Menschen, besonders bei plethorischen Mädchen mit vornehmlich sitzender Lebensweise
- ▷ Menschen, die empfindlich auf Wetterwechsel reagieren
- ▷ Menschen mit dunklem Haar und dunklen Augen
- ▷ Menschen mit steifer, rigider Muskulatur
- ▷ Beim Aufrichten aus dem Liegen:
  - → Wechsel der Gesichtsfarbe von Rot zu Totenblässe
  - → wird ohnmächtig oder ihm wird schwindlig und er fällt und fürchtet sich davor, wieder aufzustehen, oftmals begleitet vom Verlust des Sehvermögens und Bewusstlosigkeit
- ▷ Angezeigt im kongestiven Stadium einer Entzündung vor der Lokalisation der Beschwerden
- ▷ Konvulsionen:
  - → bei zahnenden Kindern
  - → mit Hitzegefühl, Zuckungen und Rucken in einzelnen Muskeln
  - → das Kind nagt an seiner Faust, ist gereizt und schreit
  - → die Haut ist heiß und trocken
  - → begleitet von hohem Fieber
- ▷ Beschwerden durch
  - → trockene, kalte Luft oder trockenen Nord- oder Westwind
  - → Schwitzen und gleichzeitig kaltem Luftzug ausgesetzt sein
  - → unterdrückten Schweiß

## Weiblich

- ▷ Amenorrhoe plethorischer junger Mädchen
- ▷ **Nach Schreck**, um Unterdrückung der Menses zu beheben oder zu verhindern

## Atemwege

- ▷ **Husten durch trockenen, kalten Wind oder Zugluft**
- ▷ Husten beim *Ausatmen* (*Caust.*; während der Einatmung: *Spong.*)
- ▷ Krupphusten
- ▷ Trockener, heiserer, erstickender Husten
- ▷ Lauter, rauer, krächzender Husten
- ▷ Harter, klingender, pfeifender Husten

Fieber

- ▷ **Trockene und heiße Haut**
- ▷ **Starke nervöse Unruhe, er wirft sich gepeinigt herum**
- ▷ *Brennender Durst auf große Mengen kalten Wassers*
- ▷ Rote Gesichtsfarbe oder abwechselnd rotes und bleiches Gesicht
- ▷ Fieber wird gegen Abend und beim Zubettgehen unerträglich

Aconitum sollte niemals gewählt werden, nur um das Fieber unter Kontrolle zu bringen. Es sollte auch nie im Wechsel mit anderen Mittel gegeben werden, um eine Senkung des Fiebers zu erreichen. Wenn es ein Fall ist, der Aconitum erfordert, sollte kein zusätzliches Mittel gegeben werden. Aconitum wird den Fall heilen.

In den ersten Stadien von Typhus abdominalis wird Aconitum praktisch nie das passende Mittel sein, es sei denn, die auslösende Ursache der Erkrankung würde zur Gesamtsymptomatik passen.

Anmerkung von Hahnemann in seiner „Reinen Arzneimittellehre":

„Bei jeder Wahl des Sturmhuts als homöopathisches Heilmittel ist vorzüglich auf die Gemüts-Symptome zu achten, damit besonders diese recht ähnlich seien: die geistigen und körperlichen Qualen, die Ruhelosigkeit, die durch nichts zu besänftigende Unruhe."

## Arzneimittelbeziehungen

- ▷ Komplementär:
  - → *Coffea*: Schlaflosigkeit bei Fieber, Intoleranz gegenüber Schmerzen
  - → *Arnica*: Verletzungen
  - → *Sulphur*: In allen Fällen
- ▷ *Aconitum* ist selten angezeigt bei fieberhaften Erkrankungen mit Hautausschlag
- ▷ *Aconitum* ist das akute Mittel von *Sulphur* und kann ihm bei akuten Entzündungen sowohl vorangehen wie auch folgen

## Modalitäten

- ▷ Verschlechterung
  - → abends und nachts, die Schmerzen werden unerträglich
  - → in einem warmen Raum
  - → beim Aufstehen aus dem Bett

→ Liegen auf der betroffenen Seite (*Hep.*, *Nux-m.*)
▷ Verbesserung
→ an der frischen Luft (*Alum.*, *Mag-c.*, *Puls.*, *Sabin.*)

## Adrenalinum* *Adren.*

*Sarkode: Hormon der Nebenniere Summenformel* $C_9H_{13}NO_3$

### Geist/Gemüt

▷ Mutlos und nervös; an nichts Interesse; kein Ehrgeiz; Abneigung gegen geistige Arbeit; keinen „Biss" mehr
▷ Abscheu vor geistiger Arbeit, kann sich nicht konzentrieren

### Kopf

▷ Kopfschmerzen mit Hitze auf der linken Seite, breitet sich nach rechts aus, < beim Lesen und am Morgen, mit dem Gefühl, die Augen seien überanstrengt
▷ Stirnkopfschmerz, oberhalb der Augenhöhle, mit verstopfter Nase und Augen
▷ Brennende Hitze im Kopf, möchte die Augen weit aufreißen
▷ Kopfschmerzen, breiten sich über den ganzen Kopf aus, aber < links und oberhalb der Augen über die ganze Stirn
▷ Starke Schmerzen > durch Druck auf die Augen
▷ Kopfschmerzen breiten sich bis zu den Ohren aus. Alle Kopfschmerzen sind < nachmittags oder abends; abends treten sie gegen 19 Uhr auf und dauern an bis ein Spaziergang an der frischen Luft oder der Schlaf Erleichterung bringen
▷ Kopfschmerzen beginnen nachmittags um 15 Uhr; immer > durch Spazierengehen an der frischen Luft; etwas besser durch Essen und Schlafen, jedoch nicht so vollständig wie bei einem Spaziergang in frischer Luft
▷ Neuralgische Kopfschmerzen; Schmerzen beginnen an der Gehirnbasis, breiten sich dann über den Kopf zur Stirn und zu den Seiten aus; anfangs schießende Schmerzen scheinbar direkt unter der Kopfhaut, beginnen um 11 Uhr vormittags, dauern bis 15 oder 16 Uhr an und verschwinden beim Essen, an der frischen Luft, schlimmer in geschlossenen, warmen Räumen

- ▷ Dumpfer Schmerz in den Augäpfeln mit Kopfschmerzen, > durch Druck und Reiben der Augen
- ▷ Kopfschmerzen beginnen gegen 11 Uhr und halten an bis 0:30 Uhr, > durch Essen
- ▷ Dumpfes Gefühl im Kopf von 15 bis 18 Uhr

## Augen

- ▷ Angespanntes Gefühl, verstopft, möchte die Augen weit aufreißen und Druck darauf ausüben
- ▷ Schmerzen im rechten Auge. Druck auf den Augen und weites Öffnen der Augen bessert den Kopfschmerz
- ▷ Augäpfel schmerzhaft, > durch Druck und Reiben

## Ohren

- ▷ Schmerz im linken Ohr begleitet die Kopfschmerzen; schneidende Schmerzen zeitweise in beiden Ohren
- ▷ Jucken und Kitzeln im rechten Ohr, mit dem Finger im Ohr bohren bessert

## Nase

- ▷ Reichlich wässrige Absonderung aus der Nase beim Hinausgehen in die kalte Luft, < rechts; im Hause fühlt sich die Nase voll und verstopft an
- ▷ Leichte Verstopfung der Nase, mit einem Völlegefühl an der Nasenwurzel

## Gesicht

- ▷ Gefühl von Erröten, aber das Gesicht ist nicht rot
- ▷ Hitzewallungen in Gesicht und Kopf; Gesicht den ganzen Abend gerötet

## Mund

- ▷ Schlechter Geschmack beim Erwachen
- ▷ Zunge weiß belegt, Ränder und Spitze sind rot

## Hals

- ▷ Stimmbänder entzündet
- ▷ Katarrh des Kehlkopfs, übermäßige Absonderung der Rachenmandeln von weißlichem, gallertartigem Schleim, der nur schwer zu lösen ist

## Magen

- ▷ Gesteigerter Appetit; Heißhunger
- ▷ Gefühl von Übelkeit, als müsste er erbrechen
- ▷ Übelkeit vor den Mahlzeiten, doch guter Appetit sobald er zu essen beginnt

## Stuhl

- ▷ Locker, braun, halbfest, schnelle Ausscheidung, stinkend
- ▷ Plötzlicher, spritzender Durchfall; dauert nur eine Minute, gefolgt von Brennen im Anus

## Urin/Genital

- ▷ Starker Geruch, heiß und verbrühend; häufig, reichlich, farblos
- ▷ Brennen vor und während des Wasserlassens
- ▷ Vermehrt Kristalle aus Natriumoxalat, während in der Arzneimittelprüfung deutlich Natriumurate auftraten, keine Zylinder
- ▷ Hämaturie mit starken Schmerzen in der Nierengegend; geheilt
- ▷ Häufigeres Urinieren als gewöhnlich
- ▷ Sexuelles Verlangen gesteigert, ohne Erektionen
- ▷ Erektionen; laszive Träume die ganze Nacht, erwacht aufgrund dieser Träume
- ▷ Samenergüsse früh am Morgen ohne nachteilige Auswirkungen

## Atemwege

- ▷ Husten durch eine Reizung in der Fossa suprasternalis
- ▷ Vermehrte Atembewegungen, bald gefolgt von Ersticken und Tod durch Lähmung des Halsmarks (toxiologischer Effekt einer Überdosis)

## Rücken

- ▷ Schmerzen besonders links; aufrechtes Sitzen oder gerades Liegen schafft Erleichterung

## Extremitäten

- ▷ Leichte rheumatische Schmerzen, die ab und zu ins Bein ausstrahlen
- ▷ Arme und Beine schlafen leicht ein; Taubheit und Prickeln von unten nach oben

- ▷ Hühneraugen an den Zehen
- ▷ Rheumatische Schmerzen im linken Ellenbogen und kleinen Finger beim Erwachen
- ▷ Beine sind müde und schmerzen, besonders in den Waden und unterhalb der Knie
- ▷ Fußknöchel schwach und müde
- ▷ Schmerzhafte Schwellung am ersten Finger der rechten Hand, zieht eine Nagelbettentzündung nach sich
- ▷ Ermüdende Schmerzen in Armen und Beinen beim Laufen

Verschiedenes

- ▷ Langdauernde Kontraktionen der Muskeln. Wiederholte Injektionen lösen im Tierversuch Atherome und Herzschädigungen aus
- ▷ Die Haut wird bronzefarben; großer Kräfteverlust; schnelle Auszehrung; extrem schneller Puls; Herztätigkeit unregelmäßig; ausgeprägte Anämie

Schlaf

- ▷ Große Schläfrigkeit und Benommenheit
- ▷ Dumpfheit und Schläfrigkeit zwischen 15 und 18 Uhr

## Aesculus hippocastanum *Aesc.*

*Gemeine Rosskastanie* *Sapindaceae*

Schlüsselsymptome

- ▷ **Heftiger, dumpfer Schmerz in den Iliosakralgelenken**
- ▷ Völlegefühl in verschiedenen Körperteilen
- ▷ Gefühl von Trockenheit und Hitze im Rektum
- ▷ Nach dem Stuhlgang das Gefühl von Völle im Rektum, mit intensiven, über Stunden anhaltenden Schmerzen im Anus
- ▷ Gefühl, das Rektum sei voller kleiner Stöcke
- ▷ Gefühl, der Rücken „gebe nach", während der Schwangerschaft, bei Prolaps oder Leukorrhoe

Geist/Gemüt

- ▷ Verzweifelte, gedrückte Stimmung
- ▷ Sehr reizbar

▷ Verliert schnell die Beherrschung, erlangt aber nur langsam die Kontrolle wieder zurück
▷ Äußerst mürrisches Verhalten

## Allgemein

▷ Passend für Menschen, die zu Hämorrhoiden neigen und die unter Magen- und Gallenbeschwerden oder katarrhalischen Beschwerden leiden
▷ Völlegefühl in verschiedenen Regionen des Körpers, wie von einer Blutfülle; in Herz, Lunge, Magen, Gehirn, Becken, Haut
▷ Venöse Stauung, insbesondere der Pfortader und des Hämorrhoidalplexus
▷ Die Schleimhäute des Mundes, des Rachens und des Rektums sind geschwollen, brennen und fühlen sich trocken und wund an
▷ Lähmungsgefühl in Armen, Beinen und im Rückgrat

## Nase

▷ Schnupfen mit wässrigen und brennenden Absonderungen
▷ Wundheit und Empfindlichkeit gegenüber eingeatmeter, kalter Luft

## Hals

▷ Follikuläre Pharyngitis mit starkem Brennen und Wundheitsgefühl im Rachen; Trockenheit und Rauheit der Kehle
▷ Häufiges Verlangen zu schlucken, mit brennendem, stechendem und trockenem eingeengtem Rachen (*Apis, Bell.*)

## Rektum

▷ *Gefühl von Trockenheit und Hitze im Rektum*
▷ *Gefühl, als sei es voller kleiner Stöckchen*
▷ *Stuhlgang gefolgt von Völlegefühl im Rektum und über Stunden anhaltenden, heftigen Schmerzen im Anus* (*Aloe, Ign., Mur-ac., Sulph.*)
▷ Verstopfung, harter, trockener Stuhl, schwierige Stuhlentleerung mit Trockenheit und Hitzegefühl im Rektum, begleitet von *heftigen lumboskralen Rückenschmerzen*
▷ Messerstichartige Schmerzen schießen durch das Rektum nach oben (*Ign., Sulph.*)
▷ Wundheitsgefühl, mit Brennen, Jucken und Völlegefühl (*Sulph.*)
▷ Hämorrhoiden:
→ blind, schmerzhaft, brennend, purpurfarben, selten blutend

### Weiblich

- Uterusprolaps und wundmachende, dunkle Leukorrhoe, mit Rückenschmerzen und großer Müdigkeit, durch Gehen verursacht

### Rücken

- Heftiger, dumpfer Schmerz in den Iliosakralgelenken; mehr oder weniger konstante Schmerzen, erstrecken sich zum Kreuzbein und den Hüften
- *Gefühl, der Rücken „gebe nach"*
  - → während der Schwangerschaft, bei Prolaps oder Leukorrhoe
  - → beim Gehen oder Bücken
  - → muss liegen oder sitzen
- Gefühl von Schwere und Lahmheit im Rücken

### Arzneimittelbeziehungen

- Bei Hämorrhoidalbeschwerden Ähnlichkeit zu *Aloe*, *Coll.*, *Ign.*, *Mur-ac.*, *Nux-v.* und *Sulph.*
- Wenn *Coll.* die Hämorrhoidalbeschwerden bessert, wirkt *Aesc.* oftmals heilend
- *Aesc.* kann hilfreich sein, wenn *Nux-v.* und *Sulph.* die Hämorrhoidalbeschwerden zwar verbessern, aber nicht heilen konnten.

### Modalitäten

- Verschlechterung
  - → durch Bewegung
  - → Rückenschmerzen und Wundheitsgefühl durch Gehen oder Bücken
  - → Einatmen kalter Luft

## Aethusa cynapium — *Aeth.*

*Hundspetersilie* *Apiaceae/Umbelliferae*

### Schlüsselsymptome

- Kinder, die keine Milch vertragen
- **Unverträglichkeit von Milch**, in jeder Form
- Völlige Durstlosigkeit (*Apis*, *Puls.*, Gegenteil von *Ars.*)
- Epileptische Krämpfe mit verkrampften Daumen, rotem Gesicht und **nach unten gedrehten Augen**

## Geist/Gemüt

- Imbezillität bei Kindern
- Unfähigkeit, zu denken
- Verwirrung

## Allgemein

- Besonders für Kinder, die bei heißem Sommerwetter zahnen
- Kinder, die keine Milch vertragen
- Große Schwäche
  - → Kinder können nicht stehen
  - → unfähig, den Kopf aufrecht zu halten (*Abrot.*)
  - → Erschöpfung mit Schläfrigkeit
- Epileptische Krämpfe mit:
  - → *verkrampften Daumen*
  - → rotem Gesicht
  - → nach unten gedrehten Augen
  - → starren und erweiterten Pupillen
  - → Schaum vor dem Mund
  - → zusammengepressten Kiefern
  - → kleinem, hartem und schnellem Puls
- Schwäche und Erschöpfung mit Schläfrigkeit; nach dem Erbrechen; nach dem Stuhlgang, nach Krämpfen

## Kopf

- Gesichtsausdruck zeigt große Furcht und Schmerz, mit scharfen Nasolabialfalten

## Nase

- Herpes-Ausschlag auf der Nasenspitze

## Magen

- *Völlige Durstlosigkeit* (*Apis*, *Puls.*; Gegenteil von *Ars.*)
- **Unverträglichkeit von Milch** *in jeder Form*, wird sofort nach dem Trinken in großen Mengen wieder erbrochen: gefolgt von Schwäche, die Schläfrigkeit verursacht (vgl. *Mag-c.*)
- Verdauungsstörungen zahnender Kinder, heftiges, plötzliches Erbrechen einer schaumigen Substanz von milchweißer Färbung oder einer gelblichen Flüssigkeit, *gefolgt von geronnener Milch und käseartiger Substanz*

- ▷ Wiederaufstoßen der Nahrung, ungefähr eine Stunde nach der Mahlzeit, reichliches, grünliches Erbrechen

Arzneimittelbeziehungen
- ▷ Vergleiche: *Ant-c., Ars., Calc., Sanic.*

Modalitäten
- ▷ Verschlechterung
  - → nach dem Essen oder Trinken
  - → nach dem Erbrechen, nach dem Stuhlgang, nach Krämpfen

## Agaricus muscarius *Agar.*

*Fliegenpilz Fungi/Agaricales*

Schlüsselsymptome
- ▷ Üble Folgen von Ausschweifungen (*Lob., Nux-v., Ran-b.*)
- ▷ Frostbeulen, die unerträglich jucken und brennen
- ▷ Schmerzen im Sitzen (*Zinc.*)
- ▷ Unwillkürliche Bewegungen im wachen Zustand, die im Schlaf aufhören

Geist/Gemüt
- ▷ Delirium
  - → mit ständigem Fantasieren
  - → versucht, aus dem Bett zu steigen
  - → bei Typhus oder Fleckfieber

Allgemein
- ▷ Menschen mit hellem Haar; Haut und Muskulatur schlaff
- ▷ Alte Menschen mit schwachem, trägem Kreislauf
- ▷ Alkoholiker, besonders für deren Kopfschmerzen; *üble Folgen nach Ausschweifungen* (*Lob., Nux-v., Ran-b.*)
- ▷ Unwillkürliche Bewegungen *im wachen Zustand*, die während des Schlafes nachlassen
- ▷ Chorea, von geringfügigen Bewegungen und Zuckungen einzelner Muskeln bis hin zum Tanzen des gesamten Körpers

- ▷ Zittern am ganzen Körper (Zuckungen der Gesichtsmuskeln: *Mygal.*)
- ▷ Brennen, Jucken und Rötung verschiedener Körperteile, Ohren, Nase, Gesicht, Hände und Füße, Körperteile sind rot, heiß und geschwollen
- ▷ Gangunsicherheit, stolpert über alles im Wege Liegende; empfindet im Stehen Schmerzen, als würde er geschlagen
- ▷ Schmerzen:
  - → wie wund
  - → in der Lenden- und Kreuzbeinregion
  - → bei körperlicher Anstrengung während des Tages
  - → *beim Sitzen* (*Zinc.*)
- ▷ Nervöse Schwäche nach sexuellen Ausschweifungen (*Kali-p.*)
- ▷ Epilepsie durch unterdrückte Hautausschläge (*Psor., Sulph.*)
- ▷ Extreme Empfindlichkeit gegenüber kalter Luft (*Calc., Kali-c., Psor.*)
- ▷ Diagonal auftretende Beschwerden: obere linke und untere rechte Körperhälfte (*Ant-t., Stram.*; obere rechte und untere linke Körperhälfte: *Ambr., Brom., Med., Phos., Sul-ac.*)

## Kopf

- ▷ Kopfschmerzen
  - → Bei Menschen, die durch Fieber oder Schmerzen rasch delirant werden (*Bell.*)
  - → Bei Menschen, die unter Chorea oder Zuckungen leiden und unwillkürlich Grimassen ziehen
  - → mit spinaler Beteiligung

## Haut

- ▷ *Frostbeulen, die unerträglich jucken oder brennen*
- ▷ Erfrierungen und alle bekannten Erscheinungen aufgrund von Kälteeinwirkung, besonders im Gesicht
- ▷ Gefühl, als habe man Eis berührt oder als wenn eiskalte Nadeln die Haut durchstoßen würden
- ▷ Gefühl, wie von heißen Nadeln durchstochen zu werden

## Rücken

- ▷ Jede Bewegung oder Drehung des Körpers verursacht Schmerzen in der Wirbelsäule
- ▷ Berührungsempfindlichkeit einzelner Wirbel
- ▷ Reizungen des Rückgrats durch sexuelle Exzesse (*Kali-p.*)

▷ Berührungsempfindliche Wirbelsäule (*Ther.*), morgens schlimmer

Weiblich

▷ Uterusprolaps, nach dem Klimakterium; die nach unten drängenden Schmerzen werden als fast unerträglich empfunden (vgl. *Lil-t., Murx., Sep.*)

Arzneimittelbeziehungen

▷ Bei Alkoholdelirium vergleichbar mit *Calc., Cann-i., Cimic.,Hyos., Kali-p., Lach., Nux-v., Op., Stram.*

▷ Bei Chorea vergleichbar mit *Mygal., Tarant., Zinc.*

Modalitäten

▷ Verschlechterung
  → nach dem Essen
  → nach dem Koitus
  → durch kalte Luft
  → durch geistige Anstrengung
  → vor einem Gewitter (*Phos., Psor.*)

## Agnus castus *Agn.*

*Mönchspfeffer* *Lamiaceae*

Schlüsselsymptome

▷ **Vorzeitige Alterung**

▷ **Völlige Impotenz**

▷ Geistesabwesend, vermindertes Einsichtsvermögen

Geist/Gemüt

▷ **Vorzeitige Alterung**
  → Melancholie, Apathie, geistige Zerstreutheit, Selbstverachtung
  → bei jungen Menschen durch sexuelle Exzesse verursacht
  → durch Spermaverlust

▷ *Geistesabwesend, vermindertes Einsichtsvermögen*
  → kann sich nicht konzentrieren
  → ist gezwungen, jeden Satz zweimal zu lesen, bevor er ihn versteht (*Lyc., Ph-ac., Sep.*)

Allgemein

- ▷ „Alte Sünder" mit Impotenz und chronischem Ausfluss
- ▷ Allein lebende Menschen, die an Nervenschwäche leiden
- ▷ Lymphatischer Konstitutionstyp
- ▷ Üble Folgen unterdrückter Gonorrhoe (*Med.*)
- ▷ Agnus castus verhindert das Wundreiben der Haut beim Gehen

Nase

- ▷ Beklagt sich über eingebildete Gerüche, wie von Hering oder Moschus

Brust

- ▷ Fehlende Milchbildung oder Unterdrückung der Milchsekretion bei stillenden Frauen (*Asaf.*, *Lac-c.*, *Lac-d.*); oft mit großer Traurigkeit verbunden; sagt, sie werde sterben

Männlich/Weiblich

- ▷ **Absolute Impotenz**
  - → erschlaffte, schwache und kalte Genitalien
  - → keine sexuelle Kraft, kein sexuelles Verlangen (*Calad.*, *Sel.*)
- ▷ Impotenz nach häufigen Infektionen mit Gonorrhoe
- ▷ Chronischer Ausfluss, mit fehlendem sexuellen Verlangen und Verlust der Erektionsfähigkeit
- ▷ Leukorrhoe:
  - → wasserhell, aber färbt die Wäsche gelb
  - → fließt unbemerkt aus den *völlig erschlafften Genitalien*

Arzneimittelbeziehungen

- ▷ *Calad.* und *Sel.* folgen bei Schwäche der Sexualorgane oder Impotenz gut auf *Agnus castus*

## Allium cepa *All-c.*

*Küchenzwiebel Liliaceae*

Schlüsselsymptome

- ▷ Katarrhalische Laryngitis
- ▷ Der Husten zwingt ihn, sich an den Kehlkopf zu greifen

- ▷ Gefühl, als ob der Husten den Kehlkopf auseinander reißen würde
- ▷ Bei Schnupfen reichliche, wässrige und scharfe Absonderungen

## Allgemein

- ▷ Akute katarrhalische Entzündung der Schleimhäute mit verstärkter Sekretion
- ▷ Neuralgische Schmerzen, wie ein langer Faden; im Gesicht, am Kopf, Nacken, an der Brust
- ▷ Traumatisch bedingte, chronische Neuritis:
  - → Neuralgie des Stumpfes nach einer Amputation
  - → brennende und stechende Schmerzen

## Kopf

- ▷ Katarrhalisch bedingter, dumpfer Kopfschmerz, begleitet von Schnupfen:
  - → < abends
  - → < bei der Rückkehr in einen warmen Raum (*Euphr.*, *Puls.*)
  - → > an der frischen Luft
- ▷ Kopfschmerzen sistieren während der Menstruation und setzen danach wieder ein (*Lach.*, *Zinc.*)

## Augen

- ▷ Brennendes, beißendes, schmerzendes Gefühl wie von Rauch, das zum Reiben zwingt
- ▷ Wässrig und blutunterlaufen
- ▷ Kapilläre Einblutung und exzessiver Tränenfluss

## Nase

- ▷ Schnupfen:
  - → *reichliche, wässrige und scharfe Absonderungen* mit starkem, aber mildem Tränenfluss (reichlicher, milder Fließschnupfen mit scharfem Tränenfluss: *Euphr.*)
  - → scharfe, wässrige Absonderungen, die von der Nasenspitze tropfen (*Ars.*, *Ars-i.*)
- ▷ Frühjahrsschnupfen:
  - → durch feuchte Nordwestwinde
  - → Absonderungen brennen und verätzen die Nase und Oberlippe
- ▷ Heuschnupfen:
  - → alljährlich im August wiederkehrend

→ heftiges Niesen beim Aufstehen
→ durch die Berührung von Pfirsichen

▷ Nasenpolypen (*Teuc.*, *Sang-nit.*, *Psor.*)

## Hals

▷ Katarrhalische Laryngitis

## Abdomen

▷ Koliken:
→ durch eine Erkältung aufgrund des Nasswerdens der Füße
→ durch zu reichliches Essen
→ nach dem Verzehr von Gurken
→ nach dem Verzehr von Salaten
→ durch Hämorrhoiden
→ bei Kindern: < im Sitzen, > durch Bewegung

## Atemwege

▷ Der Husten zwingt ihn, sich an den Kehlkopf zu greifen; Gefühl, als ob der Husten den Kehlkopf auseinander reißen würde

## Extremitäten

▷ Panaritium:
→ mit roten Streifen, die den Arm hinaufziehen
→ Schmerzen treiben ihn zur Verzweiflung
→ im Kindbett

▷ Wunde und raue Stellen an den Füßen, besonders den Fersen, durch *Reibung* verursacht, *„Wirksam bei wundgelaufenen Füßen"* - Dioscorides

▷ Puerperale Phlebitis nach einer Zangengeburt

## Arzneimittelbeziehungen

▷ Komplementär: *Phos.*, *Puls.*, *Thuj.*

▷ Kompatibel: bei Polypen vor *Calc.* und *Sil.*

▷ Ähnlich: *Euphr.*, das jedoch in Bezug auf Nasen- und Tränensekretion umgekehrte Modalitäten hat

## Modalitäten

▷ Verschlechterung
→ vorwiegend am Abend und in einem warmen Raum (*Puls.*, an der frischen Luft: *Euphr.*)

▷ Verbesserung
  → in einem kalten Raum und *an der frischen Luft* (*Puls.*)

## Aloe socotrina *Aloe*

*Aloe ferox, Kap-Aloe* *Liliaceae*

### Schlüsselsymptome

- ▷ Erkrankungen der Schleimhäute mit Schleimbildung in Form von gallertartigen Klumpen
- ▷ Vor dem Stuhlgang: Gefühl von Schwere im Rektum
- ▷ Während des Stuhlgangs: Tenesmus und reichlicher Windabgang
- ▷ Diarrhoe: muss sich sofort nach dem Essen und Trinken zur Toilette begeben; traut dem Afterschließmuskel nicht; treibt ihn frühmorgens aus dem Bett
- ▷ Koliken mit quälenden Schmerzen vor und beim Stuhlgang
- ▷ Kolikanfällen geht eine hartnäckige Verstopfung voraus

### Geist/Gemüt

- ▷ Unzufrieden und ärgerlich über sich selbst oder seine Beschwerden, besonders bei Obstipation

### Allgemein

- ▷ Träge, erschöpfte Menschen mit einer Abneigung gegen geistige oder körperliche Arbeit
- ▷ Geistige Anstrengung erschöpft
- ▷ Ältere Menschen, insbesondere Frauen, von schlaffer, phlegmatischer Erscheinung
- ▷ Extreme Erschöpfung, verbunden mit Schwitzen
- ▷ Erkrankungen der Schleimhäute
  - → führen zur Schleimbildung in Form gallertartiger Klumpen in Kehle oder Rektum
  - → Besonders befallen ist die Rektumschleimhaut

### Kopf

- ▷ Kopfschmerzen:
  - → über die Breite der Stirn, < bei jedem Schritt (*Bell., Bry.*)
  - → mit dem Gefühl von Schwere in den Augen und Übelkeit
  - → < durch Hitze, > durch kalte Anwendungen (*Ars.*)

→ abwechselnd mit Lumbago
→ als Folge unzureichender Stuhlentleerung

## Abdomen

▷ Koliken:
→ *Kolikanfällen geht eine hartnäckige Verstopfung voraus*
→ quälende Schmerzen vor und beim Stuhlgang
→ schneidende, kneifende Schmerzen im rechten unteren Abdomen
→ alle Schmerzen sistieren nach dem Stuhlgang, dafür folgen starkes Schwitzen und extreme Schwäche

## Rektum

▷ Diarrhoe:
→ muss sich sofort nach dem Essen und Trinken zur Toilette begeben (*Crot-t.*)
→ traut dem Afterschließmuskel nicht
→ treibt ihn frühmorgens aus dem Bett (*Psor., Rumx., Sulph.*)
→ Hunger bei Diarrhoe

▷ Flatus:
→ stinkend, brennend und reichlich
→ viel Flatus bei geringem Stuhlabgang (*Agar.*)
→ Brennen im Anus nach Flatusabgang
→ beim Flatusabgang das Gefühl, als würde gleichzeitig Stuhl abgehen (*Olnd., Mur-ac., Nat-m.*)

▷ Unfreiwilliger Abgang von hartem Stuhl und großen Mengen von Schleim

▷ Vor dem Stuhlgang:
→ Gefühl von *Schwere im Rektum*
→ Rumpeln und heftiger, plötzlicher Stuhldrang

▷ Während des Stuhlgangs: Tenesmus und ***reichlicher Windabgang***

▷ Nach dem Stuhlgang: Gefühl der Schwäche

▷ Hämorrhoiden:
→ blau, wie Weintrauben (*Mur-ac.*)
→ permanentes Gefühl des Abwärtsdrängens im Rektum
→ blutend, wund, empfindlich, heiß, kaltes Wasser lindert starken Juckreiz

▷ Jucken und Brennen im Anus hindert am Schlafen (*Indg.*)

### Haut

- Juckreiz erscheint jedes Jahr beim Herannahen des Winters (*Psor.*)

### Arzneimittelbeziehungen

- Ähnlich wie *Sulphur* bei zahlreichen chronischen Erkrankungen mit abdomineller Blutfülle und portaler Stauung, bringt unterdrückte Hautausschläge wieder hervor.
- Ähnlich: *Am-m., Gamb., Nux-v., Podo.*

### Modalitäten

- Verschlechterung
  - → durch heißes, trockenes Wetter
  - → am frühen Morgen
  - → durch sitzende Lebensweise
  - → nach dem Essen oder Trinken
  - → durch Stehen oder Gehen
- Verbesserung
  - → kaltes Wasser
  - → kaltes Wetter
  - → durch Stuhl- und Flatusabgang

## Alumina *Alum.*

*Aluminiumoxid, gebrannte Tonerde* $Al_2O_3$

### Schlüsselsymptome

- Obstipation: **große Anstrengung**, muss sich am Toilettensitz festhalten; **Inaktivität des Rektums**, sogar weicher Stuhl erfordert große Anstrengung; kein Stuhldrang und Unfähigkeit zum Stuhlgang, bis eine große Menge an Stuhl im Rektum liegt
- Leukorrhoe: **Wundmachender, reichlicher Ausfluss, der bis zu den Fersen läuft**
- Unverträglichkeit von Kartoffeln
- Physische und geistige Erschöpfung nach der Menstruation, sie ist kaum in der Lage, zu sprechen

## Geist/Gemüt

- Die Zeit vergeht zu langsam; eine Stunde erscheint so lange wie ein halber Tag (*Cann-i.*)
- Sanft, heitere Grundstimmung, Hypochonder

## Allgemein

- Menschen, die an chronischen Erkrankungen leiden – „das *Aconitum* der chronischen Krankheiten"
- Konstitutionen mit einem Mangel an Lebenswärme (*Calc.*, *Sil.*)
- Dunkler Teint
- Kann nur am Tag und mit offenen Augen laufen; Schwanken und Fallen, sobald er die Augen schließt (*Arg-n.*, *Gels.*)
- Sprechen ermüdet, schwach und erschöpft, muss sich hinsetzen
- Ausgemergelte, vertrocknet erscheinende, magere Personen

## Magen

- Abnormer Appetit
- Verlangen nach unverdaulichen Dingen wie Stärke, Kreide, Holzkohle, Gewürznelken, Kaffee- oder Teesatz und Säuren (*Cic.*, *Psor.*)
- Kartoffeln werden nicht vertragen
- Chronisches Aufstoßen, seit Jahren, < abends
- Alle reizenden Substanzen, wie Salz, Pfeffer, Wein oder Essig, verursachen sofort Husten

## Rektum

- Obstipation:
  - → **große Anstrengung**, muss sich am Toilettensitz festhalten
  - → **Inaktivität des Rektums**, *sogar weicher Stuhl erfordert große Anstrengung* (*Anac.*, *Plat.*, *Sil.*, *Verat.*)
  - → *kein Stuhldrang und Unfähigkeit zum Stuhlgang, bis eine große Menge an Stuhl im Rektum angesammelt ist* (*Meli.*)
  - → bei Säuglingen
  - → durch künstliche Ernährung
  - → durch Flaschennahrung bei Säuglingen
  - → bei alten Menschen (*Lyc.*, *Op.*)
  - → durch Inaktivität des Rektums in der Schwangerschaft (*Sep.*)
  - → Stuhl hart, knötchenförmig, wie kleine Beeren, bedeckt mit Schleim
  - → Stuhl weich, lehmartig, am Anus anhaftend (*Plat.*)

- Diarrhoe, beim Wasserlassen
- Muss wie zum Stuhlgang pressen, um urinieren zu können

## Weiblich

- Leukorrhoe:
  - wundmachender, reichlicher Ausfluss, der bis zu den Fersen läuft (*Syph.*)
  - < während des Tages
  - > durch Baden in kaltem Wasser
- *Physische und geistige Erschöpfung nach der Menstruation*, ist kaum in der Lage, zu sprechen (*Carb-a.*, *Cocc.*)

## Haut

- Trockene, flechtenartige, juckende Hautausschläge, < im Winter (*Petr.*)
- Unerträgliches Jucken am ganzen Körper beim Warmwerden im Bett (*Sulph.*)
- Neigung zu kratzen, bis die Haut blutet und schmerzt

## Arzneimittelbeziehungen

- Komplementär: *Bry.*
- Folgt gut auf: *Bry.*, *Lach.*, *Sulph.*
- Ähnlich: *Bar-c.* und *Con.* in Fällen von Erkrankungen alter Menschen
- *Alumina* ist das chronische Mittel von *Bryonia*

## Modalitäten

- Verschlechterung
  - *durch Verzehr von Kartoffeln*
  - *bei Neu- und Vollmond*
  - jeden zweiten Tag
  - durch Essen von Suppen
  - durch kalte Luft
  - während des Winters
  - beim Sitzen
- Verbesserung
  - mildes Sommerwetter; durch warme Getränke; während des Essens (*Psor.*); bei nassem Wetter (*Caust.*)
  - *Alumina* ist eines der wichtigsten Antidote bei Bleivergiftungen, Beschwerden durch Belastung mit Blei und bei Blei-Kolik

## Ambra grisea *Ambr.*

*Darmsekret des Pottwals*

Schlüsselsymptome

- ▷ **Beim Stuhlgang ist die Gegenwart anderer (selbst der Krankenschwester) unerträglich**
- ▷ Leukorrhoe: Absonderung von dickem, bläulich-weißem Schleim

Geist/Gemüt

- ▷ Große Traurigkeit, tagelang weinend
- ▷ Schlaflos nach geschäftlichen Schwierigkeiten, zwingt ihn zum Aufstehen (*Cimic., Sep.*)
- ▷ **Beim Stuhlgang ist die Gegenwart anderer (selbst der Krankenschwester) unerträglich**; häufiger, erfolgloser Stuhldrang macht sie ängstlich

Allgemein

- ▷ Leicht erregbare nervöse und schwache Kinder, insbesondere junge Mädchen
- ▷ Nervöse Störungen alter Menschen, „Burn-out-Syndrom"
- ▷ Schlanke, magere Personen, die sich leicht erkälten

Mund

- ▷ Ranula (Zyste der Gl. Sublingualis) mit übelriechendem Atem (*Thuj.*)
- ▷ Paroxysmaler, krampfhafter, heftiger Husten, mit Aufstoßen und Heiserkeit
  - → < durch Sprechen oder lautes Lesen (*Dros., Phos.*)
  - → abends ohne, morgens mit Auswurf (*Hyos.*)
  - → Keuchhusten, aber ohne inspiratorischen Stridor

Abdomen

- ▷ Gefühl von Kälte im Abdomen (*Calc.*)

Weiblich

- ▷ Blutiger Ausfluss zwischen den Menses, bei jedem geringfügigen Anlass, nach einen langen Spaziergang, durch jeden harten Stuhlgang etc.

▷ Leukorrhoe: *Absonderung von dickem, bläulich-weißem Schleim*, besonders oder ausschließlich während der Nacht (*Caust.*, *Merc.*, *Nit-ac.*)

## Arzneimittelbeziehungen

▷ Ähnlich: *Asaf.*, *Cimic.*, *Coca*, *Ign.*, *Mosch.*, *Phos.*, *Valer.*

## Modalitäten

▷ Verschlechterung
- → warme Getränke, warme Räume
- → Musik
- → durch Hinlegen
- → durch lautes Lesen oder Reden
- → durch die Gegenwart vieler Menschen
- → nach einem Spaziergang

▷ Verbesserung
- → nach dem Essen
- → durch kalte Luft
- → kaltes Essen und Getränke
- → Aufstehen aus dem Bett

# Ammonium carbonicum *Am-c.*

*Ammoniumcarbonat, Hirschhornsalz* $(NH_4)_2CO_3$

## Schlüsselsymptome

▷ Nasenbluten:
- → **beim Waschen des Gesichts**
- → nach dem Essen
- → **Verstopfung der Nase, meistens während der Nacht**; zwingt ihn, durch den Mund zu atmen
- → bei Diphtherie oder Scharlach, wenn zugleich die Nase verstopft ist

▷ Menses:
- → **Cholera-ähnliche Symptome zu Beginn der Menstruation** (*Bov.*, *Verat.*)
- → Schwäche, besonders in den Oberschenkeln

## Geist/Gemüt

- ▷ Kinder, die das Waschen verabscheuen (*Ant-c., Sulph.*)
- ▷ Schlechte Laune durch nasses, stürmisches Wetter

## Allgemein

- ▷ Kräftige, korpulente Frauen mit zahlreichen Beschwerden aufgrund ihrer sitzenden Lebensweise
- ▷ Zarte Frauen, die ständig ihr „Riechfläschchen" zur Hand haben müssen
- ▷ Hämorrhagische Diathese, dünnflüssiges Blut und Degeneration der Erythrozyten
- ▷ Ulzerationen gehen in Gangrän über
- ▷ Anfälligkeit für Erkältungen während des Winters
- ▷ Der Körper ist rot, wie durch Scharlach (*Ail.*)
- ▷ Maligner Scharlach mit tiefem Schlaf; röchelnder Atmung
  - → Miliarausschlag (hirsekornartig) oder schwach entwickelter Hautausschlag aufgrund von Störungen der Lebenskraft
  - → drohende Paralyse des Gehirns (*Tub., Zinc.*)

## Kopf

- ▷ Kopfschmerzen; Völlegefühl, als wenn die Stirn bersten würde (*Bell., Glon.*)

## Nase

- ▷ Nasenbluten:
  - → **beim Waschen des Gesichts** (*Arn., Mag-c.*) und der Hände am Morgen, aus dem linken Nasenloch
  - → *nach dem Essen*
- ▷ **Verstopfung der Nase, meistens während der Nacht;** *gezwungen, durch den Mund zu atmen* (ein Leitsymptom, sogar bei Diphtherie)
- ▷ Ozaena (Stinknase):
  - → häufiges Ausschneuzen blutigen Schleims
  - → beim Bücken schießt Blut zur Nasenspitze
- ▷ Über lange Zeit anhaltender Schnupfen
- ▷ „Nasehochziehen" bei Kleinkindern (***Hep.***, ***Nux-v.***, ***Samb.***, ***Stict.***)

## Hals

- ▷ Eitrige, wunde Kehle:
  - → Neigung zu gangränöser Ulzeration der Tonsillen

  - → Schwellung der Drüsen
- ▷ Bei Diphtherie oder Scharlach, *wenn zugleich die Nase verstopft ist*; das Kind findet keinen Schlaf, weil es nicht frei atmen kann

## Weiblich

- ▷ Menses:
  - → Cholera-ähnliche Symptome zu Beginn der Menstruation (*Bov.*, *Verat.*)
  - → *Schwäche*, besonders in den Oberschenkeln
  - → zu früh, reichliche Blutung, vorangehend kolikartige Bauchschmerzen
  - → ätzende Blutung, macht die Schenkel wund
  - → starke Blutung während der Nacht und im Sitzen (*Zinc.*)
  - → begleitet von Zahnschmerzen, Koliken und Traurigkeit
  - → Gähnen und Frösteln
- ▷ Leukorrhoe:
  - → wässrig und brennend aus dem Uterus
  - → scharf und reichlich aus der Vagina
  - → Wundheit der Vulva

## Atemwege

- ▷ Dyspnö während des Einschlafens. Erwacht immer wieder, um Luft zu holen (***Grin.***, ***Lach.***)
- ▷ Dyspnö mit Palpitationen:
  - → < durch körperliche Anstrengung, sogar schon durch das Steigen nur weniger Treppenstufen
  - → < in einem warmen Raum
- ▷ Trockener Reizhusten durch Kitzeln in der Kehle, wie von Staub, jeden Morgen von 3 bis 4 Uhr (*Kali-c.*)

## Extremitäten

- ▷ Panaritium: tiefsitzender Periostschmerz (***Dios.***, ***Sil.***)

## Arzneimittelbeziehungen

- ▷ Antidotiert Vergiftungen mit *Rhus-t.* und Insektenstiche
- ▷ Beeinflusst vor allem die rechte Seite
- ▷ Unverträglich: *Lach.*
- ▷ Eines der wirkungsvollsten Arzneimittel bei Lungenemphysem

### Modalitäten

- ▷ Verschlechterung
  - → kaltes, nasses Wetter
  - → nasse Umschläge
  - → durch Waschen
  - → während der Menstruation
- ▷ Verbesserung
  - → Liegen auf dem Bauch (*Acet-ac.*)
  - → Liegen auf der schmerzhaften Seite (*Puls.*)
  - → bei trockener Witterung

## Ammonium muriaticum *Am-m.*

*Ammoniumchlorid, Salmiak* $NH_4Cl$

### Schlüsselsymptome

- ▷ Großer und fetter Körper, aber zu dünne Extremitäten
- ▷ Während der Menstruation: Diarrhoe und Erbrechen, Blutungen aus dem Darm
- ▷ Leukorrhoe: Braun, schleimig, schmerzlos, nach jeder Miktion

### Allgemein

- ▷ Fette, träge Personen
- ▷ oder: großer und fetter Körper, aber zu dünne Beine

### Nase

- ▷ Wässriger, wundmachender Schnupfen, ätzt die Lippen (*All-c.*)

### Rektum

- ▷ Hartnäckige Obstipation, begleitet von reichlichem Windabgang
- ▷ Stuhl:
  - → harter, krümeliger Stuhl, der große Kraft beim Auspressen erfordert
  - → löst sich in Krümeln vom Analbereich (*Mag-m.*)
  - → wechselnde Farbe, keine zwei Stühle gleichen sich (*Puls.*)
- ▷ Hämorrhoiden:
  - → wund und schmerzhaft

- → Brennen und Stechen im Rektum noch Stunden nach dem Stuhlgang (*Aesc.*, *Sulph.*)
- → insbesondere nach der Unterdrückung von Leukorrhoe

Weiblich

- ▷ Während der Menses:
  - → Diarrhoe und Erbrechen, Blutungen aus dem Darm (*Phos.*)
  - → Neuralgische Schmerzen in den Füßen
  - → Menstruationsfluss ist stärker während der Nacht (*Bov.*, beim Hinlegen: *Kreos.*)
- ▷ Leukorrhoe:
  - → eiweißartiges Aussehen, vorher kneifende Schmerzen in der Nabelregion
  - → braun, schleimig, schmerzlos, *nach jeder Miktion*

Rücken

- ▷ Gefühl von Kälte im Rücken, zwischen den Schulterblättern (*Lachn.*)

Extremitäten

- ▷ Schmerzhaftes Gefühl von Verkürzung der Kniesehnen beim Gehen
- ▷ Spannung in den Gelenken, als wenn die Muskeln zu kurz wären (*Caust.*, *Cimx.*)
- ▷ Stinkender Fußschweiß (*Alum.*, *Graph.*, *Psor.*, *Sanic.*, *Sil.*)

Arzneimittelbeziehungen

- ▷ Gut gefolgt von: *Ant-c.*, *Phos.*, *Puls.* und *Sanic.*

## Amylenum nitrosum *Aml-ns.*

*Amylnitrit* $C_5H_{11}NO_2$

Schlüsselsymptome

- ▷ **Erröten:** chronisch oder akut; Seekrankheit
- ▷ Hitzewallungen
- ▷ Verlangen nach frischer Luft
- ▷ Über Stunden anhaltendes Verlangen, den Körper zu strecken

## Allgemein

- ▷ Nervöse, sensible, plethorische Frauen während oder nach der Menopause
- ▷ Oft hilfreich in unheilbaren Fällen, sehr wichtig als Sterbehilfe
- ▷ Diese Arznei erweitert schnell die Gefäße und beschleunigt den Puls, verzögert und schwächt ihn dann aber später wieder
- ▷ *Verlangen nach frischer Luft;* öffnet die Kleidung, schlägt die Bettdecke zurück und öffnet die Fenster selbst bei kältestem Wetter (*Arg-n.*, *Lach.*, *Sulph.*)
- ▷ Über Stunden anhaltendes Verlangen, den Körper zu strecken
  - → unmöglich, das Verlangen zu befriedigen
  - → würde sich am liebsten ans Bett klammern und um Hilfe bitten beim Strecken
- ▷ Intensives, wiederholtes Gähnen (*Kali-c.*)

## Kopf

- ▷ Erröten:
  - → chronisch oder akut
  - → *bei Seekrankheit*
- ▷ *Hitzewallungen:*
  - → beginnen im Gesicht, im Magen, mehreren Körperteilen, gefolgt von oft heißen, starken Schweißausbrüchen
  - → scharf abgegrenzte Ausdehnung, darunterliegende Körperregionen sind eiskalt; gefolgt von sichtlicher Erschöpfung
- ▷ Rötung des Gesichts bei der geringsten Gemütserregung (*Coca*, *Ferr.*)
- ▷ Starker Blutandrang zum Gesicht und zum Kopf (*Bell.*, *Glon.*)
- ▷ Hemikranie, besonders bei Blässe der betroffenen Seite

## Hals

- ▷ Der Kragen wird als zu eng empfunden, muss ihn öffnen (*Lach.*)

## Weiblich

- ▷ Puerperalkonvulsionen, unmittelbar nach der Entbindung

## Brust

- ▷ Angina pectoris: turbulente Herztätigkeit, starkes Pochen des Herzens und der Karotiden (*Glon.*)

### Arzneimittelbeziehungen

- Ähnlich: *Bell.*, *Cact.*, *Coca*, *Ferr.*, *Glon.* und *Lach.*

### Modalitäten

- Verschlechterung
  - geistige oder körperliche Anstrengung

Amylnitrit entfaltet seine Wirkung bei Inhalation umgehend und wird im Rahmen von Wiederbelebungsversuchen bei Narkosezwischenfällen eingesetzt.

Die materielle, d. h. unpotenzierte Arznei wirkt vornehmlich palliativ und muss, abhängig vom Grad der Gewöhnung des Patienten, unterschiedlich häufig wiederholt werden. In höheren Potenzen wirkt es hingegen heilend. Die Heilung hängt häufig in weit stärkerem Ausmaß von der Potenzhöhe ab, als sich viele vorstellen können, die das Arzneimittel noch nie therapeutisch eingesetzt haben.

## Anacardium orientale *Anac.*

*Ostindischer Tintenbaum, Malakkanuss* *Anacardiaceae*

### Schlüsselsymptome

- **Plötzlicher Verlust des Gedächtnisses**
- Unwiderstehlicher Drang, zu fluchen und zu schimpfen
- Starker Stuhldrang
- Kopfschmerzen verschwinden durch Essen vollständig

### Geist/Gemüt

- Plötzlicher Verlust des Gedächtnisses:
  - alles erscheint wie in einem Traum
  - der Patient ist äußerst bestürzt über seine Vergesslichkeit
  - verwirrt und unfähig zur Erledigung geschäftlicher Dinge
- *Unwiderstehlicher Drang, zu fluchen und zu schimpfen* (*Lac-c.*, *Lil-t.*, *Nit-ac.*; möchte ständig beten: *Stram.*)
- Neigung zur Gehässigkeit, scheint auf Boshaftigkeiten erpicht zu sein

▷ Mangel an Vertrauen zu sich selbst und zu anderen
▷ Gefühl, als vereine er zwei Personen oder zwei Willen in sich, von denen der eine ihm zu tun befiehlt, was der andere ihm verbietet
▷ Beim Herumlaufen ängstlich, als wenn ihn jemand verfolgte, verdächtigt alles um sich herum
▷ Schwäche aller Sinne
▷ Hypochondrie, mit Hämorrhoiden und Obstipation
▷ Seltsame Stimmung, lacht bei ernsten Angelegenheiten und ist ernsthaft bei lächerlichen Dingen, hält sich für einen Dämon, flucht und schimpft

## Allgemein

▷ Gefühl, als ob ein Band oder Reifen um einen Körperteil liege (*Cact., Carb-ac., Sulph.*)
▷ Gefühl, als ob ein stumpfer Gegenstand gegen den Körper drückte
▷ Gefühl eines Pflockes im Inneren des Körpers

## Kopf

▷ Kopfschmerzen:
→ *verschwinden durch Essen vollständig* (*Psor.*)
→ gastrische und nervöse Kopfschmerzen bei sitzender Lebensweise (*Arg-n., Bry., Nux-v.*)
→ beim abendlichen Zubettgehen
→ beim Einschlafen
→ < bei Bewegung und während der Arbeit

## Magen

▷ Neigung zum Würgen beim Essen und Trinken (*Cann-s., Kava kava, Nit-ac.*)
▷ Hastiges Herunterschlucken von Speisen und Getränken
▷ Beschwerden verschwinden durch Essen (*Kali-p., Psor.*)
▷ Gefühl, „am Ende zu sein", das nur bei leerem Magen entsteht, besser durch Essen (*Chel., Iod.*) und bessert sich im Verlauf des Verdauungsprozesses (umgekehrt verhalten sich *Bry.* und *Nux-v.*)

## Rektum

▷ *Starker Stuhldrang*, doch der Drang verschwindet mit der Anstrengung und die Entleerung unterbleibt

- ▷ Das Rektum erscheint kraftlos, wie gelähmt, wie mit einem Pflock verschlossen (unregelmäßige Peristaltik oder übermäßige Aktivität: *Nux-v.*)

Haut
- ▷ Warzen auf den Handflächen (*Nat-m.*)

Arzneimittelbeziehungen
- ▷ Folgt gut nach *Lyc.* und *Puls.*
- ▷ Folgt und wird gut gefolgt von *Plat.*
- ▷ Vergleiche: *Rhus-r., Rhus-t., Rhus-v.*
- ▷ Die Symptome zeigen die Tendenz, von der rechten auf die linke Seite zu wechseln (*Lyc.*)

## Anthracinum *Anthr.*

*Milzbrandnosode*

Schlüsselsymptome
- ▷ Bei Karbunkeln, malignen Geschwüren und Beschwerden, die mit Ulzeration, Ablösung der Haut und unerträglichem Brennen verbunden sind
- ▷ Maligne Pusteln mit schwarzen oder blauen Blasen

Allgemein
- ▷ Hämorrhagie:
  - → Blut sickert aus Mund, Nase, Anus oder den Genitalien
  - → schwarzes, dickes, teerartiges, sich schnell zersetzendes Blut (*Crot-h.*)
- ▷ Septisches Fieber, rapider Kräfteverlust, abnehmende Pulsfrequenz, Delirium und Ohnmacht (*Pyrog.*)
- ▷ Sepsis durch Absorption von Eiter oder anderen zerstörerisch wirkenden Substanzen, mit brennenden Schmerzen und großer Schwäche (*Ars., Pyrog.*)
- ▷ Epidemisch auftretende Milzerkrankungen bei Rindern, Pferden und Schafen
- ▷ Infektionen durch Fäulniserreger, z. B. durch Einatmen oder bei Sektionsverletzungen, Blutvergiftung (*Pyrog.*)

### Haut

- ▷ Bei Karbunkeln, malignen Geschwüren und Beschwerden, die mit *Ulzeration, Ablösung der Haut und unerträglichem Brennen* verbunden sind.
- ▷ Gangränöse Ulcera: Panaritium, Karbunkel, malignes Erysipel
- ▷ Panaritium; der schlimmste Verlauf, mit Ablösung der Haut und unerträglichen, brennenden Schmerzen (*Ars.*, *Carb-ac.*, *Lach.*)
- ▷ Maligne Pusteln
  - → schwarze oder blaue Blasen
  - → mit häufig tödlichem Verlauf nach 24 oder 48 Stunden (*Lach.*, *Pyrog.*)
- ▷ Karbunkel; *fürchterliche, brennende Schmerzen* und Absonderung von jauchigem, stinkendem Eiter
- ▷ Bei Sektionswunden, insbesondere bei bekannter Disposition zur Entwicklung einer Gangrän, mit septischem Fieber und ausgeprägter Schwäche (*Ars.*, *Pyrog.*)
- ▷ Bei Insektenstichen unklarer Art, wenn sich die Färbung der Schwellung verändert und sich, ausgehend von der Stichstelle, rote Streifen im Verlauf der Lymphbahnen zeigen

### Arzneimittelbeziehungen

- ▷ Ähnlich: *Ars.*, *Carb-ac.*, *Lach.*, *Sec.*, *Pyrog.* in malignen und septischen Zuständen
- ▷ Vergleiche: *Euph.* bei furchtbaren Schmerzen durch Krebs, Karbunkel oder Erysipel, wenn *Ars.* oder *Anthr.* keine Besserung herbeiführen

Hering schreibt:
„Ein Karbunkel als chirurgischen Fall zu klassifizieren, ist die größte Absurdität überhaupt. Ein Einschnitt stellt immer eine Verletzung dar und endet häufig fatal. Noch nie wurde ein Fall verloren, dem die richtige Behandlung zuteil wurde, er sollte ausschließlich von innen her therapiert werden."

## Antimonium crudum *Ant-c.*

*Stibium sulphuratum nigrum, Antimontrisulfid, Grauspießglanzerz* $Sb_2S_3$

### Schlüsselsymptome

- ▷ Verdrießliche, mürrische **Kinder, die es nicht ertragen können, berührt oder angeschaut zu werden**

- ▷ **Große Traurigkeit**, mit Weinen
- ▷ **Dicker, milchig-weißer Belag der Zunge**
- ▷ **Abneigung gegen kalte Bäder**
- ▷ Magenbeschwerden nach zu reichlichem Essen
- ▷ Absonderung von Schleim, aus dem Anus sickernd, mit jauchigem Geruch, färbt die Wäsche gelb
- ▷ Hämorrhoiden, die Schleim absondern
- ▷ Kinder und junge Menschen mit Neigung zur Fettleibigkeit
- ▷ Kann die Sonnenhitze nicht ertragen
- ▷ Erschöpfung durch warmes Wetter
- ▷ Ausgedehnte verhornte Hühneraugen auf den Fußsohlen, sehr empfindlich beim Gehen, besonders auf Steinpflaster

## Geist/Gemüt

- ▷ Verdrießliche, mürrische Kinder
  - → **Kinder, die es nicht ertragen, berührt oder angeschaut zu werden**
  - → schmollend, wollen nicht reden oder angesprochen werden (*Ant-t., Iod., Sil.*)
  - → reagieren ärgerlich auf die geringste Beachtung
- ▷ **Große Traurigkeit**, mit Weinen
- ▷ Abscheu vor dem Leben
- ▷ Ängstliche, weinerliche Verfassung, die geringsten Dinge belasten sie (*Puls.*)
- ▷ Tiefste Verzweiflung, Gedanken an Suizid durch Ertränken
- ▷ Unwiderstehliches Verlangen, in Reimen zu sprechen oder Verse aufzusagen
- ▷ Sentimentale Stimmung bei Mondschein, insbesondere ekstatische Liebe
- ▷ Beschwerden durch unerwiderte Zuneigung (*Calc-p.*)

## Allgemein

- ▷ *Kinder und junge Menschen mit Neigung zur Fettleibigkeit* (*Calc.*)
- ▷ Indiziert in Extremzuständen des Lebens
- ▷ **Abneigung gegen kalte Bäder:**
  - → Kinder schreien, wenn sie mit kaltem Wasser gewaschen oder gebadet werden
  - → kalte Bäder verursachen heftige Kopfschmerzen
  - → kalte Bäder unterdrücken die Menses

- → Erkältungen nach Schwimmen in kaltem Wasser oder einem Sturz in kaltes Wasser (*Rhus-t.*)

▷ Absonderung von Schleim:
- → in großen Mengen aus dem Nasen-Rachen-Raum, beim Räuspern
- → *aus dem Anus sickernd, mit jauchigem Geruch*, färbt die Wäsche gelb
- → *Hämorrhoiden, die Schleim absondern*

▷ Kann die *Sonnenhitze* nicht ertragen:
- → *Erschöpfung durch warmes Wetter*
- → < durch körperliche Überanstrengung in der Sonne (*Lach.*, *Nat-m.*)
- → < durch Überhitzung in der Nähe eines Feuers
- → Beschwerden durch Sonnenbrand

▷ Morgendliche Diarrhoe bei alten Menschen, die plötzlich in Obstipation umschlägt, oder wechselnd Diarrhoe und Obstipation

▷ Harter und schneller Puls

▷ Empfindlich gegenüber Kälte

▷ < durch Erkältung

▷ Verlust der Stimme durch Überhitzung

▷ Wenn Symptome erneut auftreten, wechseln sie den Ort oder die Körperseite

▷ Verlangen nach Saurem und Essiggurken

## Kopf

▷ Kopfschmerzen:
- → nach einem Bad im Fluss
- → zu Beginn einer Erkältung
- → durch alkoholische Getränke
- → bei Verdauungsstörungen durch Saures, Fett oder Früchte
- → durch Unterdrückung von Hautausschlägen

## Gesicht

▷ Wunde, rissige und verkrustete Nasenlöcher und Mundwinkel

## Mund

▷ Hohe Anfälligkeit für Aphthen der Mundschleimhaut (*Arg-n.*, *Sulph.*)

## Magen

▷ **Dicker, milchig-weißer Belag der Zunge** (Leitsymptom)

- ▷ Magenbeschwerden nach zu reichhaltigem Essen („*Über-Essen*")
- ▷ Magenschwäche, Verdauung wird leicht gestört
- ▷ Magen- und Darmbeschwerden:
  - → durch Verzehr von Brot und Teigwaren
  - → nach Saurem, besonders Essig
  - → durch sauren oder schlechten Wein
  - → nach einem kalten Bad
  - → nach Überhitzung
  - → durch heiße Witterung
- ▷ Aufstoßen, das nach dem zuvor Gegessenen schmeckt

## Rektum

- ▷ Beständiger Abgang von Flatus, nach oben und unten, schon seit vielen Jahren

## Atemwege

- ▷ Keuchhusten:
  - → < durch Überhitzung in der Sonne oder einem warmen Raum
  - → durch Waschen mit kaltem Wasser

## Haut

- ▷ Veranlagung zu abnormen Wucherungen der Haut
- ▷ Langsames Wachstum der Fingernägel
- ▷ Verletzte Nägel wachsen bruchstückhaft, wie stellenweise verhornte Warzen
- ▷ Großflächige verhornte Hühneraugen auf den Fußsohlen (*Ran-b.*), *sehr empfindlich beim Gehen*, besonders auf Steinpflaster

## Arzneimittelbeziehungen

- ▷ Komplementär: *Squilla*
- ▷ Ähnlich: *Bry.*, *Ip.*, *Lyc.* und *Puls.*, bei Magenbeschwerden
- ▷ Folgemittel: *Puls.*, *Merc.*, *Sulph.*

## Modalitäten

- ▷ Verschlechterung
  - → durch Sonnen- oder Feuerhitze
  - → nach dem Essen
  - → kalte Bäder

- → saure Speisen oder saurer Wein
- → extreme Kälte oder Hitze

▷ Verbesserung
- → an frischer Luft
- → während einer Ruhepause
- → nach einem warmen Bad

## Antimonium tartaricum *Ant-t.*

*Brechweinstein* $K(SbO)C_4H_4O_6$

### Schlüsselsymptome

▷ Ant-t. schwächt über die pneumogastrischen Nervenbahnen die Atmung und den Kreislauf und ruft so das Leitsymptom des Arzneimittels hervor: Der Husten des Patienten klingt, als befinde sich eine große Menge an Schleim in den Bronchien, es entsteht der Eindruck, als sollte viel Schleim abgehustet werden, doch nichts kommt heraus

▷ Große Schläfrigkeit oder unwiderstehliches Verlangen, zu schlafen, bei nahezu allen Beschwerden auftretend

▷ Kaltes, blaues und bleiches, mit Schweiß bedecktes Gesicht

▷ Außerordentlich starkes Verlangen nach Äpfeln

▷ Erbrechen, gefolgt von Schläfrigkeit und großer Schwäche

### Geist/Gemüt

▷ Das Kind klammert sich an die Umstehenden; es will getragen werden; schreit und weint, wenn jemand es berührt; will sich nicht den Puls messen lassen (*Ant-c., Sanic.*)

### Allgemein

▷ Passend für träge, phlegmatische Personen, Menschen vom hydrogenoiden Konstitutionstyp (nach Grauvogl)

▷ Krankheiten, deren Ursache im Aufenthalt in feuchten Wohn- oder Kellerräumen liegt

▷ *Große Schläfrigkeit oder unwiderstehliches Verlangen zu schlafen*, bei nahezu allen Beschwerden auftretend (*Nux-m., Op.*)

▷ Ikterus mit Pneumonie, speziell der rechten Lunge

## Gesicht

- ▷ *Kaltes, blaues und bleiches, mit Schweiß bedecktes Gesicht* (*Tab.*)

## Mund

- ▷ Zunge
  - → teigig, dick und weiß, mit geröteten Papillen und roten Rändern
  - → rote Streifen auf der Zunge
  - → sehr rot, in der Mitte trocken

## Magen

- ▷ *Außerordentlich starkes Verlangen nach Äpfeln* (*Aloe*; Verlangen nach sauren Speisen, Gewürzgurken: *Ant-c.*)
- ▷ Erbrechen:
  - → *gefolgt von Schläfrigkeit und großer Schwäche*
  - → in jeder Position, außer beim Liegen auf der rechten Seite
  - → bis zur Ohnmacht
  - → bei Cholera mit Diarrhoe und kaltem Schweiß soll nach jeder Attacke eine Dosis des Arzneimittels gegeben werden (*Verat.*)

## Atemwege

- ▷ Atemstillstand:
  - → mit Schläfrigkeit und Koma
  - → mechanisch bedingt, wie beim Scheintod durch Ertrinken
  - → durch Ansammlung von Schleim in den Bronchien
  - → bei drohender Lähmung der Lungentätigkeit
  - → durch Fremdkörper im Larynx oder der Trachea
- ▷ Kinder, die bei ihrer Geburt bleich sind, nach Luft schnappen, Atemstillstand; Erleichtert das „Todesröcheln" (*Tarant.*)
- ▷ *Ant-t.* schwächt über die pneumogastrischen Nervenbahnen die Atmung und den Kreislauf und ruft so das Leitsymptom des Arzneimittels hervor: *Der Husten des Patienten klingt, als befinde sich eine große Menge an Schleim in den Bronchien*, es entsteht der Eindruck, als sollte viel Schleim abgehustet werden, doch nichts kommt heraus
- ▷ Husten bei Kindern, der sich im Frühjahr und Herbst bei Aufkommen feuchter Witterung verschlechtert

## Arzneimittelbeziehungen

- ▷ Ähnlich
  - → *Lyc.*, allerdings tritt hier das Symptom „erweiterte Nasenlöcher" an

die Stelle der spasmodischen Nasenflügelatmung von *Ant-t.*
- → *Verat.*, beide Arzneimittel zeigen Diarrhoe, Koliken, Erbrechen, Kälte und das Verlangen nach sauren Speisen und Getränken
- → *Ip.*, dessen Schläfrigkeit aufgrund von Atmungsdefiziten aber ausgeprägter ist, die Übelkeit von *Ip.* wird > nach Erbrechen
- → *Puls.*, bei Folgen unterdrückter Gonorrhoe
- → *Ter.*, bei Beschwerden, die durch Aufenthalt in feuchten Wohn- oder Kellerräumen entstanden sind

- ▷ Es ersetzt *Ip.* bei Anzeichen von Lungenversagen, wenn der Patient schläfrig wird, der Husten abnimmt oder vollständig sistiert
- ▷ Für Beschwerden nach Impfungen, wenn *Thuj.* nicht wirkt und *Sil.* nicht indiziert ist.
- ▷ Vor *Silicea* bei Dyspnö aufgrund von Fremdkörpern in Larynx oder Trachea.
- ▷ Kinder, die bei Hustensymptomen auf die Gabe von *Ant-t.* nicht ausreichend rasch reagieren, benötigen *Hep.*

### Modalitäten

- ▷ Verschlechterung
  - → bei feuchtem, kaltem Wetter
  - → abends beim Hinlegen
  - → Zimmerwärme
  - → Wetterwechsel im Frühjahr (*Kali-s.*, *Nat-s.*)
- ▷ Verbesserung
  - → an kalter, frischer Luft
  - → durch aufrechtes Sitzen
  - → durch Abhusten
  - → beim Liegen auf der rechten Seite (*Tab.*)

## Apis mellifica — *Apis*

*Honigbiene*

### Schlüsselsymptome

- ▷ Schmerzen, **brennend, stechend, wie wund**
- ▷ Bei Diarrhoe: Gefühl, als ob der Anus weit offen sei (*Phos.*)
- ▷ Sackartige, aufgedunsene Schwellung unterhalb der Augen

- Bei intermittierendem Fieber: Frösteln um 15 Uhr, immer verbunden mit Durst

## Geist/Gemüt

- Schmerzen, **brennend, stechend, wie wund**
- Beschwerden durch Eifersucht, Furcht, Wut, Ärger oder schlechte Nachrichten
- Reizbar, nervös, zappelig
- Schwer zufrieden zu stellen
- Neigung zu weinen; kann sich nicht gegen das Weinen wehren; mutlos, verzagt (*Puls.*)
- Plötzliche, schrille und durchdringende Schreie bei Kindern, im wachen Zustand oder während des Schlafes (*Hell.*)

## Allgemein

- Skrofulöse Konstitution:
  - → vergrößerte, verhärtete Drüsen
  - → harte oder offene Krebsgeschwülste
- Für Frauen, insbesondere Witwen; Frauen und Mädchen, die - obwohl sie im Allgemeinen sorgfältig sind - ungeschickt werden und Dinge fallen lassen, die sie in der Hand halten (*Bov.*)
- Üble Folgen akuter Hautausschläge, die sich nicht vollständig entwickelt haben oder unterdrückt wurden (*Zinc.*)
- Bei Masern, Scharlach und Urticaria
- Extreme Empfindlichkeit gegen Berührung (*Bell.*, *Lach.*)
- Schmerzen:
  - → brennend, stechend, wie wund
  - → ziehen plötzlich von einem Körperteil zum anderen (*Kali-bi.*, *Lac-c.*, *Puls.*)
- Rechtsseitige Beschwerden
- Intermittierendes Fieber:
  - → Frösteln um 15 Uhr, immer verbunden *mit Durst* (*Ign.*)
  - → < in einem warmen Raum und durch äußere Hitze (*Thuj.*: um 3 Uhr früh und um 15 Uhr)
- Ödeme:
  - → sackartige, aufgedunsene Schwellung *unterhalb der Augen* (oberhalb der Augen: *Kali-c.*)
  - → an Händen oder Füßen
  - → verbunden mit Durstlosigkeit (mit Durst: *Acet-ac.*, *Apoc.*)

## Magen

- ▷ Durstlosigkeit; bei Anasarka; Aszites (*Acet-ac.*, aber stärker ausgeprägt wächsernes Gesicht und großer Durst)

## Harnwege

- ▷ Harninkontinenz, mit starker Reizung der ableitenden Harnwege:
  - → kann den Urin kaum zurückhalten, starkes Brennen nach der Miktion
  - → Miktion: häufig, schmerzhaft, spärlich, blutig

## Rektum

- ▷ Obstipation mit dem Gefühl im Abdomen, etwas Enges würde bei starkem Pressen reißen
- ▷ Diarrhoe:
  - → bei Alkoholikern
  - → bei Erkrankungen, die Hautausschläge verursachen, vor allem wenn die Ausschläge unterdrückt werden
  - → unfreiwillig bei jeder Bewegung, *als ob der Anus weit offen wäre* (*Phos.*)

## Weiblich

- ▷ Schwellung oder Ödem des rechten Ovars

## Männlich

- ▷ Schwellung oder Ödem des rechten Hodens

## Arzneimittelbeziehungen

- ▷ Komplementär: *Nat-m.*
- ▷ Unverträglich: vor oder nach der Gabe von *Rhus-t.*
- ▷ *Ars.* und *Puls.* folgen gut auf *Apis.*
- ▷ *Apis* hat Fälle von Scharlach-bedingter Albuminurie geheilt, nachdem *Canth.*, *Dig.* und *Hell.* keine Wirkung gezeigt hatten

## Modalitäten

- ▷ Verschlechterung
  - → nach dem Schlafen (*Lach.*)
  - → geschlossene, besonders aber warme und beheizte Räume sind unerträglich

- → durch Nasswerden (*Rhus-t.*); aber > Waschen oder Befeuchten des betroffenen Körperteils mit kaltem Wasser

▷ Verbesserung
- → an der frischen Luft
- → durch kaltes Wasser oder ein kaltes Bad
- → durch Aufdecken
- → durch Schmerzen beim Husten, Gehen oder Wechsel der Körperhaltung
- → beim aufrechten Sitzen

## Apocynum cannabinum *Apoc.*

*Indianerhanf, Hundswürger* *Apocynaceae*

### Schlüsselsymptom

▷ Ödeme, mit Durst

### Allgemein

▷ Verminderung von Ausscheidungen, besonders von Urin und Schweiß

▷ Ödeme/Wassersucht:
- → *von Durst begleitet* (*Acet-ac.*)
- → Unverträglichkeit oder Erbrechen von zuvor getrunkenem Wasser (*Ars.*)
- → Ödeme der serösen Häute
- → akute, entzündlich bedingte Ödeme
- → in den meisten Fällen kommt es nicht zu Komplikationen durch Beteiligung weiterer Organe
- → nach Abdominaltyphus, Fleckfieber, Scharlach, Zirrhosen
- → als Folge von Chinin-Missbrauch

### Kopf

▷ Akuter Hydrocephalus mit offenen Schädelnähten; Stupor, mit einseitigem Verlust der Sehfähigkeit; andauernde, unwillkürliche Bewegung eines Armes und eines Beines (des linken Armes und Beines: *Bry.*); vorspringende Stirn

### Weiblich

▷ Amenorrhö junger Mädchen, mit Auftreibung oder ödematöser Schwellung von Abdomen und Extremitäten

- ▷ Metrorrhagie:
  - → anhaltender oder anfallsweise auftretender Regelfluss
  - → flüssiges oder verklumptes Blut
  - → begleitet von Übelkeit, Erbrechen oder Palpitationen
  - → Bewegung verursacht beschleunigten, flachen Puls
  - → Anheben des Kopfes vom Kissen führt zu massiver Entkräftung, Ohnmacht

### Atemwege

- ▷ Kurzer und trockener, oder tiefer und lockerer Husten, während der Schwangerschaft (*Con.*)

### Arzneimittelbeziehungen

- ▷ Bei Ödemen ähnlich: *Acet-ac.*, *Apis* (Durstlosigkeit), *Ars.*, *Chin.*, *Dig.*
- ▷ *Blatta orientalis* hat schwere Fälle generalisierter Ödeme geheilt, nachdem *Apis*, *Apoc.* und *Dig.* keine Wirkung gezeigt hatten

## Argentum metallicum *Arg.*

*Silber*

### Schlüsselsymptome

- ▷ Großes Schwächegefühl in der Brust, < auf der linken Seite
- ▷ Lachen löst Husten aus

### Geist/Gemüt

- ▷ Häufiges Räuspern beim lauten Lesen
- ▷ Husten mit leichter Expektoration von Gelatine-artigem, zähflüssigem Schleim mit dem Aussehen von gekochter Stärke

### Allgemein

- ▷ Hochgewachsene, dünne, reizbare Menschen
- ▷ Beschwerden durch Quecksilber-Abusus
- ▷ Veränderungen der Konstitution aufgrund regelmäßiger Masturbation
- ▷ Wirkt auf die Knorpel von Lidern, Ohren, Nase, der Tuba auditiva sowie der knorpeligen Strukturen der Gelenke

## Nase

- ▷ Schwächender, dünnflüssiger Schnupfen mit Niesen

## Hals

- ▷ Raues oder wundes Gefühl im Rachen und Kehlkopf beim Schlucken oder Husten
- ▷ Heiserkeit bei Berufssängern und Rednern (*Alum.*, *Arum-t.*)
- ▷ Vollständiger Verlust der Stimme bei Berufssängern
- ▷ Veränderung der Klangfarbe der Stimme bei Berufssängern und Rednern (*Arum-t.* )

## Weiblich

- ▷ Prolaps:
  - → Schmerzen im linken Ovar und im Rücken, die nach vorne und hinten ausstrahlen (im rechten Ovar: *Pall.*)
  - → bei Hämorrhagie im Klimakterium

## Männlich

- ▷ Pollutionen:
  - → nach Masturbation
  - → nahezu jede Nacht
  - → ohne Erektion
  - → bei Atrophie des Penis
- ▷ Schmerzen in den Hoden, wie gequetscht (*Rhod.*)

## Atemwege

- ▷ *Lachen löst Husten aus* (*Dros.*, *Phos.*, *Stann.*), dabei kommt es zur Sekretion großer Mengen von Schleim im Kehlkopf
- ▷ *Großes Schwächegefühl in der Brust* (*Stann.*), < auf der linken Seite
- ▷ Gefühl einer wunden Stelle über der Bifurkation der Trachea, < durch Gebrauch der Stimme, beim Reden oder Singen

## Arzneimittelbeziehungen

- ▷ Ähnlich: *Stann.* in Bezug auf den durch Lachen ausgelösten Husten
- ▷ *Arg-m.* folgt gut auf *Alum.*

## Modalitäten

- ▷ Verschlechterung
  - → Fahren im Wagen (*Cocc.*)

→ durch Berührung oder Druck
→ durch Sprechen, Singen oder lautes Lesen

## Argentum nitricum *Arg-n.*

*Silbernitrat* $AgNO_3$

### Schlüsselsymptome

- ▷ **Diarrhoe durch Erwartungsangst**
- ▷ Diarrhoe: Grüner Schleim, wie flockiger Spinat
- ▷ Akute oder chronische Erkrankungen, die sich in der Folge ungewohnter oder lang anhaltender geistiger Anstrengung entwickeln
- ▷ Frösteln, wenn er abgedeckt ist, fühlt sich aber wie erstickt, wenn er zugedeckt ist
- ▷ Die Zeit vergeht zu langsam
- ▷ Akute granuläre Konjunktivitis (Trachom): Scharlachrot, wie rohes Fleisch
- ▷ Kopfschmerzen: Mit dem Gefühl der Ausdehnung des Kopfes; < durch jede anstrengende geistige Betätigung; > durch äußeren Druck oder festes Binden
- ▷ Gefühl eines Splitters im Rachen, beim Schlucken
- ▷ Aufstoßen begleitet die meisten Magenstörungen
- ▷ Gefühl eines Splitters im oder am Uterus, beim Gehen oder Reiten
- ▷ Metrorrhagie, mit nervöser Reizbarkeit an Wendepunkten des Lebens

### Geist/Gemüt

- ▷ **Diarrhoe durch Erwartungsangst**, bevor man in die Kirche oder Oper geht (*Gels.*)
- ▷ *Die Zeit vergeht zu langsam* (*Cann-i.*); impulsiv, will alles schnell erledigen; schnelles Gehen; immer in Eile; Marasmus
- ▷ Ängstlich, reizbar, nervös (*Aur., Lil-t.*)

### Allgemein

- ▷ *Akute oder chronische Erkrankungen infolge ungewohnter oder lang anhaltender geistiger Anstrengung*

- ▷ Frösteln, wenn er abgedeckt ist; fühlt sich aber wie erstickt, wenn er zugedeckt ist; er verlangt nach frischer Luft

- ▷ Patienten, die alt, vertrocknet, welk aussehen (dünn, schlank: *Sec.*)
- ▷ Abmagerung, die jedes Jahr voranschreitet:
  - → in den unteren Extremitäten am deutlichsten ausgeprägt (*Am-m.*)
  - → Marasmus
- ▷ Großes Verlangen nach frischer Luft (*Aml-ns.*, *Puls.*, *Sulph.*)
- ▷ Große Schwäche der unteren Extremitäten, mit Zittern, kann nicht mit geschlossenen Augen gehen (*Alum.*)
- ▷ Unsicherheit beim Gehen oder Stehen, besonders wenn er sich unbeobachtet fühlt
- ▷ Konvulsionen, denen eine große Unruhe vorausgeht

## Kopf

- ▷ Kopfschmerzen:
  - → mit dem Gefühl der Ausdehnung des Kopfes
  - → *< durch jede anstrengende geistige Betätigung*
  - → *> durch äußeren Druck oder festes Bandagieren* (*Apis*, *Puls.*)
  - → kongestiver Kopfschmerz, mit Völle- und Schweregefühl
  - → meist gastrischen Ursprungs, bei Kopfarbeitern
  - → *durch Tanzen*
  - → drückende oder schraubende Hemikranie im Stirnhöcker oder der Schläfe
  - → führt zu galligem Erbrechen

## Augen

- ▷ Akute granuläre Konjunktivitis (Trachom):
  - → scharlachrot, wie rohes Fleisch
  - → reichliche Absonderungen
  - → schleimig-eitrige Absonderungen
- ▷ Ophthalmie bei Neugeborenen:
  - → reichliche, eitrige Absonderungen
  - → Trübung und Ulzerationen der Hornhaut
  - → wunde, dicke, geschwollene Augenlider
  - → Augenlider sind am Morgen verklebt (*Apis*, *Merc-s.*, *Rhus-t.*)
- ▷ Überanstrengung der Augen durch Nähen, < in einem warmen Raum, > an der frischen Luft (*Nat-m.*, *Ruta*)
- ▷ Erkrankungen aufgrund unzureichender Akkomodation

## Hals

- ▷ Chronische Laryngitis bei Sängern, das Singen hoher Noten verursacht Husten (*Alum., Arg-m., Aur.*)
- ▷ *Gefühl eines Splitters im Rachen, beim Schlucken*

## Magen

- ▷ Aufstoßen begleitet die meisten Magenstörungen
- ▷ Verlangen nach Zucker; das Kind liebt Zucker, aber reagiert darauf mit Diarrhoe (verlangt nach Salz oder geräuchertem Fleisch, *Calc-p.*)

## Rektum

- ▷ Verdauungsstörungen mit Blähungen:
  - → Aufstoßen nach jeder Mahlzeit, als würde der Magen von den Gasen auseinander gerissen
  - → Aufstoßen ist schwierig, schließlich entweichen die Gase mit großer Heftigkeit
- ▷ Diarrhoe:
  - → grüner Schleim, wie flockiger Spinat
  - → *färbt sich erst in der Windel grün*
  - → *nach dem Trinken*
  - → *nach dem Konsum von Zucker oder Bonbons*
  - → sobald er trinkt (*Ars., Crot-t., Trom.*)
  - → große Mengen von Schleim in Form von zerfetzten Streifen oder Klumpen (*Asar.*)
  - → begleitet von reichlichem, geräuschvollem Flatus (*Aloe.*)

## Harnorgne

- ▷ Urin geht unbemerkt ab, am Tag und in der Nacht (*Caust.*)

## Genitalien

- ▷ Metrorrhagie:
  - → mit *nervöser Reizbarkeit an Wendepunkten des Lebens* (*Lach.*)
  - → bei jungen Witwen
  - → bei Sterilität
- ▷ Gefühl eines Splitters im oder am Uterus, beim Gehen oder Reiten (*Dol., Hep., Nit-ac., Sil.*)
- ▷ Impotenz; keine Erektion beim Geschlechtsverkehr (*Agn., Calad., Sel.*)

- ▷ Schmerzen beim Koitus, bei beiden Geschlechtern; gefolgt von Blutungen aus der Vagina (*Nit-ac.*)

Arzneimittelbeziehungen

- ▷ Ähnlich: zu *Nat-m., Nit-ac., Lach., Aur., Cupr.*
- ▷ *Nat-m.* ist für die üblen Folgen der Verätzung mit Silbernitrat hilfreich
- ▷ *Coffea* verschlimmert den nervösen Kopfschmerz
- ▷ Beschwerden Jugendlicher nach Nikotinkonsum (*Ars., Verat.*)
- ▷ Bei Verdauungsstörungen mit Flatulenz folgt *Lyc.* gut auf *Verat.*
- ▷ Bei Ophthalmie von Neugeborenen konnte *Arg-n.* C 200 oder C 1000, in Form einer wässrigen Lösung lokal appliziert, eine Besserung der Symptomatik herbeiführen, nachdem die Anwendung substanziellen Silbernitrats erfolglos geblieben war

Modalitäten

- ▷ Verschlechterung
  - → ungewohnte geistige Anstrengung
  - → kalte Speisen
  - → kalte Luft
  - → Verzehr von Eiscreme; Zucker
- ▷ Verbesserung
  - → frische Luft
  - → liebt es, sich den Wind ins Gesicht blasen zu lassen
  - → Baden in kaltem Wasser

## Arnica montana — *Arn.*

*Bergwohlverleih, Arnika   Asteraceae/Compositae*

Schlüsselsymptome

- ▷ **Wundes, lahmes, lädiertes Gefühl im gesamten Körper, als sei er geschlagen worden**
- ▷ **Jede Unterlage erscheint zu hart**
- ▷ Hitze der oberen Körperhälfte
- ▷ Hydrocephalus bei Kindern mit tödlicher Kälte der Unterarme
- ▷ Gicht und Rheumatismus mit großer Furcht von anderen berührt oder angestoßen zu werden

- ▷ Dysenterie mit langen Intervallen zwischen den Stuhlgängen

Geist/Gemüt

- ▷ Nervös, kann Schmerzen nicht ertragen
- ▷ Überempfindlichkeit des gesamten Körpers (*Cham.*, *Coff.*, *Ign.*)
- ▷ Bewusstlosigkeit: antwortet korrekt, wenn er angesprochen wird, fällt aber umgehend wieder in die Bewusstlosigkeit oder ins Delirium zurück; (schläft mitten im Satz ein: *Bapt.*)
- ▷ Sagt, ihm fehle nichts

Allgemein

- ▷ **Wundes, lahmes, lädiertes Gefühl im gesamten Körper, als sei er geschlagen worden**
- ▷ **Jede Unterlage erscheint zu hart;** beklagt sich darüber ohne Unterlass und verändert fortwährend seine Position, um eine weichere Stelle zu finden (die Körperteile, auf denen er liegt, fühlen sich wund und zerschlagen an: *Bapt.*, *Pyrog.*; muss sich ständig bewegen, um Erleichterung für seine Schmerzen zu finden: *Rhus-t.*)
- ▷ Traumatisch bedingte Muskelschmerzen
- ▷ Indiziert für Beschwerden nach mechanischen Verletzungen, selbst wenn diese schon Jahre zurückliegen
- ▷ Besonders für Menschen geeignet, die nach geringfügigen Verletzungen lange leiden
- ▷ Folgen von Verletzungen, insbesondere bei Gehirnerschütterung mit Stupor; unfreiwilliger Abgang von Stuhl und Urin
- ▷ Nach stumpfen Verletzungen (*Symph.*)
- ▷ Komplizierte Frakturen mit starken Eiterungen (*Calen.*)
- ▷ *Hitze der oberen Körperhälfte*; Kälte der unteren
- ▷ Nur das Gesicht oder Kopf und Gesicht sind heiß, während der Körper kalt ist
- ▷ Passend für nervöse Frauen, sanguinisch-plethorische Menschen, lebhafte Typen mit sehr rotem Gesicht
- ▷ Kann nicht aufrecht gehen aufgrund eines Gefühls von Zerschlagenheit in der Beckenregion
- ▷ Lähmungen (linksseitig); voller, starker Puls, Röcheln, Seufzen und Murmeln

## Kopf

- ▷ Commotio und Contusio cerebri, Folgen eines heftigen Stoßes oder einer anderen Verletzung
  - → ohne Riss- oder Platzwunden der Weichteile
  - → *Arn.* verhindert Eiterung und Sepsis und fördert die Resorption
- ▷ Bei Meningitis als Folge mechanischer oder traumatischer Verletzungen
  - → nach einem Sturz
  - → durch Gehirnerschütterung oder -quetschung
  - → zur Beschleunigung der Resorption bei Verdacht auf blutige Exsudate
- ▷ Bei Hydrocephalus:
  - → *tödliche Kälte der Unterarme von Kindern* (mit Diarrhoe: *Brom.*)
- ▷ Bei Apoplex:
  - → Verlust des Bewusstseins mit unfreiwilligem Stuhl- und Harnabgang
  - → *Arn.* begrenzt im Akutfall das Ausmaß der Blutung und unterstützt die Resorption
  - → *Arn.* sollte wiederholt gegeben werden, man soll es solange wirken lassen (über Tage und Wochen), bis die Symptome des Patienten nach einem anderen Arzneimittel verlangen

## Augen

- ▷ Hämorrhagie der Konjunktiven oder der Retina und Extravasat durch Verletzungen oder Husten (*Led.*, *Nux-v.*)

## Magen

- ▷ Aufstoßen, Rülpsen: fauliger, eitriger Gestank, wie nach faulen Eiern

## Rektum

- ▷ Dysenterie:
  - → mit Ischurie (Harnverhalt), erfolglosem Harndrang
  - → *lange Intervalle zwischen den Stuhlgängen*
- ▷ Obstipation:
  - → das Rektum ist gefüllt, aber der Stuhl will nicht abgehen
  - → Bandartiger Stuhlgang aufgrund von Prostatahyperplasie oder Retroversio uteri

## Harnorgane

- ▷ Harnverhalt oder Harninkontinenz nach der Entbindung (*Op.*)

### Weiblich

- ▷ Wundheit der Genitalien nach den Wehen: verhindert postnatale Hämorrhagien und puerperale Komplikationen

### Extremitäten

- ▷ Gicht und Rheumatismus, *mit großer Furcht, von anderen berührt oder angestoßen zu werden*

### Haut

- ▷ Neigung zur Entwicklung kleiner, schmerzhafter Furunkel, die einer nach dem anderen auftreten, mit extremem Wundheitsgefühl (kleine Furunkel, in Massen auftretend: *Sulph.*)

### Arzneimittelbeziehungen

- ▷ Komplementär zu *Acon.*, *Hyper.*, *Rhus-t.*
- ▷ Ähnlich: *Bapt.*, *Chin.*, *Phyt.*, *Pyrog.*, *Rhus-t.*, *Ruta*, *Staph.* bei dem Symptom „Wundheitsgefühl, wie zerschlagen"
- ▷ Vergleiche: *Hyper.* bei Prellungen der Wirbelsäule
- ▷ *Arn.* folgt gut nach *Acon.*, *Apis*, *Ham.*, *Ip.* und *Verat.*, es wird gut gefolgt von *Sul-ac.*
- ▷ *Arn.* ist oft indiziert bei Beschwerden nach Konsum alkoholischer Getränke oder durch Kohlenstaub-Exposition (*Am-c.*, *Bov.*)

### Modalitäten

- ▷ Verbesserung
  - → beim Hinlegen
- ▷ Verschlechterung
  - → durch Berührung
  - → durch Ruhe
  - → durch Trinken von Wein
  - → durch Bewegung (*Rhus-t.*, *Ruta*)

## Arsenicum album *Ars.*

*Arsentrioxid, arsenige Säure, weißes Arsenik* $As_2O_3$

### Schlüsselsymptome

- ▷ **Große Schwäche**, mit rapider Abnahme der Lebenskraft

- ▷ Ohnmacht
- ▷ **Geistige Unruhe**, aber körperlich zu schwach zur Bewegung
- ▷ **Brennende Schmerzen, betroffene Körperteile brennen wie Feuer, > durch Hitze**
- ▷ Verschlechterung nach Mitternacht, durch Kälte, durch kalte Getränke oder Speisen
- ▷ Verbesserung durch Hitze
- ▷ Hält seinen Zustand für unheilbar
- ▷ Kann den Geruch oder Anblick von Speisen nicht ertragen
- ▷ Großer Durst auf kaltes Wasser; häufiges Trinken, aber nur in kleinen Schlucken
- ▷ Diarrhoe, nach dem Essen oder Trinken; auf den Stuhlgang folgt große Erschöpfung
- ▷ Hämorrhoiden mit brennenden Schmerzen, < durch Hitze
- ▷ Asthma: außerstande sich hinzulegen, aus Angst zu ersticken

## Geist/Gemüt

- ▷ Gemütszustand:
  - → bedrückt, melancholisch, verzweifelt, gleichgültig
  - → ängstlich, von Furcht erfüllt, ruhelos, sehr gequält
  - → reizbar, empfindlich, mürrisch, sehr leicht verärgert
- ▷ Je stärker das Leid, desto stärker werden die seelische Qual, die Ruhelosigkeit und die Angst vor dem Tod
- ▷ **Geistige Unruhe**, aber körperlich zu schwach zur Bewegung; findet keine Ruhe, wechselt ständig den Platz; will von einem Bett zum anderen, liegt mal hier, mal dort
- ▷ Angst und Furcht vor dem Tod:
  - → denkt, es sei sinnlos, Arznei einzunehmen, hält sich für unheilbar
  - → ist sich sicher, sterben zu müssen
  - → *Furcht vor dem Tod*, beim Alleinsein und beim Zubettgehen
  - → nächtliche Angstattacken, die ihn aus dem Bett treiben, < nach Mitternacht

## Allgemein

- ▷ **Große Schwäche**, mit rapider Abnahme der Lebenskraft; Ohnmacht
- ▷ Brennende Schmerzen:
  - → **die betroffenen Körperteile brennen wie Feuer**, als ob glühende Kohlen aufgelegt würden (*Anthr.*)

- → > **durch Hitze**, heiße Getränke, heiße Anwendungen
- ▷ Zahnende Kinder sind blass, schwach, reizbar und wollen schnell umhergetragen werden
- ▷ Rapide Abmagerung: mit kaltem Schweiß und ausgeprägter Kraftlosigkeit (*Tub.*, *Verat.*); der betroffenen Körperteile; Marasmus
- ▷ Extreme Erschöpfung durch die geringste Anstrengung
- ▷ Solange der Patient still liegt, nimmt er die Erschöpfung nicht wahr; wenn er sich bewegt, ist er vom Ausmaß seiner Schwäche überrascht
- ▷ Schlimme Folgen von verdorbenen Speisen oder tierischen Substanzen, durch Inokulation, Inhalation oder orale Aufnahme
- ▷ Allgemeine Verschlechterung der Symptome von 13 bis 14 Uhr und von Mitternacht bis 2 Uhr morgens
- ▷ Die Beschwerden kehren alljährlich zurück (*Carb-v.*, *Lach.*, *Sulph.*, *Thuj.*)

## Magen

- ▷ *Kann den Geruch oder Anblick von Speisen nicht ertragen* (*Colch.*, *Sep.*)
- ▷ Großer Durst auf kaltes Wasser; *häufiges Trinken, aber nur in kleinen Schlucken;* isst selten, aber viel
- ▷ Brennender Durst ohne besonderes Verlangen zu trinken; der Magen kann kaltes Wasser nicht tolerieren, weil es nicht aufgenommen werden kann; kaltes Wasser liegt wie ein Stein im Magen. Er verlangt nach Wasser, aber er kann oder wagt nicht, es zu trinken
- ▷ Magenbeschwerden durch:
  - → kalte Früchte
  - → Eiscreme
  - → Eiswasser
  - → saures Bier
  - → verdorbene Wurstwaren
  - → alkoholische Getränke
  - → kräftigen Käse

## Rektum

- ▷ Diarrhoe:
  - → nach dem Essen oder Trinken
  - → spärlicher, dunkler, stinkender Stuhl
  - → dem Stuhlgang folgt, unabhängig von der Menge, große Erschöpfung

- ▷ Hämorrhoiden:
  - → brennende Schmerzen, < durch Hitze
  - → mit stechenden Schmerzen beim Gehen oder im Sitzen, nicht aber beim Stuhlgang
  - → Schmerzen hindern am Sitzen oder Schlafen
  - → Fissuren erschweren die Miktion

## Atemwege

- ▷ Atmung asthmatisch:
  - → *Außer Stande, sich hinzulegen, aus Angst zu ersticken*
  - → muss sitzen oder sich nach vorne beugen
  - → es zwingt ihn, nachts aus dem Bett zu springen, meist nach Mitternacht
  - → Krupp-ähnliche Attacken anstelle der gewohnten Urtikaria

## Haut

- ▷ Anasarka, blasse, wächserne, erdfarbene Haut (*Acet-ac.*)
- ▷ Die Haut ist:
  - → trocken und schuppig
  - → kalt, blau und runzlig
  - → mit kaltem, klammem Schweiß
  - → pergamentartig
  - → weiß und teigig
  - → schwarze Bläschen und brennende Schmerzen

## Arzneimittelbeziehungen

- ▷ Komplementär zu *All-s.*, *Carb-v.*, *Phos.*, *Pyrog.*
- ▷ *Arsenicum album* sollte in Betracht gezogen werden bei Beschwerden aufgrund von:
  - → Kauen von Tabak
  - → Alkoholismus
  - → Baden im Meer
  - → Vergiftung durch verdorbene Wurstwaren
  - → Sektionsverletzungen und Milzbrandinfektion
  - → Stiche giftiger Insekten

## Modalitäten

- ▷ Verschlechterung
  - → **nach Mitternacht** (1 bis 2 Uhr, oder 13 bis 14 Uhr)

- → *durch Kälte*
- → *durch kalte Getränke oder Speisen*
- → durch Liegen auf der erkrankten Seite oder bei tiefer Lage des Kopfes

▷ Verbesserung
- → *allgemein durch Hitze* (im Gegensatz zu *Sec.*) mit Ausnahme von Kopfschmerzen, die vorübergehend durch kaltes Baden gebessert werden (*Spig.*); brennende Schmerzen werden durch Hitze gebessert

## Arum triphyllum *Arum-t.*

*Aronstab* *Araceae*

Schlüsselsymptome
- ▷ **Permanentes Zupfen an der Nase, bis sie blutet**
- ▷ **Zupfen an den Lippen, bis sie bluten**
- ▷ Zupfen und Bohren in blutenden Wunden, trotz großer Schmerzen
- ▷ Schnupfen mit ätzenden, dünnflüssigen Absonderungen, wunde Nasenlöcher

Allgemein
- ▷ *Patienten zupfen und bohren in blutenden Wunden*, trotz großer Schmerzen; sie schreien vor Schmerzen, setzen ihr Tun aber fort (bei Diphtherie, Scharlach, Typhus)

Mund
- ▷ **Zupfen an den Lippen, bis sie bluten**
- ▷ Wunde, rissige, blutende Mundwinkel (bei maligner Tendenz: *Cund.*)
- ▷ Kauen an den Fingernägeln, bis die Finger bluten

Nase
- ▷ **Permanentes Zupfen an der Nase, bis sie blutet**; bohrt mit dem Finger in der Nase
- ▷ Schnupfen
- ▷ *Ätzende, dünnflüssige Absonderungen*
- ▷ *Wunde Nasenlöcher*

- Verstopfungsgefühl in der Nase, trotz wässriger Absonderungen (vgl. *Am-c., Samb., Sin-a.*); Niesen < nachts
- Ätzende, jauchig stinkende Absonderungen verursachen Wundheit der Innenseiten der Nase, der Nasenflügel und der Oberlippe (*Ars., All-c.*)

## Mund

- Kinder verweigern Essen und Trinken wegen der Wundheit in Mund und Rachen (*Merc.*); Schlaflosigkeit
- Reichlicher, ätzender Speichelfluss, der die Schleimhäute angreift; Zunge und Mundschleimhaut wund und blutend
- Die Wundheit der Mund- und Nasenschleimhaut ist ein Leitsymptom bei malignem Scharlach und Diphtherie

## Hals

- Aphonie:
  - → vollständige Stimmlosigkeit durch Exposition von Nordwestwind (*Acon., Hep.*)
  - → durch Singen (*Arg-n., Caust., Phos., Sel.*)
- Heiserkeit vom vielen Reden; heisere, brüchige, unkontrollierbare, ständig wechselnde Stimme; < durch Reden oder Singen; bei Rednern, Sängern und Schauspielern

## Haut

- Abschuppung großer Hautfetzen; zum zweiten oder dritten Mal, bei Scharlach

## Allgemein

- Typhoider Scharlach mit Apathie, spärlichem oder unterdrücktem Harnfluss; drohende Urämie

## Arzneimittelbeziehungen

- Folgt gut auf *Hep.* und *Nit-ac.* bei trockenem, heiserem, kruppähnlichem Husten
- Bei morgendlicher Heiserkeit, Taubheit und bei Scharlach folgt *Arum-t.* gut auf *Caust.* und *Hep.*
- Das Arzneimittel sollte nicht in tiefen Potenzen verabreicht oder oft wiederholt werden, da es dann häufig zu Verschlechterungen kommt

- Höhere Potenzen wirken rasch und effektiv

## Asarum europaeum *Asar.*

*Haselwurz Aristolochiaceae*

### Schlüsselsymptome

- Überempfindlichkeit der Nerven: **Geräusche wie das Reiben von Leinen oder Seide und das Knistern von Papier sind unerträglich**
- Kalte Luft oder kaltes Wasser erzeugen ein wohltuendes Gefühl in den Augen

### Geist/Gemüt

- Wahnidee, er schwebe wie ein Geist in der Luft (*Lac-c.*); Gefühl der Leichtigkeit in allen Gliedern
- Kalte Schauer durchlaufen ihn bei jeder Gemütserregung
- *Überempfindlichkeit der Nerven;* **Geräusche wie das Reiben von Leinen oder Seide und das Knistern von Papier sind unerträglich** (*Ferr., Tarax.*)

### Allgemein

- Nervöse, ängstliche Menschen, die entweder leicht erregbar oder melancholisch sind
- Unüberwindliches Verlangen nach Alkohol (in Russland ist *Asar.* ein bekanntes Mittel bei Alkoholismus)
- Große Schwäche mit ständigem Gähnen

### Ohren

- Gefühl, die Ohren seien durch einen Fremdkörper verstopft

### Augen

- Beim Lesen das Gefühl, die Augen würden auseinander oder nach außen gepresst; *Baden der Augen in kaltem Wasser* bringt Erleichterung
- *Kalte Luft oder kaltes Wasser erzeugen ein wohltuendes Gefühl in den Augen,* Sonne, Licht und Wind sind unerträglich

### Magen

- ▷ Übelkeit:
  - → anfallsweise oder andauernd (*Ip.*)
  - → < nach dem Essen, bei sauberer Zunge (*Sulph.*)
  - → während der Schwangerschaft
- ▷ Beim Aufwachen am Morgen abscheuliches Gefühl von Drücken und Graben im Magen (nach Ausschweifungen)

### Arzneimittelbeziehungen

- ▷ Ähnlich: *Caust.* in den Modalitäten
- ▷ Ähnlich: *Aloe, Arg-n., Merc., Podo., Puls., Sul-ac.* in Bezug auf die faserigen, zerfetzten Stühle
- ▷ Folgt gut: *Bism., Caust., Puls., Sul-ac.*

### Modalitäten

- ▷ Verschlechterung
  - → bei kaltem und trockenem oder klarem, schönem Wetter (*Caust.*)
- ▷ Verbesserung
  - → durch das Waschen des Gesichts oder das Baden der betroffenen Körperteile mit kaltem Wasser
  - → bei feuchtem, nassem Wetter (*Caust.*)

## Asterias rubens — *Aster.*

*Seestern* *Asteroidea*

### Schlüsselsymptom

- ▷ Bei Mammakarzinom: akute, einschießende Schmerzen

### Geist/Gemüt

- ▷ Reizbarkeit
- ▷ Leicht erregt aufgrund von Emotionen, besonders durch Widerspruch (*Anac., Con.*)
- ▷ Verstärktes sexuelles Verlangen bei Frauen (*Lil-t.*)

### Allgemein

- ▷ Sykotisches Miasma

- ▷ Schlaffe, lymphatische Konstitution
- ▷ Epilepsie; Zuckungen im gesamten Körper 4 oder 5 Tage vor dem nächsten Anfall

## Kopf

- ▷ Hitze des Kopfes, als sei er von heißer Luft umgeben
- ▷ Blutfülle im Gehirn
- ▷ Apoplex; rotes Gesicht und harter, voller und schneller Puls

## Rektum

- ▷ Obstipation:
  - → hartnäckige Verstopfung
  - → vergeblicher Stuhldrang
  - → Stuhl besteht aus harten, runden, an Oliven erinnernde Bällchen
- ▷ Diarrhoe: wässrig, braun, in heftigem Strahl herausschießend (*Crot-t., Gamb., Grat., Jatr., Thuj.*)

## Brust

- ▷ Mammakarzinom:
  - → akute, einschießende Schmerzen
  - → ziehende Schmerzen in der Brust
  - → Schwellung und Vergrößerung der Brust, wie vor der Menstruation
  - → Gefühl, als ob die Brust nach innen gezogen sei

„Ein bläulich-roter Fleck erschien, öffnete sich und der stark stinkende Inhalt entleerte sich. Der Prozess griff allmählich auf die gesamte Brust über. Die Wundränder waren blass, erhaben, erinnerten im Aussehen an Brustwarzen, waren hart und nach außen gerichtet. Der Grund der Wunden war mit rötlichen Granulationen bedeckt."

## Extremitäten

- ▷ Unsicherer Gang; die Muskeln wollen dem Willen nicht gehorchen (*Alum., Gels.*)

## Arzneimittelbeziehungen

- ▷ Ähnlich: *Murx., Sep.*
- ▷ Vergleiche: *Carb-an., Con., Sil.* bei Mammakarzinom; *Bell. Calc., Sulph.* bei Epilepsie

# Aurum metallicum *Aur.*

*Gold*

Schlüsselsymptome
- ▷ **Ständige Gedanken an Suizid**
- ▷ **Tiefe Depression**
- ▷ Alte Menschen, die des Lebens überdrüssig sind

Geist/Gemüt
- ▷ **Ständige Gedanken an Suizid** (*Naja*; aber fürchtet sich zu sterben: *Nux-v.*)
- ▷ **Tiefe Depression:**
  - → fühlt sich von Hass erfüllt und ist streitsüchtig
  - → Wunsch, Selbstmord zu begehen
  - → empfindet das Leben als ständige Last
  - → nach Quecksilber-Abusus
  - → als Begleitsymptom nahezu aller anderen Beschwerden
- ▷ Lebhaft, ruhelos, Angst vor der Zukunft
- ▷ Unruhig und hektisch, mit großem Verlangen nach geistiger und körperlicher Aktivität
- ▷ Kann Dinge nicht schnell genug erledigen (*Arg-n.*)
- ▷ Beschwerden, aufgrund von Schreck, Ärger, Widerspruch, Kränkung, Demütigung, Furcht oder unterdrücktem Unmut (*Staph.*)
- ▷ Übermäßige Empfindlichkeit:
  - → der geringste Widerspruch erregt Zorn (*Con.*)
  - → gegen Schmerzen
  - → gegen Gerüche, Geschmack, Geräusche und Berührung (*Anac.*)

Allgemein
- ▷ *Menschen, die des Lebens überdrüssig sind*
- ▷ Sanguinische, rotwangige Menschen mit schwarzen Haaren und Augen
- ▷ Alte Menschen mit schwacher Sehkraft; korpulenter Körperbau; *lebensmüde*
- ▷ Konstitutionelle Schäden infolge von Quecksilber und Syphilis
- ▷ *Schmächtige, kränkelnde Jungen;* niedergeschlagen, ohne jede Lebhaftigkeit, schwaches Gedächtnis; die typisch jungenhafte

Abenteuerlust fehlt; Hodenhochstand, unterentwickelte Hoden, schlaff herabhängend
- ▷ Knochenkrankheiten bei Syphilis und Quecksilber-Abusus
- ▷ Kopfschmerzen bei Menschen mit dunklem, oliv-braunem Teint; traurig, brütend, schweigsam; Neigung zu Obstipation; nach der geringsten geistigen Anstrengung

## Kopf

- ▷ Haarausfall, speziell bei Syphilis und Quecksilber-Abusus
- ▷ Knochenkaries:
  - → im harten Gaumendach und Mastoid
  - → Ozaena oder Otorrhoe mit außergewöhnlich stinkenden Absonderungen und Schmerzen, die sich nachts verschlimmern; treibt zur Verzweiflung
  - → als Folge von Syphilis oder Quecksilber-Abusus

## Augen

- ▷ Hemiopie; sieht nur die untere Hälfte des Gesichtsfeldes (sieht nur die linke Hälfte des Gesichtsfeldes: *Lith.*, *Lyc.*)

## Mund

- ▷ Schlechter Mundgeruch bei pubertierenden Mädchen

## Brust

- ▷ Gefühl, als wenn das Herz still stehe; als ob es aufgehört habe zu schlagen und dann plötzlich einen harten Schlag mache (*Sep.*)
- ▷ Heftige Palpitationen:
  - → Angst durch Blutandrang zum Kopf und zur Brust nach körperlicher Anstrengung
  - → Puls ist klein, flach, schnell und unregelmäßig
  - → sichtbare Pulsationen der Karotiden und Temporalarterien (*Bell.*, *Glon.*)
- ▷ Fettige Degeneration des Herzens (*Phos.*)

## Weiblich

- ▷ Prolabierter und verhärteter Uterus:
  - → als Folge von Überanstrengung oder Zerrung (*Podo.*, *Rhus-t.*)
  - → durch Hypertrophie (*Con.*)

- Beschwerden des Uterus oder durch die Menstruation, die mit großer Melancholie einhergehen; < während der Menstruation

## Arzneimittelbeziehungen

- Ähnlich: *Asaf.*, *Calc.*, *Plat.*, *Sep.*, *Tarant.*, *Ther.*, bei Uterus- und Knochen-Erkrankungen
- *Aur.* folgt gut auf und wird gut gefolgt von *Syph.*

## Modalitäten

- Verschlechterung
  - in kalter Luft
  - durch Kaltwerden
  - beim Hinlegen
  - durch geistige Anstrengung
  - viele Beschwerden zeigen sich ausschließlich im Winter
- Verbesserung
  - in warmer Luft
  - beim Warmwerden
  - morgens
  - während des Sommers

# Bacillinum * — *Bac.*

*Mazeration aus einer typisch tuberkulösen Lunge*

## Geist/Gemüt

- Schweigsam, schlecht gelaunt, schnippisch, mürrisch, reizbar, griesgrämig, deprimiert und melancholisch, sogar bis zum Wahnsinn
- Verdrießlich leidend, Jammern und Klagen; neigt zur Furcht, besonders vor Hunden

## Allgemein

- Große Schwäche, will nicht gestört werden

## Kopf

- Starker, tiefer Kopfschmerz, periodisch wiederkehrend, zwingt zur Ruhigstellung; < Kopfschütteln

- ▷ Schrecklicher Schmerz im Kopf, als ob ein eiserner Reifen um den Kopf läge; Zittern der Hände; Empfindung von feuchter Kleidung an der Wirbelsäule; vollkommene Schlaflosigkeit
- ▷ Alopecia areata

## Augen

- ▷ Ekzeme auf den Augenlidern

## Gesicht

- ▷ Schmerzlose, entzündete Pickel bilden sich von Zeit zu Zeit auf der linken Wange, und bleiben dann für mehrere Wochen

## Zähne

- ▷ Zähneknirschen im Schlaf
- ▷ Unvollständig entwickelte Zähne

## Magen

- ▷ Dyspepsie mit Aufstoßen von Luft, mit kneifenden Schmerzen unter den Rippen rechts, in Höhe der Brustwarzen

## Abdomen

- ▷ Fieber, Abmagerung, Schmerzen und Unbehagen im Abdomen, nachts ruhelos, vergrößerte und verhärtete Lymphknoten in der Leiste; schreit im Schlaf; Erdbeerzunge
- ▷ Tabes mesenterica; redet im Schlaf; Zähneknirschen; schlechter Appetit; blaue Hände; verhärtet und tastbare Lymphknoten am ganzen Körper; Trommelbauch; die Region um die Milz tritt hervor
- ▷ Lymphknoten verhärtet und sichtbar; übermäßiger Schweiß, chronische Diarrhoe

## Rektum

- ▷ Hartnäckige Verstopfung
- ▷ Häufiger stinkender Flatus
- ▷ Stechende Schmerzen, verursacht durch Hämorrhoiden

## Harnwege

- ▷ Größere Urinmengen; farblos, mit weißem Sediment
- ▷ Muss mehrmals nachts aufstehen, um zu urinieren

Atemwege

- ▷ Harter Husten, der den Patienten erschüttert, meist während des Schlafs, weckt ihn allerdings nicht auf
- ▷ Vereinzelt Husten morgens beim Aufstehen
- ▷ Erwachen nachts durch Husten; leichter Auswurf
- ▷ Scharfer Schmerz in der Präkordialregion, lässt ihn den Atem anhalten
- ▷ Sehr scharfer Schmerz in der linken Skapula, < nachts im Liegen, > durch Wärme

Hals

- ▷ Halsdrüsen vergrößert und schmerzempfindlich

Beine

- ▷ Tuberkuläre Entzündung des Knies

Schlaf

- ▷ Schläfrig am Tag; ruhelos in der Nacht; viele Träume

Fieber

- ▷ Hitzewallung (bald nach der Mittelgabe), etwas Schweiß, heftige tief innen liegende Kopfschmerzen

## Bacillinum testium * — *Bac-t.*

*Nosode aus tuberkulösem Hoden*

Diese Nosode wurde von Burnett eingesetzt.

Klinik

Krankheiten der Leistenlymphknoten und der Mesenterialdrüsen. Schwindsucht, Hodentuberkulose.

Allgemein

- ▷ Sie soll eine engere Beziehung zur unteren Körperhälfte haben als das pulmonale *Bacillinum*. Meine eigenen Erfahrungen bestätigen die Richtigkeit dieser Annahme.
- ▷ *Bac-t.* kann aber durchaus auch bei Lungenbefall wirksam sein und umgekehrt.

## Baptisia tinctoria *Bapt.*

*Wilder Indigo* *Fabaceae/Leguminosae*

### Schlüsselsymptome

- ▷ Lymphatisches Temperament
- ▷ Alle Ausdünstungen und Ausflüsse sind stinkend
- ▷ Kann nur Flüssigkeiten schlucken (*Bar-c.*)
- ▷ Rachenentzündung, schmerzlos
- ▷ Tonsillen, der weiche Gaumen und die Parotis dunkelrot, geschwollen
- ▷ Eitriger, übel riechender Ausfluss (*Diph.*)
- ▷ **Egal in welcher Position der Patient auch liegt, der Körperteil, auf dem er ruht, fühlt sich wund und zerschlagen an** (vgl. *Arn.*, *Pyrog.*)

### Geist/Gemüt

- ▷ Abneigung gegen geistige Arbeit
- ▷ Abneigung gegen das Denken oder Mangel an geistigen Fähigkeiten
- ▷ Vollkommene Gleichgültigkeit, möchte gar nichts tun, unfähig, sich auf die Arbeit zu konzentrieren
- ▷ Benommenheit
- ▷ Schläft ein, während man mit ihm spricht oder wenn er antwortet (wenn man ihn anspricht, antwortet er richtig, doch das Delirium kehrt sofort zurück: *Arn.*)

### Allgemein

- ▷ Große Schwäche mit rascher Zersetzung von Körperflüssigkeiten (*Pyrog.*)
- ▷ Ulzerationen der Schleimhäute
- ▷ Alle Ausdünstungen und Ausflüsse *stinkend*, besonders bei typhoiden oder anderen akuten Erkrankungen; Atem, Stuhl, Urin, Schweiß, Ulzera (*Psor.*, *Pyrog.*)

### Gesicht

- ▷ Gesicht glühend, dunkelrot, mit stumpfem, dumpfem Ausdruck, wie betrunken (*Gels.*)

## Mund

- ▷ Zunge zuerst weiß belegt mit roten Papillen; trocken und gelblich-braun im Zentrum; später trocken, rissig, ulzeriert

## Hals

- ▷ *Kann nur Flüssigkeiten schlucken* (*Bar-c.*)
- ▷ Die geringste Menge fester Nahrung verursacht Würgereiz (kann nur Flüssigkeiten schlucken, hat aber eine Abneigung gegen sie, *Sil.*)
- ▷ *Schmerzlose Halsentzündung*
- ▷ *Tonsillen*, weicher Gaumen und Parotis dunkelrot, geschwollen
- ▷ Eitrige, übel riechende Absonderungen (*Diph.*)

## Rektum

- ▷ Dysenterie bei alten Leuten
- ▷ Diarrhoe bei Kindern, besonders wenn der Stuhl sehr übel riecht (*Carb-v.*, *Podo.*, *Psor.*)

## Schlaf

- ▷ Kann nicht einschlafen, bringt ihre Körperteile nicht zusammen, hat das Gefühl, die Körperteile seien über das ganze Bett verstreut; wirft sich herum, um die Teile wieder zusammen zu bekommen; glaubt, sie ist drei Personen, die sie nicht bedeckt halten kann (*Petr.*)
- ▷ **Egal in welcher Position der Patient auch liegt, der Körperteil, auf dem er ruht, fühlt sich wund und zerschlagen an** (vgl. *Arn.*, *Pyrog.*)

## Haut

- ▷ Dekubitus bei typhoiden Erkrankungen

## Arzneimittelbeziehungen

- ▷ Ähnlich: *Arn.*, *Ars.*, *Bry.*, *Gels.* in frühem Fieberstadium mit Unwohlsein, Nervosität, gerötetem Gesicht, Benommenheit und Muskelschmerzen
- ▷ Wenn *Ars.* bei Typhus oder typhoiden Erkrankungen unpassend gegeben oder zu häufig wiederholt wurde
- ▷ Nach *Baptisia*: *Crot-h.*, *Ham.*, *Nit-ac.*, und *Ter.* wirken gut bei Blutungen bei Typhus oder typhoiden Erkrankungen

## Barium carbonicum *Bar-c.*

*Baryta carbonica, Bariumcarbonat* $BaCO_3$

### Schlüsselsymptome

- ▷ Besonders in der frühen Kindheit
- ▷ Besonders für Psoriker oder Tuberkuliniker
- ▷ Gedächtnisschwäche
- ▷ Kinder, die geistig wie körperlich schwach sind
- ▷ Alte, kachektische Menschen, skrofulös, besonders, wenn sie dick sind
- ▷ Beschwerden alter Männer; Hypertrophie und Verhärtung der Prostata und Hoden; geistige und körperliche Schwäche
- ▷ Schwellung und Verhärtung oder beginnende Drüseneiterung
- ▷ Racheninfektionen nach Unterdrückung von Fußschweiß (vgl. *Graph., Psor., Sanic., Sil.*)

### Geist/Gemüt

- ▷ *Gedächtnisschwäche*; vergesslich, unaufmerksam; dem Kind kann kein Wissen vermittelt werden, weil es alles gleich wieder vergisst; drohender Schwachsinn

### Allgemein

- ▷ Skrofulöse, unterentwickelte Kinder, die nicht wachsen (Kinder, die zu schnell wachsen, *Calc.*); skrofulöse Ophthalmie, Hornhauttrübung; Abdomen geschwollen; häufige Kolikanfälle, Gesicht aufgedunsen; allgemeine Abmagerung
- ▷ *Kinder, die geistig wie körperlich schwach sind*
- ▷ Zwergwüchsige, hysterische Frauen und alte Jungfern mit spärlicher Menses; Mangel an Wärme, sind immer kalt und fröstelig
- ▷ Alte, kachektische Menschen; skrofulös, *besonders wenn sie dick sind* oder unter Gicht leiden (*Fl-ac.*)
- ▷ Neigung zu Schlaganfall bei alten Menschen; Beschwerden bei alten Alkoholikern; Kopfschmerzen bei kindisch gewordenen alten Leuten
- ▷ *Schwellung und Verhärtungen* oder beginnende Drüseneiterung, besonders der Hals- und Leistendrüsen
- ▷ Große Empfindlichkeit gegen Kälte (*Calc., Kali-c., Psor.*)

## Hals

- ▷ Menschen, die sich schnell erkälten und bei jeder noch so geringen Erkältung sofort eine Mandelentzündung bekommen, die zu Eiterung neigt (*Hep.*, *Psor.*).
- ▷ Kann nur Flüssigkeiten schlucken (*Bapt.*, *Sil.*)

## Rektum

- ▷ Hämorrhoiden treten hervor beim Urinieren (*Mur-ac.*).

## Männlich

- ▷ *Beschwerden alter Männer;* Hypertrophie und Verhärtung der Prostata und der Hoden; geistige und körperliche Schwäche

## Weiblich

- ▷ Zwergwüchsige, hysterische Frauen und alte Jungfern mit spärlicher Menses; Mangel an Wärme, sind immer kalt und fröstelig

## Atemwege

- ▷ Chronischer Husten bei psorischen Kindern; vergrößerte Tonsillen oder verlängertes Zäpfchen; < nach der kleinsten Erkältung (*Alum.*)

## Extremitäten

- ▷ Stinkende Fußschweiße; Zehen und Fußsohlen und Fersen werden wund; Racheninfektionen *nach Unterdrückung von Fußschweiß* (Vgl.: *Graph.*, *Psor.*, *Sanic.*, *Sil.*)

## Arzneimittelbeziehungen

- ▷ Häufig nützlich vor oder nach *Psor.*, *Sulph.* und *Tub.*
- ▷ Nach *Bar-c.* wird oft *Psor.* die konstitutionelle Neigung zu Mandelentzündungen beheben
- ▷ Ähnlich: *Alum.*, *Calc.*, *Dulc.*, *Fl-ac.*, *Iod.*, *Sil.*
- ▷ Unverträglich: nach *Calc.* bei skrofulösen Beschwerden

## Modalitäten

- ▷ Verschlechterung
  - → beim Denken an die Krankheit (*Ox-ac.*)
  - → Liegen auf der schmerzhaften Seite
  - → nach dem Essen
  - → Waschen der betroffenen Teile

## Belladonna *Bell.*

*Tollkirsche Solanaceae*

### Schlüsselsymptome

- ▷ Schnelle Wahrnehmung, schnelle Bewegungen
- ▷ Schmerzen meist in Form von kurzen Schmerzattacken; **bewirken Rötung des Gesichts und der Augen**
- ▷ **Blutandrang im Kopf und Gesicht** (*Aml-ns.*, *Glon.*, *Meli.*)
- ▷ Kongestive Kopfschmerzen **mit rotem Gesicht, Pochen in Gehirn und Karotiden** (*Meli.*)

### Geist/Gemüt

- ▷ Glaubt, er sehe Geister, grässliche Gesichter und verschiedene Insekten (*Stram.*); schwarze Tiere, Hunde, Wölfe
- ▷ Angst vor eingebildeten Dingen, will vor ihnen davonlaufen; Halluzinationen
- ▷ Gewalttätiges Delirium; möchte beißen, spucken, schlagen oder Dinge zerreißen; bricht in Lachkrämpfe aus und knirscht mit den Zähnen; möchte die Betreuer beißen und schlagen (*Stram.*), versucht zu fliehen (*Hell.*)

### Allgemein

- ▷ Angezeigt bei biliösen, lymphatischen, plethorischen Konstitutionen
- ▷ Menschen, die lebhaft und unterhaltsam sind, wenn es ihnen gut geht, aber gewalttätig und häufig benommen, wenn sie krank sind
- ▷ Frauen und Kinder mit hellem Haar und blauen Augen, feinem Aussehen, zarter Haut; sensibel, nervös, Krampfneigung, tuberkulöse Patienten
- ▷ Große Erkältungsneigung; empfindlich gegen Luftzug, besonders wenn der Kopf unbedeckt ist; vom Haareschneiden
- ▷ Schnelle Wahrnehmung, schnelle Bewegungen; Augen blinzeln und bewegen sich schnell; Schmerzen beginnen plötzlich, halten unbestimmt lange an und verschwinden plötzlich
- ▷ Schmerzen meist in Form von *kurzen Schmerzattacken*; **bewirken Rötung des Gesichts und der Augen;** Fülle im Kopf und Klopfen der Karotiden
- ▷ Puls voll und kräftig, kugelförmig, wie grober Schrot unter den Fingern
- ▷ Konvulsionen während der Zahnung, mit Fieber (ohne Fieber: *Mag-p.*); beginnen plötzlich, Kopf rot, Füße kalt

## Kopf

▷ Kopf heiß und schmerzhaft, Gesicht gerötet; Augen wild, starrend, Pupillen erweitert

▷ Kopfschmerzen, *kongestive,* **mit rotem Gesicht, Pochen in Gehirn und Karotiden** (*Meli.*)

▷ < durch das kleinste Geräusch, Erschütterung, Bewegung, Licht, Hinlegen, leichteste Anstrengung

▷ > Druck, festes Umbinden, Einwickeln, während den Menses

▷ **Blutandrang im Kopf und im Gesicht** (*Aml-ns.*, *Glon.*, *Meli.*)

▷ Bohrt den Kopf in das Kissen (*Apis*, *Hell.*, *Podo.*)

▷ Schwindel beim Bücken oder nach dem Aufrichten (*Bry.*), oder bei jeder Lageveränderung

## Mund

▷ Schleimhäute im Mund trocken

## Hals

▷ Mandelentzündung nach Fahren in kaltem Wind (*Acon.*, *Hep.*, *Rhus-t.*, Erkältung nach kalten Füßen: *Con.*, *Cupr.*, *Sil.*)

## Abdomen

▷ Empfindlich, aufgetrieben, < durch die kleinste Erschütterung, sogar vom Bett

▷ Läuft sehr vorsichtig, aus Angst vor Erschütterung

▷ Schmerz in der rechten Ileozökalregion; < durch die leichteste Berührung, sogar vom Bettzeug

▷ Das Kolon transversum tritt wie ein Wulst hervor

## Rektum

▷ Stuhl träge

## Harnorgane

▷ Harnverhaltung

## Weiblich

▷ Nach-unten-drängendes Gefühl, als ob alle Eingeweide durch die Vulva herausdrücken; > Stehen und Aufrechtsitzen; < morgens (*Lil-t.*, *Murx.*, *Sep.*)

## Schlaf

- ▷ Müde, kann aber nicht schlafen (*Cham.*, *Op.*)

## Haut

- ▷ *Von einem gleichmäßigen, glatten, glänzenden Scharlachrot*, trocken, heiß, brennend
- ▷ Vermittelt ein brennendes Gefühl an die untersuchende Hand
- ▷ Das echte Sydenham Scharlachfieber, bei dem der Hautausschlag vollkommen glatt und wirklich scharlachrot ist

## Arzneimittelbeziehungen

- ▷ Komplementär: *Calcium carbonicum*
- ▷ *Belladonna* ist das akute *Calcium carbonicum*, häufig für die vollkommenen Heilung erforderlich
- ▷ Ähnlich: *Acon.*, *Bry.*, *Cic.*, *Gels.*, *Glon.*, *Hyos.*, *Meli.*, *Op.*, *Stram.*

## Modalitäten

- ▷ Verschlimmerung
  - → Berührung, Bewegung, Geräusch, Luftzug, Blicken auf hell glänzende Gegenstände (*Lys.*, *Stram.*)
  - → nach 15 Uhr; nachts, nach Mitternacht
  - → beim Trinken
  - → Abdecken des Kopfes
  - → Sommersonne
  - → Hinlegen
- ▷ Verbesserung
  - → Ruhe
  - → Stehen oder aufrecht Sitzen
  - → warme Räume

# Benzoicum acidum *Benz-ac.*

*Acidum benzoicum, Benzoesäure* $C_6H_5COOH$

## Schlüsselsymptome

- ▷ Gichtig-rheumatische Diathese bei einem sykotischen oder syphilitischen Patienten
- ▷ **Urin dunkelbraun mit widerwärtig stinkendem Geruch**

▷ Diarrhoe bei Kindern; weiß, sehr stinkend, erschöpfende flüssige Stühle, die „direkt durch die Windel laufen" (*Podo.*)

## Rektum

▷ Diarrhoe bei Kindern
▷ Weiß, *sehr stinkend*, erschöpfende flüssige Stühle, die „direkt durch die Windel laufen" (*Podo.*)

## Harnorgane

▷ Bettnässen bei zarten Kindern
▷ Urintröpfeln bei alten Männern mit vergrößerter Prostata
▷ Strenger, charakteristischer Uringeruch, hoher Harnsäurespiegel
▷ Blasenkatarrh nach unterdrückter Gonorrhoe
▷ **Urin dunkelbraun mit widerwärtig stinkendem Geruch**
▷ Bei Kindern, Urin stinkend und von tiefroter Farbe

## Atemwege

▷ Husten mit Auswurf von grünem Schleim (*Nat-s.*); extreme Schwäche, Müdigkeit

## Extremitäten

▷ Gichtige Ablagerungen; Arthritis vaga; betrifft alle Gelenke, besonders das Knie, Knacken bei Bewegung; Gichtknoten (*Berb.*, *Lith-c.*, *Lyss.*)
▷ Schmerzen, reißend, stechend in den Gelenken des großen Zehs
▷ Rötung und Schwellung der Gelenke
▷ Gicht, < nachts

## Arzneimittelbeziehungen

▷ Ähnlich: *Cop.*, *Ferr.*, *Nit-ac.*, *Thuj.*, besonders wenn beim Bettnässen *Nit-ac.* nicht wirkt; *Berb.*, *Lith-c.* bei arthritischen Beschwerden
▷ Nützlich, wenn *Colch.* bei Gicht nicht wirkt
▷ Bei Unterdrückung der Gonorrhoe nach Missbrauch von *Cop.*
▷ Unverträglich: Wein < die Harn-, gichtigen und rheumatischen Beschwerden

## Berberis vulgaris *Berb.*

*Berberitze, Sauerdorn* *Berberidaceae*

### Schlüsselsymptome

- ▷ Brennen und Wundheit in der Nierenregion
- ▷ Gallensteinkoliken
- ▷ Stechende, schneidende Schmerzen von der linken Niere den Harnleiter entlang, zur Blase und in die Harnröhre (*Tab.*, rechte Niere: *Lyc.*)
- ▷ Nierenkolik, < linke Seite (*Tab.*, kein Seitenbezug, mit Drang und Strangurie: *Canth.*)

### Allgemein

- ▷ Nieren- und Blasensymptome besonders dominant
- ▷ Rheumatische und gichtige Beschwerden bei Erkrankungen der Harnorgane

### Gesicht

- ▷ Blasser, erdfarbener Teint, eingesunkene Wangen und Augen mit blauen Ringen

### Abdomen

- ▷ ***Koliken aufgrund von Gallensteinen***
- ▷ Gallenkoliken, gefolgt von Gelbsucht

### Rektum

- ▷ Analfisteln, mit biliären Symptomen und Juckreiz der entsprechenden Körperteile; kurzer Husten und Brustbeschwerden nach chirurgischer Unterdrückung der Fisteln (*Calc-p.*, *Sil.*)

### Harnorgane

- ▷ *Brennen und Wundheit* in der Nierenregion
- ▷ *Gallensteinkoliken*
- ▷ *Stechende, schneidende Schmerzen von der linken Niere den Harnleiter entlang, zur Blase und in die Harnröhre* (*Tab.* – rechte Niere, *Lyc.*)
- ▷ Nierenkolik, < *linke Seite* (*Tab.* – kein Seitenbezug, mit Drang und Strangurie, *Canth.*)

- ▷ Blubberndes Gefühl in den Nieren (*Med.*)
- ▷ Bewegung verursacht oder verstärkt die Beschwerden der Harnorgane
- ▷ Urin: grünlich, blutrot, mit dickem Schleim; durchsichtiges, rötliches oder gallertiges Sediment

### Rücken

- ▷ Kreuzschmerzen
- ▷ Sehr empfindlich in der Nierenregion
- ▷ < beim Sitzen und Liegen, durch Erschütterung, durch Erschöpfung
- ▷ Taubheit, Steifheit und Lahmheit mit schmerzhaftem Druck in der Lenden- und Nierenregion

### Arzneimittelbeziehungen

- ▷ Ähnlich: *Canth.*, *Lyc.*, *Sars.*, *Tab.*, bei Nierenkoliken
- ▷ Wirkt gut nach: *Arn.*, *Bry.*, *Kali-bi.*, *Rhus-t.*, *Sulph.* bei rheumatischen Beschwerden

### Modalitäten

- ▷ Verschlimmerung
  - → Bewegung, Laufen oder Fahren
  - → jede erschütternde Bewegung

## Bismuthum (subnitricum) *Bism.(Bism-sn.)*

*Basisches Wismutnitrat* $BI_{12}O_3OH_2$

### Schlüsselsymptome

- ▷ **Einsamkeit ist unerträglich,** Verlangen nach Gesellschaft
- ▷ Seelenqualen; erst sitzt er, läuft dann umher, legt sich hin, niemals lang an einem Ort
- ▷ **Erbrechen: von Wasser, sobald es den Magen erreicht hat**, Speisen werden länger behalten; von enormen Mengen, in Intervallen von einigen Tagen, wenn sich die Nahrung im Magen angesammelt hat; unter krampfartigem Würgen und starken Schmerzen, nach Laparotomie (*Nux-v.*, *Staph.*)
- ▷ Magen: Druck wie von einem Gewicht auf einer Stelle
- ▷ Cholera und Sommerdurchfälle, wenn dabei das Erbrechen im Vordergrund steht

Geist/Gemüt

▷ **Einsamkeit ist unerträglich:** *Verlangen nach Gesellschaft*, Kind hält die Hand seiner Mutter (*Kali-c., Lil-t., Lyc.*)

▷ **Seelenqualen**; erst sitzt er, läuft dann umher, legt sich hin, niemals lang an einem Ort

Kopf

▷ Kopfschmerzen jeden Winter; abwechselnd mit oder begleitet von Magenbeschwerden

Gesicht

▷ Leichenblass, blaue Ringe unter den Augen

Mund

▷ Zahnschmerzen, > durch kaltes Wasser im Mund (*Bry., Coff., Puls.*)

Magen

▷ Erbrechen: von Wasser, sobald es den Magen erreicht hat, Speisen werden länger behalten; ***von enormen Mengen***, in Intervallen von einigen Tagen, wenn sich die Nahrung im Magen angesammelt hat; ***unter krampfartigem Würgen und starken Schmerzen, nach Laparotomie*** (*Nux-v., Staph.*)

▷ Im Magen ein Druck wie von einem Gewicht *auf einer Stelle*, abwechselnd mit Brennen; krampfartiger Schmerz; mit Reizung, Sodbrennen und Aufstoßen.

Rektum

▷ Cholera und Sommerdurchfälle, ***wenn dabei das Erbrechen im Vordergrund steht***; mit fauligen Stühlen, breiig, wässrig, stinkend, stark erschöpfend (*Ars., Verat.*)

## Borax *Borx.*

*Natriumborat* $Na_2[B_4O_5(OH)_4] \cdot 8\,H_2O$

Schlüsselsymptome

▷ **Furcht vor Abwärtsbewegung bei fast allen Beschwerden**, beim Treppabgehen oder einen Berg schnell hinunter laufen

- ▷ Extrem nervös
- ▷ Rote Nase junger Frauen
- ▷ Aphthen

## Geist/Gemüt

- ▷ **Furcht vor Abwärtsbewegung bei fast allen Beschwerden**
- ▷ Große Angst vor Abwärtsbewegung; wenn das Kind auf ein Sofa oder ins Bettchen gelegt wird, schreit es und klammert sich an die Pflegerin; beim Schaukeln, Tanzen, Schwingen, *beim Treppabgehen oder einen Berg schnell hinunter laufen,* Reiten (vgl. *Sanic.*)
- ▷ Kinder erwachen plötzlich, schreien und klammern sich an die Wiege, ohne ersichtlichen Grund (*Apis*, *Cina*, *Stram.*)
- ▷ *Extrem nervös*, erschrickt leicht bei dem kleinsten Geräusch oder einem ungewöhnlich schrillen Ton, einem Husten, Niesen, Schrei oder Anzünden eines Streichholzes usw. (*Asar.*, *Calad.*)

## Kopf

- ▷ Haare unordentlich und verfilzt; spalten sich und kleben an den Spitzen zusammen; wenn diese zusammengeklebten Büschel abgeschnitten werden, bilden sie sich erneut, können nicht ausgekämmt werden (*Fl-ac.*, *Lyc.*, *Psor.*, *Tub.*); Haare sind nicht zu bändigen

## Augen

- ▷ Wimpern voller trockenem, gummiartigem Sekret; am Morgen verklebt; drehen sich nach innen und entzünden das Auge, besonders am äußeren Winkel

## Nase

- ▷ Nasenlöcher krustig, entzündet
- ▷ Nasenspitze leuchtend rot
- ▷ *Rote Nase junge Frauen*
- ▷ Verstopftes rechtes Nasenloch, oder erst rechts dann links, mit ständigem Naseputzen (***Am-c.***, ***Lac-c.***, ***Mag-m.***)

## Mund

- ▷ Aphthen im Mund, auf der Zunge, Innenseite der Wangen:

- → leicht blutend beim Essen oder bei Berührung
- → behindert das Saugen beim Kind
- → mit heißem Mund, Trockenheit und Durst (*Ars.*)
- → rissige und blutige Zunge (*Arum-t.*)
- → Speichelfluss, besonders während der Zahnung
- → Aphthöser, wunder Mund; < durch Berührung, salzige oder saure Speisen; bei alten Leuten, oft durch das künstliche Gebiss (*Alumn.*)

## Harnorgane

- ▷ Kind muss häufig urinieren und schreit, bevor der Urin abgeht (*Lyc., Sanic., Sars.*)

## Weiblich

- ▷ Leukorrhoe:
  - → reichlich, eiweiß- und stärkehaltig, mit dem Gefühl, als würde warmes Wasser hinunterlaufen
  - → sich über zwei Wochen hinziehend zwischen den Menstruationen (vgl. *Bov., Con.*)

## Haut

- ▷ Ungesund, kleine Verletzungen eitern (*Calen., Merc., Sil.*)

## Arzneimittelbeziehungen

- ▷ *Borax* folgt: *Calc., Psor., Sanic., Sulph.*
- ▷ Wird gefolgt von: *Ars., Bry., Lyc., Phos., Sil.*
- ▷ Unverträglich: sollte nicht vor oder nach *Acet-ac.*, Essig oder Wein verabreicht werden

## Modalitäten

- ▷ Verschlimmerung
  - → *Abwärtsbewegung*
  - → durch plötzliche Geräusche
  - → Rauchen, kann Diarrhoe hervorrufen
  - → feuchtes, kaltes Wetter
  - → vor dem Urinieren
- ▷ Verbesserung
  - → Druck; Halten der schmerzhaften Seite mit der Hand

## Bovista *Bov.*

*Riesenbovist Pilz*

### Schlüsselsymptome

- ▷ Stotternde Kinder (*Stram.*)
- ▷ Absonderungen der Nase und aller Schleimhäute sind sehr zäh, fadenziehend, klebrig (*Kali-bi.*)
- ▷ Menses: fließen nur nachts

### Allgemein

- ▷ Menschen, die unter trockenen oder fettigen Flechten leiden
- ▷ Angezeigt bei alten Jungfern mit Herzklopfen
- ▷ ***Stotternde Kinder***
- ▷ Nasenausfluss und alle Absonderungen der Schleimhäute sind ***sehr zäh, fadenziehend*** (***Kali-bi.***)
- ▷ Hämorraghien:
  - → nach Zahnextraktion (*Ham.*)
  - → aus Wunden
  - → Nasenbluten

### Abdomen

- ▷ Erträgt keine enge Kleidung um die Taille (*Calc.*, *Lach.*, *Sulph.*)

### Weiblich

- ▷ Menses:
  - → fließen *nur nachts*, nicht am Tage (*Mag-c.* – nur tagsüber, verschwinden beim Hinlegen, *Cact.*, *Caust.*, *Lil-t.*)
  - → Diarrhoe vor und während den Menses (*Am-c.*)
  - → gelegentliche Blutungen zwischen den Menses (*Borx.*)
  - → alle zwei Wochen, dunkel und klumpig;
  - → mit schmerzhaftem Abwärtsdrängen (*Sep.*)

### Rücken

- ▷ Unerträglicher Juckreiz am Steißbeinende, muss kratzen bis es wund ist

### Extremitäten

- ▷ Gewöhnlich tiefe Dellen am Finger durch Benutzen stumpfer Instrumente, Scheren, Messer usw.

- ▷ Achselschweiß, riecht nach Zwiebeln
- ▷ Große Schwäche der Gelenke und Mattigkeit der Hände und Füße
- ▷ Ungeschickt, lässt Dinge aus den Händen fallen (*Apis*); Dinge fallen aus den kraftlosen Händen

### Arzneimittelbeziehungen

- ▷ Vergleiche: *Am-c., Bell., Calc., Mag-s., Sep.* bei Unregelmäßigkeiten der Menstruation
- ▷ *Bovista* antidotiert Teeranwendungen; Erstickung durch Gas
- ▷ Wenn *Rhus-t.* bei chronischer Urtikaria angezeigt scheint, aber nicht heilt

## Bromum *Brom.*

*Brom*

### Schlüsselsymptome

- ▷ Es wirkt am besten, aber nicht ausschließlich, bei Menschen mit hellblauen Augen, hellblondem Haar, hellen Augenbrauen, heller, empfindlicher Haut
- ▷ Bei blonden, rotwangigen, skrofulösen Mädchen
- ▷ Brustschmerzen erstrecken sich nach oben
- ▷ Schleimrasseln beim Husten

### Allgemein

- ▷ Gefühl von Spinnweben im Gesicht (*Bar-c., Borx., Graph.*)
- ▷ Steinharte, skrofulöse oder tuberkulöse Schwellungen der Drüsen, besonders am Unterkiefer und im Rachen (Schilddrüse, Unterkieferdrüsen, Parotis, Hoden)

### Hals

- ▷ Diphtherie: Die Membran beginnt im Kehlkopf und breitet sich nach oben aus

### Weiblich

- ▷ Physometra; lauter Luftabgang aus der Vagina (*Lyc.*)
- ▷ Membranöse Dysmenorrhö (*Lac-c.*)

## Atemwege

- ▷ Seeleute leiden an Land unter Asthma
- ▷ Fächelnde Bewegungen der Nasenflügel
- ▷ *Brustschmerzen erstrecken sich nach oben*
- ▷ Membranöser oder diphtherischer Krupp; *viel Schleimrasseln während des Hustens*, aber kein Würgereiz (wie bei *Hepar*); klingt locker, aber kein Auswurf (*Ant-t.*)
- ▷ Kehlkopfsymptome mit Heiserkeit bei Keuchhusten; ringt nach Luft
- ▷ Atemschwierigkeiten; kann nicht tief genug einatmen; als würde er durch einen Schwamm atmen oder die Atemwege seien voller Rauch oder Schwefelgase; Rasseln, Kratzen, Stimme unhörbar; Erstickungsgefahr durch Schleim im Kehlkopf (in den Bronchien, *Ant-t.*)
- ▷ Beim Einatmen kaltes Gefühl im Kehlkopf (*Rhus-t.*, *Sulph.*); > nach dem Rasieren (< dem Rasieren, *Carb-an.*)

## Brust

- ▷ Herzhypertrophie durch Sport bei heranwachsenden Jungen (durch Gymnastik bei jungen Mädchen, *Caust.*)

## Arzneimittelbeziehungen

- ▷ Vergleiche: bei Krupp und Kehlkopfbeschwerden, *Chlor.*, *Hep.*, *Iod.*, *Spong.*
- ▷ Heilend bei hartem Kropf, wenn *Iod.* versagt hat
- ▷ *Brom.* hat Krupp geheilt, nachdem *Iod.*, *Phos.*, *Hep.*, *Spong.* versagt haben, besonders bei Rückfällen nach *Iodum.*
- ▷ „Der Hauptunterschied zwischen *Brom.* und *Iod.* besteht darin, dass *Brom.* Patienten mit blauen Augen heilt und *Iod.* die dunkeläugigen Patienten." – Hering

# Bryonia alba — *Bry.*

*Weiße Zaunrübe* *Cucurbitaceae*

## Schlüsselsymptome

- ▷ Eines der Hauptcharakteristika von *Bryonia* ist: **< durch jegliche Bewegung und > durch absolute Ruhe, sowohl geistig als auch körperlich**

- ▷ Angezeigt bei Patienten mit rheumatischer oder gichtiger Diathese, die anfällig sind für die so genannten Gallenkoliken
- ▷ Schmerzen: stechend, ziehend **< durch Bewegung, > absolute Ruhe, Liegen auf der schmerzhaften Seite**
- ▷ Extreme Trockenheit der Schleimhäute
- ▷ **Großer Durst**
- ▷ Nasenbluten, wenn die Menstruation einsetzen sollte (*Phos.*)
- ▷ Beschwerden durch Ärger; Frösteln nach Ärger
- ▷ Beschwerden nach einer Erkältung oder Erhitzung im Sommer
- ▷ Kopfschmerzen beim Bügeln (*Sep.*).
- ▷ Verstopfung: inaktiv, kein Drang; Stühle groß, hart, dunkel, trocken, wie verbrannt
- ▷ Diarrhoe: < morgens, bei Bewegung
- ▷ Brüste schwer, muss Brüste stützen (*Phyt.*)
- ▷ Husten mit Würgen und Erbrechen; < beim Betreten eines warmen Raumes

## Geist/Gemüt

- ▷ Sie verlangen drängend nach Dingen, die sie nicht bekommen können, oder verweigern sie, wenn sie angeboten werden
- ▷ Kinder mögen es nicht, getragen oder hochgehoben zu werden
- ▷ Delirium: spricht ständig über seine Geschäfte; möchte aus dem Bett steigen und nach Hause gehen (*Cimic.*, *Hyos.*)

## Allgemein

- ▷ *Bryonia*-Patienten sind reizbar, neigen zu Wutausbrüchen und Ärger; dunkles oder schwarzes Haar, dunkler Teint, kräftige Muskulatur; trockene, nervöse, schlanke Menschen (*Nux-v.*)
- ▷ Schmerzen: Stechen, Reißen, < nachts; < **durch Bewegung**, *Einatmen, Husten;* > **durch absolute Ruhe, Liegen auf der schmerzhaften Seite** (*Ptel.*, *Puls.*; stechende Schmerzen, aber Besserung und Verschlimmerung sind umgekehrt: *Kali-c.*)
- ▷ *Alle Schleimhäute sind extrem trocken*
- ▷ Beschwerden durch Belastung, Kränkung, *Ärger* (*Coloc.*, *Staph.*); Heftigkeit mit Frösteln und Kälte
- ▷ *Nach Ärger Frösteln*, aber mit heißem Kopf und rotem Gesicht (*Aur.*)
- ▷ Beschwerden:
  - → wenn nach kalten Tagen warmes Wetter einsetzt

→ durch kalte Getränke oder Eis bei heißem Wetter
→ *nach einer Erkältung oder Erhitzung im Sommer*
→ durch Abkühlung nach Überhitzung; wirft die Decken ab
→ durch Luftzug, kalten Wind (*Acon.*, *Hep.*)
→ durch Unterdrücken von Ausscheidungen wie Menses, Milch oder die Unterdrückung akuter Hautausschläge
→ Aufgrund von Übelkeit und Schwäche kann sich der Patient nicht aufsetzen

## Kopf

▷ Kopfschmerzen:
→ beim Bücken, als würde das Gehirn aus der Stirn gedrückt
→ *vom Bügeln* (*Sep.*)
→ beim Husten
→ morgens nach dem Aufstehen oder beim ersten Öffnen der Augen
→ beginnen morgens, nehmen allmählich zu bis zum Abend
→ durch Verstopfung (*Aloe*, *Coll.*, *Op.*)

## Mund

▷ Lippen und Zunge trocken, belegt, rissig

## Magen

▷ Großer Durst
▷ Großer Durst auf große Mengen
▷ Druck wie von einem Stein in der Magengrube; > durch Aufstoßen (***Nux-v.***, ***Puls.***)

## Rektum

▷ Verstopfung: *Inaktiv, kein Drang; Stuhl groß, hart und dunkel, trocken, wie verbrannt*; auf Seereisen (*Plat.*)
▷ Diarrhoe: während einer Heißwetterperiode; biliär, ätzend mit Wundheit am Anus; wie schmutziges Wasser; durch unverdaute Speisen; von kalten Getränken nach Überhitzung, von Früchten oder Sauerkraut; < *morgens, bei Bewegung*, sogar wenn nur die Hand oder der Fuß bewegt wird

## Urin

▷ Dunkel, spärlich

## Weiblich

- Unterdrückte Menstruation: stattdessen *Nasenbluten* (*Phos.*); Blutspucken oder Bluthusten
- **Brüste schwer**, steinhart; blass, aber hart; heiß und schmerzhaft; **muss Brüste stützen** (*Phyt.*)

## Atemwege

- Husten trocken, krampfartig, ***mit Würgen und Erbrechen*** (***Kali-c.***); Stechen in den Brustseiten
- Husten mit Kopfschmerzen, als ob der Kopf zerspringt
- < nach dem Essen, Trinken, beim Betreten eines ***warmen Raumes***, bei tiefer Einatmung

## Extremitäten

- Ständige Bewegung des linken Armes und Beines (*Apoc.*, *Hell.*)

## Arzneimittelbeziehungen

- Komplementär: *Alumina*, *Rhus-t.*
- Ähnlich: *Bell.*, *Hep.* bei hastigem Sprechen und hastigem Trinken.
- Ähnlich: *Ran-b.* bei Brustfellschmerzen oder rheumatischen Schmerzen in der Brust.
- Ähnlich: *Ptel.*, schmerzhafte Schwere in der Leberregion; > Liegen auf der rechten Seite; *< durch Liegen auf der linken Seite;* Drehen auf die linke Seite verursacht eine ziehende Empfindung
- Nach *Bryonia*: *Alum.*, *Kali-c.*, *Nux-v.*, *Phos.*, *Rhus-t.*, *Sulph.*

## Modalitäten

- Verschlimmerung
  - Bewegung, Anstrengung, *Berührung*
  - kann nicht aufsitzen, wird ohnmächtig oder übel oder beides
  - Wärme, warmes Einhüllen
  - Unterdrückung von Ausscheidungen jeglicher Art
- Verbesserung
  - Liegen, besonders auf der schmerzhaften Seite (*Ptel.*, *Puls.*)
  - Druck
  - Ruhe
  - Kälte, Essen kalter Speisen

## Cactus grandiflorus *Cact.*

*Königin der Nacht* *Cactaceae*

Schlüsselsymptome

- ▷ Angst vor dem Tod
- ▷ **Der ganze Körper fühlt sich an wie in einem Käfig,** als würde jeder Draht enger und enger gezogen werden
- ▷ Gefühl, als würde das Herz in schneller Folge **von einer eisernen Hand** umklammert und wieder losgelassen
- ▷ **Einschnürungsgefühl**

Geist/Gemüt

- ▷ *Angst vor dem Tod*; glaubt, seine Krankheit ist unheilbar (*Ars.*)

Allgemein

- ▷ Blutandrang bei Menschen von phletorischem Äußeren (*Acon.*); endet häufig in Blutungen; Schlaganfall
- ▷ Blutungen: aus der Nase, Lungen, Magen, Rektum, Blase (*Crot-t., Mill., Phos.*)
- ▷ **Der ganze Körper fühlt sich an wie in einem Käfig**, als würde jeder Draht enger und enger gezogen werden
- ▷ **Einschnürungsgefühl**: Der Kehle, Brust, Herz, Blase, Rektum, Uterus, Vagina; oft verursacht oder verstärkt durch den leichtesten Kontakt
- ▷ Schmerzen überall; springend, blitzartig einschießend und enden mit einem Gefühl wie von einem Schraubstock zusammengepresst, um dann wieder von vorn zu beginnen

Kopf

- ▷ Kopfschmerz, drückt wie ein schweres Gewicht auf dem Scheitel (> durch Druck, *Meny.*); im Klimakterium (*Glon., Lach.*)
- ▷ Kopfschmerz und Neuralgie; kongestiv, periodisch, rechtsseitig; starker, pochender, pulsierender Schmerz

Weiblich

- ▷ Menses hört beim Hinlegen auf (***Bov.***, ***Caust.***)

### Brust

- ▷ Druck auf der Brust, wie von einem großen Gewicht; als ob ein Eisenband die normale Bewegung behindert
- ▷ Gefühl, als wäre ein Seil fest um den unteren Brustbereich gebunden, entlang des Zwerchfells.
- ▷ Gefühl, als würde das ***Herz in schneller Folge* von einer eisernen Hand** *umklammert und wieder losgelassen*; wie gefesselt, „hat keinen Raum zum Schlagen"
- ▷ Herzklopfen:
  - → Tag und Nacht
  - → < beim Laufen oder Liegen auf der linken Seite (*Lach.*)
  - → zu Beginn der Menses

### Arzneimittelbeziehungen

- ▷ Vergleiche: *Acon., Dig., Gels., Kalm., Lach., Tab.*

## Caladium seguinum *Calad.*

*Dieffenbachia seguina, Schweigrohr* *Araceae*

### Schlüsselsymptome

- ▷ Impotenz: mit Depression; schlaffer Penis, mit sexuellem Verlangen und Erregung (*Lyc., Sel.*)
- ▷ **Juckreiz der Vulva; verursacht Masturbation** (*Orig., Zinc.*)
- ▷ Schläft ein bei abendlichem Fieber und erwacht, wenn es sinkt
- ▷ Süßer Schweiß zieht die Fliegen an
- ▷ *Abneigung gegenüber Bewegung;* hat Angst, sich zu bewegen (*Bry.*)

### Geist/Gemüt

- ▷ Sehr empfindlich gegen Geräusche; das kleinste Geräusch lässt ihn aus dem Schlaf hochschrecken

### Allgemein

- ▷ *Caladium* beseitigt das Verlangen nach Tabak
- ▷ *Abneigung gegenüber Bewegung;* hat Angst, sich zu bewegen (*Bry.*)

Magen

▷ Häufiges Aufstoßen von sehr wenig Gas, als ob der Magen mit trockener Nahrung gefüllt ist

Männlich

▷ Impotenz: mit Depression; schlaffer Penis, mit sexuellem Verlangen und Erregung (*Lyc.*, *Sel.*)

▷ Keine Erektionen, selbst nach Zärtlichkeiten nicht; kein Samenerguss, kein Orgasmus während des Geschlechtsverkehrs

Weiblich

▷ **Juckreiz der Vulva;** während der Schwangerschaft; mit schleimiger Absonderung; **verursacht Masturbation** (*Orig.*, *Zinc.*)

Schlaf

▷ *Schläft ein bei abendlichem Fieber und erwacht, wenn das Fieber sinkt*

Schweiß

▷ *Süßer Schweiß zieht die Fliegen an*

Haut

▷ Mücken- und Insektenstiche brennen und jucken intensiv

## Calcium arsenicosum *Calc-ar.*

*Calcarea arsenicosum, Calciumarsenit Ca3(AsO4)2*

Schlüsselsymptome

▷ **Die geringste Gemütsbewegung verursacht Herzklopfen** (*Lith-c.*)

Geist/Gemüt

▷ Große Niedergeschlagenheit

Allgemein

▷ Beschwerden von Alkoholikern, nach dem Entzug; Verlangen nach Alkohol (*Asar.*, *Sul-ac.*)

▷ Beschwerden von korpulenten Frauen im Klimakterium
▷ Epilepsie durch Herzklappenerkrankungen

Kopf
▷ Blutandrang zum Kopf und in die linke Brust (*Aml-ns.*, *Glon.*)

Arzneimittelbeziehungen
▷ Vergleiche: *Con.*, *Glon.*, *Lith-c.*, *Puls.*, *Nux-v.*
▷ Folgt gut nach *Conium* bei lymphatischen, psorischen oder tuberkulösen Menschen

## Calcium carbonicum *Calc.*

*Calcarea carbonica, Austernschalenkalk, Calciumcarbonat*

Schlüsselsymptome
▷ **Neigung zu Fettleibigkeit**
▷ Kinder mit rotem Gesicht, schlaffen Muskeln, die leicht schwitzen und sich dadurch schnell erkälten
▷ **Reichlicher Kopfschweiß beim Schlafen, durchnässt das Kissen** (*Sil.*, *Sanic.*)
▷ Während Erkrankung oder Rekonvaleszenz, großes Verlangen nach Eiern
▷ Korpulente, plethorische Mädchen, die **zu schnell wachsen**
▷ Menses zu früh, zu stark, zu lang
▷ Die kleinste Aufregung verursacht erneuten reichlichen Monatsfluss (*Sulph.*, *Tub.*)
▷ Frauen: Füße gewöhnlich kalt und feucht, als ob sie kalte, feuchte Strümpfe anhätten
▷ Erkrankungen aufgrund unzureichender Assimilation oder mangelhafter Ossifikation
▷ **Kälte**: generell; einzelner Teile (*Kali-bi.*), erkältet sich sehr leicht (Gegenteil von *Sulph.*)
▷ Magengrube geschwollen, wie eine umgedrehte Untertasse

Geist/Gemüt
▷ Fürchtet, den Verstand zu verlieren oder dass Menschen ihre geistige Verwirrung bemerken (*Cimic.*)

- ▷ Möchte magnetisiert werden (*Phos.*)

## Allgemein

- ▷ Phlegmatisch, blondes Haar, heller Teint, blaue Augen, feine Haut; Neigung zu Fettsucht in der Jugend
- ▷ Psorische Konstitution; blass, schwach, ängstlich, ermüdet schnell beim Laufen
- ▷ Neigung zu **Fettleibigkeit**, korpulent, schwerfällig
- ▷ Kinder mit rotem Gesicht, schlaffen Muskeln, die leicht schwitzen und *sich dadurch schnell erkälten*
- ▷ Großer Kopf und Bauch; Fontanellen und Suturen offen; Knochen weich, entwickeln sich sehr langsam
- ▷ Schwierige und verzögerte Zahnung mit charakteristischen Kopfschweißen und offenen Fontanellen
- ▷ Korpulente, plethorische Mädchen, die **zu schnell wachsen**
- ▷ Erkrankungen aufgrund unzureichender Assimilation oder mangelhafter Ossifikation
- ▷ Schwierigkeiten beim Laufen- und Stehenlernen; die Kinder möchten nicht laufen und versuchen es gar nicht
- ▷ Unterdrückter Schweiß
- ▷ Verlangen nach frischer Luft (wenn man in einem Zimmer ist), die erfrischt, stärkt und gut tut
- ▷ Kälte: generell; einzelner Teile (*Kali-bi.*); Kopf, Magen, Bauch, Füße und Beine; Abneigung gegen kalte, frische Luft, „geht ihr durch und durch"; empfindlich gegen kalte, feuchte Luft; *erkältet sich sehr leicht* (Gegenteil von *Sulph.*)
- ▷ Krankheiten der Harnorgane oder andere Erkrankungen durch Stehen auf kaltem, feuchtem Untergrund oder beim Arbeiten in kaltem Wasser stehend, beim Modellieren oder Arbeiten in kaltem Lehm

## Hals

- ▷ Schmerzlose Heiserkeit, < morgens

## Magen

- ▷ Während Erkrankung oder Rekonvaleszenz, *großes Verlangen nach Eiern*; Verlangen nach unverdaulichen Dingen (*Alum.*); Abneigung gegen Fleisch
- ▷ Magengrube geschwollen, *wie eine umgedrehte Untertasse*

▷ Übersäuerung des Magen-Darm-Traktes, saures Aufstoßen, saures Erbrechen, saure Stühle; saurer Geruch des ganzen Körpers

Rektum

▷ Fühlt sich bei Verstopfung allgemein besser
▷ Stühle müssen mechanisch entfernt werden (*Aloe*, *Sanic.*, *Sel.*, *Sep.*, *Sil.*)

Weiblich

▷ Menses *zu früh, zu stark, zu lang*; mit nachfolgender Amenorrhö und Bleichsucht mit spärlicher oder unterdrückter Menses
▷ *Die kleinste Aufregung* verursacht erneutes Einsetzen der Menses (*Sulph.*, *Tub.*)

Atemwege

▷ Lungenerkrankungen von großen, schlanken, schnell wachsenden Jugendlichen; oberes Drittel der rechten Lunge (*Ars.* - obere links, *Myrt-c.*, *Sulph.*); dieses Symptom deutet eher auf *Calc.* als Konstitutionsmittel als *Phosphor* (vgl. *Tub.*)

Extremitäten

▷ Knochenkrümmung, besonders des Rückgrats und der langen Röhrenknochen
▷ Extremitäten verkrümmt, deformiert; Knochen unregelmäßig entwickelt
▷ Frauen: Füße gewöhnlich kalt und feucht, als ob sie kalte, feuchte Strümpfe anhätten; stets kalt im Bett
▷ Wunde Fußsohlen durch Fußschweiß (*Graph.*, *Sanic.*); Blasen und stinkender Fußschweiß

Schweiß

▷ **Reichlicher Kopfschweiß beim Schlafen, durchnässt das Kissen** (*Sil.*, *Sanic.*)
▷ Reichliche Schweiße, besonders am Hinterkopf und Nacken, oder Brust und oberer Körper. (*Sil.*)
▷ Schweiß: einzelner Körperteile; Kopf, Kopfhaut nass und kalt; Nacken; Brust, Achseln, Genitalien; Hände, Knie; Füße (*Sep.*)

## Arzneimittelbeziehungen

- ▷ Komplementär: *Bell.*, welches das akute *Calc.* ist
- ▷ *Calc.* wirkt am besten vor *Lyc.*, *Nux-v.*, *Phos.*, *Sil.*
- ▷ Es folgt: *Nit-ac.*, *Puls.*, *Sulph.* (besonders wenn die Pupillen erweitert sind)
- ▷ Wird gefolgt von: *Kali-bi.* bei Nasenkatarrhen
- ▷ Nach Hahnemann *sollte Calc. nicht vor Nit-ac. und Sulph.* eingesetzt werden; es kann unnötige Komplikationen verursachen
- ▷ Bei Kindern kann es häufiger wiederholt werden
- ▷ Bei alten Menschen sollte es nicht wiederholt werden; besonders wenn die erste Dosis gut wirkt, wird eine Wiederholung meist schaden

## Modalitäten

- ▷ Verschlimmerung
  - → kalte Luft
  - → nasses Wetter
  - → kaltes Wasser
  - → Waschen (*Ant-c.*)
  - → am Morgen
  - → Vollmond
- ▷ Verbesserung
  - → trockenes Wetter
  - → Liegen auf der schmerzhaften Seite (*Bry.*, *Puls.*)

# Calcium phosphoricum *Calc-p.*

*Calcarea phosphorica, Calciumphosphat* $Ca_3(PO_4)_2$

## Schlüsselsymptome

- ▷ Kinder: Abgemagert, können nicht stehen; lernen nur langsam Laufen (*Calc.*, *Sil.*)
- ▷ Rachitis: Schädelknochen dünn und brüchig; **Fontanellen und Suturen bleiben zu lange offen** oder öffnen sich wieder, nachdem sie schon geschlossen waren
- ▷ **Beschwerden beim Darandenken schlimmer** (*Helon.*, *Ox-ac.*)
- ▷ Kolikartige Schmerzen im Abdomen bei jedem Versuch zu essen

## Geist/Gemüt

- **Denken an die Beschwerden verschlimmert diese** (*Helon., Ox-ac.*)
- Unwillkürliches Seufzen (*Ign.*)

## Allgemein

- Anämische Personen mit dunklem Teint, dunklen Haaren und Augen
- Dünne, magere Menschen (nicht dick wie *Calc.*)
- Bei skrofulösen Kindern während der ersten und zweiten Zahnung
- Knochen wachsen nicht zusammen; fördert die Kallusbildung (*Symph.*)
- Rheuma bei kaltem Wetter; wird im Frühling besser und tritt im Herbst wieder auf
- Kinder: Abgemagert, können nicht stehen; lernen nur langsam Laufen (*Calc., Sil.*); eingesunkenes, schlaffes Abdomen
- Mädchen während der Pubertät, groß, wachsen schnell; Neigung zu Knochenerweichung und Rückgratverkrümmung
- Während der Pubertät: Akne bei anämischen Mädchen mit Scheitelkopfschmerzen und Blähungsneigung, > durch Essen
- Beschwerden nach Trauer, Liebeskummer (*Aur., Ign., Ph-ac.*)
- Beschwerden beim Darandenken schlimmer (*Helon., Ox-ac.*)
- Mangel an Lebenswärme; kalter Schweiß und allgemeine Kälte des Körpers

## Kopf

- Rachitis: Schädelknochen *dünn und brüchig*; **Fontanellen und Suturen bleiben zu lange offen** *oder schließen sich und öffnen sich wieder*
- Kopfschmerzen bei Schulmädchen (*Nat-m., Psor.*) mit Diarrhoe

## Mund

- Verzögerte Zahnung oder Zahnung mit Komplikationen

## Abdomen

- Bei Kindern: Absonderung blutiger Flüssigkeit aus dem Nabel (von Urin: *Hyos.*)
- Kolikartige Schmerzen im Abdomen ***bei jedem Versuch zu essen***

### Rektum

- ▷ Analfisteln, wechseln mit Brustbeschwerden (*Berb.*)
- ▷ Diarrhoe und starke Blähungen

### Rücken

- ▷ Wirbelsäule schwach; Neigung zur Rückgratverkrümmung, besonders nach links; unfähig den Körper zu stützen
- ▷ Nacken schwach, kann den Kopf nicht halten (*Abrot.*)

### Arzneimittelbeziehungen

- ▷ Komplementär: *Ruta*
- ▷ Ähnlich: *Carb-an.*, *Calc-f.*, *Calc.*, *Fl-ac.*, *Kali-p.*; *Psor.*, bei zurückbleibender Schwäche nach akuten Krankheiten; *Sil.* aber Kopfschweiß ist nicht vorhanden
- ▷ Wirkt am besten: vor *Iod.*, *Psor.*, *Sanic.*, *Sulph.*; nach *Ars.*, *Iod.*, *Tub.*

### Modalitäten

- ▷ Verschlimmerung
  - → kaltes, feuchtes, unbeständiges Wetter
  - → Ostwind
  - → *Schneeschmelze*, geistige Anstrengung
- ▷ Verbesserung
  - → im Sommer; warmes, trockenes Wetter

## Calendula officinalis — *Calen.*

*Ringelblume* *Asteraceae/Compositae*

### Schlüsselsymptome

- ▷ Wundheilung nach Operationen
- ▷ Traumatische oder idiopathische Nervengeschwülste (*All-c.*); Neuritis nach Risswunden (*Hyper.*); Erschöpfung durch Blutverlust und starke Schmerzen
- ▷ Ulzera: Gereizt, entzündet, schorfig, Unterschenkelgeschwür; schmerzhaft, wie zerschlagen (*Arn.*), übermäßige Eiterbildung

### Allgemein

- ▷ Verletzungen:
  - → fördert den primären Wundverschluss und verhindert Eiterung

- → bei allen Verletzungen mit Substanzverlust, wenn ein Wundverschluss nicht durch ein Pflaster bewerkstelligt werden kann
- → äußere Wunden mit oder ohne Substanzverlust
- → Risswunden, ausgefranste Wunden

▷ *Nach Operationen*

▷ Fördert gesunde Granulation, verhindert übermäßige Eiterungen und entstellende Narbenbildung

▷ Traumatische oder idiopathische Nervengeschwülste (*All-c.*); Neuritis nach Risswunden (*Hyper.*); erschöpft durch ***Blutverlust und starke Schmerzen***

▷ Muskel-, Bänderrisse

▷ Rissverletzung während der Geburt

▷ Perforierende Gelenkwunden mit Austritt von Gelenkflüssigkeit

## Haut

▷ Wunden:

- → mit plötzlichen Schmerzen während Fieber
- → Konstitutionelle Neigung zur Erysipelbildung (*Psor.*)
- → alte, vernachlässigte, stinkende Wunden mit Gefahr zur Gangränbildung (*Sal-ac.*)

▷ Geschwüre:

- → gereizt, entzündet, schorfig, Unterschenkelgeschwür
- → *schmerzhaft, wie zerschlagen* (*Arn.*), *übermäßige Eiterbildung*

▷ *Calendula* ist ein Spezifikum für saubere Operationswunden und Risswunden, um eine übermäßige Eiterung zu verhindern

## Arzneimittelbeziehungen

▷ Komplementär: *Hep.*, *Sal-ac.*

▷ Ähnlich zu:

- → *Hyper.* bei Wunden in nervenreichem Gewebe, bei denen der Schmerz in keinem Verhältnis zum Ausmaß der Verletzung steht
- → *Arn.* bei Verletzungen von weichem Gewebe ohne Wunden
- → *Symph.*, *Calc-p.* bei nicht heilenden Knochenbrüchen.
- → *Sul-ac.* verhindert übermäßige Eiterung; Gangrän
- → *Sul-ac.* bei schmerzhaften, gangränösen Wunden; soll bakterizid wirken

▷ Wirkt gut lokal als Tinktur und kann gleichzeitig innerlich verabreicht werden

## Camphora officinalis *Camph.*

*Kampfer* *Lauraceae*

### Schlüsselsymptome

- ▷ Beschwerden nach Schock durch Verletzung; Körperoberfläche kalt, Gesicht blass, Lippen blau; **tiefgehende Schwäche**
- ▷ **Körperoberfläche fühlt sich kalt an**; kann Zudecken aber nicht ertragen; wirft alle Decken von sich (*Med., Sec.*)
- ▷ Zunge ist kalt, schwammig, zitternd
- ▷ Die Nase ist kalt und spitz. Haut und Atem kalt (*Verat., Jatr.*)
- ▷ Fieber: eisige Kälte am ganzen Körper mit völliger Erschöpfung der Lebenskraft
- ▷ Masern und Scharlach, wenn der Ausschlag nicht erscheint; mit blassem oder bläulichem, kaltem Gesicht (hippokratisches Gesicht)

### Allgemein

- ▷ Schmerzen besser beim Darandenken (*Hell.*; schlechter: *Calc-p., Helon., Ox-ac.*)
- ▷ Geistige und körperliche Schwäche, nervöse Erregbarkeit; extrem empfindlich gegen kalte Luft (*Hep., Kali-m., Psor.*)
- ▷ Beschwerden nach Schock durch Verletzung; Körperoberfläche *kalt, Gesicht blass, Lippen blau;* **tiefgehende Schwäche**
- ▷ **Körperoberfläche fühlt sich kalt an;** kann Zudecken aber nicht ertragen; wirft alle Decken von sich (*Med., Sec.*)
- ▷ Der ganze Körper ist schmerzhaft berührungsempfindlich
- ▷ ***Zunge ist kalt, schwammig, zitternd***
- ▷ ***Große Kälte der Körperoberfläche mit plötzlichem und vollständigem Zusammenbruch der Lebenskraft.*** Häufig angezeigt bei kongestivem Frösteln, perniziösem Wechselfieber (***Verat.***); schwacher Puls, kleiner Puls, kaum fühlbar
- ▷ Alle Folgeerscheinungen von Masern

### Magen

- ▷ Plötzliche Anfälle von Erbrechen und Diarrhoe; *Nase ist kalt und spitz;* ängstlich und unruhig; *Haut und Atem kalt* (*Verat., Jatr.*)

### Rektum

- ▷ Die ersten Stadien von Cholera und Asiatischer Cholera; ernster, lang anhaltender Frost (*Verat.*)

### Haut

- ▷ Masern und Scharlach, wenn der Ausschlag nicht erscheint; mit blassem oder bläulichem, kaltem Gesicht (hippokratisches Gesicht); das Kind möchte nicht zugedeckt werden (*Sec.*)

### Arzneimittelbeziehungen

- ▷ *Camphora* antidotiert fast jedes pflanzliche Arzneimittel; auch Tabak, Früchte die Blausäure enthalten; Giftpilze; sollte nicht in reiner Form in einem Krankenzimmer aufbewahrt werden.
- ▷ Vergleiche: *Carb-v.*, *Op.*, *Verat.*, *Sec.*

### Modalitäten

- ▷ Verbesserung
  - → beim *Denken an die gegenwärtigen Beschwerden*
  - → warme Luft
  - → Trinken von kaltem Wasser

Anmerkung von Hering:
„Unsere ganze Weiterentwicklung als Schule hängt von der richtigen Sicht der Symptome ab, die wir durch die Prüfungen von ***Camphora*** und ***Opium*** erhalten haben."

## Cannabis indica *Cann-i.*

*Indischer Hanf, Haschisch* *Urticales/Cannabaceae*

### Schlüsselsymptome

- ▷ **Sehr vergesslich**: Beginnt einen Satz und vergisst, was er sagen wollte
- ▷ Delirium tremens; übermäßige Geschwätzigkeit; Übertreibung von Zeit und Entfernung

### Geist/Gemüt

- ▷ **Sehr vergesslich:** vergisst seine letzten Worte und Gedanken; *beginnt einen Satz und vergisst, was er sagen wollte;* kann Gedanken

oder Begebenheiten nicht erinnern, da er von Gedanken überflutet wird (*Anac.*, *Lac-c.*)
- ▷ Ständiges Theoretisieren
- ▷ Unkontrolliertes Lachen, wenn man mit ihm spricht
- ▷ Voller Schlag und Übermut, und dann vielleicht Wehklagen und Weinen
- ▷ Große Angst vor nahendem Tod
- ▷ *Delirium tremens;* übermäßige Geschwätzigkeit; Übertreibung von Zeitdauer und Raummaß
- ▷ Die Zeit scheint zu lang (*Arg-n.*); einige Sekunden scheinen wie Jahre
- ▷ Die Entfernung scheint riesengroß; einige Meter scheinen wie Meilen
- ▷ Gefühl, als würde sich die Schädeldecke öffnen und schließen (*Cimic.*)
- ▷ Gefühl von Schwellung im Perineum oder neben dem Anus, als würde man auf einem Ball sitzen (mit viel zähem Schleim im Urin: *Chin.*)

### Arzneimittelbeziehung

- ▷ Vergleiche: *Bell.*, *Hyos.*, *Stram.*

## Cannabis sativa *Cann-s.*

*Hanf Urticales/Cannabaceae*

### Schlüsselsymptome

- ▷ Gefühl, als würden Wassertropfen auf oder von einzelnen Teilen fallen
- ▷ Atemnot oder Asthma, der Patient kann nur atmen, wenn er aufsteht

### Geist/Gemüt

- ▷ Gefühl, als *würden Wassertropfen* auf oder von einzelnen Teilen *fallen;* auf den Kopf, aus dem Anus, Magen, Herz

### Rektum

- ▷ Hartnäckige Verstopfung, verursacht Harnverhaltung
- ▷ Verkrampfung des Anus

### Harnorgane

- ▷ Harnröhre sehr empfindlich gegen Berührung oder Druck; geht mit gespreizten Beinen aufgrund der Schmerzen in der Harnröhre.
- ▷ Der Schmerz erstreckt sich vom Orificium nach hinten, beißendes Brennen, später mehr stechend, während des Urinierens.
- ▷ Reißender Zick-Zack-Schmerz entlang der Harnröhre

### Genitalien

- ▷ Akutes, entzündliches Stadium der Gonorrhoe (zweites Stadium, Brennen nach dem Urinieren, Ausfluss dick, gelb, wie Eiter: *Cub.*)

### Atemwege

- ▷ Atemnot oder Asthma, der Patient kann nur atmen, wenn er aufsteht
- ▷ Würgen beim Schlucken, Nahrung scheint „den falschen Weg" zu nehmen (*Anac.*)

### Extremitäten

- ▷ Kontraktion der Finger nach Verstauchung
- ▷ Verschiebung der Kniescheibe beim Treppensteigen

### Arzneimittelbeziehungen

- ▷ Ähnlich: *Canth., Caps., Gels., Petros.* in frühem Stadium der spezifischen Urethritis

## Cantharis vesicatoria *Canth.*

*Spanische Fliege, Lytta vesicatoria* *Meloidae*

### Schlüsselsymptome

- ▷ Schmerzen: Roh, wund, brennend in jedem Teil des Körpers
- ▷ **Ständiger Harndrang**
- ▷ Unerträglicher Drang, vor, während und nach dem Urinieren, starke Schmerzen in der Blase
- ▷ Brennende, schneidende Schmerzen in der Harnröhre während des Urinierens
- ▷ Stühle sind weiß oder blass; roter, zäher Schleim, wie *Schleimfetzen,* mit Blutstreifen (*Carb-an., Colch.*)

▷ Die brennenden Schmerzen und der unerträgliche Harndrang sind der rote Faden von *Cantharis* bei allen entzündlichen Erkrankungen

Allgemein

▷ Überempfindlichkeit aller Körperteile
▷ Blutungen aus Nase, Mund, Darm, Genitalien und Harnorganen
▷ Schmerzen: Roh, wund, *brennend in jedem Teil des Körpers*, innerlich und äußerlich; mit extremer Schwäche
▷ *Die brennenden Schmerzen und der unerträgliche Harndrang* sind der rote Faden von *Cantharis* bei allen entzündlichen Erkrankungen

Magen

▷ Ekel gegenüber Nahrungsmitteln: Trinken, Essen, Tabak
▷ Trinken kleinster Mengen Wasser verstärkt den Blasenschmerz

Rektum

▷ Stühle sind weiß oder blass; roter, zäher Schleim, wie *Schleimfetzen,* mit Blutstreifen (*Carb-an.*, *Colch.*)

Harnorgane

▷ **Ständiger Harndrang**, es werden jedoch nur wenige Tropfen abgesetzt, die mit Blut vermischt sind (**plötzlicher** Harndrang und intensiver *Juckreiz* in der Harnröhre, Petr.)
▷ *Unerträglicher Drang*, vor, während und nach dem Urinieren, starke Schmerzen in der Blase
▷ Brennende, schneidende Schmerzen in der Harnröhre während des Urinierens; starker Tenesmus und Strangurie

Genitalien

▷ Starkes sexuelles Verlangen bei beiden Geschlechtern; verhindert den Schlaf
▷ Männlich:
  → blutige, nächtliche Samenergüsse (*Led.*, *Merc.*, *Petr.*)
  → Dauererektionen mit starken Schmerzen

Atemwege

▷ Zäher Schleim in den Atemwegen (***Bov.***, ***Kali-bi.***); vergleiche ***Cantharis***, wenn auch die Blasensymptome übereinstimmen

Haut

- ▷ Vesikulöses Erysipel; Bläschen am ganzen Körper, die schmerzen und eitern
- ▷ Erythem durch Sonneneinwirkung (Sonnenbrand)

Arzneimittelbeziehungen

- ▷ Ähnlich: *Apis, Ars., Equis-h., Merc.*
- ▷ Bei Verbrennungen, bevor sich Bläschen bilden und wenn sie bereits vorhanden sind. Weist die Haut noch keine größeren Verletzungen auf, kann man Dilutionen jeglicher Potenz als Umschlag einsetzen. Dies wird sofort den Schmerz lindern und beugt häufig einer Bläschenbildung vor. Ist die Haut verletzt, benutzt man *Canth.* in abgekochtem oder destilliertem Wasser. In jedem Fall sollte es auch innerlich gegeben werden.

## Capsicum annuum *Caps.*

*Cayennepfeffer Solanaceae*

Schlüsselsymptome

- ▷ Phlegmatische Diathese; Reaktionsmangel, besonders bei übergewichtigen Menschen; leicht erschöpft; träge, fürchtet jegliche Anstrengung
- ▷ Kinder: fürchten frische Luft, immer fröstelnd; eigensinnig, ungeschickt, übergewichtig, schmutzig
- ▷ Heimweh (bei Melancholikern, Phlegmatikern), mit roten Wangen und Schlaflosigkeit
- ▷ Gefühl der Einschnürung: in Rachen; Kehle; Nasenlöchern; Brust; Blase; Harnröhre; Rektum
- ▷ **Brennendes, schmerzendes Gefühl,** wie von Cayennepfeffer, im Rachen und anderen Körperteilen
- ▷ Tonsillitis: das brennende krampfartige Zusammenschnüren und andere Schmerzen sind **zwischen den Schluckakten schlimmer**
- ▷ Schmerzen in entfernten Körperteilen beim Husten (Blase, Knie, Beine, Ohren)

## Geist/Gemüt

- ▷ Möchte allein sein; möchte sich hinlegen und schlafen
- ▷ Heimweh (bei Melancholikern, Phlegmatikern), mit *roten Wangen* und Schlaflosigkeit
- ▷ Je kälter der Körper, umso übellauniger

## Allgemein

- ▷ Menschen mit hellem Haar, blauen Augen, nervös, aber von stämmigem und plethorischem Habitus
- ▷ Phlegmatische Diathese; Reaktionsmangel, besonders bei übergewichtigen Menschen; leicht erschöpft; *träge, fürchtet jegliche Anstrengung*
- ▷ Freundlich, können sich aber über Kleinigkeiten ärgern
- ▷ Kinder:
  - → *fürchten frische Luft, immer frostig*
  - → eigensinnig, *ungeschickt, fett, schmutzig*, sind arbeitsscheu und möchten nicht denken
- ▷ *Gefühl der Einschnürung*: in Rachen; Kehle; Nasenlöchern; Brust; Blase; Harnröhre; Rektum
- ▷ Jeder Stuhl wird von Durst gefolgt und jedes Trinken von Schaudern

## Ohren

- ▷ Schmerzhafte Schwellung hinter dem Ohr (Mastoid), extrem schmerzhaft und empfindlich bei Berührung

## Hals

- ▷ **Brennendes, schmerzendes Gefühl,** wie von Cayennepfeffer, im Rachen und anderen Körperteilen, nicht > durch Hitze
- ▷ Tonsillitis:
  - → mit brennenden Schmerzen
  - → starkes Wundheitsgefühl
  - → *Zusammenschnüren der Kehle* mit Brennen
  - → entzündet, dunkelrot, geschwollen
  - → das brennende krampfartige Zusammenschnüren und andere Schmerzen sind **< zwischen den Schluckakten** (*Ign.*)

## Atemwege

- ▷ Nervöser Krampfhusten, in plötzlichen Anfällen, als ob der Kopf in Stücke zerspringt

- ▷ Bei jedem explosionsartigen Husten (sonst nicht) wird übel riechender Atem aus der Lunge gestoßen
- ▷ Schmerzen in *entfernten Körperteilen beim Husten* (Blase, Knie, Beine, Ohren)

### Arzneimittelbeziehungen

- ▷ Vergleiche: *Apis, Bell., Bry., Calad., Puls.*
- ▷ *China* folgt gut bei intermittierendem Fieber
- ▷ Die zusammenschnürenden, brennenden Schmerzen unterscheiden *Caps.* von *Apis* und *Belladonna*

## Carbo animalis *Carb-a.*

*Tierkohle aus Rindsleder*

### Schlüsselsymptome

- ▷ Verrenkt sich leicht beim Heben auch kleiner Gewichte
- ▷ Nach dem Einsetzen der Menses so schwach, dass sie kaum sprechen kann (*Alum., Cocc.*)

### Allgemein

- ▷ Erkrankungen alter Menschen mit ausgeprägter venöser Plethora, blauen Wangen, blauen Lippen und großer Schwäche
- ▷ Kreislauf schwach, stagnierend, die Körperwärme sinkt auf ein Minimum; Zyanose (*Ant-t., Carb-v.*)
- ▷ Drüsen: verhärtet, geschwollen, schmerzhaft; in Nacken, Achselhöhle, Leiste, Mammae; Schmerzen stechend, schneidend, brennend (*Con.*)
- ▷ Gutartige Eiterung geht in einen bösartigen oder gangränösen Zustand über
- ▷ Abneigung gegen frische, trockene, kalte Luft
- ▷ Menstruation, Leukorrhoe, Diarrhoe sind allesamt schwächend (*Ars.*; Absonderungen stinkend: *Psor.*)
- ▷ Carbo animalis ist oft nützlich bei Beschwerden nach verdorbenem Fisch und Gemüse (*Carb-v., All-c.*)

### Kopf

- ▷ Kopfschmerz:
  - → wie von einem Tornado im Kopf

→ als wäre der Kopf in Stücke gesprungen
→ muss sich nachts aufsetzen und den Kopf festhalten

### Ohren

- ▷ Das Hören ist verwirrt; kann nicht sagen, aus welcher Richtung das Geräusch kommt

### Brust

- ▷ Nach Rippenfellentzündung bleibt ein stechender Schmerz in der Brust zurück

### Weiblich

- ▷ Nach dem Einsetzen der Menses *so schwach, dass sie kaum sprechen kann* (*Alum.*, *Cocc.*)
- ▷ Menses fließt nur morgens

### Rücken

- ▷ *Leicht Verrenkungen beim Heben auch kleiner Gewichte*
- ▷ Verrenkung und Überheben verursachen starke Schwäche

### Extremitäten

- ▷ Umknicken der Sprunggelenke beim Laufen
- ▷ Schwache Gelenke; leicht verstaucht bei kleinster Anstrengung (*Led.*)

### Arzneimittelbeziehungen

- ▷ Komplementär: *Calc.*, *Phos.*
- ▷ Ähnlich: *Bad.*, *Brom.*, *Carb-v.*, *Phos.*, *Sep.*, *Sulph.*

### Modalitäten

- ▷ Verschlimmerung
  → *nach dem Rasieren* (> nach: *Brom.*); leichteste Berührung; nach Mitternacht

## Carbo vegetabilis — *Carb-v.*

*Holzkohle, ausgeglühtes Birkenholz*

### Schlüsselsymptome

- ▷ Beschwerden als Folge von Überhitzung (*Ant-c.*)

- ▷ Hippokratisches Gesicht; sehr blass, gräulich-gelb, grünlich, kalt mit kaltem Schweiß; nach Blutungen
- ▷ Schwache Verdauung; das einfachste Essen wird nicht vertragen
- ▷ **Möchte ständig Luft zugefächelt haben**
- ▷ Erwacht häufig durch kalte Glieder und leidet nachts unter kalten Knien (*Apis*)
- ▷ Im letzten Stadium von Krankheiten mit reichlich kaltem Schweiß, kaltem Atem, kalter Zunge, Stimmverlust, kann dieses Mittel Leben retten

Allgemein

- ▷ Üble Folgen erschöpfender Erkrankungen, bei jungen wie auch bei alten Menschen (*Chin.*, *Phos.*, *Psor.*); kachektische Personen, deren Vitalität schwach oder erschöpft ist
- ▷ Menschen, die sich nie ganz von den erschöpfenden Nachwirkungen einer vorherigen Krankheit erholt haben; Asthma seit einer Masern- oder Keuchhustenerkrankung in der Kindheit; Verdauungsstörungen nach Trinkgelage
- ▷ Schlimme Folgen einer lang zurückliegenden Verletzung
- ▷ Hat sich nach Typhus nie wieder erholt (*Psor.*)
- ▷ Beschwerden:
  - → von Chinin, besonders bei unterdrücktem Wechselfieber
  - → durch Missbrauch von Quecksilber, Salz, salzigem Fleisch
  - → nach verdorbenem Fisch oder Fett
  - → *durch Überhitzung* (*Ant-c.* )
- ▷ Schlimme Folgen durch Lebenssäfteverlust (*Caust.*); Blutungen aus Schleimhautläsionen (*Chin.*, *Phos.*)
- ▷ Blutungen aus den verschiedensten Schleimhäuten bei abgebauten und geschwächten Personen; Blut sickert aus schlaffem Gewebe; Lebenskräfte erschöpft
- ▷ Patienten verlangen nach Dingen, die sie krank machen; alte Säufer verlangen nach Whisky oder Brandy; wollen lockere Kleidung um das Abdomen
- ▷ Erkrankungen des venösen Systems überwiegen (*Sulph.*); Symptome mangelhafter Oxidation (*Arg-n.*)
- ▷ Mangelhafte kapilläre Durchblutung führt zu Blaufärbung der Haut und Kälte der Extremitäten, Lebenskraft fast völlig erschöpft; **möchte ständig Luft zugefächelt haben**

▷ Im letzten Stadium von Krankheiten mit reichlich *kaltem Schweiß, kaltem Atem, kalter Zunge, Stimmverlust*, kann dieses Mittel Leben retten

## Geist/Gemüt

▷ Gedächtnisschwäche und langsam im Denken

## Nase

▷ Nasenbluten in täglichen Anfällen, über Wochen, < durch Anstrengung; Gesicht blass vor und nach den Blutungen

## Gesicht

▷ *Hippokratisches Gesicht*; sehr blass, gräulich-gelb, grünlich, *kalt mit kaltem Schweiß;* nach Blutungen

## Mund

▷ Zähne locker, leicht blutendes Zahnfleisch

## Hals

▷ Heiserkeit: < abends; feuchte Abendluft; warmes, nasses Wetter; Stimmverlust bei Anstrengung (< morgens: *Caust.*)

## Magen

▷ Schwache Verdauung
▷ *Das einfachste Essen wird nicht vertragen*
▷ Extreme Gasansammlung in Magen und Darm, < Hinlegen
▷ Nach dem Essen oder Trinken Gefühl, als würde der Magen platzen
▷ Folgen von Schwelgerei, späten Mahlzeiten, reichhaltigem Essen
▷ Aufstoßen bringt kurzfristige Erleichterung

## Rektum

▷ Häufige, unwillkürliche Stühle mit Verwesungsgeruch, gefolgt von Brennen
▷ Weiche Stühle werden nur mit Schwierigkeiten abgesetzt (*Alum.*)

## Schlaf

▷ Erwacht häufig durch kalte Glieder und *leidet nachts unter kalten Knien* (*Apis*)

### Arzneimittelbeziehungen

- ▷ Komplementär: *Kali-c.*
- ▷ Mangelnde Reaktion auf gut gewählte Mittel (*Op., Valer.*)
- ▷ Vergleiche: *Chin., Plb.* bei vernachlässigter Pneumonie, besonders bei „alten Säufern"; *Ant-t.* bei drohender Paralyse, wenn loser Schleim nicht abgehustet werden kann
- ▷ *Opium*: Reaktionsmangel, nachdem gut gewählte Mittel bei der Heilung versagten (*Valer.*)
- ▷ *Phos.* bei leicht blutenden Geschwüren
- ▷ *Puls.* Beschwerden nach fetter Nahrung und Torten
- ▷ *Sulph.* beißend riechender Monatsfluss und Erysipel der Brust

### Modalitäten

- ▷ Verschlimmerung
  - → durch Butter, Schweinefleisch, fette Nahrung
  - → Missbrauch von Chinarinde und Quecksilber
  - → durch lautes Singen und Reden
  - → bei warmem, feuchtem Wetter
- ▷ Verbesserung
  - → durch Aufstoßen, durch Luft zufächeln

## Carbolicum acidum *Carb-ac.*

*Acidum carbolicum, Karbolsäure, Phenol*

Wird mit Alkohol potenziert (eine Ausnahme bei der Verarbeitung von Säuren)

### Schlüsselsymptome

- ▷ Furchtbare Schmerzen; beginnen plötzlich, halten kurze Zeit an, verschwinden plötzlich (*Bell., Mag-p.*)
- ▷ Dumpfer, starker Stirnkopfschmerz, als ob ein Gummiband eng über die Stirn von Schläfe zu Schläfe gezogen wird (*Gels., Plat., Sulph.*)
- ▷ Verstopfung mit **furchtbar stinkendem Atem** (*Op., Psor.*)

### Allgemein

- ▷ Furchtbare Schmerzen; beginnen plötzlich, halten kurze Zeit an, verschwinden plötzlich (*Bell., Mag-p.*)

- ▷ Tiefgreifende Erschöpfung, Kollaps; Haut blass und in kaltem Schweiß gebadet (*Camph., Carb-v., Verat.*)
- ▷ Körperliche Anstrengung, sogar viel Umherlaufen, verursacht Abszesse in verschiedensten Körperteilen, im Allgemeinen im rechten Ohr. – R. T. Cooper
- ▷ Eitrige Absonderungen aus Mund, Nase, Hals, Nasen, Rektum und Vagina (*Anthr., Psor., Pyrog.*)
- ▷ Bösartiger Scharlach und Windpocken (*Am-c.*)
- ▷ Risswunden durch stumpfe Instrumente, Knochen liegen frei, zerquetscht; starke Verschorfung der Weichteile (*Calen.*)

## Kopf

- ▷ Dumpfer, starker Stirnkopfschmerz, als ob *ein Gummiband eng über die Stirn von Schläfe zu Schläfe gezogen wird* (*Gels., Plat., Sulph.*)

## Magen

- ▷ Verlangen nach Whisky und Tabak (*Asar., Carb-v.*)
- ▷ Erbrechen: Bei Alkoholikern, in der Schwangerschaft, bei Seekrankheit, bei Krebs; dunkle, olivgrüne Flüssigkeit (*Pyrog.*)

## Rektum

- ▷ Dysenterie: Flüssiger Schleim, wie Schleimhautfetzen, und starker Tenesmus (*Canth.*); Diarrhoe, Stuhl dünn, unwillkürlich, schwarz, von unerträglichem Geruch
- ▷ *Verstopfung mit* **furchtbar stinkendem Atem** (*Op., Psor.*)

## Weiblich

- ▷ Leukorrhoe: Ätzend, reichlich, stinkend, grün

## Haut

- ▷ Wenn Verbrennungen zu Ulzeration neigen, mit jauchiger Absonderung

## Arzneimittelbeziehungen

- ▷ Vergleiche: *Ars., Kreos.* bei Verbrennungen; bei Ulzera mit ungesunden, stinkenden Absonderungen: *Gels., Merc., Sulph.*
- ▷ *Carbolicum acidum* wird durch verdünnten Weinessig antidotiert, äußerlich wie auch innerlich, wenn die Säure aus Versehen oder bei einem Selbstmordversuch geschluckt wurde

## Carcinosinum * *Carc.*

*Auch Carcinomin genannt. Krebs-Nosode, meist aus Brustkrebs*

### Klinik

- ▷ Krebs
- ▷ Melancholie
- ▷ Würmer

### Allgemein

- ▷ Eine der wichtigsten Krebsnosoden. Das Mittel wurde von Dr. Burnett hergestellt. Ich verwende es häufiger als jedes andere Diathesemittel. Burnett hatte eine ganze Reihe verschiedener Krebspräparationen zur Verfügung. Bei ihrer Auswahl und Anwendung ließ er sich größtenteils von seinem Instinkt leiten. Außer Scirrhinum besaß er ein Präparat, das er *Durum* nannte (eine latinisierte Form von *Scirrhinum,* wie ich annehme). Er setzte es in der Behandlung erblicher Laster bei Kindern ein, z. B. bei kindlicher Onanie, und zwar mit großen Erfolgen, die ich bestätigen konnte. Bei mehreren Krebspatienten habe ich suizidale Tendenzen gesehen, sodass die Krebsnosoden auch bei vielen geistigen Störungen angezeigt sein dürften, besonders wenn es Suizidfälle in der Familie gibt.

### Arzneimittelbeziehungen

- ▷ Vergleiche: *Scirrhinum.*

## Caulophyllum thalictroides *Caul.*

*Frauenwurzel, blauer Hahnenfuß* *Berberidaceae*

### Schlüsselsymptome

- ▷ Frauenmittel; Beschwerden während Schwangerschaft, Geburt, Laktation
- ▷ Leukorrhoe bei kleinen Mädchen (*Calc.*)
- ▷ Cervix verkrampft, rigide, verzögerte Geburt

## Geist/Gemüt

▷ Chorea, hysterisch oder Epilepsie in der Pubertät, wenn sich die Menstruation einstellt (*Cimic.*)

## Allgemein

▷ Besonders geeignet für Frauen
▷ Beschwerden während Schwangerschaft, Geburt, Laktation
▷ Die Schmerzen sind wechselnd, periodisch, krampfartig

## Weiblich

▷ Leukorrhoe:
  → ätzend, schwächend; dabei sind obere Augenlider schwer, müssen mit den Fingern angehoben werden (*Gels.*); mit braunen Flecken auf der Stirn (*Sep.*)
  → *bei kleinen Mädchen* (*Calc.*)
  → verhindert Schwangerschaft
▷ Neigung zu Fehlgeburt aufgrund von Uterusschwäche (*Alet.*; durch Anämie mit tiefer Melancholie: *Helon.*)
▷ *Cervix verkrampft, rigide*, verzögerte Geburt; Schmerzen wie von Nadelstichen in Cervix
▷ Die Wehen sind kurz, unregelmäßig, krampfartig; quälend, vergebliche Schmerzen zu Beginn der Wehen (*Cimic.*); ohne Geburtsfortschritt
▷ Korrigiert die gestörte Vitalität, belebt die Wehen wieder und fördert den Geburtsvorgang, wenn die Symptome übereinstimmen
▷ Blutungen nach zu schnell aufeinanderfolgenden Wehen; Atonie; passiv nach Fehlgeburt (*Sec.*, *Thlas.*)
▷ Nachwehen: nach erschöpfender Geburt; krampfartig, quer durch den Unterbauch; in Leistengegend ausstrahlend (in die Schienbeine, *Carb-v.*, *Cocc.*)
▷ Wochenfluss dauert zu lang; ausgeprägte Atonie; passive Absonderungen über Tage aus erschlafften Gefäßen (*Sec.*)

## Extremitäten

▷ Rheumatismus bei Frauen, besonders der kleinen Gelenke (*Act-sp.*); Schmerzen wandern alle paar Minuten an eine andere Körperstelle (*Puls.*); schmerzhafte Steifheit der betroffenen Gelenke

### Arzneimittelbeziehungen

- ▷ Ähnlich: *Bell., Cimic., Lil-t., Puls. , Sec., Thlas., Vib.*
- ▷ Die Wehen sind ähnlich wie bei *Puls.* , aber die geistige Verfassung ist gegensätzlich
- ▷ Ähnlich zu *Sep.*, braune Flecke und Begleitsymptome verschiedenster Art bei Störungen der Uterusfunktion

## Causticum *Caust.*

*Causticum Hahnemanni, Hahnemanns Ätzstoff*

### Schlüsselsymptome

- ▷ Dunkelhaarige Menschen mit ausgesprochen gelblich blassem Teint
- ▷ Rohheit oder Wundheit: Kopfhaut, Rachen, Atemwege, Rektum, Anus, Harnröhre, Vagina, Uterus (wie zerschlagen, *Arn.*, wie verstaucht, *Rhus-t.*)
- ▷ Stuhlentleerung besser im Stehen
- ▷ Husten: mit Rohheit und Wundheit in der Brust
- ▷ Heiserkeit mit Wundheitsgefühl
- ▷ Menses: Zu früh, zu schwach; nur während des Tages
- ▷ **Lähmungen einzelner Körperteile**; im Allgemeinen auf der rechten Seite

### Geist/Gemüt

- ▷ Schwermütige Stimmung: Traurig, hoffnungslos; durch Sorge, Kummer, Trauer; mit Weinen, „das Kind weint bei jeder Kleinigkeit"
- ▷ Äußerst mitfühlend

### Allgemein

- ▷ Geeignet für Menschen mit dunklem Haar und straffem Gewebe; schwächlich, psorisch, mit *ausgesprochen gelblich blassen Teint;* Beschwerden der Atem- und Harnwege
- ▷ Kinder mit dunklen Haaren und Augen, zart, empfindlich; Haut neigt zu Intertrigo während der Zahnung (*Lyc.*), oder Konvulsionen bei Zahndurchbruch (*Stann.*)
- ▷ Funktion des Gehirns und Rückenmarks gestört durch erschöpfende Erkrankungen oder schweren mentalen Schock mit nachfolgender Lähmung

- ▷ **Rohheit oder Wundheit**: Kopfhaut, Hals, Atemwege, Rektum, Anus, Harnröhre, Vagina, Uterus (wie zerschlagen: *Arn.*, wie verstaucht: *Rhus-t.*)
- ▷ Beschwerden durch: lang andauernden Kummer und Trauer (*Ph-ac.*); Schlafmangel, Nachtwachen (*Cocc., Ign.*); plötzliche Emotionen, Angst, Schreck, Freude (*Coff., Gels.*); Ärger oder Verdruss; unterdrückte Hautausschläge
- ▷ Findet nachts keine angenehme Lage oder kann keinen Moment still liegen (*Eup-per., Rhus-t.*)
- ▷ Muss sich ständig bewegen, Bewegung bringt jedoch keine Besserung
- ▷ Kann sich nicht warm genug zudecken, aber Wärme bessert nicht
- ▷ Ohnmacht-ähnliches Nachlassen der Kräfte, Schwäche, Zittern
- ▷ Lähmungen:
  - → **einzelner Körperteile;** Stimmorgane, Zunge, Augenlider, Gesicht, Extremitäten, Blase
  - → im Allgemeinen der *rechten Seite*
  - → durch kalten Wind oder Luftzug
  - → nach Typhoid, Typhus oder Diphtherie
  - → entwickeln sich allmählich
- ▷ Den Patienten geht es für kurze Zeit besser, dann kommt es zum „Stillstand" (*Psor., Sulph.*)

## Augen

- ▷ Herabsinken der oberen Augenlider; kann sie nicht offen halten (*Caul., Gels., Graph.;* beide Lider: *Sep.*)

## Hals

- ▷ Heiserkeit mit *Wundheitsgefühl* und Aphonie, < morgens (< abends, *Carb-v., Phos.*)

## Rektum

- ▷ Verstopfung: häufiger, erfolgloser Drang (*Nux-v.*); Stuhlentleerung *besser im Stehen*; erschwert durch Hämorrhoiden; Stuhl hart und glänzend, wie Fett; bei Kindern mit Bettnässen

## Harnorgane

- ▷ Unwillkürlicher Harnabgang: Beim Husten, Niesen, Naseputzen (*Puls., Squil., Verat.*)

## Weiblich

- ▷ Menses: zu früh, zu schwach; ***nur während des Tages***; hören im Liegen auf

## Atemwege

- ▷ Husten:
  - → mit *Rohheit und Wundheit* in der Brust
  - → Unfähig abzuhusten, Auswurf muss hinuntergeschluckt werden (*Arn.*, *Kali-c.*)
  - → > durch Trinken kalten Wassers
  - → *beim Ausatmen* (*Acon.*)
  - → mit Schmerzen in der Hüfte
  - → zurückbleibend nach Keuchhusten;
  - → mit Auswurf hauptsächlich nachts

## Extremitäten

- ▷ Kinder lernen spät laufen (*Calc-p.*)
- ▷ Kleine Kinder laufen unsicher und fallen leicht hin
- ▷ Rheumatische Beschwerden, mit Kontraktion der Flexoren und Steifheit der Gelenke; Spannung und Verkürzung der Muskeln (*Am-m.*, *Cimex.*, *Guaj.*, *Nat-m.*)

## Haut

- ▷ Narben, besonders von Verbrennungen und Verbrühungen, brechen auf, werden wieder wund; alte Verletzungen brechen wieder auf; die Patienten sagen: „Von der Verbrennung habe ich mich nie richtig erholt."
- ▷ Warzen:
  - → groß, gezackt, gestielt
  - → bluten leicht
  - → mit Absonderungen
  - → klein, verteilt über den ganzen Körper
  - → auf den Augenlidern, im Gesicht; auf der Nase

## Arzneimittelbeziehungen

- ▷ Komplementär: *Carb-v.*, *Petros.*
- ▷ Unverträglich: *Phos.*, *Caust.* sollte nicht vor oder nach *Phos.* verabreicht werden (immer unverträglich); die Säuren; *Coffea*

- ▷ Vergleiche: *Arn.* muss den Schleim schlucken; *Gels.*, *Graph.*, *Sep.* bei Ptosis; Heiserkeit, *Rumx.* und *Carb-v.*, wenn < gegen Abend; *Sulph.* bei chronischer Aphonie
- ▷ *Causticum* ist ein Antidot bei Lähmungen durch Bleivergiftung (Beschwerden bei Schriftsetzern, die die Typen im Mund halten), und Missbrauch von *Merc.* oder *Sulph.* bei Krätze
- ▷ Beeinflusst vor allem die rechte Seite

### Modalitäten

- ▷ Verschlimmerung
  - → **bei klarem, schönen Wetter**
  - → beim Betreten eines warmen Raumes nach frischer Luft (*Bry.*)
  - → durch kalte Luft, besonders kalte Zugluft; Kaltwerden; Nasswerden oder Baden
- ▷ Verbesserung
  - → **bei feuchtem, warmem Wetter**; warmer Luft

## Chamomilla *Cham.*

*Matricaria chamomilla, echte Kamille* *Asteraceae/Compositae*

### Schlüsselsymptome

- ▷ Kinder, Neugeborene und **während der Zahnung**
- ▷ Kind ist extrem reizbar, ängstlich, übellaunig; **nur ruhig, wenn es getragen wird**
- ▷ Schmerzen mit Taubheit des betroffenen Körperteils
- ▷ Diarrhoe: nach Kälte, Ärger oder Zurückweisung; **während der Zahnung;** im Wochenbett
- ▷ Stuhl: ätzend, sehr übel riechend, wie faule Eier
- ▷ Konvulsionen bei Kindern durch Stillen, nach einem Zornausbruch der Mutter

### Geist/Gemüt

- ▷ *Verdrießlich*, gereizt, überempfindlich gegen Schmerzen, treiben zur Verzweiflung (*Coff.*); schnippisch, kann nicht anständig antworten
- ▷ Kind ist extrem *reizbar, ängstlich*; **nur ruhig, wenn es getragen wird;** ungeduldig, will vieles haben und wird bei Verweigerung

ärgerlich oder weist es bockig zurück, wenn es ihm angeboten wird (*Bry.*, *Cina*, *Kreos.*); mürrisch, boshaft, kratzbürstig, gehässig

▷ Mitleid erregendes Jammern des Kindes, wenn es nicht bekommt was es will; weinerliche Unruhe

▷ Patient kann niemanden neben sich ertragen; ist mürrisch, mag nicht angesprochen werden (*Sil.*); mag nicht reden, antwortet schnippisch

▷ Beschwerden durch Ärger, vor allem Frösteln und Fieber

## Allgemein

▷ Menschen, besonders Kinder, mit hellbraunem Haar, nervöses, erregbares Temperament; überempfindlich durch Genuss/Missbrauch von Kaffee oder Narkotika

▷ Kinder, *Neugeborene* **und während der Zahnung**

▷ Schmerzen:

→ scheinen unerträglich, treiben ihn zur Verzweiflung

→ < durch Wärme

→ < abends vor Mitternacht

→ mit Hitze, Durst und Ohnmacht *mit Taubheit des betroffenen Körperteils*

→ < Aufstoßen

▷ Überempfindlich gegen frische Luft; große Abneigung gegen Wind, besonders an den Ohren

▷ Konvulsionen bei Kindern durch Stillen, nach einem Zornausbruch der Mutter (*Nux-v.*; nach einem Schreck bei der Mutter: *Op.*)

## Gesicht

▷ Eine Wange rot und heiß, die andere blass und kalt

## Mund

▷ Zahnschmerzen:

→ sobald etwas Warmes in den Mund genommen wird (*Bism.*, *Bry.*, *Coff.*)

→ beim Betreten eines warmen Raumes; im Bett

→ von Kaffee

→ während der Menses oder Schwangerschaft

## Rektum

▷ Diarrhoe:

→ nach Kälte, *Ärger oder Zurückweisung*; **während der Zahnung**

→ nach Tabak

→ *im Wochenbett*

→ durch Abwärtsbewegung (*Borx.*, *Sanic.*)

▷ Stuhl:

→ grün, wässrig, wund machend, wie gehackte Eier und Spinat

→ *heiß, sehr übel riechend, wie faule Eier*

Weiblich

▷ Wehen: krampfartig, quälend, möchte davon befreit werden; ziehen die Beine herunter; drücken nach oben

▷ Brustwarzen entzündet, berührungsempfindlich (*Helon.*, *Phyt.*); Brust bei Kindern empfindlich gegen Berührung

▷ Der Milchfluss versiegt bei stillenden Frauen (Milchsekretion nach dem Stillen: *Con.*)

Extremitäten

▷ Starke rheumatische Schmerzen treiben ihn nachts aus dem Bett, muss herumlaufen (*Rhus-t.*)

Schlaf

▷ Müde, kann aber nicht schlafen (*Bell.*, *Caust.*, *Op.*)

▷ Brennen der Fußsohlen nachts, steckt die Füße aus dem Bett (*Puls.*, *Med.*, *Sulph.*)

Arzneimittelbeziehungen

▷ Komplementär: *Bell.* bei Krankheiten von Kindern, wirkt auf Cranialnerven; *Cham.*, auf Nervensystem des Abdomens

▷ Geeignet bei Fällen von Kindern, die durch den Einsatz von *Opium* oder *Morphium* verdorben wurden

▷ Vergleiche: *Bell.*, *Borx.*, *Bry.*, *Coff.*, *Puls.*, *Sulph.*

▷ Geistige Ausgeglichenheit kontraindiziert *Chamomilla*

## Chelidonium majus — ***Chel.***

*Schöllkraut* *Papaveraceae*

Schlüsselsymptome

▷ **Beständige Schmerzen im unteren, inneren Winkels des rechten Schulterblattes** (*Kali-c.*, *Merc.*; unter dem linken: *Aphis.*, *Sang.*)

▷ Verlangen nach sehr heißen Getränken

- ▷ Verstopfung: Stuhl harte, runde Bälle
- ▷ Periodische Orbitalneuralgie (rechtsseitig), mit vermehrtem Tränenfluss; die Tränen strömen regelrecht heraus
- ▷ Gelblich-graue Färbung der Haut; welke Haut

## Allgemein

- ▷ Menschen mit hellem Teint, blond; dünn, mager, reizbar; neigen zu Leber-, Magen- und Bauchbeschwerden (*Podo.*); jeden Alters, Geschlechts und Temperaments
- ▷ Beschwerden: verursacht oder erneut hervorgerufen durch Wetterwechsel (*Merc.*); alles wird besser nach dem Essen
- ▷ Alte, faulige, sich ausbreitende Geschwüre, mit Lebererkrankungen in der Vorgeschichte oder tuberkulöser Diathese
- ▷ Meistens die rechte Seite betroffen: rechtes Auge, rechte Lunge, rechtes Hypochondrium und Abdomen, rechte Hüfte und rechtes Bein; der rechte Fuß ist eiskalt, der linke normal (*Lyc.*)

## Augen

- ▷ Periodische Orbitalneuralgie (rechtsseitig), mit vermehrtem Tränenfluss; *die Tränen strömen regelrecht heraus* (*Rhus-t.*).

## Mund

- ▷ Zunge dick gelb belegt, mit roten Rändern, Zahneindrücke (*Podo.*; große, schlaffe Zunge mit Zahneindrücken: *Merc.*)

## Magen

- ▷ Verlangen nach *sehr heißen Getränken,* wenn sie nicht fast kochend heiß sind, werden sie nicht im Magen behalten (*Ars.*, *Casc.*)

## Abdomen

- ▷ Lebererkrankungen; Gelbsucht, Schmerzen in der rechten Schulter
- ▷ Gallensteine, mit Schmerzen unter dem rechten Schulterblatt (furchtbare Anfälle von Gallensteinkolik: *Card-m.*)

## Rektum

- ▷ Verstopfung:
  - → Stuhl: *harte, runde Bälle* wie Schafsdung (*Op.*, *Plb.*)
  - → Verstopfung abwechselnd mit Durchfall

▷ Diarrhoe: nachts; schleimig, hellgrau; hellgelb; braun oder weiß, wässrig, breiig; unwillkürlich

Atemwege

▷ Pneumonie der rechten Lunge, Leberkomplikationen (*Merc.*)
▷ Krampfartiger Husten; kleine Schleimklumpen fliegen beim Husten aus dem Mund (*Bad.*, *Kali-c.*)

Haut

▷ Gesicht, Stirn, Nase und Wangen sind auffällig gelb
▷ *Gelblich-graue Färbung der Haut*; *welke Haut*; der Handflächen (*Sep.*)

Arzneimittelbeziehungen

▷ *Chelidonium* antidotiert den Missbrauch von *Bry.*, besonders bei Leberbeschwerden
▷ Vergleiche: *Acon.*, *Bry.*, *Lyc.*, *Merc.*, *Nux-v.*, *Sang.*, *Sep.*, *Sulph.*
▷ *Ars.*, *Lyc.* und *Sulph.* folgen gut und sind oftmals erforderlich, um die Heilung abzuschließen

## China *Chin.*

*Chinarindenbaum, Cinchona officinalis* *Rubiaceae*

Schlüsselsymptome

▷ Beschwerden durch **Verlust von Körpersäften, besonders durch Blutungen**, übermäßige Laktation, Durchfall, Eiterung (*Chinin-s.*)
▷ Apathisch, indifferent, wortkarg (*Ph-ac.*)
▷ Kopfschmerzen, als ob der Schädel bersten würde; nach Blutungen und sexuellen Exzessen
▷ **Empfindlich gegen Berührung**, Schmerzen, Luftzug
▷ Blutungen lang anhaltend
▷ Intermittierendes Fieber: niemals nachts

Allgemein

▷ Für stämmige Menschen mit dunklem Teint; ehemals robuster

Organismus, geschwächt durch erschöpfende Ausscheidungen (*Carb-v.*)

- ▷ *Apathisch, indifferent, wortkarg* (*Ph-ac.*); niedergeschlagen, bedrückt, ohne Lebenslust, aber es fehlt der Mut zum Suizid
- ▷ Beschwerden durch: **Verlust von Körpersäften, besonders durch Blutungen**, *übermäßige Laktation, Durchfall, Eiterung* (*Chinin-s.*); aufgrund von Malaria, mit ausgeprägter Periodizität; tritt jeden zweiten Tag wieder auf
- ▷ Nach dem Klimakterium mit starken Blutungen; akute Erkrankungen führen oft zu Wassersucht
- ▷ Große Schwäche, Zittern, Abneigung gegen Bewegung
- ▷ **Empfindlich gegen Berührung,** *Schmerzen, Luftzug*; das gesamte Nervensystem ist extrem empfindlich
- ▷ Blutungen: aus Mund, Nase, Darm oder Uterus; *lang anhaltend*; Verlangen nach sauren Dingen
- ▷ Neigung zu Blutungen aus jeder Körperöffnung mit Klingeln in den Ohren, Ohnmacht, Verlust des Sehvermögens, allgemeiner Kälte, manchmal Konvulsionen (*Ferr.*, *Phos.*)
- ▷ Schmerzen: ziehend oder reißend, in allen Gelenken, allen Knochen; Periost ist wie angespannt, überall schmerzend; gezwungen, die Glieder häufig zu bewegen, da Bewegung erleichtert; Schmerz kehrt zurück bei Berührung und steigert sich dann allmählich zu einer hohen Intensität
- ▷ Schmerzen schlimmer durch die geringste Berührung, aber besser durch starken Druck (*Caps.*, *Plb.*)

## Kopf

- ▷ Kopfschmerzen:
  - → als ob der Schädel bersten würde
  - → heftiges Pulsieren von Kopf und Carotiden, Gesicht gerötet
  - → vom Hinterkopf über den gesamten Kopf sich ausbreitend
  - → < im Sitzen oder Liegen, muss stehen oder gehen
  - → *nach Blutungen oder sexuellen Exzessen*

## Gesicht

- ▷ Gesicht blass, hippokratisch
- ▷ Eingesunkene Augen mit blauen Rändern
- ▷ Blasser, kränklicher Ausdruck wie nach Exzessen
- ▷ Zahnschmerzen beim Stillen

## Magen

▷ Übermäßige Flatulenz von Magen und Darm; Gärung, Borborygmus; Aufstoßen bringt keine Erleichterung (Aufstoßen erleichtert, *Carb-v.*); < nach dem Essen von Obst (*Puls.*)

## Abdomen

▷ Kolik:
- → täglich zu einer bestimmten Zeit
- → periodisch, durch Gallensteine (*Card-m.*)
- → < nachts und nach dem Essen
- → > Zusammenkrümmen (*Coloc.*)

## Schlaf

▷ Unerquicklicher Schlaf oder andauernde Schläfrigkeit; < nach 3 Uhr morgens, erwacht früh

## Fieber

▷ Intermittierendes Fieber:
- → die Anfälle kommen bei jeder Attacke 2 bis 3 Stunden früher (*Chinin-s.*)
- → tritt alle 7 oder 14 Tage wieder auf
- → *niemals nachts*
- → schwitzt reichlich an allen Körperteilen, die bedeckt sind oder im Schlaf (*Con.*)

## Frost

▷ Eine Hand eiskalt, die andere warm (*Dig.*, *Ip.*, *Puls.*)

## Arzneimittelbeziehungen

▷ Komplementär: *Ferr.*

▷ Folgt gut: *Calc-p.* bei Hydrozephalus

▷ Vergleiche: *Chinin-s.* bei intermittierendem Fieber, Fieberanfall kündigt sich vorher an

▷ Unverträglich: nach *Dig.*, *Sel.*

▷ Das Mittel ist hilfreich bei schlimmen Folgen von übermäßigem Teetrinken oder Missbrauch von Kamillentee, wenn Blutungen folgen

## Modalitäten

▷ Verschlechterung
- → durch die leichteste Berührung

→ Luftzug
→ jeden zweiten Tag
→ Gemütsbewegungen
→ Verlust von Körperflüssigkeiten

▷ Verbesserung
→ fester Druck; Zusammenkrümmen

## Cholesterinum * *Chol.*

*Cholesterin, ein natürliches Steroid*
Swan scheint einen Hinweis in Burnetts Arbeit gefunden zu haben und potenzierte das Arzneimittel mit Hilfe eines Gallensteins. Wie bei vielen anderen Nosoden, die ursprünglich von Swan eingeführt wurden, war seine Arbeit zwangsläufig empirisch. Dennoch bestätigt er nach viel Erfahrung Folgendes: „Nahezu charakteristisch für Gallensteinkoliken; bessert den Schmerz sofort." Und dies nachdem andere scheinbar gut gewählte Arzneimittel wie *Nux-v., China, Carduus* und *Podophyllum* versagt hatten.

Yingling berichtet von einigen Erfolgen bei Gallensteinkoliken und anderen Erkrankungen der Leber im Medical Advance, Seite 549, August 1908.

Clarke schreibt, man findet Cholesterin im Blut, im Gehirn, im Eigelb, im Samen und in den Knospen von Pflanzen, aber am reichlichsten in der Galle und den Gallensteinen. Es tritt in Form von Kristallen mit Perlmuttglanz auf, fühlt sich speckig an und ist sowohl in Alkohol als auch in Äther löslich.

Ameke behauptete, dass ihm das Mittel von großem Nutzen war in Fällen von Leberkrebs oder von solch hartnäckiger Leberstauung, dass man eine Malignität vermuten musste.

Burnett heilte nach seinen Angaben damit zwei Fälle von Leberkrebs, sowie andere Fälle von „Stauungsleber, bei denen man aufgrund ihrer Hartnäckigkeit und des langsamen Ansprechens auf gut gewählte Arzneimittel zwangsweise an Krebs denkt." Unter diesen Umständen, wenn eine Diagnose fragwürdig ist und der Patient mehrfach unter

Gallenkoliken litt, soll Cholesterinum sehr zufrieden stellend, bisweilen sogar eindrucksvoll gewirkt haben. Yingling berichtet folgende Fälle:

### Erster Fall

- ▷ Anfälle kommen und vergehen schnell
- ▷ Der Schmerz drückt in Richtung Gallengang
- ▷ Deutlicher Säuregehalt im Magen seit dem letzten Anfall
- ▷ Kein Appetit; verabscheut Essen
- ▷ Bereich um die Leber wund schmerzend, empfindlich gegen Berührung oder Erschütterung, < Liegen auf einer Seite

### Zweiter Fall

- ▷ Erbricht Galle und wird sehr gelb
- ▷ Leber sehr empfindlich und wund; Druck von vorne oder hinten sehr schmerzhaft, Region um den Gallengang am meisten betroffen
- ▷ Bücken oder jede plötzliche Bewegung verschlimmert
- ▷ *Cholesterinum* 2M erleichterte nicht nur prompt die akuten Anfälle, sondern heilte dauerhaft

## Cicuta virosa — *Cic.*

*Wasserschierling* *Apiaceae/Umbelliferae*

### Schlüsselsymptome

- ▷ Konvulsionen mit schrecklichen Verrenkungen der Glieder und des ganzen Körpers
- ▷ Puerperalkonvulsionen setzen sich nach der Entbindung fort
- ▷ Abnormer Appetit auf Kreide und unverdauliche Dinge

### Allgemein

- ▷ Frauen, die zu epileptischen und choreatischen Konvulsionen neigen
- ▷ Krämpfe zahnender Kinder oder bei Wurmbefall
- ▷ Konvulsionen:
  - → heftig, *mit schrecklichen Verrenkungen* der Glieder und des ganzen Körpers
  - → mit Bewusstlosigkeit und Opisthotonus

- → erneut ausgelöst durch die geringste Berührung, Geräusch oder Erschütterung
- ▷ Puerperalkonvulsionen:
  - → häufiges Aussetzen der Atmung für ein paar Momente, wie tot
  - → der obere Teil des Körpers ist am meisten betroffen
  - → *setzen sich nach der Entbindung fort*
- ▷ Epilepsie:
  - → mit Schwellung des Magens wie durch heftige Zwerchfellspasmen
  - → Schreien
  - → rotes oder bläuliches Gesicht.
  - → Kiefersperre, Bewusstlosigkeit und Verdrehung der Glieder
  - → häufig nachts
  - → wiederkehrend, zunächst in kurzen, dann in langen Intervallen
- ▷ Hirnerkrankungen durch unterdrückte Hautausschläge
- ▷ Leidet unter heftigen Schocks, die durch Kopf, Magen, Arme, Beine ziehen und Zuckungen der entsprechenden Körperteile verursachen; heißer Kopf
- ▷ Beim Lesen scheinen sich die Buchstaben zu drehen, sich auf oder ab zu bewegen oder sie verschwinden (*Cocc.*)

## Mund

- ▷ Zähneknirschen oder Aufeinanderreiben des Zahnfleisches beim Zahnen
- ▷ Zusammenpressen der Kiefer wie bei Kiefersperre

## Kopf

- ▷ Verletzungen, chronische Folgen von Gehirnerschütterung oder Stauchung der Wirbelsäule, besonders Krämpfe
- ▷ Trismus und Tetanus nach Verletzung durch ins Muskelgewebe eingedrungene Splitter (*Hyper.*)

## Magen

- ▷ Abnormer Appetit *auf Kreide und unverdauliche Dinge*; auf Kohle und Holzkohle; das Kind isst sie mit offensichtlichem Genuss (*Alum.*, *Psor.*)

## Haut

- ▷ Pusteln, die ineinander laufen und dicke, gelbe Schorfe an Kopf und Gesicht bilden. Bartflechte

- ▷ Ekzeme: nicht juckend; das Exsudat bildet eine harte, zitronenfarbene Kruste

Arzneimittelbeziehungen
- ▷ Vergleiche: *Hydr-ac., Hyper., Nux-v., Stry.*

Modalitäten
- ▷ Verschlechterung
  - → Tabakrauch (*Ign.*)
  - → Berührung

## Cimicifuga racemosa *Cimic.*

*Wanzenkraut, Actaea racemosa* *Ranunculaceae*

Schlüsselsymptome
- ▷ Gefühl, als ob eine schwere, schwarze Wolke sie umhülle
- ▷ Schwangerschaft: Übelkeit; wehenartige Schmerzen
- ▷ Frostschauer zu Beginn der Wehen
- ▷ Unverhältnismäßig starke Muskelschmerzen nach körperlicher Betätigung

Geist/Gemüt
- ▷ *Gefühl, als ob eine schwere, schwarze Wolke sie umschließt* und ihren Kopf umhüllt, so dass sich überall Dunkelheit und Verwirrung ausbreitet
- ▷ Puerperalmanie: denkt, sie würde verrückt (*Syph.*); versucht, sich selbst zu verletzen
- ▷ Manie, die sich nach einer Neuralgie einstellt
- ▷ Wahnidee, eine Maus laufe unter dem Stuhl hervor (*Lac-c., Aeth.*)

Allgemein
- ▷ *Starke Muskelschmerzen*, nach Tanzen, Schlittschuhlaufen oder anderer intensiver körperlicher Betätigung
- ▷ Rheumatische Beschwerden der Muskelbäuche; stechende, krampfartige Schmerzen

## Kopf

- ▷ Ziliarneuralgie: schmerzend oder scharfe, in die Augäpfel einschießende Schmerzen, erstrecken sich zu den Schläfen, dem Scheitel, dem Hinterhaupt oder der Orbita, < durch Treppensteigen, > durch Hinlegen

## Brust

- ▷ Herzbeschwerden:
  - → als reflektorische Symptome des Uterus oder der Ovarien
  - → plötzliches Aussetzen der Herztätigkeit; drohende Erstickung
  - → Palpitationen durch die geringste Bewegung (*Dig.*)
  - → heftige, linksseitige, unter den Mammae lokalisierte Schmerzen (*Ust.*)

## Rücken

- ▷ Rheumatische Schmerzen in den Nacken- und Rückenmuskeln
  - → Gefühl von Steifheit, Lahmheit und Kontraktion
  - → Rückgrat empfindlich, durch Gebrauch der Arme beim Nähen, Schreibmaschine schreiben oder Klavierspielen (*Agar.*, *Ran-b.*)

## Weiblich

- ▷ Menses
  - → unregelmäßiger Zyklus
  - → erschöpfend (*Alum.*, *Con.*)
  - → verzögerung oder Unterdrückung nach Gemütserregung, nach Kälte oder Fieber
  - → mit Chorea, Hysterie oder Manie
  - → Verstärkung der Gemütssymptome während der Menses
- ▷ Schwangerschaft
  - → wehenartige Schmerzen
  - → Übelkeit
  - → Schlaflosigkeit
  - → scharfe, durch das Abdomen ziehende Schmerzen
  - → Fehlgeburt im dritten Schwangerschaftsmonat (*Sabin.*)
- ▷ Während der Wehen
  - → Frostschauer zu Beginn der Wehen
  - → Konvulsionen durch nervöse Erregung
  - → Rigidität des Os uteri
  - → heftige, spastische und lang anhaltende Schmerzen, < durch das geringste Geräusch

- ▷ Nachwehen, < in den Leisten
- ▷ Spasmen
  - → hysterisch oder epileptisch
  - → reflektorisch aufgrund einer Erkrankung des Uterus
  - → < während der Menses
  - → Chorea < linksseitig
- ▷ Scharfe, einschießende, einem Stromstoß ähnliche Schmerzen in verschiedenen Körperteilen, die zusammen mit Reizungen der Ovarien oder des Uterus auftreten
  - → im Bereich des Uterus
  - → schnell von einer Seite zur anderen wechselnd
- ▷ Rheumatische Dysmenorrhö
- ▷ Verordnung des Mittels im letzten Schwangerschaftsmonat kann die Wehen verkürzen, wenn die Symptome übereinstimmen (*Caul.*, *Puls.*).

### Arzneimittelbeziehungen

- ▷ Ähnlich: *Caul.* und *Puls.* bei Erkrankungen des Uterus und rheumatischen Beschwerden
- ▷ Vergleiche: *Agar.*, *Lil-t.* und *Sep.*

### Modalitäten

- ▷ Verschlechterung
  - → während der Menses: je stärker der Regelfluss, desto < sind die Beschwerden

## Cina maritima — *Cina*

*Wurmsamen, Artemisia cina* *Asteraceae/Compositae*

### Schlüsselsymptome

- ▷ **Heißhunger**: hungrig schon kurz nach einer kompletten Mahlzeit

### Allgemein

- ▷ Passt für Kinder mit dunklen Haaren, sehr ärgerlich, reizbar, schlecht gelaunt, wollen getragen werden, aber das Tragen bringt keine Erleichterung; will nicht berührt werden; kann Nähe nicht ertragen; Abneigung gegen Zärtlichkeit

- ▷ Verlangt viele Dinge, aber weist alles Angebotene zurück (vgl. *Ant-t., Bry., Cham., Staph.*)

- ▷ Dauerndes Wühlen und Bohren in der Nase; zupft ständig an der Nase
- ▷ Jucken der Nase; reibt die Nase am Kissen oder an der Schulter der Krankenschwester (*Teucr.*)
- ▷ Kinder, die an Würmern leiden; mitleiderregendes Weinen, wenn es wach ist, schrickt auf und schreit im Schlaf; Zähneknirschen (*Cic., Spig.*); Askariden (*Teucr.*)

## Gesicht

- ▷ Blasses Gesicht
- ▷ Kränklich weiß und bläuliches Aussehen um den Mund
- ▷ Kränklich, mit dunklen Ringen unter den Augen
- ▷ Eine Wange rot, die andere blass (*Cham.*)

## Magen

- ▷ **Heißhunger:** *hungrig schon kurz nach einer kompletten Mahlzeit*; Verlangen nach Süßigkeiten und anderen Dingen; verweigert die Muttermilch

## Harnwege

- ▷ Urin: trübe; nach dem Harnlassen, wird er milchig und halbfest, wenn er steht; weiß und trübe; unwillkürlich

## Atemwege

- ▷ Husten:
  - → trocken, mit Niesen
  - → krampfartig, mit Würgereiz am Morgen
  - → periodisch, im Frühling und Herbst wiederkehrend
- ▷ Das Kind fürchtet sich, zu sprechen oder sich zu bewegen, aus Angst, dass dies einen Hustenanfall auslöst (*Bry.*)

## Arzneimittelbeziehungen

- ▷ Vergleiche: *Ant-c., Ant-t., Bry., Cham., Kreos., Sil., Staph.* bei Reizbarkeit bei Kindern
- ▷ Bei Keuchhusten, nachdem *Drosera* die schwerwiegenden Symptome gelindert hat

- ▷ Hat Aphonie durch Witterungseinflüsse geheilt, wenn *Acon.*, *Phos.* und *Spong.* versagt haben
- ▷ Kann oft als epidemisches Mittel bei Kindern in Erwägung gezogen werden, wenn Erwachsene andere Mittel brauchen
- ▷ Manchmal heilt *Santonin* Wurmerkrankungen, wenn *Cina* angezeigt erscheint, aber versagt (*Teucr.*, *Spig.*)

# Coca *Coca*

*Erythroxylum coca, Blätter des Kokastrauches* *Erythroxylaceae*

## Schlüsselsymptome

- ▷ Melancholie durch nervöse Erschöpfung
- ▷ Schüchtern, befangen, fühlt sich in Gesellschaft unwohl
- ▷ Atemnot: bei Menschen, die Leichtathletik betreiben
- ▷ Kurzatmigkeit: bei alten Leuten; bei übermäßigem Tabak- und Whiskygenuss

## Allgemein

- ▷ Für Menschen, die sich im physischen und psychischen Stress des Arbeitslebens aufreiben; erschöpftes Nervensystem, intellektuelle Erschöpfung (vgl. *Fl-ac.*)
- ▷ Melancholie durch *nervöse Erschöpfung*; *schüchtern,* befangen, fühlt sich in Gesellschaft unwohl
- ▷ Traurig, reizbar; erfreut sich an Einsamkeit und Dunkelheit
- ▷ Verlangen nach Alkohol und Tabak; nach den gewohnten Stimulanzien
- ▷ Schläfrig, kann aber nirgendwo Ruhe finden
- ▷ Beschwerden durch: Bergsteigen oder Ballonfahren (*Ars.*); Stimulanzien, Alkohol, Tabak

## Mund

- ▷ Verhindert Zahnkaries

## Atemwege

- ▷ *Atemnot*: bei Menschen, die Leichtathletik betreiben
- ▷ *Kurzatmigkeit*: bei alten Leuten; bei übermäßigem Tabak- und Whiskygenuss

- Hämoptyse, mit Beklemmung in der Brust und Dyspnoe

Brust

- Heftiges Herzklopfen: durch eingeklemmte Blähungen (*Arg-n.*, *Nux-v.*); durch Überanstrengung; durch Belastung des Herzens (*Arn.*, *Borx.*, *Caust.*)

Arzneimittelbeziehungen

- Vergleiche: Patient verlangt Licht und Gesellschaft, *Stram.*; verlangt Dunkelheit und Einsamkeit, *Coca*.
- Wurde anfänglich als Tabakantidot verwendet

## Cocculus indicus *Cocc.*

*Menispermaceae*

Schlüsselsymptome

- **Übelkeit und Erbrechen beim Auto-, Boot- oder Eisenbahnfahren** (*Arn.*, *Nux-m.*) oder sogar nur durch den Anblick eines sich bewegenden Bootes
- Die Zeit vergeht zu schnell
- Schlimme Folgen: von Schlafmangel, Gemütsbewegungen und Nachtwachen
- Während der Menstruation so schwach, dass sie kaum stehen kann aufgrund der Schwäche der unteren Gliedermaßen (*Alum.*, *Carb-an.*)

Geist/Gemüt

- *Die Zeit vergeht zu schnell* (zu langsam: *Arg-n.*, *Cann-i.*)
- Kann keinen Widerspruch ertragen; schnell beleidigt; jede Kleinigkeit ärgert ihn; spricht hastig (*Anac.*)

Allgemein

- Kinder und Frauen mit hellen Haaren und Augen
- Frauen, mit ausgeprägten Menstruations- und Schwangerschaftsbeschwerden
- Unverheiratete und kinderlose Frauen

- ▷ Bücherwürmer; empfindliche, romantische Mädchen mit unregelmäßigen Menses
- ▷ Zügellose Menschen, geschwächt durch häufige Masturbation und sexuelle Exzesse
- ▷ **Übelkeit und Erbrechen beim Auto-, Boot- oder Eisenbahnfahren** (*Arn.*, *Nux-m.*) oder beim *Anblick eines sich bewegenden Bootes*; Seekrankheit; Reisekrankheit.
- ▷ Bei typischen Erkrankungen von Alkoholikern
- ▷ Große Schwäche des gesamten Körpers; es erfordert Anstrengung, zu stehen; fühlt sich zu schwach, um laut zu sprechen
- ▷ Schlimme Folgen von: Schlafmangel, *Gemütsbewegungen und Nachtwachen*; fühlen sich schwach, wenn sie nur eine Stunde Schlaf verlieren
- ▷ Konvulsionen nach Schlafmangel; von Ärger oder Kummer
- ▷ Empfindung von Leere in Kopf und anderen Körperteilen (*Ign.*)

## Kopf

- ▷ Kopfschmerzen:
  - → in Nacken und Hinterkopf; erstrecken sich zur Wirbelsäule
  - → Gefühl wie von einer Schnur umwickelt
  - → mit Übelkeit, wie auf See
  - → bei jeder Menstruation
  - → < beim Liegen auf dem Hinterkopf
- ▷ Migräne durch Auto-, Boot- oder Zugfahren
- ▷ Schwindel, wie betrunken beim Aufrichten im Bett; oder beim Autofahren (*Bry.*)

## Magen

- ▷ Appetitmangel, mit metallischem Geschmack (*Merc.*)

## Abdomen

- ▷ Empfindung von Schneiden und Reiben im Abdomen bei jeder Bewegung, wie von scharfkantigen Steinen

## Weiblich

- ▷ Während der Menstruation so schwach, dass sie *kaum stehen kann* aufgrund der Schwäche der unteren Gliedermaßen (*Alum.*, *Carb-an.*); nach jeder Periode Hämorrhoiden

- ▷ Leukorrhoe anstelle der Menses oder zwischen den Perioden (*Iod.*, *Xan.*); wie Fleischwasser; wie Serum, eitrig, blutig; während der Schwangerschaft

## Extremitäten

- ▷ Zittern der Arme und Beine; nach Aufregung, Anstrengung oder Schmerzen

## Fieber

- ▷ Fieber mit langsamem, „schleichendem", nervösem Verlauf; mit Schwindel; mit Neigung zum Zorn

## Arzneimittelbeziehungen

- ▷ Vergleiche: *Ign.* und *Nux-v.* bei Chorea und paralytischen Symptomen; *Ant-t.* bei Schweiß der betroffenen Körperteile
- ▷ Hat Nabelhernien mit hartnäckiger Verstopfung geheilt, nachdem *Nux-v.* versagte

## Modalitäten

- ▷ Verschlimmerung
  - → Essen, Trinken, Schlafen, Rauchen, Sprechen; Autofahren, Bewegung oder Schaukeln eines Schiffes
  - → sich Aufrichten in der Schwangerschaft

# Coffea cruda *Coff.*

*Ungeröstete Kaffeebohne* *Rubiaceae*

## Schlüsselsymptome

- ▷ Ungewöhnliche Aktivität von Geist und Körper

## Allgemein

- ▷ Große, schlanke, gebeugte Personen mit dunklem Teint und sanguinisch-cholerischem Temperament
- ▷ Überempfindlichkeit; alle Sinne sind geschärft, Sehen, Hören, Riechen, Schmecken, Berühren (*Bell.*, *Cham.*, *Op.*).
- ▷ *Ungewöhnliche Aktivität von Geist und Körper*
- ▷ Voller Ideen; schnell im Handeln, dadurch kein Schlaf

- ▷ Beschwerden: schlimme Folgen plötzlicher Gemütsbewegungen oder angenehmer Überraschungen (*Caust.*; aufregende oder schlechte Nachrichten: *Gels.*); weint vor Freude; Lachen und Weinen abwechselnd
- ▷ Schmerzen werden intensiv empfunden; scheinen fast unerträglich, treiben den Patienten zur Verzweiflung (*Acon.*, *Cham.*); er wirft sich qualvoll herum
- ▷ Körperliche Erregung durch geistiges Hochgefühl mit Schlaflosigkeit (vgl. *Senecio* bei Schlaflosigkeit durch Prolaps, Uterusreizung, im Klimakterium)

## Kopf

- ▷ Kopfschmerzen:
  - → durch geistige Überanstrengung, Denken, Reden
  - → einseitig, wie von einem Nagel, der in das Hirn getrieben wird (*Ign.*, *Nux-v.*)
  - → als ob das Hirn zerrissen oder in Stücke gehackt würde
  - → < an der frischen Luft

## Mund

- ▷ Zahnschmerzen: intermittierend, ruckend, Besserung durch Eiswasser im Mund, Schmerzen kehren aber zurück, wenn das Wasser warm wird (*Bism.*, *Bry.*, *Puls.*, *Caust.*, *Sep.*, *Nat-s.*)

## Magen

- ▷ Hastiges Essen und Trinken (*Bell.*, *Hep.*)

## Schlaf

- ▷ Schlaflos, hellwacher Zustand; kann die Augen nicht schließen

## Arzneimittelbeziehungen

- ▷ Vergleiche: *Acon.*, *Cham.*, *Ign.*, *Sulph.*
- ▷ Unverträglich: *Canth.*, *Caust.*, *Cocc.*, *Ign.*

## Modalitäten

- ▷ Verschlechterung
  - → plötzliche Gemütsbewegungen; *übermäßige Freude*; kalte, frische Luft; Narkotika

## Colchicum autumnale *Colch.*

*Herbstzeitlose Liliaceae*

Schlüsselsymptome

- ▷ **Geruchssinn schmerzhaft überempfindlich; Übelkeit und Ohnmacht durch den Geruch gekochter Speisen**, *besonders Fisch*
- ▷ Abdomen immens aufgetrieben von Gas
- ▷ Brennen oder eisige Kälte in Magen und Abdomen
- ▷ < Geruch gekochter Speisen

Geist/Gemüt

- ▷ Äußere Eindrücke, Licht, Lärm, starke Gerüche, Berührung, schlechte Manieren bringen ihn außer sich (*Nux-v.*); seine Leiden scheinen unerträglich
- ▷ Beschwerden: durch Kummer oder Untaten anderer (*Staph.*)

Allgemein

- ▷ Bei rheumatisch-gichtiger Diathese; Menschen mit robuster, kräftiger Konstitution; Erkrankungen alter Leute
- ▷ Schmerzen sind ziehend, reißend, drückend; leicht oder oberflächlich bei warmem Wetter; befallen die Knochen und tiefere Gewebe, wenn die Luft kalt ist; die Schmerzen ziehen von links nach rechts (*Lach.*)
- ▷ **Geruchssinn schmerzhaft überempfindlich; Übelkeit und Ohnmacht durch Geruch gekochter Speisen**, *besonders Fisch*, Eier oder fettes Fleisch (*Ars.*, *Sep.*)
- ▷ Schlimme Folgen von Schlafmangel (*Cocc.*)
- ▷ Betroffene Körperteile sind sehr empfindlich gegen Berührung und Bewegung

Nase

- ▷ **Geruchssinn schmerzhaft überempfindlich; Übelkeit und Ohnmacht durch Geruch gekochter Speisen**, *besonders Fisch*, Eier oder fettes Fleisch (*Ars.*, *Sep.*)

Magen

- ▷ Abneigung gegen Speisen; verabscheut selbst den Anblick und noch mehr ihren Geruch

## Abdomen

- ▷ Das Abdomen ist immens *aufgetrieben* von Gas; Gefühl, als würde es platzen
- ▷ *Brennen oder eisige Kälte* in Magen und Abdomen

## Rektum

- ▷ Herbstdysenterie, der Stuhl enthält weiße, fetzenartige Partikel in großen Mengen; „wie abgeschabte Darmschleimhaut" (*Canth.*, *Carb-ac.*)

## Harnorgane

- ▷ Urin:
  - → dunkel, spärlich oder zurückgehalten
  - → tropfenweise mit weißem Sediment
  - → blutig, braun schwarz, tintenartig
  - → enthält Klumpen eitrigen, zersetzten Blutes, Albumin und Zucker

## Extremitäten

- ▷ Arthritische Schmerzen in den Gelenken; der Patient schreit vor Schmerz bei der Berührung eines Gelenkes oder beim Anstoßen eines Zehs

## Arzneimittelbeziehungen

- ▷ Vergleiche: *Bry.* bei rheumatischer Gicht mit schlimmen Ergüssen; Rheumatismus bei warmem Wetter
- ▷ Heilt oft Wassersucht, wenn *Apis* und *Arsen* versagen

## Modalitäten

- ▷ Verschlechterung
  - → Gemütsbewegungen oder Erschöpfung; Folgen von intensivem Lernen; *Geruch gekochter Speisen*
  - → Bewegung: wenn der Patient vollkommen still liegt, ist die Neigung zum Erbrechen weniger dringlich. Jede Bewegung ruft sie wieder hervor (*Bry.*)

## Collinsonia canadensis *Coll.*

*Grießwurzel* *Labiatae/Lamiaceae*

### Schlüsselsymptome

- ▷ Chronische, schmerzhafte, blutende Hämorrhoiden
- ▷ Die geringste Gemütsbewegung oder Aufregung verschlimmert die Symptome (*Arg-n.*)

### Allgemein

- ▷ Becken- und Pfortaderstauung, die zu Dysmenorrhö und Hämorrhoiden führt
- ▷ Kongestion der Beckenorgane, mit Hämorrhoiden, besonders in den späten Schwangerschaftsmonaten
- ▷ Wassersucht durch Herzerkrankungen
- ▷ Palpitation: bei Patienten, die von Hämorrhoiden und Verdauungsstörungen betroffen sind; die Herztätigkeit ist anhaltend schnell, aber schwach
- ▷ Nachdem sich das Herz beruhigt hat, erscheinen alte Hämorrhoiden wieder oder unterdrückte Menses kehren zurück

### Rektum

- ▷ *Chronische, schmerzhafte, blutende Hämorrhoiden*; Empfindung, als ob sich Stöckchen, Sand oder Kies im Rektum befänden (*Aesc.*)
- ▷ Hämorrhoidale Dysenterie mit Tenesmus
- ▷ Abwechselnd Verstopfung und Durchfall; Trägheit des Dickdarms mit Verstopfung; Stuhlentleerung träge, harte Stühle mit Schmerz und *starken Blähungen beim Abgang*. Verstopfung

### Weiblich

- ▷ Pruritus in der Schwangerschaft mit Hämorrhoiden, unfähig sich hinzulegen

### Arzneimittelbeziehungen

- ▷ Bei Herzerkrankungen, die durch Hämorrhoiden verkompliziert werden, an *Collinsonia* denken, wenn *Cactus*, *Dig.* und andere Mittel versagen

- Hat Kolik geheilt, nachdem *Coloc.* und *Nux-v.* versagten
- Vergleiche: *Aesc., Aloe., Cham., Nux-v., Sulph.*

### Modalitäten

- Verschlechterung
  - → die geringste *Gemütsbewegung oder Aufregung* verschlimmert die Symptome (*Arg-n.*)

## Colocynthis *Coloc.*

*Koloquinte* *Curcubitaceae*

### Schlüsselsymptome

- Qualvolle Schmerzen im Abdomen, so dass der Patient **sich krümmt**, begleitet von Ruhelosigkeit, sich Drehen und Winden, um Erleichterung zu finden, > **starker Druck** (> Wärme: *Mag-p.*)
- Schwindel: beim schnellen Drehen des Kopfes, *besonders nach links*, als ob er fallen würde

### Geist/Gemüt

- Extrem reizbar, ungeduldig; wird ärgerlich oder fühlt sich angegriffen, wenn er gefragt wird
- Reizbar; wirft mit Gegenständen
- Beschwerden durch Zorn, mit Gereiztheit – Kolik, Erbrechen, Durchfall und Unterdrückung der Menses (*Cham., Staph.*)

### Allgemein

- Qualvolle Schmerzen im Abdomen, so dass der Patient **sich krümmt**, begleitet von Ruhelosigkeit, sich Drehen und Winden, um Erleichterung zu finden, > **starker Druck** (> Wärme: *Mag-p.*)
- Schmerzen schlimmer nach dem Essen oder Trinken; zwingen den Patienten sich zusammenkrümmen (*Mag-p.*; < Zusammenkrümmen: *Dios.*)

### Kopf

- Schwindel: beim schnellen Drehen des Kopfes, *besonders nach links*, als ob er fallen würde; durch Stimulanzien

### Weiblich

- ▷ Menses, unterdrückt durch Kummer, Kolikschmerzen

### Extremitäten

- ▷ Ischialgie: krampfartige Schmerzen in der Hüfte, als ob er in einen Schraubstock gespannt würde; liegt auf der betroffenen Seite
- ▷ Schießende Schmerzen, wie blitzartige Stöße, das ganze Bein hinunter, linke Hüfte, linker Oberschenkel, linkes Knie, in die Fossa poplitea

### Arzneimittelbeziehungen

- ▷ Komplementär: *Merc.* bei Dysenterie, mit starkem Tenesmus
- ▷ Vergleiche: *Graph.* intensiver Schmerz entlang des rechten Ischiasnervs, schießend, schneidend, von der rechten Hüfte abwärts bis zum Fuß; < beim Hinlegen, Bewegung, Laufen; > im Sitzen
- ▷ Vergleiche: *Staph.* bei Beschwerden in den Ovarien oder anderen Erkrankungen infolge von Zorn, unterdrückter Entrüstung und stillem Kummer

### Modalitäten

- ▷ Verschlechterung
  - → Zorn und Entrüstung
  - → Demütigung durch Beleidigung (*Staph.*, *Lyc.*)
  - → Kolik < Käse
- ▷ Verbesserung
  - → Zusammenkrümmen; starker Druck

## Conium maculatum *Con.*

*Gefleckter Schierling* *Apiaceae/Umbelliferae*

### Schlüsselsymptome

- ▷ Schwindel: besonders beim **Hinlegen oder Umdrehen im Bett**; beim Drehen des Kopfes nach links
- ▷ Husten: in krampfartigen Anfällen, verursacht durch eine trockene Stelle im Kehlkopf (im Hals, *Cimic.*); < nachts, beim Hinlegen
- ▷ Große Schwierigkeiten bei der Miktion; Urinfluss unterbrochen, setzt dann wieder ein

- ▷ Üble Folgen von **unterdrücktem sexuellem Verlangen** oder unterdrückter Menses
- ▷ Menses: schwach, unterdrückt; zu spät
- ▷ Leukorrhoe; zehn Tage nach der Menses (*Borx.*, *Bov.*)
- ▷ Schweiß tagsüber und nachts, beim Einschlafen oder sogar wenn man die Augen schließt (*Chin.*)

## Geist/Gemüt

- ▷ Abneigung gegenüber Arbeit oder Studium; träge, gleichgültig, hat an nichts Interesse
- ▷ Schlechtes Gedächtnis; unfähig, irgendeine geistige Anstrengung aufrechtzuerhalten
- ▷ Verdrießlich; leicht verärgert; dominant, streitsüchtig, schimpft, kann keinen Widerspruch ertragen (*Aur*); Aufregung verursacht Niedergeschlagenheit
- ▷ Angst vor dem Alleinsein, aber meidet Gesellschaft (*Kali-c.*, *Lyc.*)

## Allgemein

- ▷ „Balsam des Gilead" für Krankheiten alter Jungfern und Frauen im und nach dem Klimakterium
- ▷ Besonders für Krankheiten alter Männer, alter Jungfern und Junggesellen; mit Muskelverhärtung; Menschen mit hellem Haar, die leicht erregbar sind; kräftige Personen mit sitzender Lebensweise
- ▷ Schwächezustand bei älteren Menschen; Beschwerden durch einen Schlag oder Sturz; kanzeröse und skrofulöse Personen mit vergrößerten Drüsen; allgemein verhärtet, steif
- ▷ Verhärtete Drüsen, steinhart; der Mammae und Hoden bei Menschen mit Tendenz zu Krebs; nach Prellungen und Verletzungen des Drüsengewebes (vgl.: *Aster.*)

## Kopf

- ▷ Schwindel:
  - → besonders beim **Hinlegen oder Umdrehen im Bett**; bei leichter Bewegung des Kopfes oder sogar nur der Augen; muss den Kopf vollkommen still halten; *beim Drehen des Kopfes nach links* (*Col.*)
  - → bei alten Leuten
  - → Schwindel mit Ovarial- oder Uterusbeschwerden

## Augen

- ▷ Abneigung gegen Licht ohne Entzündung der Augen; schlimmer bei künstlichem Licht
- ▷ Oftmals ein Mittel für Studierende, die bei Nacht arbeiten
- ▷ Ausgeprägte Photophobie (*Psor.*)

## Harnorgane

- ▷ Große Schwierigkeiten bei der Miktion; ***Urinfluss unterbrochen,*** setzt dann wieder ein

## Genitalien

- ▷ Brüste wund, hart und schmerzhaft vor und während der Menstruation (*Lac-c.*, *Kali-c.*)
- ▷ Menses:
  - → *schwach, unterdrückt; verspätet*, spärlich, von kurzer Dauer
  - → Hautausschlag vor der Menses: kleine, rote Pickel am ganzen Körper, verschwindet mit dem Einsetzen der Blutungen (*Dulc.*)
  - → Menses hören auf bei Erkältung oder wenn sie die Hände in kaltes Wasser hält (*Lac-d.*)
- ▷ Leukorrhoe *zehn Tage nach der Menses* (*Borx.*, *Bov.*); scharf; blutig; milchig; reichlich; dick; zeitweise aussetzend
- ▷ Folgen von unterdrücktem sexuellem Verlangen oder *unter-drück-ter Menses*; unbefriedigtem Geschlechtstrieb oder exzessiver Befriedigung
- ▷ Prostata- oder Uteruserkrankungen

## Atemwege

- ▷ Husten:
  - → in krampfartigen Anfällen, verursacht durch eine trockene Stelle im Kehlkopf (im Hals: *Cimic.*)
  - → mit Jucken in Brust und Hals (*Iod.*)
  - → schlimmer nachts, *beim Hinlegen* und in der Schwangerschaft (*Caust.*, *Kali-br.*)

## Schweiß

- ▷ Schweiß tagsüber und nachts, *beim Einschlafen oder sogar wenn man die Augen schließt* (*Chin.*)

Arzneimittelbeziehungen

- ▷ Patienten, die *Conium* als Heilmittel brauchen, geht es oft besser nach Genuss von Wein oder Stimulanzien, obwohl Menschen, die auf *Conium* reagieren, in gesundem Zustand alkoholische Stimulanzien nicht vertragen
- ▷ Vergleiche: *Arn.*, *Rhus*-t. bei Prellungen; *Ars.*, *Aster.* bei Krebs; *Calc.*, *Psor.* bei Drüsenschwellungen
- ▷ Gut gefolgt von *Psor.*, bei Mamma-Tumoren mit drohender Malignität

Modalitäten

- ▷ Verschlechterung
  - → nachts; beim Hinlegen; beim Drehen oder Aufrichten im Bett; *Zölibat*

## Crocus sativus — *Croc.*

*Safran Iridaceae*

Schlüsselsymptome

- ▷ **Häufiger und extremer Wechsel der Empfindungen**; plötzlicher Wechsel von größter Ausgelassenheit zu tiefster Verzweiflung (*Ign.*, *Nux-m.*); außerordentlich glücklich, zärtlich, möchte jeden küssen; im nächsten Moment ein Wutanfall
- ▷ Blutungen: schwarz, zähflüssig, klumpig, **lange schwarze Fäden bildend, die von der blutenden Fläche herabhängen** (*Elaps*)
- ▷ Nasenbluten: **schwarz, klebrig, fadenziehend, jeder Tropfen kann zu einem Faden gezogen werden**

Geist/Gemüt

- ▷ **Häufiger und extremer Wechsel der Empfindungen**; *plötzlicher Wechsel von größter Ausgelassenheit zu tiefster Verzweiflung (Ign., Nux-m.); außerordentlich glücklich, zärtlich, möchte jeden küssen; im nächsten Moment ein Wutanfall*
- ▷ Hysterie und Chorea mit großer Ausgelassenheit, Singen und Tanzen (*Tarant.*); wechseln mit Melancholie und Wut

## Allgemein

- ▷ Krampfartige Kontraktionen und Zuckungen einzelner Muskelgruppen (*Agar.*, *Ign.*, *Zinc.*)
- ▷ Blutungen: schwarz, zähflüssig, klumpig, **lange schwarze Fäden bildend, die von der blutenden Fläche herabhängen** (*Elaps*)
- ▷ Empfindung, als ob sich etwas Lebendiges bewege in Magen, Abdomen, Uterus, Armen oder anderen Körperteilen (*Sabin.*, *Thuj.*, *Sulph.*); mit Übelkeit und Ohnmacht

## Kopf

- ▷ Kopfschmerzen:
  - → hämmernd, pulsierend im Klimakterium; < während der Menses
  - → nervöser oder menstrueller Kopfschmerz vor, während oder nach der Regel (*Lach.*, *Lil-t.*, *Sec.*)

## Augen

- ▷ Empfindung:
  - → als seien die Augen Rauch ausgesetzt
  - → wie nach heftigem Weinen; als ob kalter Wind durch die Augen strömt
  - → Augenlider fest schließen bessert

## Nase

- ▷ Nasenbluten:
  - → **schwarz, klebrig, fadenziehend, jeder Tropfen kann zu einem Faden gezogen werden**
  - → mit kaltem Schweiß in großen Tropfen auf der Stirn (kalter Schweiß, aber möchte Luft zugefächelt bekommen; mit hellrotem Blut: *Carb-v.*)
  - → bei Kindern, die zu schnell wachsen (*Calc.*, *Phos.*)

## Weiblich

- ▷ Dysmenorrhö: schwarzer Menstruationsfluss; fadenziehend, klumpig (*Ust.*)

## Arzneimittelbeziehungen

- ▷ *Nux-v.*, *Puls.* oder *Sulph.* folgen gut auf *Crocus* bei fast allen Beschwerden
- ▷ Vergleiche: *Ust.* bei menstruellen Störungen

## Crotalus horridus *Crot-h.*

*Gift der Klapperschlange* *Crotalidae*

### Schlüsselsymptome

- ▷ **Hämorrhagische Diathese**; blutiger Schweiß
- ▷ Erschöpfung der Lebenskraft

### Allgemein

- ▷ Ist angezeigt bei strumatösen, zu Blutungen neigenden, geschwächten, erschöpften Konstitutionen, während Infektionskrankheiten; bei Alkoholikern; Tendenz zu Karbunkeln oder Furunkeln (***Anthr.***)
- ▷ Erkrankungen durch eine vorausgehende Abwehrschwäche; niedriges septisches Typhus abdominalis oder Malariafieber; chronischer Alkoholismus; erschöpfte Lebenskraft; nach einem richtigen Zusammenbruch
- ▷ Apoplexie: Krampfanfälle mit Lähmungserscheinungen bei Alkoholikern und abgebauten Konstitutionen, mit Blutungsneigung
- ▷ **Hämorrhagische Diathese;** Blut fließt aus Augen, Ohren, Nase und jeder Körperöffnung; *blutiger Schweiß*
- ▷ Maligne Gelbsucht; eher hämatogen als hepatisch
- ▷ Purpura haemorrhagica; tritt plötzlich auf an allen Körperöffnungen, Haut, Nägeln, Zahnfleisch
- ▷ Maligne Diphtherie oder Scharlach; Ödeme oder Gangrän an Rachen oder Tonsillen; Schmerzen schlimmer beim Leerschlucken; wenn Erbrechen oder Diarrhoe auftreten
- ▷ *Erschöpfung der Lebenskraft;* Puls kaum fühlbar; Blutvergiftung (*Pyrog.*)
- ▷ Sektionswunden; Insektenstiche; üble Folgen von Impfungen

### Auge

- ▷ Gelbe Farbe der Konjunktiven; stellt Sehkraft nach Keratitis oder Keratoiritis wieder her

### Mund

- ▷ Zunge feuerrot, glatt und glänzend (*Pyrog.*); stark geschwollen

## Magen

- ▷ Erbrechen:
  - → gallig, mit Ängstlichkeit und schwachem Puls
  - → jeden Monat nach der Menstruation
  - → kann nicht auf der rechten Seite oder auf dem Rücken liegen ohne sofortiges dunkles, grünes Erbrechen
  - → schwarz oder kaffeesatzartig bei Gelbfieber

## Rektum

- ▷ Diarrhoe:
  - → Stühle schwarz, dünn, wie Kaffeesatz
  - → übel riechend
  - → durch giftige Ausdünstungen oder Fäulnis erregende Substanzen in Speisen und Getränken
  - → von Fleisch mit Hautgout („Gammelfleisch") (*Pyrog.*)
  - → bei Gelbfieber, Cholera, Thyphus abdominalis, Fleckfieber
- ▷ Darmblutung, wenn sie bei typischen septischen oder infektiösen Krankheiten auftritt; Blut dunkel, flüssig, nicht gerinnend

## Weiblich

- ▷ Vikariierende Menstruation; bei geschwächten Konstitutionen (*Dig.*, *Phos.*)
- ▷ Menopause:
  - → heftige Wallungen und durchnässende Schweiße
  - → Ohnmacht und Schwäche, Gefühl der Magen sinkt nach unten
  - → verlängerte Metrorrhagie, dunkel, flüssig, stinkend
  - → starke Anämie
- ▷ Maligne Erkrankungen des Uterus, große Neigung zu Blutungen, Blut dunkel, flüssig, stinkend

## Arzneimittelbeziehungen

- ▷ Vergleiche: *Elaps*, *Lach.*, *Naja*, *Pyrog.*
- ▷ Bei *Lach.* Haut kalt und feucht; *Crot-h.* kalt und trocken; *Elaps* Krankheiten der rechten Lunge, Auswurf schwarzen Blutes

## Croton tiglium *Crot-t.*

*Krotonöl* *Euphorbiaceae*

### Schlüsselsymptome

- ▷ Darmentleerung in krampfhaften Rucken, explosiv entleert - „wie ein Schuss" (*Gamb.*); sobald der Patient isst, trinkt oder sogar während des Essens
- ▷ Ziehende Schmerzen durch den Thorax von der Brust bis zum Schulterblatt der gleichen Seite, jedes Mal beim Stillen

### Allgemein

- ▷ Angegriffene Darmschleimhäute, mit Austritt seröser Flüssigkeit, reichlicher, wässriger Durchfall (*Verat.*), mit akutem Ekzem am ganzen Körper (*Rhus*-t.)

### Rektum

- ▷ Darmentleerung wie durch spastische Zuckungen, Stuhl kräftig herausschießend (*Gamb.*) sobald der Patient isst, trinkt oder sogar während des Essens
- ▷ Permanenter Stuhldrang, gefolgt von plötzlicher Entleerung, Stuhl schießt aus dem Rektum heraus (*Gamb.*, *Grat.*, *Podo.*, *Thuj.*)
- ▷ Schwappendes Gefühl im Darm, wie von Wasser, vor dem Stuhlgang (Rumpeln vor dem Stuhlgang: *Aloe.*)

### Brust

- ▷ *Ziehende Schmerzen durch den Thorax von der Brust bis zum Schulterblatt* der gleichen Seite, jedes Mal beim Stillen; Brustwarze sehr wund

### Atemwege

- ▷ Husten: sobald der Kopf das Kissen berührt, setzt ein krampfartiger Hustenanfall ein; erstickend, muss im Raum umhergehen oder in einem Stuhl schlafen

### Genitalien

- ▷ Heftiges Jucken der Genitalien bei beiden Geschlechtern (***Rhus-t.***)
- ▷ Mann: blasenförmiger Ausschlag, extrem empfindlich und wund, Kratzen unmöglich

## Haut

- ▷ Heftiges Hautjucken, aber die Haut ist so empfindlich, dass Kratzen schmerzhaft ist; besser durch sanftes Reiben
- ▷ Ekzem am ganzen Körper

## Arzneimittelbeziehungen

- ▷ Vergleiche: *Kali-br.*, *Phos.* bei chronisch infantiler Diarrhoe; *Sil.* bei Schmerzen, die beim Stillen von der Brustwarze nach hinten zum Rücken ziehen

## Modalitäten

- ▷ Verschlechterung
  - → Diarrhoe
  - → jede Bewegung
  - → nach dem Trinken
  - → beim Essen oder Stillen (*Arg-n.*, *Ars.*)
  - → im Sommer
  - → durch Früchte und Süßigkeiten (*Gamb.*)
  - → durch *die geringste Menge Essen oder Getränke*

# Cuprum metallicum *Cupr.*

*Kupfer*

## Schlüsselsymptome

- ▷ **Spasmen und Krämpfe**: die Symptome treten periodisch und gruppenweise auf
- ▷ Mentale und körperliche Erschöpfung durch geistige Überanstrengung und Schlafmangel (*Cocc.*, *Nux-v.*)
- ▷ Folgen von:
  - → unterdrückten Ausschlägen wie z. B. Hirnerkrankungen, Spasmen, Konvulsionen, Erbrechen (von zu schwach herausgekommenen Ausschlägen: *Zinc.*)
  - → unterdrücktem Fußschweiß (*Sil.*, *Zinc.*)
- ▷ Klonische Spasmen, beginnen in Fingern und Zehen und strahlen über den ganzen Körper aus
- ▷ Husten mit gurgelndem Geräusch

- ▷ Keuchhusten:
  - → erstickend
  - → atemlos, blaues Gesicht, starr, steif
  - → drei Anfälle nacheinander (*Stann.*)

## Allgemein

- ▷ **Spasmen und Krämpfe**: die Symptome treten periodisch und gruppenweise auf
- ▷ Mentale und körperliche Erschöpfung durch geistige Überanstrengung und Schlafmangel (*Cocc.*, *Nux-v.*); Anfälle unbezwingbarer Angst
- ▷ Konvulsionen, mit blauem Gesicht und eingeschlagenem Daumen
- ▷ Epilepsie:
  - → die Aura beginnt in den Knien und steigt nach oben
  - → < nachts im Schlaf (*Bufo.*)
  - → bei Neumond, in regelmäßigen Intervallen (Menses)
  - → durch einen Sturz oder Schlag an den Kopf
  - → aufgrund von Durchnässung
- ▷ Folgen von:
  - → unterdrückten Ausschlägen wie z. B. Hirnerkrankungen, Spasmen, Konvulsionen, Erbrechen (von zu schwach herausgekommenen Ausschlägen: *Zinc.*)
  - → unterdrücktem Fußschweiß (*Sil.*, *Zinc.*)

## Mund

- ▷ Ein starker, süßlicher, metallischer Kupfergeschmack im Mund mit Speichelfluss (*Rhus-t.*)
- ▷ Beständiges Vor- und Zurückschnellen der Zunge wie eine Schlange (*Lach.*)
- ▷ Beim Trinken fließen die Flüssigkeiten mit einem gurgelnden Geräusch hinunter (*Ars.*, *Thuj.*)
- ▷ Zungenlähmung; unvollständige, stotternde Sprache

## Rektum

- ▷ Akute Gastroenteritis oder Asiatische Cholera, mit Bauch- und Wadenkrämpfen

## Weiblich

- ▷ Nachwehen; heftig, qualvoll, mit Schmerzen in Waden und Fußsohlen

## Atemwege

- ▷ Beim Husten *gurgelnde Geräusche*, als ob Wasser aus einer Flasche gegossen würde
- ▷ Husten, besser durch Trinken von kaltem Wasser (*Caust.*; < durch Trinken von kaltem Wasser: *Spong.*)
- ▷ Keuchhusten:
  - → lang anhaltender, *erstickender*, spastischer Husten
  - → unfähig zu sprechen
  - → *atemlos, blaues Gesicht, starr, steif*
  - → *drei Anfälle* nacheinander (*Stann.*)
  - → Erbrechen fester Nahrung nach Wiedererlangen des Bewusstseins (*Cann-i.*)
  - → kataleptische Spasmen bei jedem Anfall

## Extremitäten

- ▷ Krämpfe in den Extremitäten; Schmerzen, Sohlen- und Wadenkrämpfe mit großer Ermüdung der Glieder
- ▷ Klonische Spasmen, *beginnen in Fingern und Zehen* und breiten sich über den ganzen Körper aus; in der Schwangerschaft; Krämpfe im Wochenbett; nach Schreck oder Ärger; durch Metastasierung von anderen Organen zum Hirn (*Zinc.*)

## Arzneimittelbeziehungen

- ▷ Komplementär: *Calc.*
- ▷ Vergleiche: *Ars.* und *Verat.* bei Cholera und akuter Gastroenteritis; *Ip.* ist das pflanzliche Analogon
- ▷ *Verat.* folgt gut bei Keuchhusten und Cholera
- ▷ *Apis* und *Zinc.* bei Konvulsionen aufgrund unterdrückter Exantheme

## Modalitäten

- ▷ Verschlechterung
  - → kalte Luft; kalter Wind; nachts; unterdrückter Fußschweiß oder Exantheme
- ▷ Verbesserung
  - → Übelkeit, Erbrechen und Husten; durch einen Schluck kalten Wassers

## Cyclamen europaeum *Cycl.*

*Alpenveilchen* *Primulaceae*

### Schlüsselsymptome

- Grünliche Blässe; gestörte Menses (*Ferr.*, *Puls.*)
- Abneigung gegen frische Luft (Gegenteil von *Puls.*)

### Geist/Gemüt

- Große Traurigkeit und Verdrießlichkeit, reizbar, mürrisch, schlecht gelaunt; Neigung zum Weinen; Verlangen nach Einsamkeit
- *Abneigung gegen frische Luft* (Gegenteil von *Puls.*)
- Beschwerden:
  - → durch unterdrückten Kummer und Gewissensqualen
  - → aufgrund nicht erfüllter Pflichten
  - → aufgrund böser Taten in der Vergangenheit

### Allgemein

- Passt am besten zu anämischen, blassen und gedunsenen Menschen; leicht ermüdet und deshalb Abneigung gegenüber Arbeit; schwache oder aussetzende Organ- oder spezielle Sinnesfunktionen
- *grau-grünliche Blässe;* gestörte Menses (*Ferr.*, *Puls.*); begleitet von Schwindel, Kopfschmerzen und getrübter Sicht
- Schmerzen: drückend, ziehend oder reißend in Knochen, die direkt unter der Haut liegen

### Kopf

- Kopfschmerzen bei anämischen Patienten mit Flackern vor den Augen oder verminderter Sehkraft, beim Aufstehen am Morgen

### Augen

- Flackern vor den Augen, feurige Funken, wie von verschiedenen Farben, glitzernde Nadeln, trübe Sicht wie durch Nebel oder Rauch

### Magen

- Speichel und jegliche Nahrung hat einen salzigen Geschmack
- Schweinefleisch unverträglich

- ▷ Sättigung nach wenigen Bissen (*Lyc.*), das Essen wird dann widerwärtig, verursacht Übelkeit in Hals und Gaumen

## Weiblich

- ▷ Menses:
  - → zu früh
  - → zu reichlich
  - → schwarz und klumpig
  - → membranös, Schleimhaut in Fetzen abgehend (zu spät, blass, spärlich: *Puls.*)
  - → besser während des Fließens (< *Cimic.*, *Puls.*)

## Extremitäten

- ▷ Brennender, wunder Schmerz in den Fersen beim Sitzen, Stehen oder Laufen in frischer Luft (*Agar.*, *Caust.*, *Valer.*, *Phyt.*)

## Arzneimittelbeziehungen

- ▷ Vergleiche: *Puls.*, *Chin.*, *Ferr.* bei anämischen Beschwerden mit grünlicher Blässe; *Croc.*, *Thuj.*: als wäre etwas Lebendiges im Bauch

## Modalitäten

- ▷ Verschlechterung
  - → frische Luft; kaltes Wasser; kaltes Bad
  - → Menses, < im Sitzen und Liegen nachts
- ▷ Verbesserung
  - → in einem warmen Raum; im Haus
  - → Menses, > durch Umherlaufen (Leukorrhoe, < im Sitzen, > durch Umherlaufen: *Cact.*, *Cocc.*)

# Digitalis purpurea *Dig.*

*Fingerhut Scrophulariaceae*

## Schlüsselsymptome

- ▷ Puls voll, unregelmäßig, **sehr langsam und schwach; setzt jeden dritten, fünften oder siebten Schlag aus**
- ▷ Empfindung, als würde das Herz aufhören zu schlagen, wenn sie sich bewegt
- ▷ Bläuliche Färbung der Haut

## Allgemein

- ▷ *Empfindung, als würde das Herz aufhören, zu schlagen, wenn sie sich bewegt* (*Cocain.*; fürchtet, das Herz würde aufhören zu schlagen, wenn sie sich nicht dauernd bewegt: *Gels.*)
- ▷ Puls voll, unregelmäßig, **sehr langsam und schwach; setzt jeden dritten, fünften oder siebten Schlag aus**
- ▷ Schwäche oder sinkendes Gefühl im Magen; Erschöpfung; extreme Schwäche; Gefühl als würde er dabei sterben
- ▷ Plötzliche Hitzewallungen, gefolgt von großer nervöser Schwäche und unregelmäßigem Puls, treten im Klimakterium auf; < durch die geringste Bewegung
- ▷ Wassersucht/Ödeme:
  - → nach Scharlach
  - → bei nephrotischem Syndrom
  - → mit Harnverhalt
  - → innerer und äußerer Körperteile
  - → mit Ohnmacht, wenn organische Herzbeschwerden vorliegen (mit Wundheit in der Uterusregion: *Conv.*)

## Gesicht

- ▷ Bleich, totenblass und bläulich-rot

## Rektum

- ▷ Stühle:
  - → sehr hell, aschefarben
  - → verzögert, kreideähnlich (*Chel.*, *Podo.*)
  - → fast weiß (*Calc.*, *Chin.*)
  - → Schafskot- oder Bleistiftstuhl
  - → unwillkürlich

## Männlich

- ▷ Nächtliche Samenergüsse, mit großer Schwäche in den Genitalien nach dem Koitus

## Atemwege

- ▷ Atmung unregelmäßig, schwierig, tiefes Seufzen

### Brust

- ▷ Schwaches Herz ohne Klappenkomplikationen
- ▷ Empfindung, als würde das Herz aufhören zu schlagen, wenn sie sich bewegt (*Cocain.*; fürchtet, das Herz würde aufhören zu schlagen, wenn sie sich nicht dauernd bewegt: *Gels.*)
- ▷ Große Schwäche in der Brust, nicht imstande zu sprechen (*Stann.*)
- ▷ Tödliche Synkope kann auftreten, wenn er aufgerichtet wird

### Extremitäten

- ▷ Die Finger schlafen häufig und leicht ein

### Haut

- ▷ *Bläuliche Färbung der Haut*, Augenlider, Lippen, Zunge; Zyanose
- ▷ Erweiterte Venen an Lidern, Ohren, Lippen und Zunge

### Arzneimittelbeziehungen

- ▷ *Chin.* antidotiert die direkte *Dig.*-Wirkung und verstärkt die Angst

### Modalitäten

- ▷ Verschlechterung
  - → im Sitzen, besonders aufrechtes Sitzen; Bewegung

## Dioscorea villosa — ***Dios.***

*Yamswurzel* *Dioscoreaceae*

### Schlüsselsymptome

- ▷ Kolikschmerzen, < Vorwärtsbeugen und beim Liegen

### Allgemein

- ▷ Personen mit schwacher Verdauung, alt oder jung

### Abdomen

- ▷ Kneifende Bauchschmerzen in der Nabelgegend
- ▷ Heftige Kolik, als würden die Därme sich winden, in regelmäßig Krämpfen auftretend, als ob die Därme von einer kraftvollen Hand gepackt und verdreht würden

- ▷ Kolikschmerzen:
  - → < *Vorwärtsbeugen und beim Liegen*
  - → > Aufrechtstehen oder Rückwärtsbeugen (umgekehrt bei *Coloc.*)

### Rektum

- ▷ Flatulenz nach den Mahlzeiten oder nachdem etwas gegessen wurde, vor allem bei Teetrinkern; sind oft heftiger Kolik unterworfen

### Genitalien

- ▷ Ejakulationen im Schlaf; lebhafte Träume von Frauen die ganze Nacht (*Staph.*), schwache Knie; kalte Genitalien, große Mutlosigkeit (*Staph.*)

### Extremitäten

- ▷ Panaritium: im Frühstadium, wenn die Schmerzen scharf und qualvoll sind, wenn das erste Stechen empfunden wird; brüchige Nägel
- ▷ Neigung zu Nagelfalzentzündung (Paronychie)

### Arzneimittelbeziehungen

- ▷ Vergleiche: *Coloc.*, *Phos.*, *Podo.*, *Rhus-t.*, *Sil.*

### Modalitäten

- ▷ Verschlechterung
  - → Liegen
  - → Sitzen
  - → *Zusammenkrümmen*
- ▷ Verbesserung
  - → Bewegung; Umhergehen schwierig; trotz Müdigkeit gezwungen herumzulaufen

## Diphtherinum — ***Diph.***

*Nosode aus einer diphtherischen Membran*

### Schlüsselsymptom

- ▷ Patienten, die von vornherein dem Untergang geweiht zu sein scheinen und wo die sorgfältigst gewählten Arzneimittel keine Erleichterung oder dauerhafte Besserung bringen

## Allgemein

- ▷ Disposition zur Kropfbildung; skrofulöse, psorische oder tuberkulöse Personen, anfällig für katarrhalische Erkrankungen der Schleimhäute in Hals und Atemwegen
- ▷ Patienten mit schwacher oder erschöpfter Lebenskraft sind daher besonders empfänglich für den Diphtherieerreger; wenn die Anfälle schon zu Beginn zur Malignität tendieren (*Lac-c.*, *Merc-cy.*)
- ▷ Schmerzlose Diphtherie; fast ausschließlich objektive Symptome; der Patient ist zu schwach, apathisch oder zu erschöpft, um zu klagen; Sopor oder Stupor, aber schnell wach, wenn er angesprochen wird (*Bapt.*, *Sulph.*)
- ▷ Nasenbluten oder tiefgreifende Schwäche gleich zu Beginn des Anfalls (*Ail.*, *Apis*, *Carb-ac.*), Kollaps fast sofort nach Beginn (*Crot-h.*, *Merc-cy.*); *Puls* schwach, schnell, Vitalfunktionen sehr schwach
- ▷ Diphtherische Membran, dick, dunkelgrau oder bräunlich-schwarz; Temperatur niedrig oder subnormal, Puls schwach und schnell; Extremitäten kalt und deutlich geschwächt; der Patient liegt in einem halb-benommenen Zustand; Augen stumpf, benebelt (*Apis*, *Bapt.*)
- ▷ Patienten, die von vornherein dem Untergang geweiht zu sein scheinen und wo ***die sorgfältigst gewählten Arzneimittel keine Erleichterung oder dauerhafte Besserung bringen***

## Hals

- ▷ Dunkelrote Schwellung der Tonsillen und Gaumenbögen; Parotis und Halsdrüsen stark geschwollen; Atem und Absonderungen aus Hals, Nase und Mund sehr übel riechend; Zunge geschwollen, sehr rot, geringer Belag
- ▷ Schlucken schmerzlos, aber Flüssigkeiten werden erbrochen oder kommen durch die Nase wieder raus; Atem stinkt abscheulich
- ▷ Larynxdiphtherie, nachdem *Chlor.*, *Kali-bi.* oder *Lac-c.* versagten; postdiphtherische Lähmung, nachdem *Caust.* und *Gels.* versagten

Die genannten Symptome sind durch Heilungen verifiziert. In über 25-jähriger Tätigkeit haben sie sich dem Autor als Leitsymptome zuverlässig bewährt.

Das Mittel wird wie alle Nosoden und Tiergifte entsprechend der Homöopathischen Pharmakopöe hergestellt und ist wie alle homöopathischen Mittel völlig ungefährlich, wenn es dem Kranken gegeben wird.

Wie alle Nosoden ist es praktisch wertlos in Potenzen unter C30.

Sein heilender Wert steigt mit dem Wert der Potenz von C200 bis zu M und CM. Es muss und sollte nicht zu oft wiederholt werden.

Es wird in jedem Fall heilen, in dem das reine Antitoxin heilt, und es ist nicht nur leicht zu verordnen, sondern auch sicher und völlig frei von gefährlichen Folgeerscheinung. Zudem ist es homöopathisch.

Der Autor hat es 25 Jahre als Prophylaktikum genutzt und niemals einen zweiten Diphtheriefall in einer Familie auftreten sehen, nachdem es verabreicht worden war. Die Ärzteschaft ist aufgefordert, dies nachzuprüfen und auch Misserfolge zu veröffentlichen.

## Drosera rotundifolia *Dros.*

*Sonnentau* *Droseraceae*

### Schlüsselsymptome

▷ Husten: < durch Wärme, Trinken, Singen, Lachen, Weinen, **Hinlegen**, nach Mitternacht

### Atemwege

▷ Keuchhusten mit heftigen Anfällen, die schnell aufeinander folgen, bekommt kaum Luft (erwacht zwischen 6 und 7 Uhr und hört nicht auf zu husten, bis eine beträchtliche Menge zähen Schleims hochbefördert wurde: *Coc-c.*; reichliches Nasenbluten bei jedem Hustenanfall: *Indg.*; „Schnellfeuerhusten" am Tag, nachts keuchend: *Cor-r.*)

▷ Tief klingender, heiserer, bellender Husten (*Verb.*), < nach Mitternacht, während oder nach Masern; spastisch, mit Würgen, Brechreiz und Erbrechen (*Bry.*, *Kali-c.*)

- ▷ Ständiger Kitzelhusten bei Kindern, beginnt nachts, sobald der Kopf das Kissen berührt
- ▷ Nächtlicher Husten bei jungen Leuten mit Phthise; blutiges oder eitriges Sputum
- ▷ Husten: < durch Wärme, Trinken, Singen, Lachen, Weinen, **Hinlegen,** *nach Mitternacht*
- ▷ Während des Hustens: Erbrechen von Wasser oder Schleim; oftmals Blutungen aus Nase und Mund (*Cupr.*)
- ▷ Gefühl wie von einer Feder im Hals, bewirkt Husten
- ▷ Krankheiten, die häufig während Keuchhustenepidemien vorkommen
- ▷ Halsentzündungen; mit rauer, kratzender, trockener Empfindung tief in der Rachenhöhle; heisere Stimme, tief, tonlos, gebrochen, Sprechen erfordert Anstrengung (*Arum-t*)
- ▷ Zusammenschnürung und Krabbeln im Kehlkopf; Heiserkeit und gelbes oder grünes Sputum.
- ▷ Kehlkopfphthisis als Folgeerkrankung von Keuchhusten (nachfolgender Bronchialkatarrh: *Coc-c.*)

## Arzneimittelbeziehungen

- ▷ Komplementär zu *Nux-v.*
- ▷ Folgt gut nach: *Samb.*, *Sulph.*, Verat.
- ▷ Wird gefolgt von: *Calc.*, *Puls.*, *Sulph.*
- ▷ Vergleiche: *Cina*, *Cor-r.*, *Cupr.*, *Ip.*, *Samb.* bei spastischem Husten. Erleichtert oft den dauernden, peinigenden nächtlichen Husten bei Tuberkulose

Hahnemann sagt (Mat. Med. Pura): „Eine einzige Dosis als C 30 reicht aus zur völligen Heilung von epidemischem Keuchhusten. Die Heilung findet sicher zwischen sieben und acht Tagen statt. Man gebe niemals eine zweite Dosis sofort nach der ersten, es würde nicht nur den guten Erfolg der ersten verhindern, sondern sogar schädlich sein."

## Dulcamara *Dulc.*

*Bittersüß, Mädesüß* *Solanaceae*

### Schlüsselsymptome

- ▷ Katarrhalischer Harnverhalt bei heranwachsenden Kindern, mit milchigem Urin; durch Waten mit bloßen Füßen im kalten Wasser; unwillkürlich

### Geist/Gemüt

- ▷ Geistige Verwirrung; kann nicht die richtigen Worte finden

### Allgemein

- ▷ Passend für Menschen mit phlegmatischer skrofulöser Konstitution; ruhelos, reizbar
- ▷ Katarrhalische, rheumatische oder Hauterkrankungen ausgelöst oder verschlimmert durch kalte, feuchte regnerische Witterung oder plötzlichen Wechseln bei heißem Wetter (*Bry.*)
- ▷ Verstärkte Sekretion der Schleimhäute; durch Kälte unterdrückter Schweiß
- ▷ Patienten, die in feuchten, kalten Kellerräumen oder in einer Molkerei leben oder arbeiten (*Aran.*, *Ars.*, *Nat-s.*)
- ▷ Ödeme/Wassersucht nach:
  - → unterdrücktem Schweiß
  - → unterdrückten Ausschlägen
  - → Kälteeinwirkung

### Rektum

- ▷ Durchfall:
  - → durch Erkältung bei feuchtem, nebligem Wetter oder Aufenthalt an feuchten Orten
- ▷ bei Wechsel von warmem zu kaltem Wetter (*Bry.*)

### Harnwege

- ▷ Katarrhalischer Harnverhalt bei heranwachsenden Kindern, mit milchigem Urin
  - → *vom Waten mit bloßen Füßen im kalten Wasser*
  - → *unwillkürlich*

## Haut

- Die Haut ist zart, kälteempfindlich, neigt zu Ausschlägen, besonders Urtikaria; immer wenn sich der Patient erkältet oder lange der Kälte ausgesetzt ist
- Anasarka nach Wechselfieber, Rheuma, Scharlach
- Hautauschlag vor der Menses (*Con.* - bei starker Menses: *Bell.*, *Graph.*)
- Urtikaria am ganzen Körper, ohne Fieber; Juckreiz wird zum Brennen nach Kratzen; < Wärme, > Kälte
- Dicke, bräunlich-gelbe Krusten an Kopfhaut, Gesicht, Stirn, Schläfen, Kinn; mit rötlichen Rändern, bluten beim Kratzen
- Warzen, fleischig, groß, glatt; im Gesicht oder an Hand- oder Fingerrücken (*Thuj.*)

## Arzneimittelbeziehungen

- Komplementär: *Bar-c.*, *Kali-s.*
- Unverträglich: *Acet-ac.*, *Bell.*, *Lach.* Sollte nicht davor oder danach benutzt werden
- Folgt gut nach: *Calc.*, *Bry.*, *Lyc.*, *Rhus-t.*, *Sep.*
- Ähnlich:
  - → *Merc.* bei Speichelfluss, Drüsenschwellung, Bronchitis, Durchfall; Empfindlichkeit gegen Wetterwechsel; nächtliche Schmerzen;
  - → *Kali-s.*, was sein chemisches Analogon ist
- Bei schlimmen Folgen von Quecksilbermissbrauch

## Modalitäten

- Verschlechterung
  - → Kälte im Allgemeinen; kalte Luft; kaltes Wasser; kaltes, feuchtes Wetter; unterdrückte Menstruation, Hautausschläge, Schweiß
- Verbesserung
  - → Umhergehen (*Ferr.*, *Rhus-t.*)

# Electricitas * ***Elec.***

*Elektrizität*

Caspari und seine Kollegen trugen die Symptome zusammen, die durch natürliche und künstliche Elektrizität hervorgerufen werden, und veröffentlichten sie erstmals in *Hom. Bibliot.*. Später erschienen sie bei *Jahr* und wurden vor kurzem erneut mit Nachträgen von Clarke veröffentlicht. Jeder medizinisch Kundige weiß um die extreme Empfindlichkeit einiger Menschen auf elektrische Ströme und kennt ihre Leiden, die sie vor und während eines Gewitters oder dem Kontakt mit elektrischem Strom erleben.

Die Potenzen werden aus Milchzucker hergestellt, der unter elektrischen Strom gesetzt wurde.

## Schlüsselsymptome

- ▷ Heftige, nervöse Angst; schüchtern, ängstlich, seufzend; erregtes Schreien mit panischer Angst; Weinkrämpfe
- ▷ Fürchtet das herannahende Gewitter; erleidet psychische Qualen vor und während eines Gewitters
- ▷ Schwere und Lähmung der Extremitäten oder des ganzen Körpers, Empfindung, als würde sie eine Tonne wiegen
- ▷ Die Anwendung von Elektrizität oder Stangerbädern während einer Erkältung müssen vermieden werden, besonders wenn die Brust in Mitleidenschaft gezogen ist; verhängnisvolle Folgen traten auf

## Geist/Gemüt

- ▷ Der Patient weint, ist schüchtern und ängstlich; seufzt; schreit auf vor nervöser Furcht
- ▷ Krämpfe durch beklemmende Angst
- ▷ Große Angst vor herannahendem Gewitter; Furcht; innere Qual, vor allem in der Brust; nervöse Erregung
- ▷ Unwillkürliches hysterisches Lachen
- ▷ Zorn. Missmut
- ▷ Kein Zeitbegriff. Auffassungsgabe langsam und schwierig
- ▷ Erleidet psychische Qualen vor und während eines Gewitters
- ▷ Gedächtnisverlust
- ▷ Bewusstlosigkeit
- ▷ Unfähig, zu sprechen oder sich zu artikulieren

## Allgemein

- ▷ Gliederschmerzen
- ▷ Ziehender Schmerz durch alle Extremitäten, bis in die Fingerspitzen und Zehen

- ▷ Wie Schläge durch den ganzen Körper, ausgehend von den Wangenknochen
- ▷ Prickeln in den elektrisierten Körperteilen
- ▷ Heftigstes Brennen in den Körperteilen, die mit den Elektroden in Berührung kamen
- ▷ Allgemeine Schläfrigkeit nach einer Mahlzeit
- ▷ Entspannung von Nerven und Muskeln
- ▷ Ohnmacht
- ▷ Steifheit der Glieder
- ▷ Lähmung einzelner Gliedmaßen, vor allem der unteren
- ▷ Zittern insbesondere der Gliedmaßen, die von dem elektrischen Schlag betroffen waren
- ▷ Sehnenhüpfen
- ▷ Schmerzhafte Krämpfe entlang des Rückens von unten nach oben
- ▷ Veitstanz
- ▷ Verschlimmerung der epileptischen Anfälle
- ▷ Schwerer Leidenszustand bei Lähmungen des Nerven- und Muskelsystems
- ▷ Gefühl von Schwere, als wäre sie eine Tonne schwer
- ▷ Verlust der Sensibilität

## Kopf

- ▷ Dumpfes Gefühl im Kopf
- ▷ Benommenheit. Schwindel, besonders beim Bücken
- ▷ Kopfschmerz; Druck in der Stirn, von oben nach unten, wie von einem Stein
- ▷ Ziehen vom Nacken zur Stirn
- ▷ Schmerzhafte Krämpfe im Kopf
- ▷ Wundheitsschmerz im Hinterkopf
- ▷ Unangenehme Schläge, hauptsächlich im Hinterkopf
- ▷ Dröhnen in der ganzen vorderen Kopfhälfte
- ▷ Gefühl von Kälte am Scheitel
- ▷ Beträchtliche Zunahme des Haarwuchses

## Augen

- ▷ Gefühl, als würden die Augen tief im Kopf sitzen
- ▷ Gefühl, als würde etwas aus dem Augapfel herauskommen
- ▷ Entzündung der Augen; reichlicher Tränenfluss

- ▷ Trübsichtigkeit
- ▷ Blindheit
- ▷ Schwarzer Punkt vor dem rechten Auge
- ▷ Alles erscheint gelb

## Ohren

- ▷ Stechen im rechten Ohr, vom Hals ausgehend
- ▷ Ein Ziehen vom Kiefer in die Ohren
- ▷ Schwellung des inneren Ohrs
- ▷ Blasen hinter den Ohren gefüllt mit ätzender Flüssigkeit
- ▷ Zischen in den Ohren; Gefühl, als wären sie durch einen Stopfen blockiert

## Nase

- ▷ Geruchsverlust
- ▷ Absonderung von milchiger Flüssigkeit aus der Nase

## Gesicht

- ▷ Ausdruck von Schrecken im Gesicht
- ▷ Schorf im Gesicht, an den Armen und dem ganzen Körper
- ▷ Große Blasen auf den Wangen

## Zähne

- ▷ Ziehen vom Kopf zu den oberen Zähnen
- ▷ Gefühl von subkutanen Schmerzen, Geschwüre in alten Löchern der Backenzähne

## Mund/Hals

- ▷ Vermehrte Absonderung von Speichel
- ▷ Schaum am Mund
- ▷ Die Zunge ist sehr empfindlich, vor allem an der Spitze
- ▷ Geschwollene Zunge
- ▷ Blasen am Gaumen, die Epidermis löst sich ab
- ▷ Ständiger Kitzel im Hals
- ▷ Entzündung des Rachens

## Magen

- ▷ Sodbrennen
- ▷ Speichelfluss

- ▷ Übelkeit, auch nach dem Essen
- ▷ Brechreiz
- ▷ Erbrechen mit Halsschmerzen
- ▷ Bluterbrechen
- ▷ Völlegefühl im Magen, nach leichtem Essen

## Abdomen

- ▷ Schneiden im Bauch bei herannahendem Gewitter

## Stuhl

- ▷ Schwarz-gelblich, flüssiger Stuhl, mit üblem Geruch
- ▷ Hochziehen der Hoden während des Stuhlgangs
- ▷ Gewaltiger Druck im Anus (während der Menstruation)
- ▷ Brennen am Anus
- ▷ Heraustretende Hämorrhoiden

## Harnwege

- ▷ Gefühl in der Blase, als würde sie aufplatzen
- ▷ Häufiges Wasserlassen
- ▷ Harninkontinenz
- ▷ Blut im Urin

## Weiblich

- ▷ Menses werden durch Stangerbäder ausgelöst
- ▷ Schwarzes, dickes menstruelles Blut
- ▷ Menses reichlich, mit Druck im Rektum
- ▷ Leukorrhoe, erst dünnflüssig, dann dickflüssig, mit haselnussgroßen Klumpen

## Kehlkopf und Luftröhre

- ▷ Husten mit heftigem Kitzel im Hals und Druck in der Stirn von innen nach außen

## Atemwege

- ▷ Zeitlebens Asthma, mit Herzklopfen und Ohnmachtsneigung

## Brust

- ▷ Herzklopfen mit Fieber oder Kopfschmerz oder beklemmender Angst und leuchtend rotem Gesicht

- ▷ Brust und Arme werden steif, fast gelähmt; unfähig zu gehen
- ▷ Schweregefühl und Steifheit von Brustkorb und Schultern, fühlen sich an wie Marmor

Rücken
- ▷ Furunkel an Rücken und Nacken
- ▷ Nackenlymphknoten geschwollen mit Stechen

Arme
- ▷ Schreckliche Schmerzen in den Armen und unteren Extremitäten
- ▷ Lähmung der Arme
- ▷ Zittern der Hände
- ▷ Rote, plötzliche oder auch generelle Schwellung der Hände
- ▷ Gefühl von Taubheit in den Fingerspitzen
- ▷ Blasen an den Fingern, gefüllt mit grünlich-blutiger Flüssigkeit, die reichlich absondern

Beine
- ▷ Brennen in den Füßen, bis hoch zu den Knien, besonders nachts
- ▷ Kälte der unteren Extremitäten, zieht in den Bauchraum, im Sommer, bei kühlem Wind
- ▷ Kribbeln in den Fußsohlen. Empfindung eines breiten Rings um die Knöchel
- ▷ Leidet stark unter elektrischen Schlägen durch den linken Fuß und die gesamte linke Körperhälfte bis zum Kopf, wiederholt bei jeder elektrischen Entladung während eines Gewitters

Schlaf
- ▷ Gähnen mit Schaudern am ganzen Körper
- ▷ Seit 2 Monaten Schlaflosigkeit

Fieber
- ▷ Schaudern am ganzen Körper, jeden Morgen mit Gähnen
- ▷ Frösteln, dann kurzzeitig trockene Hitze
- ▷ Häufiger Wechsel zwischen Frösteln und Hitze, mit Halsschmerzen

- ▷ Frösteln mit reichlich Schweiß und schmerzhaften Krämpfen im Kopf und entlang des Rückens
- ▷ Übermäßiger Schweiß bei Patienten mit Arthritis, ohne Erleichterung; Angstschweiß während eines Gewitters

### Haut

- ▷ Heftige Schmerzen und Schwellung des Fußes, der vor zwölf Jahren von Erfrierung betroffen war
- ▷ Rote Pickel an Stellen, die mit Funken in Kontakt kamen
- ▷ Weiße Bläschen
- ▷ Die Haut verfärbt sich schwärzlich
- ▷ Ekchymosen

### Arzneimittelbeziehungen

- ▷ Antidote: *Morphinum aceticum*, besonders in potenzierter Form. Clarke: „Ich halte *Phosphorus* für das beste Antidot gegen die Auswirkungen von Gewitterstürmen."
- ▷ Vergleiche: *X-ray*, *Psor.*, *Tub.*, um die Empfindlichkeit abzubauen

## Epihysterinum * *Epih.*

*Epihysterin* *Nosode*

### Klinik

Fibrom. Menorrhagie. Metrorrhagie.

### Allgemein

- ▷ Auch diese Nosode stammt von Dr. Burnett. Er verwendete sie bei Blutungen und stellte sie, wie ich annehme, aus dem Blut einer Patientin her, die an einem fibrösen Tumor, der möglicherweise maligne war, litt. Jedenfalls war sie mir sehr nützlich bei der Beherrschung von Uterusblutungen jeglicher Genese. Ich gebe die 30. und höhere Potenzen, gewöhnlich eine oder zwei Gaben wöchentlich.

### Arzneimittelbeziehungen

- ▷ Vergleiche die Krebsnosoden; bei Myomen, Fibromen und Uterusblutungen. *Frax.*, *Hydr.*, *Thlaspi.*

## Equisetum hyemale **Equis-h.**

*Ackerschachtelhalm* *Equisetaceae*

### Schlüsselsymptome

- ▷ Häufiger und unerträglicher Harndrang, mit starken Schmerzen am Ende der Miktion (*Berb., Sars., Thuj.*)

### Harnwege

- ▷ Starker, dumpfer Blasenschmerz, wie durch Überdehnung, nicht > nach dem Urinieren
- ▷ Häufiger und unerträglicher Harndrang, mit starken Schmerzen ***am Ende der Miktion*** (*Berb., Sars., Thuj.*).
- ▷ Ständiges Verlangen zu urinieren; große Mengen klaren, wässrigen Urins, ohne Besserung (spärlich, ein paar Tropfen, *Apis, Canth.*)
- ▷ Scharfe, brennende, schneidende Schmerzen in der Urethra beim Urinieren
- ▷ Blasenlähmung bei alten Frauen
- ▷ Enuresis diurna und nocturna; reichlich wässriger Urin, wenn es gewohnheitsmäßig geschieht und keine spezielle Ursache feststellbar ist

### Arzneimittelbeziehungen

- ▷ Vergleiche: *Apis, Canth., Ferr-p., Puls., Squilla*

## Ergotinum * **Ergot.**

*Ergotin, ein Alkaloid-Auszug aus Secale cornutum, dem Mutterkornpilz*

### Klinik

Stuhlinkontinenz. Sphincterlähmung. Gangrän. Blutungen. Herzlähmung.

### Allgemein

- ▷ *Ergotin* ist durch seine physiologische Anwendung als Hämostyptikum bei Uterus- und Lungenblutungen bekannt. Es wirkt durch Kontrahierung der Arteriolen, und seine Wirkung setzt unmittelbar ein, wenn es subkutan injiziert wird.

Arzneimittelbeziehungen

- In der Homöopathie wird es fast gleichgesetzt mit *Secale*, doch manchmal wirkt *Ergotin* auch dann noch, wenn *Secale* versagt hat. *Secale* hat wie *Phos.* das Symptom des „weit offenen Anus".

## Eupatorium perfoliatum *Eup-per.*

*Wasserhanf Asteraceae/Compositae*

Schlüsselsymptome

- **Gefühl wie zerquetscht, verletzt, wie zerbrochen, am ganzen Körper** (*Arn., Bell-p., Pyrog.*)
- **Knochenschmerzen**
- Fieber: **Knochenschmerzen**, vor und während des Froststadiums
- Unstillbarer Durst vor und während des Froststadiums und Fiebers
- Passend bei Erkrankungen alter Leute; schwache, erschöpfte Konstitutionen, besonders infolge von Alkoholismus
- Schmerzhaftigkeit der Augäpfel; Schnupfen, Schmerzen in allen Knochen

Allgemein

- Passend bei Erkrankungen alter Leute; *schwache, erschöpfte Konstitutionen, besonders infolge von Alkoholismus*
- Kachexie aufgrund lang andauernder oder häufiger Fieberanfälle bei Galleerkrankungen oder Wechselfiebern
- **Gefühl wie zerquetscht, verletzt, wie zerbrochen, am ganzen Körper** (*Arn., Bell-p., Pyrog.*)
- **Knochenschmerzen** in Rücken, Kopf, Brust, Gliedern, besonders den Handgelenken, wie verrenkt. Je generalisierter und heftiger, umso besser passt das Mittel (vgl. *Bry., Merc.*)
- *Schmerzhaftigkeit der Augäpfel; Schnupfen, Schmerzen in allen Knochen*; große Erschöpfung bei epidemischer Grippe (*Lac-c.*)
- Die Schmerzen kommen schnell und verschwinden ebenso schnell wieder (*Bell., Mag-p., Eup-pur.*)

Kopf

▷ Schwindel: Gefühl, als ob man nach links falle (kann den Kopf nicht nach links drehen, aus Furcht zu fallen: *Coloc.*)

Atemwege

▷ Husten:
  → chronisch
  → locker mit Erregtheit
  → wunder Schmerz im Brustkorb, muss ihn mit den Händen stützen (*Bry.*, *Nat-c.*)
  → < nachts
  → nach Masern oder unterdrücktem intermittierendem Fieber

Fieber

▷ Fieber:
  → Frost an einem Tag um 9 Uhr morgens, am nächsten Tag mittags
  → bitteres Erbrechen am Ende des Frostes
  → Trinken verstärkt das Frieren und verursacht Erbrechen
  → **Knochenschmerzen**, *vor und während des Froststadiums*
  → *Unstillbarer Durst vor und während des Froststadiums und Fiebers*
  → weiß im Voraus, dass der Fieberfrost kommen wird, *weil er gar nicht genug trinken kann*

Arzneimittelbeziehungen

▷ Wird gut gefolgt von: *Nat-m.* und *Sep.*

▷ Vergleiche: *Chel.*, *Podo.*, *Lyc.* bei Gelbsucht-Zuständen

▷ *Bry.* ist das nächstliegende Analogon, hat viel Schweiß, die Schmerzen halten den Patienten ruhig, während *Eup-per.* nur spärlichen Schweiß hat und die Schmerzen den Patienten ruhelos machen

## Euphrasia *Euphr.*

*Augentrost* *Scrophulariaceae*

Schlüsselsymptome

▷ Reichlicher, **scharfer Tränenfluss**, mit reichlichem, **mildem Schnupfen** (Gegenteil von *All-c.*)

▷ Die **Augen tränen ständig** und sind am Morgen verklebt

- ▷ Menses: schmerzhaft, regelmäßig, **dauert nur eine Stunde**; oder spät, spärlich, kurz, nur einen Tag lang (*Bar-c.*)
- ▷ Keuchhusten: übermäßiger Tränenfluss beim Husten; Husten nur tagsüber (*Ferr.*, *Nat-m.*)

## Allgemein

- ▷ Schlimme Folgen von Stürzen, Prellungen oder mechanischen Verletzungen äußerer Körperteile (*Arn.*)
- ▷ Schleimhautkatarrh, besonders der Augen und Nase

## Augen

- ▷ Reichlicher, **scharfer Tränenfluss**, mit reichlichem, mildem Schnupfen (Gegenteil von *All-c.*)
- ▷ **Die Augen tränen ständig** und sind am Morgen verklebt
- ▷ Lidränder rot, geschwollen, brennend

## Nase

- ▷ Reichlicher Fließschnupfen am Morgen mit heftigem Husten und reichlichem Auswurf, < bei warmem Südwind

## Hals

- ▷ Beim morgendlichen Versuch, den Hals von übel riechendem Schleim zu befreien, Würgen bis zum Erbrechen des gerade zu sich genommenen Frühstücks (*Bry.*)
- ▷ Reichlicher Auswurf von Schleim durch absichtliches Räuspern, < beim Aufstehen am Morgen

## Weiblich

- ▷ Menses:
  - → schmerzhaft, regelmäßig, **dauert nur eine Stunde**
  - → oder spät, spärlich, kurz, nur einen Tag lang (*Bar-c.*)

## Atemwege

- ▷ Keuchhusten: *übermäßiger Tränenfluss beim Husten; Husten nur tagsüber* (*Ferr.*, *Nat-m.*)

## Arzneimittelbeziehungen

- ▷ Ähnlich: *Puls.* bei Augenerkrankungen; Gegenteil von *All-c.* bei Tränenfluss und Schnupfen

### Modalitäten

- ▷ Verschlechterung
  - → am Abend, im Bett, im Haus, Wärme, Feuchtigkeit; durch Südwind; bei Berührung (*Hep.*)

## Ferrum metallicum *Ferr.*

*Eisen*

### Schlüsselsymptome

- ▷ **Extreme Blässe** von Gesicht, Lippen und Schleimhäuten, die durch den geringsten Schmerz, die kleinste Emotion oder Anstrengung rot und glühend werden
- ▷ Rote Körperteile werden weiß; Gesicht, Lippen, Zunge und Mundschleimhaut
- ▷ Durchfall: unverdaute Stühle nachts oder **beim Essen und Trinken** (*Crot-t.*)
- ▷ Schwindel: beim Anblick fließenden Wassers
- ▷ Menses: blasser Fluss, wässrig, schwächend
- ▷ Erbrechen: unmittelbar nach Mitternacht
- ▷ Fühlt sich stets besser bei langsamen Umhergehen, obwohl Schwäche den Patienten zum Hinlegen zwingt

### Geist/Gemüt

- ▷ Personen mit sanguinischem Temperament; kleinlich, streitsüchtig; zänkisch; leicht erregt, verärgert durch den geringsten Widerspruch (*Anac.*, *Cocc.*, *Ign.*); > geistige Anstrengung
- ▷ Reizbarkeit: geringste Geräusche, wie z. B. das Rascheln von Papier, bringen ihn zur Verzweiflung (*Asar.*, *Tarax.*)

### Allgemein

- ▷ Frauen, die schwach, zart, chlorotisch sind und trotzdem ein feuerrotes Gesicht haben
- ▷ Hämorrhagische Diathese: hellrotes Blut, gerinnt leicht (*Ferr-p.*, *Ip.*, *Phos.*)
- ▷ Fühlt sich stets besser *bei langsamem Umhergehen*, obwohl Schwäche den Patienten zum Hinlegen zwingt
- ▷ Ödeme: nach Verlust von Körperflüssigkeiten; Missbrauch von Chinin; unterdrücktem Wechselfieber (*Carbo-v.*, *China*)

## Kopf

- Schwindel:
  - mit dem Gefühl zu balancieren, wie auf Wasser
  - *beim Anblick fließenden Wassers*
  - beim Gehen über Wasser, z. B. beim Überqueren einer Brücke (*Lyss.*)
  - beim Abwärtsgehen (*Borx.*, *Sanic.*)
- Kopfschmerz:
  - hämmernde, klopfende, pulsierende Schmerzen, muss sich hinlegen
  - mit Abneigung gegen Essen und Trinken
  - zwei, drei oder vier Tage lang alle zwei oder drei Wochen

## Gesicht

- **Extreme Blässe** von Gesicht, Lippen und Schleimhäuten, *die durch den geringsten Schmerz, Gefühlsregung oder Anstrengung rot und glühend werden*. Erröten (*Aml-ns.*, *Coca*)
- Erethische Chlorose, < im Winter
- **Rote Partien werden weiß**: Gesicht, Lippen; Zunge und Mundschleimhaut

## Magen

- Mundvolles Erbrechen und Aufstoßen von Speisen (*Alum.*), mit Übelkeit
- Heißhunger oder völliger Appetitverlust, mit extremer Abneigung gegen alle Speisen
- Erbrechen:
  - unmittelbar nach Mitternacht
  - von Speisen, sobald diese aufgenommen wurden
  - verlässt plötzlich den Tisch und erbricht auf einen Schlag alles Gegessene, kann sich dann wieder hinsetzen und weiteressen
  - sauer, scharf (*Lyc.*, *Sul-ac.*)

## Rektum

- Durchfall:
  - unverdaute Stühle nachts oder **beim Essen und Trinken** (*Crot-t.*)
  - schmerzlos mit gutem Appetit
  - bei Schwindsüchtigen
- Obstipation:
  - aufgrund von Darmatonie

- → erfolgloser Drang
- → Stühle hart, schwierig, gefolgt von Rückenschmerzen oder krampfartigen Schmerzen im Rektum
- → Rektumprolaps bei Kindern
- → nächtliches Jucken des Anus

### Weiblich

- ▷ Menses:
  - → zu früh, zu reichlich, zu lang andauernd, mit feuerrotem Gesicht
  - → Ohrgeräusche
  - → setzen zwei oder drei Tage aus und kehren dann wieder
  - → *blass, wässrig, schwächend*

### Atemwege

- ▷ Husten nur tagsüber (*Euphr.*); erleichtert durch Hinlegen; > Essen (*Spong.*)

### Arzneimittelbeziehungen

- ▷ Komplementär: zu *Alum.*, *China.*
- ▷ *China*: das pflanzliche Analogon folgt gut bei fast allen Erkrankungen, akut oder chronisch
- ▷ Sollte niemals bei Syphilis gegeben werden; verschlimmert immer den Zustand

### Modalitäten

- ▷ Verschlechterung
  - → nachts, in Ruhe, besonders beim Stillsitzen
- ▷ Verbesserung
  - → *langsames Umhergehen*; im Sommer

## Fluoricum acidum *Fl-ac.*

*Acidum fluoricum, Acidum hydrofluoricum, Flusssäure HF*

### Schlüsselsymptome

- ▷ Altersbeschwerden oder Beschwerden vorzeitig alternder Menschen; bei syphilitisch-merkurialer Dyskrasie; **junge Menschen sehen alt aus**

## Allgemein

- ▷ Altersbeschwerden oder Beschwerden vorzeitig alternder Menschen; bei syphilitisch-merkurialer Dyskrasie; *junge Menschen sehen alt aus*
- ▷ Gesteigerte körperliche Leistungsfähigkeit ohne Gefahr für die Gesundheit (*Coca*); leidet wenig unter extremer Sommerhitze oder Winterkälte
- ▷ Krampfadern und Geschwüre, hartnäckig, langwierige Fälle, bei Frauen, die viele Kinder geboren haben
- ▷ Schnell fortschreitende Zahnkaries; Zahn- oder Tränenfisteln; Exostose der Gesichtsknochen (*Hekla*)

## Extremitäten

- ▷ Karies und Nekrose, besonders der langen Röhrenknochen, psorisch oder syphilitisch, Missbrauch von Quecksilber oder Silica (*Ang.*)

## Haut

- ▷ Alte Narben röten sich an den Rändern und drohen zu offenen Geschwüren zu werden (*Caust.*, *Graph.*)
- ▷ Flacher Naevus bei Kindern (rechte Schläfe); Teleangiektasien (vgl. *Calc-f.*, *Tub.*)
- ▷ Geschwüre:
  - → rote Ränder und Bläschen
  - → Dekubitus
  - → reichliche Absonderung
  - → < Wärme, > Kälte
  - → heftige Schmerzen, wie Blitzschläge, auf eine kleine Stelle beschränkt

## Arzneimittelbeziehungen

- ▷ Komplementär: *Coca*, *Sil.*
- ▷ Folgt gut nach:
  - → *Ars.* bei Aszites von Alkoholikern
  - → *Kali-c.* bei Hüfterkrankungen
  - → *Coff.*, *Staph.* bei empfindlichen Zähnen
  - → *Ph-ac.* bei Diabetes
  - → *Sil.*, *Symph.* bei Knochenerkrankungen
  - → *Spong.* bei Struma

## Gelsemium sempervirens *Gels.*

*Gelber Jasmin* *Loganiaceae*

### Schlüsselsymptome

- ▷ **Mangel an Muskelkoordination;** verwirrt
- ▷ Allgemeine Niedergeschlagenheit bei Sonnen- oder Sommerhitze
- ▷ Schwäche und Zittern
- ▷ Schwindel, breitet sich vom Hinterkopf her aus (*Sil.*)
- ▷ Kopfschmerz: beginnt in der Halswirbelsäule
- ▷ Frostschauer ohne Durst, besonders entlang der Wirbelsäule, läuft den Rücken auf und ab in schneller, wellenartiger Folge vom Kreuzbein zum Hinterkopf

### Geist/Gemüt

- ▷ Erregbar, reizbar, empfindlich; bei nervösen Störungen aufgrund von Masturbation (*Kali-p.*)
- ▷ Schlimme Folgen von Schreck, Furcht, aufregenden Neuigkeiten und plötzlichen Emotionen (*Ign.*; durch erfreuliche Überraschungen: *Coff.*)
- ▷ Furcht vor dem Tod (*Ars.*); völliger Mangel an Mut
- ▷ Die Erwartung einer ungewöhnlichen Belastungsprobe, das Vorbereiten auf den Kirchgang, Theaterbesuch oder eine Verabredung verursacht Durchfall; Lampenfieber, nervöse Scheu in der Öffentlichkeit zu erscheinen (*Arg-n.*)
- ▷ Verlangen nach Ruhe, allein gelassen zu werden; möchte nicht sprechen oder jemanden in der Nähe haben, selbst wenn die Person still ist (*Ign.*)
- ▷ Kinder: Furcht zu fallen, greifen nach dem Bettchen oder klammern sich an die Kinderschwester (*Borx.*, *Sanic.*)

### Allgemein

- ▷ Für Kinder, junge Menschen, besonders Frauen mit nervösem, hysterischem Temperament (*Croc.*, *Ign.*)
- ▷ Vollständige Erschlaffung und Entkräftung des gesamten Muskelsystems, mit motorischer Lähmung
- ▷ Allgemeine Niedergeschlagenheit bei *Sonnen- oder Sommerhitze*
- ▷ ***Schwäche und Zittern***, der Zunge, Hände, Beine; des gesamten Körpers

▷ Mangel an Muskelkoordination; *verwirrt*; die Muskeln gehorchen nicht dem Willen

## Kopf

▷ Schwindel, *der sich vom Hinterkopf ausbreitet* (*Sil.*)
  → mit Doppeltsehen
  → geschwächter Sehkraft
  → Verlust der Sehkraft
  → scheint wie betäubt, beim Versuch sich zu bewegen

▷ Kopfschmerz: mit vorausgehender Blindheit (*Kali-bi.*), besser durch reichliches Harnlassen

▷ Kopfschmerz: *beginnt in der Halswirbelsäule;* Schmerzen erstrecken sich über den Kopf, verursachen eine berstende Empfindung in Stirn und Augäpfeln (*Sang., Sil.*: beginnen genauso, aber einseitig); schlimmer durch:
  → geistige Anstrengung
  → Rauchen
  → Sonnenhitze
  → Liegen mit tiefliegendem Kopf

▷ Bandgefühl um den Kopf oberhalb der Augen (*Carb-ac., Sulph.*); Kopfhaut berührungsempfindlich

## Augen

▷ Große Schwere der Augenlider, kann sie nicht offen halten (*Caust., Graph., Sep.*)

## Brust

▷ Furcht, das Herz würde stehen bleiben, wenn man nicht ständig in Bewegung ist (Furcht, es würde zu schlagen aufhören, wenn man sich bewegt: *Dig.*)

▷ Langsamer Puls bei alten Menschen

## Fieber

▷ Frostschauer ohne Durst, besonders entlang der Wirbelsäule, *läuft den Rücken auf und ab* in schneller, wellenartiger Folge vom Kreuzbein zum Hinterkopf

## Arzneimittelbeziehungen

▷ Vergleiche: *Bapt.* bei drohendem typhösem Fieber; *Ip.* bei Folgezuständen von durch Chinin unterdrücktem Wechselfieber

Modalitäten

- ▷ Verschlechterung
  - → feuchtes Wetter; vor einem Gewitter; Emotionen oder Aufregung aufgrund *schlimmer Nachrichten; Tabakrauchen; beim Denken an seine Beschwerden;* wenn er auf seinen Verlust angesprochen wird

## Glonoinum *Glon.*

*Nitroglycerin* $C_3H_5N_3O_9$

Schlüsselsymptome

- ▷ **Sonnenstich und Kopfschmerzen durch Sonneneinwirkung**
- ▷ Kopfbeschwerden durch Aufenthalt in der Sonne
- ▷ Das Gehirn fühlt sich an, als sei es zu groß, voll, berstend; klopft bei jeder Erschütterung, jedem Schritt oder Pulsschlag
- ▷ **Kopfschmerz anstelle der Menses**
- ▷ Kopfschmerzen treten nach starken Uterusblutungen auf; Blutwallungen zum Kopf, bei Schwangeren

Allgemein

- ▷ Nervöses Temperament: plethorische, üppige, empfindliche Frauen; leicht zu beeinflussende Menschen
- ▷ Schlimme Folgen von seelischer Aufregung, Schreck, Furcht, mechanischen Verletzungen und ihren Spätfolgen; vom Haareschneiden (*Acon.*, *Bell.*)
- ▷ Kinder, die am Abend erkranken, wenn sie am offenen Feuer sitzen oder dort einschlafen
- ▷ Zerebrale Kongestion oder abwechselnd Kongestion des Kopfes und Herzens

Kopf

- ▷ Kopfbeschwerden:
  - → durch Arbeiten bei künstlichem Licht
  - → wenn die Hitze auf den Kopf einwirkt
  - → kann Hitze am Kopf nicht ertragen, weder Ofenhitze noch *Sonneneinwirkung* (*Lach.*, *Nat-c.*)

- Kopfschmerzen:
  - → Kopf fühlt sich extrem groß an; als ob der Schädel zu klein für das Gehirn wäre
  - → **Sonnenstich und Kopfschmerzen durch Sonneneinwirkung**
  - → jeden Tag zu- und abnehmend mit dem Lauf der Sonne (*Kalm.*, *Nat-c.*)
- Heftiges Schlagen/Hämmern im Kopf, synchron zum Puls; klopfender, pulsierender Kopfschmerz; hält den Kopf mit beiden Händen; kann sich nicht hinlegen, „das Kissen würde klopfen"
- Das Gehirn fühlt sich an, als sei es zu groß, voll, berstend; das Blut scheint nach oben gepumpt zu werden; es klopft bei jeder Erschütterung, jedem Schritt oder Pulsschlag
- Heftige Hirnkongestion durch verspätete oder unterdrückte Menses; **Kopfschmerz anstelle der Menses**
- Konvulsionen bei Kindern durch zerebrale Kongestion; Meningitis, während der Zahnung, in Fällen, die nach *Bell.* zu verlangen scheinen

## Weiblich

- Kopfschmerzen treten nach starken Uterusblutungen auf; Blutwallungen zum Kopf, bei Schwangeren
- Hitzewallungen im Klimakterium (*Aml-ns.*, *Bell.*, *Lach.*); bei der Menstruation (*Ferr.*, *Sang.*)

## Brust

- Heftige Palpitationen, mit Klopfen in den Carotiden
- Herztätigkeit angestrengt, unterdrückt
- Das Blut scheint zum Herzen und heftig zum Kopf zu strömen

## Arzneimittelbeziehungen

- Vergleiche: *Aml-ns.*, *Bell.*, *Ferr.*, *Gels.*, *Meli.*, *Stram.*

## Modalitäten

- Verschlechterung
  - → **in der Sonne, Einwirkung von Sonnenstrahlen;** künstliches Licht; Überhitzung; Erschütterung; Bücken; Hinaufsteigen; Tragen einen Hutes; Haareschneiden

## Graphites *Graph.*

*Reißblei, kristalliner Kohlenstoff*

### Schlüsselsymptome

- ▷ Leukorrhoe: scharf, wund machend, **fließt in Strömen Tag und Nacht**
- ▷ Ungesunde Haut: jede Verletzung eitert (*Hep.*); Ausschläge an den Ohren, zwischen den Fingern und Zehen und an verschiedenen Körperteilen sondern eine **wässrige, transparente, klebrige Flüssigkeit** ab
- ▷ Musik bringt sie zum Weinen
- ▷ Hört besser bei Lärm; beim Autofahren, wenn es rumpelt oder poltert (*Nit-ac.*)
- ▷ Sexuelle Schwäche aufgrund sexueller Ausschweifungen

### Geist/Gemüt

- ▷ Übermäßige Vorsicht; schüchtern, zögerlich; unfähig, irgendetwas zu entscheiden (*Puls.*)
- ▷ Ruhelosigkeit beim Arbeiten (*Zinc.*)
- ▷ Traurig, niedergeschlagen; *Musik bringt sie zum Weinen;* denkt an nichts anderes als den Tod (Musik ist unerträglich: *Nat-c.*, *Sabin.*)

### Allgemein

- ▷ Passend für zur Fettsucht neigende Frauen, die an habitueller Verstopfung leiden; mit einer Vorgeschichte von verzögerter Menstruation
- ▷ „Was *Pulsatilla* in der Pubertät, ist *Graphites* im Klimakterium."
- ▷ Kataleptischer Zustand; bei Bewusstsein, aber keine Kraft, um sich zu bewegen oder zu sprechen
- ▷ Erkältet sich leicht, empfindlich gegen Luftzug (*Borx.*, *Calc.*, *Hep.*, *Nux-v.*). Betroffene Körperteile magern ab
- ▷ Kinder: frech; sticheln; lachen, wenn sie zurechtgewiesen werden

### Kopf

- ▷ Brennender, runder Fleck am Scheitel (*Calc.*, *Sulph.*; kalter Fleck: *Sep.*, *Verat.*)

## Augen

- ▷ Ekzem der Augenlider; Ausschlag feucht und rissig; Lider gerötet, Lidränder überzogen mit Schuppen und Krusten

## Ohren

- ▷ *Hört besser bei Lärm*; beim Autofahren, wenn es rumpelt und poltert (*Nit-ac.*)

## Gesicht

- ▷ Gefühl wie von Spinnweben an der Stirn, versucht angestrengt, sie abzureiben (*Bar-c., Borx., Brom., Ran-s.*)

## Rektum

- ▷ Durchfall: Stühle braun, flüssig, vermischt mit unverdauten Substanzen und von unerträglichem Gestank, oft verursacht durch unterdrückte Ausschläge (*Psor.*)
- ▷ Chronische Verstopfung:
  - → Stuhl schwierig abzusetzen, groß, hart, knotig mit Klumpen, durch Schleimfäden zusammengehalten
  - → *zu groß* (*Sulph.*)
  - → scharfer Wundschmerz im Anus nach dem Stuhl

## Männlich/Weiblich

- ▷ *Sexuelle Schwäche aufgrund sexueller Ausschweifungen*
- ▷ Entschiedene Abneigung gegen Koitus (beide Geschlechter)
- ▷ Menses:
  - → zu spärlich, blass, zu spät mit starken Schmerzen
  - → unregelmäßig
  - → verzögert durch Nasswerden der Füße (*Puls.*)
- ▷ Morgendliche Übelkeit während der Menstruation; sehr schwach und erschöpft (*Alum., Carb-an., Cocc.*)
- ▷ Leukorrhoe:
  - → scharf, wund machend
  - → **fließt in Strömen Tag und Nacht**
  - → vor und nach der Menses (vor: *Sep.*, nach: *Kreos.*)
- ▷ Harte Narben bleiben nach Mamma-Abszess zurück, hemmen den Milchfluss
- ▷ Brustkrebs, aufgrund alter Narben und wiederholter Abszesse

### Haut

- ▷ Ungesunde Haut:
  - → *jede Verletzung eitert* (*Hep.*)
  - → alte Narben brechen wieder auf
  - → *Ausschläge an den Ohren,* zwischen den Fingern und Zehen und an verschiedenen Körperteilen, **sondern eine wässrige, transparente, klebrige Flüssigkeit ab**
- ▷ Die Nägel sind brüchig, bröckelig, deformiert (*Ant-c.*); schmerzhaft, wund, wie vereitert, dick und verkrüppelt
- ▷ Risse oder Fissuren an den Fingerkuppen, Brustwarzen, Mundwinkeln; am Anus; zwischen den Zehen
- ▷ Phlegmonöses Erysipel: im Gesicht, mit brennenden, stechenden Schmerzen; beginnend auf der rechten Seite, geht zur linken über; nach Anwendung von Jod

### Arzneimittelbeziehungen

- ▷ Komplementär: *Caust., Hep., Lyc.*
- ▷ *Graphites* folgt gut auf: *Lyc., Puls.*; nach *Calc.* bei Fettsucht junger Frauen mit viel ungesundem Fettgewebe; folgt gut auf *Sulph.* bei Hauterkrankungen; nach *Sepia* bei ausgeprägter Leukorrhoe
- ▷ Ähnlich: *Lyc., Puls.* bei Menstruationsbeschwerden

### Modalitäten

- ▷ Verschlechterung
  - → nachts, während und nach der Menstruation

## Hamamelis virginica — *Ham.*

*Zauberhasel, Zaubernuss*    *Hamamelidaceae*

Dieser Strauch blüht von September bis November, wenn die Blätter fallen. Die Samen reifen im folgenden Sommer.

### Schlüsselsymptome

- ▷ Schmerzhaftigkeit in den betroffenen Körperteilen, wie zerschlagen (*Arn.*)
- ▷ Traumatische Konjunktivitis; Blutaustritt in die Augenkammern; durch heftigen Husten; intensives Schmerzempfinden (*Arn., Calen., Led.*)

## Allgemein

- ▷ Es passt bei venösen Hämorrhagien aus jeder Körperöffnung; Nase, Lunge, Darm, Uterus, Blase
- ▷ Venöse Stauung:
  - → passiv, von Haut und Schleimhäuten
  - → Phlebitis, Krampfadern
  - → Geschwüre, Varikosis, mit stechenden, pieksenden Schmerzen
  - → Hämorrhoiden
- ▷ Patienten, die an Krampfadern leiden, sich leicht erkälten, wenn sie draußen sind, besonders bei warmer, feuchter Luft
- ▷ „Es ist das *Aconit* des venösen Kapillarsystems."
- ▷ *Schmerzhaftigkeit in den betroffenen Körperteilen, wie zerschlagen (Arn.);* Gelenk- und Muskelrheumatismus
- ▷ Wunden:
  - → Schnittwunden, Risswunden, Quetschungen
  - → Sturzverletzungen
  - → stoppt Blutungen, beseitigt Schmerzen und Wundheitsgefühl (*Arn.*)
- ▷ Chronische Folgen mechanischer Verletzungen (*Con.*)
- ▷ Blutungen:
  - → reichlich, dunkel, klumpig, aus Darmgeschwüren (*Crot-h.*)
  - → Uterusblutungen, aktiv oder passiv, nach Erschütterungen oder einer Fahrt auf holpriger Straße; vikariierende Menstruation; keine Ängstlichkeit
- ▷ Reichliche Absonderungen, die einer Blutung ähneln und für das System eine ebenso schlimme Austrocknung darstellen wie ein Blutverlust
- ▷ Die Schwäche nach Hämorrhoidenblutungen steht in keinem Verhältnis zum Blutverlust (*Hydr.*)
- ▷ Schlimme Folgen von Blutverlust (*Chin.*)

## Augen

- ▷ Traumatische Konjunktivitis; Blutaustritt in die Augenkammern; durch heftigen Husten; ***intensives Schmerzempfinden*** (***Arn.***, ***Calend.***, ***Led.***)

## Nase

- ▷ Nasenbluten:
  - → passiver Fluss, lang andauernd, Blut gerinnt nicht (*Crot-h.*)
  - → reichliche Blutung bessert Kopfschmerz (*Meli.*), idiopathisch, traumatisch, vikariierend, bei Kindern

## Rektum

▷ Hämorrhoiden:
- → stark blutend
- → mit brennendem Schmerzempfinden, Völle-, Schweregefühl;
- → Gefühl, als ob der Rücken brechen würde
- → Stuhldrang
- → bläuliche Verfärbung
- → der Anus fühlt sich wund und wie roh an

## Weiblich

▷ Menstruation:
- → dunkle und reichliche Blutungen; mit Schmerzen im Abdomen
- → nach einem Stoß an das Ovar oder einem Sturz
- → alle Beschwerden werden während der Menstruation schlimmer (*Cimic.*, *Puls.*)
- → Uterusblutungen, aktiv oder passiv, nach Erschütterungen oder einer Fahrt auf holpriger Straße mit nach unten drängenden Schmerzen im Rücken

## Atemwege

▷ Hämoptyse:
- → kitzelnder Husten, mit Geschmack von Blut oder Schwefel
- → venös, ohne Anstrengung oder Husten
- → manchmal monatlich, über Jahre

## Arzneimittelbeziehungen

▷ Komplementär: *Ferrum* bei Blutungen und hämorrhagischer Diathese

▷ Vergleiche: *Arn.*, *Calend.*, bei traumatischen Blutungen und um die Resorption intraokulärer Blutungen zu beschleunigen

# Helleborus niger — *Hell.*

*Christrose* *Ranunculaceae*

## Schlüsselsymptome

▷ Urin:
- → **rot, schwarz, spärlich, kaffeesatzartiges Sediment**

   - → **unterdrückt** bei Hirnerkrankungen und Wassersucht
- ▷ Wassersucht: mit Fieber, Erschöpfung, Anurie
- ▷ Bohrt den Kopf ins Kissen; rollt von einer Seite auf die andere; schlägt den Kopf mit den Händen
- ▷ Leeres, gedankenloses Starren; Augen weit offen

## Geist/Gemüt

- ▷ Melancholie:
   - → traurig; verzweifelt; schweigsam, mit quälender Angst
   - → nach Typhus abdominalis
   - → bei pubertierenden Mädchen oder wenn nach der Menarche die Menstruation nicht wieder eintritt
- ▷ Gereizt, leicht verärgert; Trost < (*Ign.*, *Nat-m.*, *Sep.*, *Sil.*); will nicht gestört werden (*Gels.*, *Nat-m.*)
- ▷ Bewusstlos; benommen; antwortet langsam auf Fragen; ein Bild akuten Schwachsinns (chronischer Schwachsinn: *Bar-c.*)
- ▷ Dauerndes Zupfen an den Lippen, der Kleidung oder Bohren mit dem Finger in der Nase (bei vollem Bewusstsein: *Arum-t.*)

## Allgemein

- ▷ Schwache, zarte, psorische Kinder; Neigung zu zerebralen Problemen (*Bell.*, *Calc.*, *Tub.*); mit serösen Ergüssen
- ▷ Wassersucht:
   - → in Gehirn, Brust, Abdomen
   - → nach Scharlach und intermittierendem Fieber
   - → mit Fieber, Erschöpfung, *Anurie*, durch unterdrückte Exantheme (*Apis*, *Zinc.*)
- ▷ Konvulsionen mit extremer Kälte des Körpers, außer Kopf oder Hinterkopf, die heiß sein können (*Arn.*)

## Kopf

- ▷ Hirnsymptome während des Zahnens (*Bell.*, *Podo.*); bei Gefahr von Erguss (*Apis*, *Tub.*)
- ▷ Meningitis:
   - → akut, zerebrospinal, tuberkulös, mit Exsudation
   - → mehr oder weniger vollständige Lähmung
- ▷ *Bohrt den Kopf ins Kissen; rollt von einer Seite auf die andere; schlägt den Kopf mit den Händen*

▷ Hydrozephalus nach Scharlach oder tuberkulös, der sich schnell entwickelt (*Apis*, *Sulph.*, *Tub.*)

## Augen

▷ Leeres, gedankenloses Starren; *Augen weit offen*
▷ Unempfindlich gegen Licht
▷ Erweiterte Pupillen oder abwechselnd erweitert und kontrahiert

## Mund

▷ Schluckt gierig kaltes Wasser; beißt auf den Löffel, obwohl bewusstlos
▷ Kauende Mundbewegungen; Mundwinkel wund, rissig; Nasenlöcher schmutzig und rußig, trocken

## Rektum

▷ Durchfall:
- → bei akutem Hydrozephalus, Zahnung, Schwangerschaft
- → wässriger, klarer, klebriger, farbloser Schleim
- → weißer, gallertartiger Schleim
- → wie Froschlaich
- → unwillkürlich

## Harnwege

▷ Urin:
- → **rot, schwarz, spärlich, kaffeesatzartiges Sediment**
- → **unterdrückt** bei Hirnerkrankungen und Wassersucht
- → albuminös

## Extremitäten

▷ Ungewollte Bewegungen eines Armes oder Beines

## Schlaf

▷ Soporöser Schlaf (wie betäubt), mit Schreien, Kreischen und Auffahren

## Arzneimittelbeziehungen

▷ Vergleiche: *Apis*, *Apoc.*, *Ars.*, *Bell.*, *Bry.*, *Dig.*, *Lach.*, *Sulph.*, *Tub.*, *Zinc.* bei Erkrankungen von Gehirn oder Meningen

## Helonias dioica *Helon.*

*Chamaelirium luteum, falsche Einhornwurzel Liliales/Melanthiaceae*

### Schlüsselsymptome

- ▷ Für Frauen:
  - → bei Uterusprolaps durch Atonie, entkräftet durch Trägheit und Luxusleben
  - → erschöpft durch schwere körperliche oder geistige Arbeit
- ▷ Deutliches Spüren der Gebärmutter, fühlt beim Laufen, wie sie sich bewegt, da sie so wund und empfindlich ist (*Lyss.*)

### Geist /Gemüt

- ▷ Dem Patienten geht es besser, wenn er beschäftigt ist, wenn er nicht an seine Beschwerden denkt (*Calc-p.*, *Ox-ac.*)
- ▷ Ruhelos, muss sich ständig bewegen
- ▷ Reizbar, kritiksüchtig; kann nicht den geringsten Widerspruch ertragen oder den kleinsten Vorschlag annehmen (*Anac.*)
- ▷ Tiefe Melancholie; tiefe Depression

### Allgemein

- ▷ Für Frauen:
  - → bei *Uterusprolaps durch Atonie*, entkräftet durch Trägheit und Luxusleben
  - → *erschöpft durch schwere körperliche oder geistige Arbeit*
  - → überbeanspruchte Muskeln brennen und schmerzen
  - → zu müde zum Schlafen
- ▷ Diabetes:
  - → erste Stadien
  - → Urin reichlich, klar, glukosehaltig
  - → trockene, zusammenklebende Lippen
  - → großer Durst
  - → Ruhelosigkeit
  - → Abmagerung
  - → reizbar und melancholisch

### Harnwege

- ▷ Albuminurie:
  - → akut oder chronisch

→ in der Schwangerschaft
→ mit großer Schwäche, Mattigkeit, Schläfrigkeit, ungewöhnlich müde, doch weiß nicht warum

### Weiblich

▷ Menses:
→ zu früh, zu reichlich
→ durch Uterusatonie bei durch Blutverlust geschwächten Frauen
→ wenn Patientinnen mehr Blut verlieren als zwischen den Menses aufgebaut wird
→ Brüste geschwollen, Brustwarzen schmerzhaft und empfindlich (*Con.*, *Lac-c.*)
→ Menstruationsfluss passiv, dunkel, klumpig, stinkend

▷ Empfindung von Wundheit und Schwere im Becken (*Lappa*); *deutliches Spüren der Gebärmutter*, fühlt beim Laufen, wie sich die Gebärmutter bewegt, *da sie so wund und empfindlich ist* (*Lyss.*)

▷ Schlimme Folgen von Abtreibungen und Fehlgeburten

### Arzneimittelbeziehungen

▷ Vergleiche: *Alet.*, *Ferr.*, *Lil-t.*, *Ph-ac.*

▷ Ähnlich: *Alet.* bei Schwäche durch Prolaps, langwierige Erkrankung, Mangelernährung

## Hepar sulphuris *Hep.*

*Kalkschwefelleber*

### Schlüsselsymptome

▷ **Die geringste Verletzung führt zu Eiterbildung** (*Graph.*, *Merc.*)

▷ **Extrem empfindlich gegen kalte Luft**

▷ Husten:
→ wenn irgendein Körperteil unbedeckt ist (*Rhus-t.*)
→ kruppartig, erstickend, würgend
→ durch trockenen Westwind

▷ Krupp: nach Einwirkung von trocken-kalten Winden (*Acon.*)

- ▷ Die Haut ist **sehr berührungsempfindlich**, kann an den betroffenen Körperteilen noch nicht einmal die Berührung von Kleidung ertragen
- ▷ Hauterkrankungen **extrem empfindlich gegen Berührung**, der Schmerz verursacht oftmals Ohnmacht
- ▷ Überempfindlich, körperlich und geistig
- ▷ Urin: behinderter Fluss, langsame Entleerung, ohne Kraft, tröpfelt senkrecht herunter

## Geist/Gemüt

- ▷ *Überempfindlich, körperlich und geistig;* irritiert durch den geringsten Anlass; spricht schnell und hastig, hastiges Trinken
- ▷ Der Patient ist mürrisch, ärgerlich wegen der geringsten Kleinigkeit
- ▷ Hypochondrisch
- ▷ Grundlose Angst

## Allgemein

- ▷ Für träge, lymphatische Konstitutionstypen
- ▷ Menschen mit hellem Haar und hellem Teint, weicher und schlaffer Muskulatur, langsam im Handeln
- ▷ **Die geringste Verletzung führt zu Eiterbildung** (*Graph.*, *Merc.*)
- ▷ Erkrankungen, bei denen das System durch Quecksilbermissbrauch geschädigt wurde
- ▷ Wenn Eiterung notwendig erscheint, kann *Hepar* den Abszess öffnen und die Heilung beschleunigen
- ▷ **Extrem empfindlich gegen kalte Luft;** glaubt, die Zugluft zu fühlen, wenn im Nachbarraum eine Tür geöffnet wird; muss bis zum Gesicht warm eingepackt sein, selbst bei heißem Wetter (*Psor.*); kann es nicht vertragen, unbedeckt zu sein (*Nux-v.*; kann es nicht ertragen, zugedeckt zu sein: *Camph.*, *Sec.*.); erkältet sich bei der geringsten Einwirkung von frischer Luft (*Tub.*)

## Augen

- ▷ Augäpfel: empfindlich gegen Berührung; Schmerz, als ob sie in den Kopf gezogen würden (*Olnd.*, *Paris.*)

## Gesicht

- ▷ Die Mitte der Unterlippe ist eingerissen (*Am-c.*, *Nat-m.*; Einrisse in den Mundwinkeln: *Cond.*)

### Hals

- ▷ Das Gefühl eines Splitters, einer Fischgräte oder eines Pflockes im Hals (*Arg-n., Nit-ac.*)
- ▷ Mandelentzündung, mit drohender Eiterung
- ▷ Chronische Hypertrophie, mit Hörschwierigkeiten (*Bar-c., Lyc., Plb., Psor.*)

### Rektum

- ▷ Durchfall:
  - → bei Kindern mit saurem Geruch (*Calc., Mag-c.* – Kind und Stuhl riechen sauer: *Rheum*)
  - → lehmfarbener Stuhl (*Calc., Podo.*)

### Harnwege

- ▷ Behinderter Urinfluss, *langsame Entleerung, ohne Kraft, tropft senkrecht herunter*
- ▷ Muss eine Weile warten, bevor der Urin kommt
- ▷ Schwache Blase; ist unfähig, das Urinieren zu beenden, es scheint, als bliebe immer etwas Urin zurück (*Alum., Sil.*)

### Atemwege

- ▷ Husten:
  - → wenn irgendein Körperteil unbedeckt ist (*Rhus-t.*)
  - → kruppartig, erstickend, würgend
  - → *durch trockenen Westwind* (vom Land her kommend)
- ▷ Asthma:
  - → Atmung ängstlich, keuchend, rasselnd
  - → kurze, tiefe Atmung, Erstickungsanfälle
  - → muss den Kopf zurückbeugen und sich aufsetzen
  - → nach unterdrückten Ausschlägen (*Psor.*)
- ▷ Krupp:
  - → nach Einwirkung *von trocken-kalten Winden* (*Acon.*)
  - → tiefer, rauer, bellender Husten, mit Heiserkeit und Schleimrasseln
  - → < durch kalte Luft, kalte Getränke, vor Mitternacht und gegen Morgen

### Schweiß

- ▷ Reichlich, Tag und Nacht ohne Unterbrechung
- ▷ Saurer, stinkender Schweiß

- Schwitzt schnell bei jeder geistigen und körperlichen Anstrengung (*Psor.*, *Sep.*)

## Haut

- Die Haut ist **sehr berührungsempfindlich**, kann an den betroffenen Körperteilen noch nicht einmal die Berührung von Kleidung ertragen (*Lach.*; empfindlich gegen die kleinste Berührung, aber kann harten Druck ertragen: *China*)
- Hauterkrankungen **extrem empfindlich gegen Berührung**, der Schmerz verursacht oftmals Ohnmacht
- Geschwüre, Herpes, umgeben von kleinen Pickeln oder Pusteln, breiten sich aus, indem sie miteinander verschmelzen

## Arzneimittelbeziehungen

- Komplementär: zu *Calendula* bei Verletzung der Weichteile
- *Hepar* antidotiert: schlimme Folgen von Quecksilber und anderen Metallen, *Iod*, *Kalium iodatum*, Lebertran
- *Hepar* macht Patienten weniger anfällig gegen Witterungswechsel und kalte Luft
- Vergleiche: die psorischen Hauterkrankungen von *Sulphur* sind trocken, juckend, > durch Kratzen und nicht berührungsempfindlich; während bei *Hepar* die Haut ungesund, eitrig, feucht und extrem berührungsempfindlich ist

## Modalitäten

- Verschlechterung
  - → Liegen auf der schmerzhaften Seite (*Kali-c.*, *Iod.*)
  - → kalte Luft; Aufdecken
  - → kalte Speisen oder kalte Getränke
  - → Berührung erkrankter Teile
  - → Quecksilbermissbrauch
- Verbesserung
  - → Wärme im Allgemeinen (*Ars.*)
  - → warmes Einpacken, besonders des Kopfes (*Psor.*, *Sil.*)
  - → *feuchtes, nasses Wetter* (*Caust.*, *Nux-v.*; umgekehrt: *Nat-s.*)

## Hippozaenium * *Hippoz.*

*Mallein, Glanderin, Farcin. Nosode der Rotzkrankheit von Pferden. Das Mittel wird aus Verreibungen von mit dem Virus gesättigtem Milchzucker hergestellt.*

Die Krankheit wird in England „Glanders" genannt, wenn die katarrhalischen Symptome der Nase und Lunge und submaxilläre Lymphknotenschwellungen überwiegen. Wenn der Befall der Haut und der übrigen Lymphknoten überwiegt, wird sie *„Farcy"* genannt. Homöopathische Präparate wurden von beiden Krankheiten hergestellt. *Farcy* ist mit *„F."* gekennzeichnet. Zum Mittelbild wurden die klinischen Symptome der Erkrankung mit herangezogen.

### Klinik

Abszesse. Bronchitis. Chronischer Katarrh. Chronische Erkältungen. Diphtherie. Drüsenentzündung. Elephantiasis. Erysipel. Fäulnisfieber. Furunkel. Geschwüre. Geschwüre der Nasenknorpel. Hüftleiden. Karbunkel. Karies. Keuchhusten. Konfluierende Pocken. Lebervergrößerung. Lupus excedens. Ödem. Ozaena. Parotitis. Pest. Phlegmasia alba dolens. Phlegmone. Pusteln. Pyaemie. Rotzkrankheit. Skrofeln. Syphilis. Tuberkulose.

### Allgemein

In den letzten Jahren hat *Mallein*, ein aus der Rotzkrankheit der Pferde hergestelltes Toxin, große Bedeutung in der Veterinär-Schulmedizin bekommen. Reagiert das Pferd auf das Mittel, so schließt man auf das Vorhandensein der Krankheit. In vielen Fällen, wo das Tier auf die erste Injektion reagierte, fällt eine Wiederholung des Tests negativ aus; man kann daraus schließen, dass *Mallein* neben seiner diagnostischen Bedeutung auch eine Heilwirkung hat (H. W., XXXV, 149).

Von Homöopathen wurde die Nosode auf Vorschlag von Garth Wilkinson nach den Krankheitssymptomen als Indikatoren eingesetzt.

- ▷ So wurde es oft bei schwelenden Eiterprozessen und langwierigen Katarrhen, bösartigen Geschwüren und Tumoren, Abszessen und Lymphknotenschwellungen eingesetzt und bei vergleichbaren, aber weniger heftigen Krankheitszuständen
- ▷ Ich habe es mit außerordentlichem Erfolg in Fällen von hartnäckigem Nasenkatarrh und bei Lymphknotenschwellungen

eingesetzt. Der Einsatzbereich bei Nasenleiden reicht bis zur Ozaena und Ulzerationen der Nasenknorpel und Nasenknochen
- Bei Pferden befällt der Rotz die Lungen genauso wie den oberen Respirationstrakt und verursacht Husten und disseminierte Geschwürsbildungen und Ablagerungen in der ganzen Lunge
- Es hat Papeln und Geschwüre in Stirnhöhlen, Rachen, Kehlkopf und Trachea geheilt, Heiserkeit, Fälle von alter Bronchitis, besonders bei alten Patienten, bei denen die exzessive Schleimsekretion schon bedrohlich wurde
- Bronchialasthma, Keuchhusten
- Ein Husten, der um Weihnachten herum begann und bis Juni andauerte, wurde durch das Mittel geheilt
- Schwäche, Müdigkeit, allgemeines Unwohlsein, die Arbeit wird aufgegeben
- Allgemeine Erschöpfung mit starker Abmagerung
- Gewebe: zahlreiche Ekchymosen in den inneren Organen; Entzündung der Lymphgefäße und Schwellung der Lymphknoten; Phlegmasia alba dolens

## Kopf

- Ohnmacht abwechselnd mit Kopfschmerz
- Entzündungen der Hirnhäute
- Eiteransammlungen zwischen Schädelknochen und Dura mater
- Gehirnabszesse
    - → Tuberkel im Periost des Schädels, in der Dura mater, im Plexus choroideus
    - → Diffuse Myelitis malleosa, durch Infiltration
- Nekrosen der Schädel- und Gesichtsknochen (besonders der Stirnknochen)
- Das Haar verliert seinen Glanz

## Augen

- Die Augen sind voller Tränen und Schleim
- Pupillenerweiterung mit Kollaps
- Papeln an der Aderhaut

## Ohren

- Klingelnde Ohrgeräusche

- ▷ Heiserkeit mit Taubheit bei tödlichem Krankheitsverlauf
- ▷ Parotitis

Nase

- ▷ Schwellung und Rötung der Nase und ihrer Umgebung mit heftigem Schmerz
- ▷ Katarrh
  - → Entzündung der Nase mit dickem, verfärbtem Ausfluss
  - → zerklüftete, geschwollene Tonsillen, Rachenschwellung
- ▷ Hartnäckiger Katarrh
- ▷ Ausfluss
  - → oft einseitig, eiweißhaltig, zäh klebrig, verfärbt, grau, grünlich, auch blutig und übel riechend-scharf, ätzend
- ▷ Chronische Ozeana
- ▷ Geschwüre in Nase und Mund
- ▷ Die Nasenknorpel liegen frei und sind nekrotisiert; Septum, Vomer (Pflugscharbein) und knöcherner Gaumen lösen sich auf
- ▷ Karies der Nasenknochen
- ▷ Beseitigt Erkältungsneigung

Gesicht

- ▷ Die Speicheldrüsen sind geschwollen und nicht verschiebbar, zerklüftet, höckerig, meist schmerzlos, nur manchmal brennend
- ▷ Die Unterkiefer- und Unterzungendrüsen sind geschwollen und manchmal schmerzhaft; es bilden sich Abszesse, die sich nach außen öffnen

Mund

- ▷ Das Zahnfleisch blutet leicht und ist mit einer schwarzen, rußigen Ablagerung bedeckt
- ▷ Sprechen fällt schwer
- ▷ Zunge trocken und dick mit schwarzen, rußigen Ablagerungen bedeckt
- ▷ Geschwüre im Mund
- ▷ Der Mund ist mit zäher Lymphe und Schleim gefüllt
- ▷ Übler Atemgeruch.
- ▷ Skrofulöse Schwellung der linken Glandula parotis bei einem Kind

## Hals

- ▷ Geschwüre am Gaumensegel; geschwollene Tonsillen, die den Rachen verschließen
- ▷ Ekchymosen, Rötung, Schwellung, Ausschläge und faulende Geschwüre an der Rachenschleimhaut

## Magen

- ▷ Extremer Durst, besonders bei Durchfall
- ▷ Magen-Darm-Katarrh; Appetitverlust, Verdauungsstörung, Obstipation; in späteren Stadien Diarrhoe

## Abdomen

- ▷ Starke Lebervergrößerung, oft mit Anzeichen fettiger Degeneration
- ▷ Hepatitis mit gangränöser und geschwüriger Entzündung der Gallenwege
- ▷ Milzvergrößerung mit Blutfülle, Milz erweicht und verflüssigt, von gräulicher oder dunkler Verfärbung; keilförmiger Milzabszess
- ▷ Schwellung der Leistendrüsen

## Rektum

- ▷ Erschöpfender Durchfall mit allgemeiner Kachexie, tödlicher Krankheitsverlauf
- ▷ Obstipation

## Harnwege

- ▷ Tuberkel und Abszesse in den Nieren
- ▷ Im Urin Eiweiß, auch Leucin und Tyrosin

## Männlich

- ▷ Tuberkel und Abszesse der Glans penis; auch in Hoden und Niere

## Weiblich

- ▷ Schleimiger Ausfluss aus der Scheide
- ▷ Uterine Venenentzündung
- ▷ Abort

## Atemwege

- ▷ Papeln und Geschwüre in Stirnhöhlen, Rachen, Kehlkopf und Trachea

- ▷ Heiserkeit durch die Veränderungen des Kehlkopfes
- ▷ Bronchitis: schwerste Formen; besonders bei älteren Patienten; drohende Erstickung durch exzessive Schleimsekretion
- ▷ Geräuschvolle Atmung; laut schnarchende Atmung vor dem Exitus; übelriechender Atem
- ▷ Husten und Atembehinderung durch narbige Verziehungen der Nasen- und Kehlkopfschleimhaut, die seit elf Jahren bestanden; der Patient bot das Bild einer ausgeprägten Kachexie
- ▷ Der Husten begann um Weihnachten herum und dauerte bis Juni
- ▷ Keuchhusten
- ▷ Die Patienten husten heftig und werfen reichlich Schleim aus, der gewöhnlich stark an den Ausfluss aus der Nase erinnert
- ▷ Hirsekorn- bis erbsgroße Tuberkel von grauer, gelblicher oder rötlicher Farbe
- ▷ Bei Phthise vermindert es den Auswurf, mildert die ständig wieder aufflackernde Entzündung und beseitigt die Neigung zu Katarrhen
- ▷ Lungenkrankheit bei Rindern (*F.*)

## Puls

- ▷ Puls sehr schnell und klein, 110 bis 120/min; in manchen Fällen verlangsamt

## Extremitäten

- ▷ Dumpfer Schmerz in den Gliedern, am stärksten in Muskeln und Gelenken
- ▷ Wunde Finger, Armschwellung, Phlegmone und Erysipel mit Pusteln und Geschwüren
- ▷ Hüftkrankheit
- ▷ Psoas- und Lumbalabszesse (*F.*)
- ▷ Altes, nicht heilendes Ulcus cruris („offenes Bein")
- ▷ Beinödeme und Anasarka (*F.*)

## Haut

- ▷ Erythem, Erysipel, Phlegmone, Abszess, Pusteln und Geschwüre sind so stark über die Haut verbreitet, dass kaum eine Stelle frei bleibt

- ▷ Maligne Erysipele, besonders wenn sie mit starker Eiterbildung und Einschmelzung verbunden sind
- ▷ Konfluierende Pocken
- ▷ Livide, torpide Geschwüre, die keine Heilungstendenz zeigen

### Schlaf

- ▷ Schlaflosigkeit und große Ruhelosigkeit
- ▷ Nächtliches Delirium

### Fieber

- ▷ Häufiges Frösteln
- ▷ Schüttelfrost und Fieber bei Abszessen und Geschwüren
- ▷ Kaltwerdende Haut bei Kollaps
- ▷ Fieber bei rasch aufeinander folgenden Abszessen
- ▷ Septisches Fieber bei Eiterungen und Fäulnis
- ▷ Pest
- ▷ Kann versuchsweise bei Scharlach gegeben werden, wenn der Atem übel riecht, der Mund mit zäher Lymphe und Schleim gefüllt ist und die Tonsillen stark geschwollen sind

### Arzneimittelbeziehungen

- ▷ Vergleiche: *Tub-a., Bac., Syph., Vario.*, die Schlangengifte, *Aur., Cadm-s., Hep., Kali-bi., Psor.*

## Hydrastis canadensis *Hydr.*

*Kanadische Gelbwurz* *Ranunculaceae*

### Allgemein

- ▷ Für geschwächte Menschen mit zähen, schleimigen Absonderungen
- ▷ Kachektische oder maligne Dyskrasie mit ausgeprägter Störung der Magen- und Leberfunktionen; hinfällig durch exzessiven Alkoholkonsum
- ▷ Krebserkrankungen, Brustkrebs: hart, nicht verschiebbar (infiltriert wachsend); darüberliegende Haut marmoriert, eingezogen; Schmerzen wie von einem Messer, scharf, schneidend; eingezogene Brustwarzen

### Nase

- ▷ Reichliche Absonderung von dickem, gelbem, fädenziehendem Schleim aus der Nase (*Cor-r.*)

### Mund

- ▷ Stomatitis
- ▷ Zunge groß, weist Zahneindrücke auf

### Hals

- ▷ Räuspert gelben, zähflüssigen Schleim aus Choanen und Rachen herauf
- ▷ Ulzeration, nach Quecksilber oder Kaliumchlorat
- ▷ syphilitische Angina

### Weiblich

- ▷ Leukorrhoe:
  - → fädenziehend, dick, zähflüssig, gelb; hängt vom Muttermund in langen Fäden herab (*Kali-bi.*)
  - → Juckreiz

## Hyoscyamus niger *Hyos.*

*Bilsenkraut* *Solanaceae*

### Schlüsselsymptome

- ▷ Krankheiten mit erhöhter Hirnaktivität, aber nicht entzündlicher Art
- ▷ Spasmen: ohne Bewusstsein, sehr ruhelos; jeder Muskel des Körpers zuckt, von den Augen bis zu den Zehen
- ▷ Misstrauisch, vermutet eine Verschwörung
- ▷ Laszive Manie: Schamlosigkeit, will nicht bedeckt sein, stößt die Kleider von sich, entblößt sich
- ▷ Husten: < Hinlegen, Linderung durch Aufsetzten (*Dros.*)
- ▷ Anhaltende Schlaflosigkeit bei reizbaren, nervösen Personen durch geschäftliche Schwierigkeiten, die oftmals nur in der Einbildung existieren
- ▷ Fieber: wird schnell typhös

## Geist/Gemüt

- ▷ Krankheiten mit erhöhter Hirnaktivität, aber *nicht entzündlicher Art*
  - → Hysterie oder Delirium tremens
  - → Delirium mit Ruhelosigkeit, springt aus dem Bett, versucht zu fliehen
  - → gibt unpassende Antworten
  - → denkt, er ist am falschen Platz
  - → redet über eingebildete Tätigkeiten, aber hat keine Wünsche und beklagt sich nicht
  - → im Delirium nimmt *Hyoscyamus* eine Mittelstellung zwischen *Belladonna* und *Stramonium* ein; keine konstante zerebrale Kongestion des Ersteren und keine wilde Raserei und kein manisches Delirium des Letzteren
- ▷ Furcht:
  - → vor dem Alleinsein
  - → vor Gift
  - → gebissen zu werden
  - → verkauft zu werden
  - → zu essen oder zu trinken
  - → das Angebotene anzunehmen; *misstrauisch*, vermutet eine Verschwörung

- ▷ Schlimme Folgen unglücklicher Liebe: mit Eifersucht, Tobsucht, unzusammenhängender Rede oder Neigung, über alles zu lachen; oft gefolgt von Epilepsie
- ▷ Laszive Manie:
  - → Schamlosigkeit, will nicht bedeckt sein, stößt die Kleider von sich, entblößt sich
  - → singt obszöne Lieder
  - → liegt nackt im Bett und schwatzt

## Allgemein

- ▷ Menschen mit sanguinischem Temperament, die reizbar, nervös und hysterisch sind
- ▷ Konvulsionen:
  - → bei Kindern, durch Schreck oder durch Reizung bei Wurmbefall (*Cina*)
  - → während der Wehen
  - → im Wochenbett
  - → nach Mahlzeiten erbricht das Kind, schreit plötzlich auf, wird dann ohnmächtig

- Krankheiten mit erhöhter Hirnaktivität, aber *nicht entzündlicher Art*
- Spasmen: ohne Bewusstsein, sehr ruhelos; *jeder Muskel des Körpers zuckt, von den Augen bis zu den Zehen* (ohne das Bewusstsein zu verlieren: *Nux-v.*)

## Harnorgane

- Blasenlähmung:
  - nach Wehen, mit Harnretention oder Inkontinenz
  - kein Bedürfnis, Wasser zu lassen, bei Frauen im Wochenbett (*Arn.*, *Op.*)

## Atemwege

- Husten:
  - trocken, nächtlich, spastisch
  - *< Hinlegen, Linderung durch Aufsetzen* (*Dros.*)
  - < nachts, nach Essen, Trinken, Sprechen, Singen (*Dros.*, *Phos.*, > beim Hinlegen: *Mang-m.*)

## Schlaf

- *Anhaltende Schlaflosigkeit bei reizbaren, nervösen Personen durch geschäftliche Schwierigkeiten*, die oftmals nur in der Einbildung existieren

## Fieber

- Pneumonie, Scharlach, *wird schnell typhös*
- verwirrt, starrer Blick, Flockenlesen oder Zupfen an der Bettwäsche, Zähne mit Belag überzogen, Zunge trocken und schwerfällig
- unwillkürlicher Abgang von Stuhl und Urin
- Sehnenhüpfen

## Arzneimittelbeziehungen

- Vergleiche: *Bell.*, *Stram.* und *Verat.*
- *Phos.* heilt oft Laszivität, wenn *Hyos.* versagt
- *Nux-v.* oder *Op.* bei Hämoptyse von Alkoholikern
- Folgt gut auf *Bell.* bei Taubheit nach Apoplexie

## Modalitäten

- Verschlechterung
  - nachts
  - während der Menses

→ seelische Probleme
→ Eifersucht, unglückliche Liebe
→ beim Hinlegen

## Hypericum perforatum *Hyper.*

*Johanniskraut* *Theales/Hypericaceae*

### Schlüsselsymptome

▷ Verletzung von Körperteilen, die stark innerviert sind (Finger, Zehen, Nagelbetten, Handflächen oder Fußsohlen), wenn unerträgliche Schmerzen anzeigen, dass die Nerven ernstlich betroffen sind; an Geweben bei denen der Tastsinn konzentriert ist, wie an Händen und Füßen

▷ Verletzungen durch eingetretene Nägel, Nadeln, Reißnägel, Splitter (*Led.*); durch Rattenbisse; schützt vor Wundstarrkrampf (Tetanus)

▷ Kopfschmerz: nach einem Sturz auf den Hinterkopf, mit der Empfindung, hoch in die Luft gehoben zu werden

### Geist/Gemüt

▷ Nervöse Depression, die auf Wunden oder Operationen folgt; beseitigt schlimme Folgen von Schock, Schreck, Mesmerismus

### Allgemein

▷ Mechanische Verletzungen des Rückenmarks; schlimme Folgen von Erschütterungen der Wirbelsäule; Schmerzen, nach einem Sturz auf das Steißbein

▷ Stich-, Schnitt- oder Risswunden; wund, schmerzhaft (*Led.*; Prellungen: *Arn.*, *Ham.*), besonders bei langer Dauer

▷ Verletzungen durch eingetretene Nägel, Nadeln, Reißnägel, Splitter (*Led.*); durch Rattenbisse; schützt vor Wundstarrkrampf (Tetanus)

▷ Bei nahezu abgetrennten Gliedmaßen bewahrt Hyper. deren Integrität, selbst wenn sie übel zugerichtet und teilweise zerfetzt sind (*Calen.*)

▷ Verletzung von Körperteilen, die stark innerviert sind (Finger, Zehen, Nagelbetten, Handflächen oder Fußsohlen), wenn unerträgliche Schmerzen anzeigen, dass die Nerven ernstlich betroffen sind; an Geweben bei denen der Tastsinn konzentriert ist, wie an Händen und Füßen

- ▷ Ist immer hilfreich bei Geschwüren, selbst wenn sie jauchig verschorfen, und bringt sie oft zum Stillstand (*Calen.*). Gequetschte, zerdrückte Fingerspitzen. Tetanus nach traumatischen Verletzungen (vgl. *Phys.*)
- ▷ Konvulsionen: nach Schlägen auf den Kopf oder Gehirnerschütterung

### Kopf

- ▷ Schwindel: Empfindung, als ob der Kopf plötzlich verlängert wäre; nachts, mit Harndrang
- ▷ Kopfschmerz: nach einem Sturz auf den Hinterkopf, *mit der Empfindung, hoch in die Luft gehoben zu werden;* große Angst, aus dieser Höhe herunterzufallen

### Rücken:

- ▷ Wirbelsäule: nach einem Sturz; die geringste Bewegung der Arme oder des Nackens veranlasst zum Schreien; die Wirbelsäule ist sehr berührungsempfindlich

### Extremitäten

- ▷ Fußballenentzündung und Hühneraugen, wenn quälender Schmerz auf eine Nervenbeteiligung hinweist

### Arzneimittelbeziehungen

- ▷ Vergleiche: *Arn., Calen., Ruta, Staph.*
- ▷ Wunden, bei denen bereits abwechselnd *Acon.* und *Arn.* gegeben wurde, heilt *Hyper.*

## Ignatia *Ign.*

*Ignatiusbohne* *Loganiaceae*

### Schlüsselsymptome

- ▷ **Das Mittel der großen Widersprüche:** viele gegensätzliche Symptome

- ▷ **Launisch**
- ▷ Durch **lang anhaltenden Kummer** geistig und körperlich erschöpfte Personen
- ▷ **Kann keinen Tabak vertragen**
- ▷ Unwillkürliches Seufzen (*Lach.*)
- ▷ Leicht beleidigt
- ▷ Verstopfung mit übermäßigem Drang, mehr im oberen Abdomen gefühlt (*Verat.*)
- ▷ Hämorrhoiden: scharfe Stiche schießen das Rektum hinauf (*Nit-ac.*)
- ▷ Fieber: Schüttelfrost, mit Durst lediglich im Froststadium; Hitzestadium ohne Durst

## Geist/Gemüt

- ▷ Gemütsverfassung wechselt schnell, in geradezu unglaublich kurzer Zeit, von Freude zu Kummer, von Lachen zu Weinen (*Coff.*, *Croc.*, *Nux-m.*); **launisch**
- ▷ **Durch lang anhaltenden Kummer** *geistig und körperlich erschöpfte Personen*
- ▷ *Unwillkürliches Seufzen* (*Lach.*) mit schwachem, leerem Gefühl in der Magengrube, nicht besser durch Essen (*Hydr.*, *Sep.*)
- ▷ Schlimme Folgen von Ärger, Kummer oder enttäuschter Liebe (*Calc-p.*, *Hyos.*); zieht sich in die Einsamkeit zurück und brütet über eingebildete Probleme
- ▷ Verlangen, allein zu sein
- ▷ Sehr empfindsames Gemüt, feinfühliges Gewissen
- ▷ Unbeständig, ungeduldig, unentschlossen, streitsüchtig
- ▷ Liebenswürdig in Zeiten des Wohlbefindens, doch leicht gestört durch die geringste Emotion; *schnell beleidigt*
- ▷ Der kleinste Vorwurf oder Widerspruch ruft Ärger hervor und das macht ihn ärgerlich auf sich selbst
- ▷ Kinder, die gerügt, ausgeschimpft oder zu Bett geschickt wurden, werden krank oder bekommen im Schlaf Konvulsionen
- ▷ Beschwerden ausgelöst durch:
  - → schlechte Nachrichten
  - → Ärger mit unterdrücktem Unmut
  - → unterdrückte seelische Leiden
  - → Scham oder Kränkung (*Staph.*)

## Allgemein

- ▷ Passt besonders gut zum nervösen Temperament; Frauen mit empfindlicher, leicht erregbarer Natur, dunklem Haar und dunklem Teint, sanftes Wesen, rasch im Verstehen, schnell in der Durchführung. (In auffallendem Gegensatz zum hellen, nachgiebigen, tränenreichen, aber langsamen und unentschlossenen *Pulsatilla*-Typ)
- ▷ **Das Mittel der großen Widersprüche:**
  - → Brausen im Ohr (Ohrgeräusche) > Musik
  - → Hämorrhoiden > Laufen
  - → Halsschmerzen > Schlucken
  - → Leeregefühl im Magen, nicht besser durch Essen
  - → Husten schlimmer, je mehr er hustet
  - → Husten beim Stehen bleiben während eines Spazierganges (*Astac.*)
  - → krampfhaftes Lachen bei Kummer
  - → sexuelles Verlangen mit Impotenz
  - → *Durst während des Schüttelfrostes*, kein Durst bei Fieber
  - → Gesichtsfarbe ändert sich in der Ruhe
- ▷ **Kann keinen Tabak vertragen**
- ▷ Überempfindlichkeit gegen Schmerzen (*Coff., Cham.*)
- ▷ Schmerzen an kleinen, umschriebenen Stellen
- ▷ Die Beschwerden kehren exakt zur selben Stunde wieder
- ▷ *Ignatia* zeigt die gleiche Beziehung zu Krankheiten von Frauen, wie *Nux-v.* zu denen von sanguinischen, reizbaren Männern
- ▷ Hering: „In Nordamerika gibt sehr viel mehr *Ignatia*-Typen als *Nux-vomica*-Typen"

## Kopf

- ▷ Kopfschmerzen, als ob ein Nagel durch die Kopfseite nach außen getrieben würde, besser durch darauf liegen
- ▷ Kopfweh ausgelöst oder < durch aktives oder passives Rauchen

## Gesicht

- ▷ Schweiß auf dem Gesicht, an kleinen Stellen, nur beim Essen
- ▷ Gesichtsfarbe ändert sich in der Ruhe

## Mund

- ▷ Beißt sich beim Reden oder Kauen in die Wangeninnenseite

## Rektum

- Verstopfung:
  - vom Fahren
  - lähmungsbedingt
  - *mit übermäßigem Drang, mehr im oberen Abdomen gefühlt* (*Verat.*)
  - mit großen Schmerzen, fürchtet den Gang zur Toilette
  - bei Frauen, die gewohnheitsmäßige Kaffeetrinkerinnen sind
- Rektumprolaps schon durch leichtes Pressen beim Stuhlgang, Bücken oder Heben (*Nit-ac.*, *Podo.*, *Ruta*); < bei durchfälligem Stuhl
- Hämorrhoiden: prolabieren bei jedem Stuhlgang, müssen reponiert werden; *scharfe Stiche schießen das Rektum hinauf* (*Nit-ac.*); < stundenlang nach dem Stuhlgang (*Rat.*, *Sulph.*)
- Hämorrhoiden > Laufen

## Extremitäten

- zuckendes Rucken der Glieder, sogar Spasmen einzelner Gliedmaßen oder des ganzen Körpers beim Einschlafen

## Fieber

- rotes Gesicht im Froststadium (*Ferr.*)
- Schüttelfrost, *mit Durst lediglich im Froststadium*
- > äußere Hitze (Wärmeanwendung)
- Hitzestadium *ohne Durst*, < Zudecken (> Zudecken: *Nux-v.*)

## Arzneimittelbeziehungen

- Unverträglich: *Coff.*, *Nux-v.*, *Tab.*
- *Puls.* antidotiert schlimme Folgen von *Ignatia*

## Modalitäten

- Verschlechterung
  - durch Tabak, Kaffee, Weinbrand, Berührung, Bewegung, starke Gerüche, Emotionen, Kummer
- Verbesserung
  - Wärme, starker Druck (*Chin.*), schlucken, laufen

## Influenzinum * *Influ.*

*Grippenosode*

### Klinik
Katarrh. Erkältungen. Grippe.

### Allgemein
- ▷ Die Influenza-Nosode hat bei vielen Praktikern *Baptisia* als Routinemittel bei Epidemien vom ersten Platz verdrängt. Es kann als Tinktur, Pillen oder Tabletten in der 12. oder 30. Potenz gegeben werden. Wenn in einer Familie die Grippe oder eine „Erkältung" auftritt, sollten alle gesunden Familienmitglieder dreimal täglich *Ars.* bekommen, und die Erkrankten sollen alle zwei oder drei Stunden *Influ.* 30 erhalten. Dies verhindert oft die Ausbreitung und kann die „Erkältung" stoppen, ganz gleich ob es sich um eine echte Influenza handelt oder nicht. Die Grippe bringt jedoch oft alte Beschwerden wieder hervor, und deshalb kann sie bei verschiedenen Patienten ein ganz unterschiedliches Erscheinungsbild annehmen. Man kann also nicht erwarten, dass diese Nosode bei ungezielter Gabe alle Fälle heilt oder auf jeden Fall passt.

### Arzneimittelbeziehungen
- ▷ Ich finde *Influ.* vergleichbar mit *Ars., Bell., Bry., Cimic., Hep., Merc.* und vielen anderen Mitteln.

## Iodum *Iod.*

*Jod*

### Schlüsselsymptome
- ▷ Schleichender kachektischer Zustand, mit ausgeprägter Schwäche, **Abmagerung und körperlichem Abbau** (*Abrot.*)
- ▷ Isst reichlich und gut, aber **verliert** trotzdem **ständig an Gewicht** (*Abrot., Nat-m., Sanic., Tub.*)
- ▷ Leidet unter Hunger, fühlt sich > beim oder nach dem Essen
- ▷ Harter Kropf, bei dunkelhaarigen Personen

## Allgemein

- Skrofulöse Diathese, bei Personen mit dunklen oder schwarzen Haaren und Augen; ein schleichender kachektischer Zustand, mit ausgeprägter *Schwäche*, **Abmagerung und körperlichem Abbau** (*Abrot.*)
- Große Schwäche und Atemnot beim Treppensteigen (*Calc.*); während der Menses (*Alum.*, *Carb-an.*, *Cocc.*)
- Heißhunger; isst reichlich und gut, aber **verliert trotzdem ständig an Gewicht** (*Abrot.*, *Nat-m.*, *Sanic.*, *Tub.*)
- Leeres Aufstoßen von morgens bis nachts, als ob die geringste Nahrungsaufnahme zur Gasbildung führt (*Kali-c.*)
- ***Leidet unter*** Hunger, muss alle paar Stunden etwas essen, ängstlich und besorgt, wenn er nicht isst (*Cina, Sulph.*); ***fühlt sich > beim oder nach dem Essen***, wenn der Magen voll ist
- Hypertrophie und Verhärtung von Drüsengewebe (Schilddrüse, Mammae, Ovarien, Testes, Uterus, Prostata oder andere Drüsen), Brüste können schrumpfen und schlaff werden

## Hals

- *Harter Kropf*, bei dunkelhaarigen Personen (Hellhaarige, *Brom.*); > nach Essen

## Rektum

- Verstopfung mit vergeblichem Drang, besser durch Trinken von kalter Milch

## Weiblich

- Leukorrhoe:
  - → scharf, wund machend, verfärbt und greift die Unterwäsche an
  - → besonders reichlich während der Menses
- Kanzeröse Veränderung des Muttermundes; schneidende Schmerzen im Abdomen und Blutung bei jedem Stuhlgang

## Atemwege

- Juckreiz tief in den Lungen, hinter dem Brustbein, verursacht Husten; breitet sich über die Bronchien zu den Nasenhöhlen aus (*Coc-c., Con., Phos.*)
- Krupp: membranöser, heiserer, trockener Husten, < bei warmem, feuchtem Wetter; mit pfeifender und sägender Atmung (*Spong.*)

▷ Das Kind greift sich an den Kehlkopf (*All-c.*): blasses und kaltes Gesicht, besonders bei wohlgenährten Kindern

Brust

▷ Herzklopfen, schlimmer durch die geringste Anstrengung (vgl. *Dig.*; durch die geringste geistige Anstrengung: *Calc-ars.*)

▷ Gefühl, als ob das Herz zusammengequetscht würde; wie von einer eisernen Hand gepackt (*Cact.*, *Sulph.*)

Arzneimittelbeziehungen

▷ Komplementär zu *Lycopodium*

▷ Vergleiche: *Acet-ac.*, *Brom.*, *Con.*, *Kali-bi.*, *Spong.* bei membranösem Krupp und Pseudokrupp; besonders bei hochgeschossenen Jungen mit skrofulöser Diathese

▷ Folgt gut auf: *Hep.*, *Merc.*; wird gut gefolgt von *Kali-bi.* bei Krupp. Wirkt bei Kropf am besten, wenn es nach Vollmond oder bei abnehmenden Mond gegeben wird. ( Lippe)

▷ Sollte nicht im Wochenbett gegeben werden, außer in Hochpotenzen (Hering)

Modalitäten

▷ Verschlechterung

→ Wärme; Einhüllen des Kopfes (Gegenteil: *Hep.*, *Psor.*)

## Ipecacuanha *Ip.*

*Brechwurzel Rubiaceae*

Schlüsselsymptome

▷ **Bei allen Erkrankungen mit ständiger und andauernder Übelkeit**

▷ Intermittierendes Fieber: zu Beginn von unregelmäßigen Fällen mit **Übelkeit** oder durch Magenverstimmung

▷ Blutungen: aktiv oder passiv, **hellrot** aus allen Körperöffnungen (*Erig.*, *Mill.*)

▷ Geeignet in Fällen mit vorwiegend gastrischen Symptomen (*Ant-c.*, *Puls.*); Zunge sauber oder leicht belegt

▷ Übelkeit: mit reichlich Speichelfluss; Erbrechen von weißem, ei-

weißartigem Schleim in großen Mengen, ohne Erleichterung
- ▷ Magen: fühlt sich erschlafft an, als ob er herunterhängen würde (*Ign.*, *Staph.*)
- ▷ Keuchhusten: das Kind bekommt keine Luft, wird blass, steif und blau
- ▷ Schmerzen, als ob alle Knochen zerfetzt wären (wie zerbrochen, *Eup-per.*)

## Allgemein
- ▷ Geeignet in Fällen, in denen Magenbeschwerden im Vordergrund stehen (*Ant-c.*, *Puls.*); *Zunge sauber* oder leicht belegt
- ▷ **Bei allen Erkrankungen mit ständiger und andauernder Übelkeit**
- ▷ Überempfindlich gegen Hitze und Kälte

## Magen
- ▷ Übelkeit:
  - → *mit reichlich Speichelfluss*
  - → Erbrechen von weißem, eiweißartigem Schleim in großen Mengen, *bewirkt keine Linderung*; danach schläfrig
  - → < Vornüberbeugen
  - → die Primärwirkungen von Tabak
  - → in der Schwangerschaft
- ▷ Magen fühlt sich erschlafft an, *als ob er herunterhängen würde* (*Ign.*, *Staph.*)
- ▷ Gefühl, als ob sich eine Hand mit festem Griff in die Gedärme krallt und sie zusammendrückt, wobei jeder Finger sich einzeln scharf eingräbt; < durch Bewegung
- ▷ Intermittierende Dyspepsie, alle zwei Tage zur selben Stunde

## Abdomen
- ▷ Nabelkolik, wie schneidend, mit Blähungen
- ▷ Schneidende Schmerzen durch das Abdomen von links nach rechts (*Lach.*; von rechts nach links: *Lyc.*)

## Rektum
- ▷ Stuhl:
  - → grasgrün
  - → aus weißem Schleim bestehend (*Colch.*)

- → blutig, gegoren, schaumig, schleimig, wie schaumige Melasse
- ▷ Herbstdysenterie; kalte Nächte nach heißen Tagen (*Colch.*, *Merc.*)
- ▷ Asiatische Cholera, erste Symptome, bei denen Übelkeit und Erbrechen vorherrschen (*Colch.*)

## Weiblich

- ▷ Blutungen: aktiv oder passiv, **hellrot** *aus allen Körperöffnungen* (*Erig.*, *Mill.*); uterine Blutungen, reichlich, klumpig; dabei schwer atmend, wie unter Druck; Stiche vom Nabel zum Uterus

## Atemwege

- ▷ Husten: trocken, krampfhaft, wie zusammengeschnürt, asthmatisch
- ▷ Erschwerte Atmung durch die geringste Anstrengung, heftige Atemnot mit Keuchen und Ängstlichkeit im Magen
- ▷ Keuchhusten:
  - → *das Kind bekommt keine Luft*, wird bleich, steif und blau
  - → Zusammenschnürungsgefühl, mit Würgen und Schleimerbrechen
  - → Bluten aus Nase oder Mund (*Indg.*)
- ▷ Husten mit Schleimrasseln in den Bronchien beim Einatmen (*Ant-t.*), Erstickungsgefahr aufgrund von Schleim

## Extremitäten

- ▷ *Schmerzen, als ob alle Knochen zerfetzt wären* (wie zerbrochen, *Eup-per.*)

## Fieber

- ▷ Intermittierendes Fieber: zu Beginn von unregelmäßigen Fällen mit **Übelkeit** oder durch Magenverstimmung; nach Missbrauch von oder Unterdrückung durch Chinin
- ▷ Fieber, mit andauernder Übelkeit

## Arzneimittelbeziehungen

- ▷ Komplementär: *Cupr.*
- ▷ Wird gut gefolgt von: *Ars.* bei Influenza, Schüttelfrost, Krupp, Schwäche, Cholera infantum; *Ant-t.* bei Fremdkörpern im Kehlkopf
- ▷ Ähnlich: *Puls.*, *Ant-c.*, bei Magenproblemen

Modalitäten

▷ Verschlechterung
  → Winter und trockenes Wetter; warme, feuchte Südwinde (*Euphr.*)
  → geringste Bewegung

## Kalium bichromicum *Kali-bi.*

*Kaliumbichromat* $K_2Cr_2O_7$

Schlüsselsymptome

▷ Erkrankungen der Schleimhäute: **Absonderung eines zähen, fadenziehenden Schleims, der an den Körperteilen anhaftet und zu langen Fäden gezogen werden kann** (vgl. *Hydr.*, *Lyss.*)
▷ Nase: Druck und Schmerzen an der Nasenwurzel (im Bereich der Stirn und der Nasenwurzel: *Stict.*); **Absonderung von Pfropfen**, „Schlacken"
▷ Schmerzen: an kleinen eingegrenzten Stellen, wandern schnell von einem Körperteil zum anderen
▷ Ödematöses, blasenähnliches Aussehen der Uvula
▷ Krupp: heiser, metallisch, mit morgendlichem zäh-elastischem Auswurf, der wie ein faseriger Abdruck der Schleimhaut aussieht, beim Erwachen am Morgen **mit Atemnot, > Hinlegen**
▷ Kopfschmerzen: verschwommene Sicht oder Blindheit vor den Anfällen

Allgemein

▷ Dicke, hellhaarige Personen, die unter katarrhalischen, syphilitischen oder psorischen Erkrankungen leiden
▷ Adipöse, rundliche, Kinder mit kurzem Hals und Neigung zu Krupp oder kruppösen Erkrankungen
▷ Schleimhauterkrankungen: Augen, Nase, Mund, Hals, Bronchien; Magen-Darm-Trakt und Urogenitaltrakt; **Absonderung eines zähen, fadenziehenden Schleims, der an den Körperteilen anhaftet und zu langen Fäden gezogen werden kann** (vgl. *Hydr.*, *Lyss.*)
▷ Beschwerden treten bei heißem Wetter auf
▷ Erkältet sich rasch in frischer Luft

- ▷ Rheumatismus im Wechsel mit Magensymptomen, das eine tritt im Herbst und das andere im Frühjahr auf; Wechsel von Rheuma und Dysenterie (*Abrot.*)
- ▷ Schmerzen:
  - → *an kleinen Stellen*, nur so groß wie eine Fingerspitze (*Ign.*)
  - → *verlagern sich schnell* von einem Körperteil zum anderen (*Kali-s., Lac-c., Puls.*)
  - → erscheinen und verschwinden plötzlich (*Bell., Ign., Mag-p.*)
- ▷ Neuralgie jeden Tag zur gleichen Zeit (*Chinin-s.*)

## Kopf

- ▷ Kopfschmerz:
  - → verschwommene Sicht oder Blindheit geht den Anfällen voraus (*Gels., Lac-d.*)
  - → muss sich hinlegen
  - → Abneigung gegen Licht und Geräusche
  - → mit zunehmenden Kopfschmerzen kehrt die Sehkraft zurück (*Iris, Nat-m., Lac-d.*)

## Nase

- ▷ *Druck und Schmerzen an der Nasenwurzel* (Stirn und Nasenwurzel: *Stict.*)
- ▷ **Absonderung von Pfropfen, wie verdichtete harte Batzen**
- ▷ Zäher, fadenziehender, grüner, flüssiger Schleim
- ▷ Klare Absonderungen in großen Mengen: sobald sie zurückgehen, hat der Patient heftige Schmerzen vom Hinterkopf zur Stirn ziehend
- ▷ Ulzeration des Septums, mit blutiger Absonderung oder Ausscheidung von großen Flocken harten Schleims (*Alum., Sep., Teucr.*)

## Hals

- ▷ Diphtherie:
  - → pseudomembranöse Ablagerungen, fest, perlartig, fibrinös, tendieren dazu, sich abwärts in Larynx und Trachea auszudehnen (*Lac-c.*, umgekehrt: *Brom.*)
  - → *ödematöses, blasenähnliches Aussehen der Uvula;* starke Schwellung, nur geringe Rötung (*Rhus-t.*)
  - → tief eingefressene Geschwüre im Rachen; oft syphilitisch

## Magen

▷ Magenbeschwerden:
  → Übelkeit und Erbrechen nach Bier
  → Appetitverlust
  → Gewicht in der Magengrube
  → Blähungen
  → < bald nach dem Essen
  → Erbrechen von fadenziehendem Schleim und Blut
  → runde Magengeschwüre (*Gymn.*)

## Weiblich

▷ Uterusprolaps, offenbar bei heißem Wetter
▷ Sexuelles Verlangen fehlt bei korpulenten Menschen

## Atemwege

▷ Husten: heftig, rasselnd, mit Würgen durch zähen Schleim im Hals; < beim Entkleiden (*Hep.*)
▷ Krupp: heiser, metallisch, mit morgendlichem zäh-elastischem Auswurf, der wie ein faseriger Abdruck der Schleimhaut aussieht, beim Erwachen am Morgen **mit Atemnot, > Hinlegen**

## Arzneimittelbeziehungen

▷ Vergleiche: *Brom.*, *Hep.*, *Iod.* bei kruppartigen Beschwerden
▷ Als Folgemittel bei Dysenterie, nachdem *Canth.* oder *Carb-ac.* die Schleimfetzen entfernt haben
▷ Nach *Iod.* bei Krupp, wenn heiserer Husten, mit zähen Membranen, allgemeiner Schwäche und Kälte vorhanden sind
▷ *Calc.* bei akutem oder chronischem Nasenkatarrh
▷ *Ant-t.* folgt gut bei katarrhalischen Erkrankungen und Hautkrankheiten

## Modalitäten

▷ Verschlechterung
  → Sommerhitze; heißes Wetter
▷ Verbesserung
  → Hautsymptome > bei kaltem Wetter (umgekehrt: *Alum.* und *Petr.*)

## Kalium bromatum *Kali-br.*

*Kaliumbromid*

### Schlüsselsymptome

- ▷ **Gedächtnisverlust;** kann nicht mehr sprechen
- ▷ Sensibilitätsverlust
- ▷ Hände und Füße in dauernder Bewegung; unruhige Hände
- ▷ Nächtliche Angstzustände bei Kindern (*Kali-p.*)

### Geist/Gemüt

- ▷ Nervös, ruhelos
  - → kann nicht still sitzen, muss ständig in Bewegung oder beschäftigt sein
  - → *Hände und Füße in dauernder Bewegung*
  - → *unruhige Hände* (unruhige Füße: *Zinc.*)
  - → Zucken der Finger
- ▷ Anfälle von unkontrollierbarem Weinen und schweren melancholischen Wahnideen
- ▷ **Gedächtnisverlust;** kann nicht mehr sprechen; geistesabwesend; muss das Wort vorgesagt bekommen, bevor er es aussprechen kann (*Anac.*)
- ▷ Deprimiert, trübsinnig, ängstlich, „fühlen sich, als ob sie den Verstand verlieren würden"
- ▷ *Nächtliche Angstzustände bei Kindern* (*Kali-p.*); Zähneknirschen im Schlaf, Schreien, Stöhnen, Weinen; schreckliche Träume, lässt sich von Freunden nicht beruhigen. Schlafwandeln (*Sil.*)
- ▷ Ruhelosigkeit und Schlaflosigkeit aufgrund von Kummer und Sorge, Verlust von Eigentum oder Ansehen infolge geschäftlicher Schwierigkeiten (*Hyos.*)

### Allgemein

- ▷ Passend für hochgewachsene Menschen mit Neigung zur Fettsucht, wirkt besser bei Kindern als bei Erwachsenen
- ▷ ***Sensibilitätsverlust***, in Rachen, Kehlkopf, Urethra, im ganzen Körper, schwankender, unsicherer Gang; schaut, ob sich die Beine wirklich bewegen; hat das Gefühl, als seien seine Beine über den ganzen Bürgersteig verteilt

- ▷ Motorische Koordinationsstörung (*Gels.*), nervöse Schwäche oder durch Lähmung eingeschränkte Beweglichkeit und Taubheitsgefühl
- ▷ Spasmen:
  - → aufgrund von Schreck, Ärger oder seelischen Ursachen bei nervösen, plethorischen Menschen
  - → während der Entbindung, beim Zahnen, bei Keuchhusten, bei Nierenerkrankung mit Eiweißausscheidung im Urin und Ödemen (Brightsche Krankheit)
- ▷ Epilepsie:
  - → angeboren, syphilitisch, tuberkulinisch
  - → gewöhnlich ein oder zwei Tage vor den Menses
  - → bei Neumond
  - → Kopfschmerzen folgen dem Anfall
- ▷ Stammeln; langsames, mühevolles Sprechen (*Bov.*, *Stram.*)
- ▷ Cholera infantum, mit reflektorischer Reizung des Gehirns, bevor sich ein Hirnödem bildet; Anfangsstadien eines Hydrozephalus

## Abdomen

- ▷ Kolik bei Kindern: jeden Tag um 5 Uhr morgens (um 4 Uhr nachmittags: *Coloc.*, *Lyc.*)

## Atemwege

- ▷ Nervöser Husten in der Schwangerschaft; trocken, hart, nahezu ununterbrochen, drohende Fehlgeburt (*Con.*)

## Haut

- ▷ Akne:
  - → simplex, induriert, rosacea
  - → bläulich-rot, pustulös, an Gesicht, Brust, Schultern
  - → hinterlässt unansehnliche Narben (*Carb-an.*)
  - → bei dicken Jugendlichen mit grobem Körperbau

## Arzneimittelbeziehungen

- ▷ Eines der Antidote bei Bleivergiftung
- ▷ Bei Akne oft heilend nach *Eugenia jambosa*

## Kalium carbonicum *Kali-c.*

*Kaliumkarbonat, Pottasche* $K_2CO_3$

Schlüsselsymptome

- ▷ **Kann es nicht ertragen, berührt zu werden**
- ▷ **Schwellungen wie kleine Säckchen zwischen den Oberlidern und den Augenbrauen**
- ▷ **Rückenschmerzen**
- ▷ **Fühlt sich schlecht, eine Woche vor der Menstruation**
- ▷ Schmerzen stechend, scharf wie Pfeile, < in Ruhe und beim Liegen auf der betroffenen Seite
- ▷ Große Abneigung gegenüber dem Alleinsein
- ▷ Augenschwäche nach Koitus
- ▷ Nasenbluten beim Waschen des Gesichtes am Morgen (*Am-c., Arn.*)
- ▷ Zahnschmerzen nur beim Essen
- ▷ Husten: krampfartig mit Würgen oder Erbrechen von Mageninhalt

Geist/Gemüt

- ▷ Große Abneigung gegenüber dem Alleinsein

Allgemein

- ▷ Bei Erkrankungen alter Leute, Wassersucht und Lähmung; dunkles Haar, schlaffes Gewebe, Neigung zu Adipositas (*Am-c., Graph.*)
- ▷ Nach Verlust von Körpersäften oder Einbuße der Vitalität, besonders bei anämischen Personen (*China, Phos., Ph-ac., Psor.*)
- ▷ Schmerzen *stechend, scharf wie Pfeile,* < in Ruhe und beim *Liegen auf der betroffenen Seite* (stechend, scharf wie Pfeile, > in Ruhe und beim Liegen auf der betroffenen Seite: *Bry.*)
- ▷ **Kann es nicht ertragen, berührt zu werden;** zuckt zusammen, wann immer er nur leicht berührt wird, besonders an den Füßen
- ▷ ***Große Abneigung gegenüber dem Alleinsein*** (*Ars., Bism., Lyc.;* Verlangen nach Alleinsein: *Ign., Nux-v.*)

Augen

- ▷ **Schwellungen wie kleine Säckchen zwischen den Oberlidern und den Augenbrauen**
- ▷ Augenschwäche *nach Koitus*, Pollution, Abort, Masern

## Nase

- ▷ Nasenbluten beim *Waschen des Gesichtes* am Morgen (*Am-c., Arn.*)

## Mund

- ▷ Zahnschmerzen *nur beim Essen;* pochend; < bei Berührung mit etwas Warmem oder Kaltem

## Magen

- ▷ Aufgetrieben, empfindlich
- ▷ Fühlt sich an, als ob er platzen würde
- ▷ Außerordentlich starke Blähungen, jegliche Nahrungsaufnahme führt zur Gasbildung (*Iod.*)
- ▷ Schlucken erschwert:
  - → stechender Schmerz im Pharynx, wie von einer Fischgräte (*Hep., Nit-ac.*)
  - → Nahrung gerät leicht in die Luftröhre
  - → Rückenschmerzen beim Schlucken

## Rektum

- ▷ Verstopfung: große, schwer abzusetzende Stühle, mit stechenden kolikartigen Schmerzen ein oder zwei Stunden vor dem Stuhlgang

## Weiblich

- ▷ **Fühlt sich schlecht, eine Woche vor Menstruation**
- ▷ Rückenschmerzen, vor und während den Menses
- ▷ Ungenügende Wehentätigkeit; heftige Rückenschmerzen; Gegendruck am Rücken tut gut (*Caust.*)

## Atemwege

- ▷ Sehr starke Erkältungsneigung
- ▷ Husten:
  - → trocken, anfallsweise, löst zähen Schleim oder Eiter, Auswurf muss heruntergeschluckt werden
  - → krampfartig mit *Würgen oder Erbrechen von Mageninhalt*
  - → beim Husten fliegt eine harte, weiße oder rauchgraue Masse aus dem Hals (*Bad., Chel.*)
- ▷ Asthma:
  - → Aufsetzen, Vorwärtsbeugen oder Schaukeln bringt Erleichterung

→ < von 2 bis 4 Uhr morgens

▷ „Patienten, mit geschwüriger Lungensucht (chronischer Lungentuberkulose), werden selten ohne dieses Antipsoricum genesen." – Hahnemann

### Brust

▷ Herz:

→ Neigung zu fettiger Degeneration (*Phos.*)

→ Empfindung, als ob es an einem Faden aufgehängt sei (*Lach.*)

### Rücken

▷ **Rückenschmerzen**, Schwitzen, Schwäche:

→ nach Abort, Wehen, Metrorrhagie

→ beim Essen

→ beim Laufen das Gefühl, aufgeben und sich hinlegen zu müssen

### Arzneimittelbeziehungen

▷ Komplementär: *Carb-v.*

▷ Vergleiche: *Bry., Lyc., Nat-m., Nit-ac., Stann.*

▷ Folgt gut: nach *Kali-s., Phos., Stann.* bei lockerem, rasselndem Husten

▷ „Bringt die Menses in Gang, wenn *Nat-m.* versagt, obwohl es offensichtlich angezeigt ist." – Hahnemann

## Kalmia latifolia *Kalm.*

*Berglorbeer* *Ericaceae*

### Schlüsselsymptome

▷ Hartnäckige, stechende, drückende, abwärts schießende Schmerzen (*Cact.*; aufwärts: *Led.*); begleitet oder gefolgt von Taubheit des betroffenen Körperteiles (*Acon., Cham., Plat.*)

### Allgemein

▷ Bei akuten Neuralgien, Rheumatismus, gichtigen Beschwerden, besonders wenn auch das Herz betroffen ist, als Folgekrankheit von Rheuma oder Gicht

- ▷ Bei Herzerkrankungen, die sich aus Rheuma entwickeln oder mit ihm abwechseln
- ▷ Hartnäckige, stechende, drückende, abwärts schießende Schmerzen (*Cact.*; aufwärts: *Led.*); begleitet oder gefolgt von *Taubheit des betroffenen Teiles* (*Acon.*, *Cham.*, *Plat.*)
- ▷ Schwindel beim Bücken oder Herabschauen (*Spig.*)
- ▷ Puls langsam, kaum fühlbar (35 oder 40 Schläge pro Minute); Gesicht bleich und kalte Extremitäten

### Augen

- ▷ Heftig stechende Schmerzen im rechten Auge und in der Orbita (linkes Auge: *Spig.*); angespannte Augenmuskeln, Schmerzen schlimmer bei Drehbewegung der Augen (*Spig.*); beginnt bei Sonnenaufgang, < am Mittag und hört bei Sonnenuntergang auf (*Nat-m.*)

### Extremitäten

- ▷ Rheumatismus:
  - → intensive Schmerzen, wechseln plötzlich den Ort, wandern von Gelenk zu Gelenk
  - → Gelenk heiß, rot, geschwollen
  - → schlimmer durch die geringste Bewegung

### Arzneimittelbeziehungen

- ▷ Ähnlich: *Led.*, *Rhod.*, *Spig.* bei rheumatischen Beschwerden und Gicht
- ▷ Folgt gut auf *Spigelia* bei Herzerkrankungen

## Kreosotum *Kreos.*

*Kreosot Buchenholzteerdestillat*

### Schlüsselsymptome

- ▷ Menses:
  - → **Blutfluss beim Hinlegen**, hört beim Sitzen oder Herumgehen auf
  - → *Menstruationsfluss unterbrochen*, hört zeitweise nahezu ganz auf und setzt dann wieder ein (*Sulph.*)

- ▷ Hochaufgeschossen, sehr groß für ihr Alter (*Phos.*)
- ▷ Kinder, die alt und runzlig aussehen (*Abrot.*)
- ▷ Postklimaterische Erkrankungen (*Lach.*)
- ▷ Zahnung: die Zähne beginnen zu zerfallen, sobald sie erscheinen
- ▷ Harninkontinenz; kann nur im Liegen urinieren; im ersten Schlaf
- ▷ Leukorrhoe scharf, ätzend, übel riechend; < zwischen den Perioden (*Bov., Borx.*)

## Allgemein

- ▷ Dunkler Teint, hager, mager, unterentwickelt, schlecht genährt, *hochaufgeschossen; sehr groß für ihr Alter* (*Phos.*)
- ▷ Kinder: die alt und runzlig aussehen (*Abrot.*)
- ▷ Skrofulöse oder psorische Erkrankungen
- ▷ Rasche Abmagerung (*Iod.*)
- ▷ *Postklimakterische Erkrankungen* (*Lach.*)
- ▷ Hämorrhagische Diathese:
  - → kleine Wunden bluten sehr stark (*Crot-h., Lach., Phos.*)
  - → passiver Fluss, bei Nasenbluten, Hämoptysis, Hämaturie
  - → bei Typhus mit anschließender großer Erschöpfung
  - → dunkel, sickernd, nach Zahnextraktion (*Ham.*)
- ▷ Ätzende, stinkende, jauchige Schleimhautabsonderungen; stark geschwächte Lebenskraft

## Kopf

- ▷ Heftige Kopfschmerzen vor und während der Menses (*Sep.*)

## Ohren

- ▷ Brausen und Summen in den Ohren, mit Taubheit, vor und während den Menses

## Haut

- ▷ Jucken, gegen Abend so heftig, dass man fast wild wird (Jucken, ohne Hautausschläge: *Dol.*)

## Mund

- ▷ Schmerzhafte Zahnung; *die Zähne beginnen zu zerfallen, sobald sie erscheinen;* Zahnfleisch bläulich-rot, weich, schwammig, blutend, entzündet, skorbutisch, geschwürig

## Magen

- ▷ Erbrechen:
  - → in der Schwangerschaft, süßliches Wasser mit Speichelfluss
  - → bei Cholera
  - → während schmerzhafter Zahnung
  - → unaufhörlich mit kadaverartig riechendem Stuhl
  - → bei malignen Magenerkrankungen

## Harnwege

- ▷ Harninkontinenz
- ▷ *Kann nur im Liegen urinieren*
- ▷ Urin reichlich, blass
- ▷ Drängend, kann nicht schnell genug aus dem Bett (*Apis, Petros.*)
- ▷ ***Im ersten Schlaf*** (*Sep.*), aus dem das Kind nur schwer erwacht

## Weiblich

- ▷ Menses:
  - → zu früh, reichlich, verlängert
  - → Schmerzen während, aber schlimmer nach den Menses
  - → **Blutfluss beim Hinlegen**, hört beim Sitzen oder Herumgehen auf
  - → kalte Getränke lindern die Schmerzen
  - → *Menstruationsfluss unterbrochen*, hört zeitweise nahezu ganz auf und setzt dann wieder ein (*Sulph.*)
- ▷ Leukorrhoe scharf, ätzend, übel riechend; schlimmer *zwischen den Perioden* (*Bov., Borx.*); mit Geruch von unreifem Mais; versteift die Wäsche wie Stärke und färbt sie gelb
- ▷ Lochien:
  - → dunkel, braun, klumpig, übel riechend, ätzend
  - → hören nahezu auf und setzen dann wieder ein (*Con., Sulph.*)
- ▷ Heftiges, scharfes Jucken der Schamgegend und der Vagina

## Arzneimittelbeziehungen

- ▷ *Kreosotum* wird gut gefolgt von *Arn., Phos., Sulph.* bei Krebs und Erkrankungen mit maligner Tendenz
- ▷ *Carb-v.* und *Kreosotum* sind unverträglich

### Modalitäten

- ▷ Verschlimmerung
  - → an der frischen Luft, kaltes Wetter
  - → beim Kaltwerden
  - → Waschen oder Baden im kalten Wasser
  - → Ruhe, besonders im Liegen
- ▷ Verbesserung
  - → allgemein besser durch Wärme

## Lac caninum *Lac-c.*

*Hundemilch*

### Schlüsselsymptome

- ▷ **Sehr vergesslich**, geistesabwesend
- ▷ Unberechenbare, sprunghafte Symptome, Schmerzen wechseln ständig von einem Körperteil zum anderen (*Kali-bi.*, *Puls.*); wechseln die Seiten alle paar Stunden oder Tage
- ▷ **Glänzendes, glasiertes Aussehen** von diphtherischen Belägen, Schankern und Geschwüren
- ▷ Chronisch schwermütiger Zustand
- ▷ Diphtherie und Tonsillitis; die Symptome wechseln wiederholt von einer Seite zur anderen
- ▷ Halsschmerzen und Husten beginnen und enden häufig mit den Menses
- ▷ Hals: Schmerzen erstrecken sich zu den Ohren (*Hep.*, *Kali-bi.*)
- ▷ Schwächegefühl im Magen
- ▷ Brüste entzündet, schmerzhaft; muss sie beim Treppauf- oder Treppabsteigen festhalten (*Bry.*)
- ▷ Wirbelsäulenschmerzen von der Hirnbasis zum Steißbein, sehr empfindlich gegen Berührung oder Druck (*Chinin-s.*, *Phos.*, *Zinc.*)

### Geist/Gemüt

- ▷ **Sehr vergesslich**, *geistesabwesend;* macht Einkäufe und geht ohne sie davon (*Agn.*, *Anac.*, *Caust.*, *Nat-m.*)
- ▷ Verzweifelt, hoffnungslos:
  - → denkt, ihre Krankheit sei unheilbar
  - → glaubt, keinen einzigen Freund auf Erden zu haben

  - → es gibt nichts, für das es wert wäre, zu leben
  - → könnte jeden Moment in Tränen ausbrechen (*Aur.*, *Calc.*, *Cimic.*, *Lach.*)
- ▷ Mürrisch, reizbar; das Kind weint und schreit die ganze Zeit, besonders nachts (*Jal.*, *Nux-v.*, *Psor.*)
- ▷ Furcht:
  - → vor dem Alleinsein (*Kali-c.*)
  - → zu sterben (*Ars.*)
  - → verrückt zu werden (*Lil-t.*)
  - → die Treppe hinunterzufallen (*Borx.*)
- ▷ *Chronisch schwermütiger Zustand;* alles scheint so dunkel, dass es gar nicht mehr dunkler werden kann (*Lyc.*, *Puls.*)
- ▷ Wutanfälle, Schimpfen und Fluchen beim kleinsten Anlass (*Lil-t.*, *Nit-ac.*); sehr garstig; hasserfüllt
- ▷ Benutzt beim Schreiben zu viele oder nicht die richtigen Worte; lässt den letzten Buchstaben eines Wortes oder Buchstaben innerhalb eines Wortes aus; kann sich nicht auf das Lesen oder Lernen konzentrieren; sehr nervös (*Bov.*, *Graph.*, *Lach.*, *Nat-c.*, *Sep.*)
- ▷ Beim Laufen Gefühl, wie auf Wolken zu gehen; im Liegen das Gefühl, das Bett nicht zu berühren (*Asar.*)

## Allgemein

- ▷ Für nervöse, ruhelose, höchst sensible Menschen
- ▷ Unberechenbare, sprunghafte Symptome, Schmerzen wechseln ständig von einem Körperteil zum anderen (*Kali-bi.*, *Puls.*); *wechseln die Seiten alle paar Stunden oder Tage*

## Nase

- ▷ Schnupfen mit Absonderung von zähem, weißem Schleim
- ▷ Ein Nasenloch verstopft, das andere ist frei; abwechselnd; Absonderung scharf, Nase und Lippen wund (*Arum-t.*, *All-c.*)

## Hals

- ▷ Diphtherie und Tonsillitis; die *Symptome wechseln wiederholt von einer Seite zur anderen*
- ▷ Halsschmerzen und Husten *begleiten Menses;* gelbe oder weiße Flecken; Schmerzen schießen zum Ohr
- ▷ Hals ist außen berührungsempfindlich (*Lach.*); < Leerschlucken (*Ign.*); ständige Tendenz, zu schlucken; *schmerzhaft*, schier

unmöglich (*Merc.*); *Schmerzen erstrecken sich zu den Ohren* (*Hep.*, *Kali-bi.*); beginnen auf der linken Seite (*Lach.*)

- ▷ **Glänzendes, glasiertes Aussehen** von diphtherischen Belägen, Schankern und Geschwüren

## Magen

- ▷ Sehr hungrig, kann gar nicht genug essen, um den Hunger zu stillen; nach dem Essen genauso hungrig wie zuvor (*Casc.*, *Calc.*, *Cina*, *Lyc.*, *Stront.*)
- ▷ Sinkendes Gefühl im Epigastrium; *Schwächegefühl* im Magen

## Weiblich

- ▷ Menses:
  - → zu früh
  - → zu reichlich
  - → hellrot, fließt schwallartig, zäh und fadenziehend (dunkel, schwarz und fadenziehend: *Croc.*)
  - → Brüste geschwollen, schmerzhaft, empfindlich vor und während den Menses (*Con.*)
  - → Abgang von Luft aus der Vagina (*Brom.*, *Lyc.*, *Nux-m.*, *Sang.*)
- ▷ Brüste entzündet, schmerzhaft; < bei der geringsten Erschütterung und gegen Abend; *muss sie beim Treppauf- oder Treppabsteigen festhalten* (*Bry.*)
- ▷ Fast immer nützlich beim Abstillen (*Asaf.*; zur Wiederanregung oder Steigerung der Milchbildung: *Lac-d.*)
- ▷ Versiegen der Milch beim Stillen ohne erkennbare Ursache (*Asaf.*)
- ▷ Sexualorgane schnell erregt durch Berührung, Druck beim Sitzen oder Reibung beim Laufen (*Cinnb.*, *Coff.*, *Murx.*, *Plat.*)

## Atemwege

- ▷ Empfindung, als ob ihr der Atem ausginge, wenn sie sich hinlegt; muss aufstehen und umhergehen (*Am-c.*, *Grind.*, *Lach.*)

## Brust

- ▷ Heftiges Herzklopfen beim Liegen auf der linken Seite, > auf die rechte Seite drehen (*Tab.*)

## Rücken

- ▷ Rückenschmerzen:
  - → intensiv, unerträglich, über die ganze Kreuzbeinregion, erstreckt sich in die rechte Gesäßhälfte und den rechten Ischiasnerv

→ < Ruhe und zu Beginn der Bewegung (*Rhus-t.*)

▷ Wirbelsäulenschmerzen von der Hirnbasis zum Steißbein, *sehr empfindlich gegen Berührung oder Druck* (*Chinin-s., Phos., Zinc.*)

### Arzneimittelbeziehungen

▷ Ähnlich: *Apis, Con., Murx., Lach., Kali-bi., Puls., Sep., Sulph.*

▷ Wirkt generell am besten als Einzeldosis

Vermutlich zeigt kein Mittel in der Materia Medica eine wertvollere Pathogenese von Halssymptomen oder es gibt keines, bei dem sich ein sorgfältiges Studium mehr auszahlt.

Wie *Lachesis* ist dieses Mittel aufgrund von Vorurteil und Ignoranz auf heftigsten Widerstand gestoßen, den seine wundervollen therapeutischen Kräfte langsam, aber sicher überwunden haben. Bereits im Altertum wurde es erfolgreich von Dioscorides, Plinius und Sextus angewandt und von Reisig, Bayard und Swan in New York mit Erfolg wieder eingeführt zur Diphtheriebehandlung. Reisig war der erste, der das Mittel potenzierte.

## Lac defloratum — *Lac-d.*

*Entrahmte Milch*

Donkins erfolgreiche Behandlung von Diabetes und Brightscher Krankheit mit entrahmter Milch veranlasste Dr. Swan dazu, Potenzen herzustellen und zu prüfen. Jedes hier angegebene Symptom wurde in der Behandlung Kranker bestätigt.

### Schlüsselsymptome

▷ Verstopfung: mit erfolglosem Drang (*Anac., Nux-v.*); Stuhl trocken und hart (*Bry., Sulph.*); Stuhl groß und hart, muss stark pressen, einreißender Anus; **schreit beim Pressen vor Schmerz**

▷ Migräne: beginnt in der Stirn, erstreckt sich zum Hinterkopf, am Morgen beim Aufstehen (*Bry.*); heftiges Pochen, mit Übelkeit, Erbrechen, Blindheit und hartnäckiger Verstopfung (*Epig., Iris, Sang.*)

▷ Erbrechen in der Schwangerschaft (*Lac-ac., Psor.*)

▷ Menses unterdrückt durch Halten der Hände in kaltes Wasser

(*Con.*); das Trinken eines Glases Milch unterdrückt den Fluss prompt bis zur nächsten Periode (vgl. *Phos.*)
- ▷ Große Ruhelosigkeit, extremes und lang anhaltendes Leiden aufgund von Schlafmangel (*Cocc., Nit-ac.*)

## Geist/Gemüt

- ▷ Niedergeschlagen; kein Interesse am Leben; keine Angst vor dem Tod, aber ist sicher, dass er sterben muss

## Allgemein

- ▷ Erkrankungen mit fehlerhafter oder mangelhafter Ernährung mit Auswirkungen auf das Nervensystem
- ▷ Große Ruhelosigkeit, extremes und lang anhaltendes Leiden aufgrund von *Schlafmangel* (*Cocc., Nit-ac.*)
- ▷ Fühlt sich total erschöpft, unabhängig davon, ob sie tätig ist oder nicht; große Müdigkeit beim Laufen
- ▷ Empfindung wie von kalter Luft angeblasen, sogar wenn sie zugedeckt ist; als ob die Bettwäsche feucht wäre
- ▷ Wassersucht:
  - → durch organische Herzerkrankungen
  - → durch chronische Leberbeschwerden
  - → mit ausgeprägter Albuminurie
  - → als Folge von intermittierendem Fieber
- ▷ Fettsucht; fettige Degeneration

## Kopf

- ▷ Migräne:
  - → beginnt in der Stirn, erstreckt sich zum Hinterkopf, am Morgen beim Aufstehen (*Bry.*)
  - → *heftiges Pochen*, mit Übelkeit, Erbrechen, *Blindheit* und hartnäckiger Verstopfung (*Epig., Iris, Sang.*)
  - → < Lärm, Licht, Bewegung (*Mag-m., Sil.*)
  - → während der Menses (*Kreos., Sep.*)
  - → starke Erschöpfung
  - → > Druck, enges Bandagieren des Kopfes (*Arg-n., Puls.*)
  - → Urin farblos, reichlich

## Hals

- ▷ Globus hystericus: Empfindung, als ob ein großer Kloß vom

Magen zum Hals aufsteigt, der ein Erstickungsgefühl verursacht (*Asaf.*, *Kali-c.*)

Magen

▷ Erbrechen:
  - → nicht enden wollend, unabhängig von der Nahrungsaufnahme
  - → zunächst unverdaute Nahrung, sehr sauer, dann bitteres Wasser
  - → *in der Schwangerschaft* (*Lac-ac.*, *Psor.*)

Rektum

▷ Verstopfung:
  - → mit erfolglosem Drang (*Anac.*, *Nux-v.*); Stuhl trocken und hart (*Bry.*, *Sulph.*)
  - → *Stuhl groß und hart, muss stark pressen, einreißender Anus*
  - → **schreit beim Pressen vor Schmerz**

▷ Ein mit *Lac defloratum* geheilter Fall: Eine Frau hatte täglich 10-12 Klistiere machen müssen, oft vergingen 4 oder 5 Wochen ohne Entleerung, die Verstopfung bestand 15 Jahre lang

Weiblich

▷ Menses:
  - → verspätet
  - → unterdrückt *durch Halten der Hände in kaltes Wasser* (*Con.*)
  - → *das Trinken eines Glases Milch unterdrückt den Fluss prompt bis zur nächsten Periode* (vgl. *Phos.*)

## Lac felinum * *Lac-f.*

*Katzenmilch*

Geist/Gemüt

▷ Tiefe Depression

▷ Ärgerlich mit jedem

▷ Furcht, die Treppen hinunter zu fallen, doch ohne Schwindel

▷ Bildet sich ein, dass Möbelecken oder andere spitze Gegenstände in der näheren Umgebung ihr direkt ins Auge stechen könnten. Es handelt sich dabei um ein rein geistiges Symptom; die Gegenstände erscheinen in der Sicht der Patientin nicht zu nah (Asthenopie)

## Allgemein

- ▷ Die gesamte rechte Seite von Kopf bis Fuß fühlte sich schrecklich schwach, schwer und gequält an, sodass es dem Patienten schwer fiel, zu laufen (ständiges nervöses Zittern, besonders der Hände, wie bei Alkoholikern)

## Kopf

- ▷ Dumpfer Schmerz in der Stirn im Bereich der Augenbrauen
- ▷ Akute Schmerzen am Scheitel
- ▷ Akute Schmerzen links über Auge und Schläfe
- ▷ Kopfschmerzen, < durch Lesen
- ▷ Schmerzen in der Stirn, im Hinterhaupt und der linken Kopfhälfte, mit Steifheit in der Nackenmuskulatur (Musculus splenius und trapezius) und Hitzegefühl am Scheitel; der Schmerz in der Stirn ist schwer, drückt über die Augen nach unten (Kopfschmerzen)
- ▷ Heftiger Schmerz vom Kopf entlang des Unterkiefers, bewirkt, dass der Mund sich mit Speichel füllt
- ▷ Gefühl von Krabbeln oben auf dem Gehirn (Asthenopie)
- ▷ Gewicht auf dem Scheitel (Asthenopie)
- ▷ Heftiger Kopfschmerz durchdringt den linken Augapfel zur Gehirnmitte, mit Schmerzen im Bereich oberhalb der Augenhöhle, breitet sich vom Gehirn zum Scheitel aus (Kopfschmerzen)
- ▷ Brennen an der linken Schläfe in Augennähe, < nachts (Keratitis)

## Augen

- ▷ Scharf durchbohrender Schmerz mitten durch den linken Augapfel, hinterlässt ein inneres Wundheitsgefühl und verursacht reichlich Tränenfluss (Prüfungssymptom einer 1000. Potenz)
- ▷ Augenbrauen und -lider drücken heftig nach unten, als wären sie aus Blei
- ▷ Neigung, die Augen geschlossen zu lassen
- ▷ „Ich verzeichne große Erfolge bei Augenerkrankungen, besonders mit starken Schmerzen im Bereich der hinteren Augenhöhle, was auf Choroiditis deutet" – Swan
- ▷ Schießende Schmerzen von den Augen fast bis zum Hinterkopf hin beim Fixieren der Augen, beim Lesen oder Schreiben; viel schlechter im rechten Auge (Asthenopie)
- ▷ Beim Lesen laufen die Buchstaben zusammen, mit einem

dumpfen Schmerz hinter den Augen oder mit schießenden Schmerzen in den Augen; die Probleme beim Sehen und das Schießen sind schlimmer im rechten Auge; die Symptome treten auf durch Erkältung und Übermüdung (Asthenopie)

- ▷ Extrem scharfer Schmerz in den Augen, in den Kopf ziehend, mit dem Gefühl, als würden sich die Augen nach hinten ausdehnen; große Lichtscheu gegen natürliches und künstliches Licht; jegliches länger andauerndes, grelles Licht verursacht diesen Schmerz (gebessert)
- ▷ Lichtscheu
- ▷ Gerstenkorn auf dem linken Oberlid
- ▷ Augen werden jeweils im September schlechter
- ▷ Augen schmerzen bei künstlichem Licht
- ▷ Schwarzer Punkt vor dem rechten Auge; bewegt sich im Sonnenlicht mit dem Auge
- ▷ Gefühl von Sand im rechten Auge beim Erwachen

## Zähne

- ▷ Schmerz in allen Zähnen, sobald ein heißer Schmerz, der vom Kopf ausgeht, sie erreicht

## Mund

- ▷ Empfindung, als wäre die Zunge durch ein heißes Getränk verbrüht worden
- ▷ Rötung unter der Zunge, am Zahnfleisch und in der ganzen Mundhöhle
- ▷ Geschmacksverlust
- ▷ Messingartiger Geschmack im Mund
- ▷ Speichelfluss, vergrößerte Zunge, mit Zahneindrücken am Rand
- ▷ Sehr wunder Mund

## Hals

- ▷ Hartnäckiger Schleim im Rachen
- ▷ Zäher, hartnäckiger Schleim im Rachen, kann nicht abgehustet werden, sondern muss geschluckt werden; kann er doch abgehustet werden, ist er gelb
- ▷ Hintere Rachenwand leicht entzündet, mit Wundheitsgefühl

### Magen

- ▷ Keinen Appetit
- ▷ Großes Verlangen, Papier zu essen
- ▷ Magen fühlt sich gerade unterhalb des Gürtels rund herum wund an, < links
- ▷ Hitzegefühl im Epigastrium
- ▷ Große Wundheit und Empfindlichkeit im Bereich des Epigastriums

### Abdomen

- ▷ Schmerz in Abdomen und Rücken, als würde die Menstruation einsetzen
- ▷ Große Schwere und herabdrängendes Gefühl im Becken, als würde die Gebärmutter herausfallen, als könne sie nicht laufen; < beim Stehen
- ▷ Bei Druck auf die Hüften Schmerz im Becken, als hätte sie die Hände in die Hüften gestemmt

### Rektum

- ▷ Normaler Stuhl, aber tritt sehr langsam aus, um 2 Uhr morgens
- ▷ Stuhl lang, zäh, der bei Nachlassen des Drucks zurückschlüpft; Rektum scheint unfähig, den Inhalt auszutreiben

### Harnorgane

- ▷ Häufiger Harndrang, Urin sehr hell. (Blockierung der Harnentleerung, Patient muss warten)

### Weiblich

- ▷ Leukorrhoe hört am dritten Tag auf und beginnt erneut am vierten Tag
- ▷ Heftigstes Jucken der Vulva, innen und außen; gelbliche Leukorrhoe. (Ziehender Schmerz im linken Eierstock)

### Atemwege

- ▷ Trockenheit am Rand der Stimmritze

### Brust

- ▷ Starke beklemmende Atmung, über mehrere Tage andauernd; ein langer Atemzug fällt schwer, und man muss richtig ziehen, denn die Atmung scheint nur im oberen Bereich der Lungen stattzufinden

Arme

▷ Schmerz im linken Handgelenk auf der rechten Seite, wenn der Zeigefinger benutzt wird

Beine

▷ Linker Fuß fühlt sich kalt an, wenn man ihn mit dem rechten Fuß berührt. Beine schmerzen

Schlaf

▷ Dumpfheit, Schläfrigkeit, Gähnen
▷ Schwerer, tiefer Schlaf, schwer aufzuwecken

Fieber

▷ Kälte und Hitze abwechselnd, jeweils nur für eine kurze Zeit

## Lac vaccinum * *Lac-v.*

*Kuhmilch*

*Geist/Gemüt*

▷ Allgemeine Nervosität, mit Depression, wie in Erwartung schlechter Nachrichten
▷ Geistige Verwirrung, noch lange nach der Arzneimittelprüfung
▷ Plötzliche geistige Erschöpfung, unfähig die Gedanken zu sammeln oder aufzuschreiben oder Symptome schriftlich festzuhalten

Allgemein

▷ Die Schmerzen in Brust, Abdomen, Hüften, Oberschenkeln und Knien wurden allesamt gleichzeitig rechts wie links verspürt

Kopf

▷ Schwindel: Kopf fällt nach hinten beim Schließen der Augen
▷ Völlegefühl im Kopf, als wäre er zu groß und schwer
▷ Schwindel

## Augen

- ▷ Dumpfer Schmerz über dem rechten Auge und ein leichtes dumpfes Gefühl über dem linken Auge
- ▷ Unklare, düstere oder gänzlich verdunkelte Sicht, kommt und geht, immer nur für einen kurzen Moment

## Ohren

- ▷ Ohren fühlen sich verstopft an; Gefühl von Taubheit in beiden Ohren, obwohl sie hören konnte wie zuvor

## Mund

- ▷ Schmutzige, gelb belegte Zunge, fühlt sich wie verdörrt an
- ▷ Saurer Geschmack
- ▷ Säureartiger Speichel färbt das Taschentuch gelb
- ▷ Geschwüre auf der Zunge, flach, weiß, eingefallen, Zunge geschwollen und überempfindlich, bedeckt mit weißem, glibberigem Schleim an Stellen, die frei sind von Geschwüren; sehr übler Mundgeruch; die wunden Stellen erstrecken sich bis zur Innenseite der Wangen und den Tonsillen; Schlucken ist schmerzhaft

## Hals

- ▷ Empfindung eines Pfropfens in Rachen oder Kehlkopf

## Appetit

- ▷ Durst auf kaltes Wasser in Mengen; trank drei große Becher während des Abends

## Magen

- ▷ Schwellung und Aufblähung des Magens (3 Tage lang)
- ▷ Saurer Geschmack und Übelkeit um 10:30 Uhr morgens, aber kein Aufstoßen oder Erbrechen (eine Stunde lang)
- ▷ Aufstoßen

## Abdomen

- ▷ Schmerz vom Sternum, sich über das ganze Abdomen ausbreitend bis ungefähr 2-3 cm unter dem Nabel
- ▷ Ständige, unerträgliche Blähungen, beginnen eine Stunde nach dem Trinken von Milch beim Mittagessen und halten den ganzen Nachmittag an

- ▷ Darmkollern, mit lautem, geräuschvollem Rumoren (Potenz C200)

Stuhl

- ▷ Hartnäckige Verstopfung; Stuhl hart, trocken; in festen Kugeln; kann nur unter großem Druck entleert werden
- ▷ Entweichen von übel riechendem Flatus, in großen Mengen, bringt Erleichterung

Weiblich

- ▷ Weiße, wässrige Leukorrhoe; Schmerzen im Sakrum
- ▷ Durch das Trinken von einem Glas Milch wird der Menstruationsfluß sofort unterdrückt bis zur nächsten Monatsblutung
- ▷ Menses unterdrückt oder verzögert, wenn die Patientin ihre Hände in kaltes Wasser hält
- ▷ „Schwangerschaftsübelkeit mit Verlangen nach Essen, > durch Milchtrinken"

Rücken

- ▷ Schmerzen im Sakrum

Extremitäten

- ▷ Durchstechender oder durchbohrender Schmerz in beiden Hüftgelenken, nicht sehr stark
- ▷ Kurze rheumatische Schmerzen in den Knie- und Sprunggelenken beim Gehen

Haut

- ▷ Braune Krusten, sehen fettig aus, besonders in den Mundwinkeln, wie bei Mundwinkelrhagaden

## Lachesis *Lach.*

*Lachesis muta, das Gift der Buschmeisterschlange Crotalidae*

Schlüsselsymptome

- ▷ Klimakterische Beschwerden: Hitzewellen und heißer Schweiß
- ▷ Vorwiegend die linke Seite betroffen; **Erkrankungen beginnen auf der linken und wechseln zur rechten Seite**

- **Große Empfindlichkeit gegen Berührung**
- **Menses regelmäßig;** alle Schmerzen besser durch Menstruationsfluss; stets besser während den Menses
- Diphtherie und Tonsillitis: beginnt auf der linken und erstreckt sich zur rechten Seite (*Lac-c., Sabad.*); **< heiße Getränke, nach Schlaf**; Flüssigkeiten sind beim Schlucken schmerzhafter als feste Speisen
- Alle Symptome, besonders die Gemütssymptome, sind nach dem Schlaf schlimmer oder die Verschlimmerung weckt ihn aus dem Schlaf; schläft in die Verschlimmerung hinein; unglücklich, bedrückt, ängstlich, traurig, < am Morgen beim Erwachen
- Große Redseligkeit; oftmals führt ein einziges Stichwort zur nächsten Geschichte
- Furunkel, Karbunkel, Geschwüre mit heftigem Schmerz; dunkles, bläuliches, violettes Aussehen
- Zunge trocken, schwarz, zittert, wird mit Schwierigkeiten herausgestreckt oder verfängt sich beim Herausstrecken an den Zähnen

## Geist/Gemüt

- Beschwerden aufgrund von langandauerndem Kummer; Sorgen, Schreck, Ärger, Eifersucht oder enttäuschte Liebe (*Aur., Ign., Ph-ac.*)
- Geistige Erregbarkeit; Ekstase mit nahezu prophetischen Wahrnehmungen; lebhafte Vorstellungskraft
- *Große Redseligkeit* (*Agar., Stram.*); will immerzu reden; springt von einer Idee zur nächsten; *oftmals führt ein einziges Stichwort zur nächsten Geschichte*

## Allgemein

- Menschen mit leicht melancholischem Temperament, dunklen Augen und einer Neigung zu gedrückter Stimmung und Trägheit
- Frauen mit cholerischem Temperament, Sommersprossen und rotem Haar (*Phos.*)
- Passt besser zu dünnen und abgemagerten als zu dicken Personen; für Menschen, die ihr Leiden geistig und körperlich verändert hat
- Vorwiegend die linke Seite betroffen; **Erkrankungen beginnen auf der linken und wechseln zur rechten Seite** – linkes Ovar, li. Hoden, li. Brust

- ▷ **Große Empfindlichkeit gegen Berührung**
  - → Hals, Magen, Abdomen
  - → kann es nicht ertragen, dass Bettwäsche oder Nachthemd Hals oder Bauch berühren, nicht wegen Wundheit oder Empfindlichkeit wie bei Apis oder *Bell.*, sondern weil die Kleidung *Unbehaglichkeit verursacht* und nervös macht
  - → kann keine eng anliegenden Bänder/Gürtel um Hals oder Taille ertragen
- ▷ Alkoholiker mit kongestiven Kopfschmerzen und Hämorrhoiden; anfällig für Erysipel oder Apoplexie
- ▷ Alle Symptome, besonders die Gemütssymptome, sind *nach dem Schlaf schlimmer oder die Verschlimmerung weckt ihn aus dem Schlaf; schläft in die Verschlimmerung hinein*; unglücklich, bedrückt, ängstlich, *traurig, < am Morgen beim Erwachen*
- ▷ Große körperliche und geistige Erschöpfung; Zittern des ganzen Körpers, könnte dauernd vor Schwäche niedersinken; < am Morgen (*Sulph., Tub.*)
- ▷ Extreme Hitze oder Kälte bewirken große Schwäche
- ▷ Epilepsie; Anfall während des Schlafes (*Bufo*); nach Verlust von Körperflüssigkeiten; Onanie, Eifersucht
- ▷ Hämorrhagische Diathese
  - → kleine Wunden bluten leicht und reichlich (*Crot-h., Kreos., Phos.*)
  - → Blut dunkel, gerinnt nicht (*Crot-h., Sec.*)

## Kopf

- ▷ Kopfschmerzen:
  - → drückender oder berstender Schmerz in den Schläfen < durch Bewegung, Druck, Bücken, Liegen, nach dem Schlaf
  - → fürchtet sich, schlafen zu gehen, weil sie mit solch starken Kopfschmerzen erwacht
- ▷ Blutandrang zum Kopf
  - → nach Alkohol; Gemütsbewegungen; unterdrückten oder unregelmäßigen Menses
  - → im Klimakterium
  - → bei linksseitiger Apoplexie
- ▷ Gewicht und Druck auf den Scheitel (*Sep.*); wie Blei im Hinterkopf

## Augen

- ▷ Bei Fieber: Konjunktiven gelb oder orange gefärbt

## Mund

- ▷ Bei Fieber: Zunge trocken, schwarz, *zittert*, wird mit Schwierigkeiten herausgestreckt oder *verfängt sich* beim Herausstrecken *an den Zähnen*

## Hals

- ▷ Diphtherie und Tonsillitis:
  - → *beginnt auf der linken und erstreckt sich zur rechten Seite* (*Lac-c.*, *Sabad.*)
  - → dunkelviolettes Aussehen (*Naja*)
  - → **< durch heiße Getränke, nach Schlaf**
  - → Schlucken von *Flüssigkeiten schmerzhafter als das von fester Nahrung* (*Bell.*, *Bry.*, *Ign.*)
  - → die starke Erschöpfung steht in keinem Verhältnis zum Erscheinungsbild des Halses

## Rektum

- ▷ Verstopfung:
  - → Inaktivität, Stuhl liegt im Rektum, ohne Drang
  - → Empfindung von Verkrampfung des Sphinkters (*Caust.*, *Nit-ac.*)
- ▷ Hämorrhoiden:
  - → mit spärlichen Menses
  - → im Klimakterium
  - → abgeschnürt
  - → mit aufwärtsschießenden Stichen (*Nit-ac.*)

## Harnorgane

- ▷ Empfindung wie von einem Ball, der in der Blase rollt

## Weiblich

- ▷ **Klimakterische Beschwerden:**
  - → Hämorrhoiden, Hämorrhagien
  - → **Hitzewellen und heißer Schweiß**
  - → brennender Scheitelkopfschmerz, besonders während oder nach der Menopause (*Sang.*, *Sulph.*)

▷ Frauen, die sich von den Wechseljahren nicht erholt haben („Habe mich seit dieser Zeit niemals mehr wohl gefühlt")
▷ Menses:
→ **regelmäßig**
→ zu kurz, spärlich, schwach
→ alle Schmerzen besser durch Menstruationsfluss
→ stets besser während den Menses (*Zinc.*)

## Atemwege

▷ Alles, was in die Nähe von Mund oder Nase kommt, behindert die Atmung
▷ Verlangt, Luft zugefächelt zu bekommen, *aber langsam und aus der Ferne* (schnell: *Carb-v.*)
▷ Atmung hört beim Einschlafen fast auf (*Am-c., Grind., Lac-c., Op.*)

## Fieber

▷ Fieber jährlich wiederkehrend
▷ Anfälle jedes Frühjahr (*Carb-v., Sulph.*) nach Unterdrückung durch Chinin im vorausgegangenen Herbst
▷ Fieber:
→ Thyphus abdominalis oder Fleckfieber
→ Stupor oder murmelndes Delirium, eingesunkenes Gesicht, Herunterfallen des Unterkiefers
→ Zunge trocken, schwarz, *zittert*, wird mit Schwierigkeiten herausgestreckt oder *verfängt sich* beim Herausstrecken *an den Zähnen*
→ Konjunktiven gelb oder orange gefärbt
→ kalter Schweiß, färbt gelb, blutig (*Lyc.*)

## Haut

▷ Furunkel, Karbunkel, heftig schmerzende Geschwüre (*Tarant.*); bösartige Pusteln; Dekubitus; ***dunkles, bläuliches, violettes Aussehen;*** neigen zu Bösartigkeit
▷ Schlimme Folgen von Wundinfektion; von Sektionsverletzungen (*Pyrog.*)

## Arzneimittelbeziehungen

▷ Komplementär: *Hep., Lyc., Nit-ac.*
▷ Unverträglich: *Acet-ac., Carb-ac.*

- ▷ Bei Wechselfieber folgt *Nat-m.* gut auf *Lach.*, wenn der Fiebertypus sich ändert

## Modalitäten

- ▷ Verschlechterung
  - → nach Schlaf
  - → Berührung
  - → Temperaturextreme
  - → Saures
  - → Alkohol
  - → Chinin
  - → Quecksilber
  - → Druck oder Einengung
  - → Sonnenbestrahlung
  - → Frühjahr, Sommer

# Ledum palustre *Led.*

*Sumpfporst, Wilder Rosmarin* *Ericaceae*

## Schlüsselsymptome

- ▷ Rheumatismus oder Gicht; beginnt in den unteren Gliedmaßen und steigt auf (absteigend: *Kali-c.*)
- ▷ Rheumatische Schmerzen:
  - → < nachts, durch Bettwärme und Bettdecke (*Merc.*)
  - → > nur, wenn die Füße in Eiswasser gehalten werden (*Sec.*)
- ▷ Beschwerden von Menschen, denen immer kalt ist, fühlen sich immer kalt und frostig; speziell die befallenen Teile fühlen sich bei Berührung kalt an
- ▷ Rote Pickel und Knötchen an Stirn und Wangen, wie bei Branntweintrinkern, stechen bei Berührung
- ▷ Lang anhaltende Verfärbung nach Verletzungen; „schwarze und blaue" Stellen werden grün

## Allgemein

- ▷ Passend für rheumatische, gichtige Diathese; durch Alkohol geschädigte Konstitution (*Colch.*)

- ▷ Rheumatismus oder Gicht; *beginnt in den unteren Gliedmaßen und steigt auf* (absteigend: *Kali-c.*); besonders für die schwache asthenische Konstitution nach Missbrauch von *Colchicum*; in den Gelenken entstehen schmerzende Knoten und „Gichtsteine"; akute und chronische Arthritis
- ▷ Wirkt auf das linke Schulter- und das rechte Hüftgelenk (*Agar., Ant-t., Stram.*)
- ▷ Abmagerung der betroffenen Körperteile (*Graph.*)
- ▷ Schmerzen sind stechend, reißend, klopfend
- ▷ Beschwerden von Menschen, denen *immer kalt ist; fühlen sich immer kalt und frostig;* Mangel an Lebenswärme (*Sep., Sil.*); vor allem die befallenen Körperteile *fühlen sich bei Berührung kalt an*
- ▷ Körperteile fühlen sich kalt an, werden aber vom Patienten selbst nicht als kalt empfunden
- ▷ Bei einigen Beschwerden ist Bettwärme wegen Hitze und Brennen der Glieder unerträglich
- ▷ Punktuelle Verletzungen durch spitze Werkzeuge wie Ahlen, Nägel (*Hyper.*); Rattenbisse, Insektenstiche, besonders Stechmücken

## Augen

- ▷ Einblutung in die vordere Augenkammer nach Iridektomie
- ▷ Contusion der Augen und Lider, besonders wenn starke Einblutungen erfolgten
- ▷ Ekchymosis der Lider und Konjunktiven

## Extremitäten

- ▷ Rheumatische Schmerzen:
  - → < durch Bewegung
  - → < nachts, durch *Bettwärme und Bettdecke* (*Merc.*)
  - → *> nur, wenn die Füße in Eiswasser gehalten werden* (*Sec.*)
- ▷ Schwellung:
  - → der Füße, bis zu den Knien
  - → der Knöchel mit unerträglichen Schmerzen beim Laufen, wie von einer Verstauchung oder einem falschen Tritt
  - → Großzehballen geschwollen, schmerzhaft
  - → in den Fersen, als ob sie gequetscht wären
- ▷ Intensives Jucken der Füße und Knöchel, < durch Kratzen und Bettwärme (*Puls., Rhus-t.*)
- ▷ Leichtes Verstauchen der Füße und Knöchel (*Carb-an.*)

### Haut

- ▷ Rote Pickel und Knötchen *an Stirn und Wangen*, wie bei Branntwein-Trinkern, stechen bei Berührung
- ▷ Lang anhaltende Verfärbung nach Verletzungen „schwarze und blaue" Stellen werden *grün*

### Arzneimittelbeziehungen

- ▷ Vergleiche: *Arn.*, *Crot-h.*, *Ham.*, *Bell-p.*, *Ruta* bei Verletzungen; *Con.* bei lang anhaltenden Folgen von Verletzungen

## Lilium tigrinum *Lil-t.*

*Tigerlilie* *Liliaceae*

### Schlüsselsymptome

- ▷ Abwärtsdrängende Empfindung; in Abdomen und Becken, als ob alle Organe herausfallen würden (*Lac-c.*, *Murex*, *Sep.*)
- ▷ Menses: fließen nur, wenn sie umherläuft
- ▷ Wildes, verrücktes Gefühl am Scheitel; wirre Ideen
- ▷ Tiefe Niedergeschlagenheit
- ▷ Muss sich ständig beschäftigen, um das sexuelle Verlangen zu unterdrücken
- ▷ Ziellose, eilige Bewegungen (*Arg-n.*)
- ▷ Häufiger Harndrang
- ▷ Empfindung, als ob das Herz in einen Schraubstock geklemmt würde (*Cact.*)

### Geist/Gemüt

- ▷ Quält sich um ihr Seelenheil (*Lyc.*, *Sulph.*, *Verat.*) mit Beschwerden von Ovarien oder Uterus; Trost verschlimmert
- ▷ *Wildes, verrücktes Gefühl am Scheitel*; wirre Ideen
- ▷ *Tiefe Niedergeschlagenheit*, kann das Weinen kaum vermeiden; ist sehr schüchtern, ängstlich und weint viel; gleichgültig gegenüber dem, was für sie getan wird
- ▷ Ängstlich:
  - → wegen der Krankheit
  - → fürchtet, die Symptome zeigen eine organische Erkrankung an
  - → bei beiden Geschlechtern ausgeprägt

- Furcht:
  - → vor Alleinsein, Geisteskrankheit, Herzerkrankungen
  - → fürchtet, sie sei unheilbar krank
  - → vor irgendeinem drohenden Unheil oder einer Erkrankung
- Neigung zu fluchen, zu schlagen, an obszöne Dinge zu denken (*Anac., Lac-c.*); im Wechsel mit Reizzuständen des Uterus
- Teilnahmslos, kann aber nicht still sitzen; ruhelos, will jedoch nicht herumlaufen; *muss sich ständig beschäftigen, um das sexuelle Verlangen zu unterdrücken*
- Verlangen, etwas zu tun; eilig, hat jedoch keinen Ehrgeiz; *ziellose, eilige Bewegungen* (*Arg-n.*)

## Allgemein

- Wirkt vor allem auf die linke Körperhälfte (*Lach., Thuja*)
- Kopfschmerzen und seelische Beschwerden hängen mit Gebärmutterreizungen oder –verlagerungen zusammen. Menstruelle Unregelmäßigkeiten und nervöses Herz
- Kann nicht auf unebenem Grund laufen
- Schmerzen an kleinen Stellen; sich ständig verlagernd (*Kali-bi.*)
- Pulsieren am ganzen Körper mit vollem, aufgetriebenem Gefühl, als ob das Blut durch die Gefäße platzen würde (*Aesc.*)

## Rektum

- Dauerndes Verlangen, Stuhl und Harn abzusetzen (mit Prolaps), durch Druck im Rektum

## Harnwege

- *Häufiger Harndrang;* wenn dem Bedürfnis nicht nachgegeben wird, Empfindung von Zusammenschnürung in der Brust

## Weiblich

- Abwärtsdrängende Empfindung; im kleinen Becken, als ob alle Organe herausfallen würden (*Lac-c., Murx. , Sep.*); > wenn sie die Vulva mit der Hand unterstützt; mit Herzklopfen
- Menses:
  - → früh, spärlich, dunkel, übel riechend
  - → **fließen nur, wenn sie sich umherbewegt**
  - → hören auf zu fließen, wenn sie aufhört umherzulaufen (*Caust.*; beim Hinlegen: *Kreos., Mag-c.*)

- ▷ Schwacher und atonischer Zustand von Ovarien, Uterus und Beckengewebe, führt zu Anteversion, Retroversion, Subinvolution (*Helon.*, *Sep.*)
- ▷ Langsame Genesung nach Entbindung
- ▷ Die Unterleibssymptome sind meist mit atonischer Verstopfung verbunden

### Brust

- ▷ Empfindung, als ob das Herz *in einen Schraubstock* geklemmt würde (*Cact.*); als ob alles Blut zum Herzen geströmt wäre; füllt sich zum Bersten voll; unfähig, aufrecht zu gehen
- ▷ Herzklopfen:
  - → Flattern
  - → mattes, gehetztes, ängstliches Gefühl an der Herzspitze
  - → scharfer Schmerz in der linken Brust weckt ihn nachts
  - → unregelmäßiger Puls
  - → kalte und mit kaltem Schweiß bedeckte Extremitäten
  - → < nach Essen, Liegen auf beiden Seiten (auf der linken Seite: *Lach.*)
  - → Schneller Herzschlag, 150 bis 170 Schläge pro Minute

### Arzneimittelbeziehungen

- ▷ Vergleiche: *Agar.*, *Cact.*, *Cimic.*, *Helon.*, *Murx.*, *Nat-p.*, *Plat.*, *Sep.*, *Spig.*, *Tarant.*

## Lobelia inflata — ***Lob.***

*Aufgeblasene Lobelie* *Campanulaceae*

### Schlüsselsymptome

- ▷ Erbrechen:
  - → Gesicht in kaltem Schweiß gebadet
  - → in der Schwangerschaft, reichlicher Speichelfluss (*Lac-ac.* , nachts: *Merc.*)
  - → **chronisch, mit gutem Appetit, Übelkeit, reichlichem Schweiß und ausgeprägter Schwäche**
- ▷ Sakrum: **extreme Empfindlichkeit**; kann nicht die leiseste Berührung ertragen, nicht einmal die eines weichen Kissens
- ▷ Magenverstimmung, extreme Übelkeit und Erbrechen
- ▷ Keuchhusten, mit Atemnot und Erstickungsgefahr

▷ Empfindung von Stauung, Druck oder Gewicht in der Brust, als ob das Blut aus den Extremitäten sie füllen würde, > schnelles Gehen

## Allgemein

▷ Passt am besten zu Menschen mit hellem Haar, blauen Augen, hellem Teint; Neigung zum Fettansatz

## Kopf

▷ Kopfschmerzen:
- → gastrisch, mit Übelkeit, Erbrechen und großer Erschöpfung
- → nach Vergiftungen, z. B. nach Alkoholrausch
- → < nachmittags bis Mitternacht
- → plötzliche Blässe mit reichlich Schweiß (*Tab.*)
- → < durch Tabak und Tabakrauch

## Magen

▷ Erbrechen:
- → *Gesicht in kaltem Schweiß gebadet*
- → in der Schwangerschaft, *reichlicher Speichelfluss* (*Lac-ac.* , nachts: *Merc.*)
- → **chronisch, mit gutem Appetit, Übelkeit, reichlichem Schweiß und ausgeprägter Schwäche**

▷ Magenverstimmung, *extreme Übelkeit und Erbrechen;* morgendliche Übelkeit

▷ Mattigkeit, Schwäche und ein unbeschreibliches Gefühl im Epigastrium, durch übermäßigen Tee- oder Tabakgenuss

## Harnwege

▷ Urin von tief orangeroter Farbe; reichlich rotes Sediment

## Atemwege

▷ Spasmodisches Asthma

▷ *Keuchhusten, mit Atemnot und Erstickungsgefahr*

▷ Atemnot:
- → durch Zusammenschnürungsgefühl in der Mitte der Brust
- → < mit jeder Wehe, scheint vor allem gegen die Schmerzen zu wirken
- → < durch Kälteeinwirkung oder die geringste Anstrengung, Treppen hinauf- oder hinuntersteigen (*Ip.*)

### Brust

- ▷ Empfindung von Stauung, Druck oder Gewicht in der Brust, als ob das Blut aus den Extremitäten sie füllen würde, > *schnelles Gehen*
- ▷ Empfindung, als ob das Herz still stehen würde; tief sitzende Schmerzen an der Basis (an der Spitze: *Lil-t.*)

### Rücken

- ▷ Sakrum: **extreme Empfindlichkeit**; *kann nicht die leiseste Berührung ertragen, nicht einmal die eines weichen Kissens;* sitzt nach vorne gebeugt, um den Kontakt mit dem Bettzeug zu vermeiden

### Arzneimittelbeziehungen

- ▷ Vergleiche: *Ant-t., Ars., Ip., Tab., Verat.*

### Modalitäten

- ▷ Verschlechterung
  - → durch die geringste Bewegung
  - → Berührung
  - → Kälte
- ▷ Verbesserung
  - → Brustschmerzen durch schnelles Gehen

*Lobelia* hat den gleichen Bezug zu schlimmen Folgen von Trunksucht bei korpulenten Menschen mit hellem Haar, blauen oder grauen Augen, blühendem Teint, den Nux vomica zu Menschen mit entgegengesetztem Temperament hat.

## Lycopodium clavatum *Lyc.*

*Bärlappsporen Lycopodiaceae*

### Schlüsselsymptome

- ▷ Tiefsitzende, fortschreitende, chronische Erkrankungen
- ▷ Schmerzen: schmerzhafter Druck, ziehend; hauptsächlich rechtsseitig, **< von 16 bis 20 Uhr**
- ▷ Diphtherie: Belag breitet sich von der rechten Tonsille zur linken aus; < nach Schlaf und **durch kalte Getränke**
- ▷ Magenbeschwerden:
  - → übermäßige Ansammlung von Gasen

→ guter Appetit, **aber nach ein paar Bissen steht es ihm bis zum Hals** und er fühlt sich aufgebläht; Gärung im Abdomen, mit lautem Gluckern und Quaken, besonders im Unterbauch (Oberbauch: *Carb-v.*, gesamtes Abdomen: *Chin.*)

- ▷ **Roter Sand im Urin**, in der Kinderwindel (*Phos.*); das Kind schreit vor dem Urinieren (*Borx.*)
- ▷ Wirkt besonders auf die rechte Körperseite oder die Schmerzen gehen von rechts nach links
- ▷ Fächerartige Bewegung der Nasenflügel (*Ant-t.*)
- ▷ Katarrh: trockene Nase nachts verstopft
- ▷ Impotenz bei alten Männern, mit starkem Verlangen aber unvollständigen Erektionen
- ▷ Trockenheit der Vagina

## Geist/Gemüt

- ▷ Beschwerden durch Schreck, Ärger, Kränkung oder Verdruss mit unterdrücktem Unmut (*Staph.*)
- ▷ Geizig, habgierig, knauserig, boshaft, verzagt
- ▷ Reizbar; verdrießlich und ärgerlich beim Erwachen; garstig, Treten und Schreien; leicht verärgert; kann keinen Widerstand oder Widerspruch vertragen; sucht Auseinandersetzungen; ist außer sich
- ▷ Weinen den ganzen Tag, können sich nicht beruhigen; sehr empfindsam; weinen sogar, wenn man ihnen dankt
- ▷ Furcht vor Männern; Furcht vor Einsamkeit, reizbar und melancholisch; Angst vor dem Alleinsein (*Bism.*, *Kali-c.*, *Lil-t.*)

## Allgemein

- ▷ Für geistig rege, aber körperlich schwache Personen; der Oberkörper ist abgemagert, der Unterkörper teilweise ödematös; anfällig für Lungen- und Lebererkrankungen (*Calc.*, *Phos.*, *Sulph.*)
- ▷ Besonders für die Extreme des Lebens; Kinder und alte Menschen
- ▷ *Tiefsitzende, fortschreitende, chronische Erkrankungen*
- ▷ Schmerzen: schmerzhafter Druck, ziehend; vor allem rechtsseitig, **< von 16 bis 20 Uhr**
- ▷ Wirkt besonders auf die rechte Körperseite oder die Schmerzen gehen von rechts nach links; Hals, Brust, Abdomen, Leber, Eierstöcke
- ▷ Kinder schwach und abgemagert; mit gut ausgebildetem Kopf,

aber schwachem, kränklichem Körper

- Der Säugling schreit den ganzen Tag, schläft die Nacht hindurch (umgekehrt: *Jal.*, *Psor.*)

## Nase

- Katarrh:
  - trockene Nase *nachts verstopft*, muss durch den Mund atmen (*Am-c.*, *Nux-v.*, *Samb.*)
  - Schniefen, das Kind schrickt aus dem Schlaf hoch und reibt seine Nase
  - der Nasenwurzel und Stirnhöhlen
  - Krusten und elastische Pfropfen (*Kali-bi.*, *Teucr.*)
- *Fächerartige Bewegung der Nasenflügel* (*Ant-t.*)

## Gesicht

- Aussehen blass, schmutzig; ungesund; bleich, mit tiefen Furchen; sieht älter aus, als er ist

## Mund

- Alles schmeckt sauer; Aufstoßen, Sodbrennen, Aufschwulken, saures Erbrechen (zwischen Frösteln und Hitze)

## Hals

- Diphtherie:
  - Rachen bräunlich-rot, Belag breitet sich *von der rechten Tonsille zur linken* aus oder steigt von der Nase zur rechten Tonsille ab
  - < nach Schlaf und **durch kalte Getränke** (durch warme Getränke: *Lach.*)

## Magen

- Heißhunger; je mehr er isst, desto gieriger wird er; der Kopf schmerzt, wenn er nicht isst
- Magenbeschwerden:
  - übermäßige Ansammlung von Gasen
  - ständiges Sättigungsgefühl
  - guter Appetit, aber nach ein paar Bissen steht es ihm bis zum Hals und er *fühlt sich aufgebläht*
  - Gärung im Abdomen, mit *lautem Gluckern und Quaken*, besonders im Unterbauch (Oberbauch: *Carb-v.*, gesamtes Abdomen: *Chin.*)
  - Völlegefühl, keine Erleichterung durch Aufstoßen (*Chin.*)

## Abdomen

- ▷ Leistenbruch: rechtsseitig, hat viele Fälle geheilt, besonders bei Kindern

## Rektum

- ▷ Verstopfung:
  - → seit der Pubertät
  - → seit der letzten Entbindung
  - → unterwegs, wenn er von Zuhause fort ist
  - → bei Kindern
  - → mit vergeblichem Drang, das Rektum kontrahiert sich und tritt beim Stuhlgang hervor, bildet Hämorrhoiden

## Harnwege

- ▷ **Roter Sand im Urin**, in der Kinderwindel (*Phos.*)
- ▷ *Das Kind schreit vor dem Urinieren* (*Borx.*)
- ▷ Nierenkolik, rechtsseitig (linksseitig: *Berb.*)

## Männlich

- ▷ Impotenz:
  - → bei jungen Männern, durch Onanie oder sexuelle Exzesse
  - → Penis klein, kalt, erschlafft
  - → alte Männer, *mit starkem Verlangen, aber unvollständigen Erektionen*
  - → schläft während des Geschlechtsverkehrs ein
  - → vorzeitige Ejakulation

## Weiblich

- ▷ *Vagina ist trocken*
- ▷ Brennen während und nach dem Koitus (*Lyss.*)
- ▷ Physometra
- ▷ Blutiger Ausfluss aus den Genitalien bei jedem Stuhlgang
- ▷ Der Fetus scheint Purzelbäume zu schlagen

## Atemwege

- ▷ Pneumonie; wurde vernachlässigt oder falsch behandelt, die Basis der rechten Lunge ist besonders betroffen; um die Resorption oder das Abhusten zu beschleunigen
- ▷ Husten tief, hohl klingend, selbst das Abhusten großer Mengen Schleims bringt wenig Erleichterung

### Rücken

- ▷ Rückenschmerzen, Erleichterung durch Urinieren

### Extremitäten

- ▷ Ein Fuß heiß und der andere kalt (*Chin.*, *Dig.*, *Ip.*)

### Schlaf

- ▷ Nächtliches Erwachen mit Hungergefühl (*Cina*, *Psor.*)

### Arzneimittelbeziehungen

- ▷ Komplementär: *Iod.*
- ▷ Schlimme Folgen von: Zwiebeln, Brot, Wein, Spirituosen, Tabakrauchen und -kauen (*Ars.*)
- ▷ Folgt gut nach: *Calc.*, *Carb-v.*, *Lach.*, *Sulph.*
- ▷ Es ist selten zu empfehlen, die Behandlung einer chronischen Erkrankung mit *Lyc.* zu beginnen, solange es nicht klar indiziert ist; es ist besser, zuerst ein anderes Antipsorikum zu geben
- ▷ *Lyc.* ist ein tiefgreifendes, lang wirkendes Mittel und sollte selten wiederholt werden, nachdem die Besserung eingesetzt hat

### Modalitäten

- ▷ Verschlechterung
  - → nahezu alle Erkrankungen von 16 bis 20 Uhr (*Hell.*; von 16 bis 21 Uhr: *Coloc.*, *Mag-p.*)
- ▷ Verbesserung
  - → warme Speisen und Getränke
  - → durch Entblößen des Kopfes
  - → Lockerung der Kleidung

## Lyssinum[2] *Lyss.*

*Speichel eines tollwütigen Hundes* *Nosode*

### Schlüsselsymptome

- ▷ **Der Anblick oder das Geräusch von fließendem oder strömendem Wasser verschlimmert alle Beschwerden**

[2] Ziemsen empfiehlt Lyssin als Ersatz für Hydrophobium, Encyclopedia Bd. 3, S. 472

- ▷ Kann keine Sonnenhitze ertragen (*Gels., Glon., Lach., Nat-m.*)
- ▷ Bläuliche Verfärbung von Wunden (*Lach.*)
- ▷ Kopfschmerzen: < durch das Geräusch fließenden Wassers oder durch helles Licht
- ▷ Ständiger Harndrang beim Anblick fließenden Wassers (*Canth., Sulph.*)

## Geist/Gemüt

- ▷ Lyssophobie; Furcht, verrückt zu werden
- ▷ Gemütsbewegungen oder kränkende Neuigkeiten verschlimmern immer

## Allgemein

- ▷ **Der Anblick oder das Geräusch von fließendem oder strömendem Wasser verschlimmert alle Beschwerden**
- ▷ *Bläuliche* Verfärbung von Wunden (*Lach.*)
- ▷ Beschwerden durch abnormen Geschlechtstrieb (durch Abstinenz: *Con.*)
- ▷ **Kann keine Sonnenhitze ertragen** (*Gels., Glon., Lach., Nat-m.*)
- ▷ Konvulsionen:
  - → durch blendendes oder von Wasser oder einem Spiegel reflektiertes Licht (*Stram.*)
  - → sogar durch Denken an irgendwelche Flüssigkeiten
  - → durch die geringste Berührung oder den leichtesten Luftzug

## Kopf

- ▷ Kopfschmerzen:
  - → durch Hundebisse, egal ob tollwütig oder nicht
  - → chronisch, aufgrund von Emotionen oder Anstrengung
  - → *< das Geräusch fließenden Wassers oder helles Licht*

## Mund

- ▷ Speichel: zäh, fadenziehend, dickflüssig, Schaum in Mund und Hals, mit ständigem Spucken (*Hydr.*)

## Hals

- ▷ Halsschmerzen, ständiges Bedürfnis zu schlucken (*Lac-c., Merc.*)
- ▷ Schluckbeschwerden, sogar Ösophagusspasmen beim Schlucken von Flüssigkeiten
- ▷ Würgen beim Schlucken von Wasser

## Harnwege

- ▷ Ständiger Harndrang beim *Anblick fließenden Wassers* (*Canth.*, *Sulph.*)
- ▷ Urin spärlich, wolkig, enthält Zucker

## Weiblich

- ▷ Prolaps des Uterus; viele, jahrelang bestehende Fälle wurden damit geheilt
- ▷ Empfindlichkeit der Vagina, deshalb Koitus schmerzhaft

## Arzneimittelbeziehungen

- ▷ Vergleiche: *Bell.*, *Canth.*, *Hyos.*, *Stram.* bei Hydrophobie

## Modalitäten

- ▷ Verschlimmerung
  - → *Anblick oder Geräusch fließenden Wassers*
  - → helles, blendendes Licht (*Stram.*)
  - → Fahren im Wagen (*Cocc.*; > Fahren im Wagen: *Nit-ac.*)

# Magnesium carbonicum *Mag-c.*

*Magnesiumkarbonat* $MgCO_3$

## Schlüsselsymptome

- ▷ Menses: **fließen nur nachts oder im Liegen**
- ▷ Durchfall: **wie Schaum auf einem Froschtümpel**; Milch wird bei gestillten Säuglingen unverdaut wieder ausgeschieden
- ▷ Außergewöhnliches Verlangen nach Fleisch bei Kindern tuberkulinischer Eltern
- ▷ Sodbrennen: alles sauer; in der Schwangerschaft
- ▷ Zahnschmerzen, in der Schwangerschaft, < nachts
- ▷ Verschlechterung: alle drei Wochen

## Allgemein

- ▷ Reizbare, nervöse Menschen, besonders Kinder (*Cham.*)
- ▷ Schlaffes Gewebe
- ▷ Sauerer Geruch des ganzen Körpers (*Rheum*)
- ▷ Der gesamte Körper fühlt sich müde und schmerzhaft an, besonders die Beine und Füße; schmerzend, ruhelos

- ▷ Krampfartige Magen- und Darmbeschwerden (*Coloc.*, *Mag-p.*), vermehrte Schleimabsonderung
- ▷ Schmerzen:
  - → neuralgisch, blitzartig, < linksseitig (*Coloc.*)
  - → unerträglich in Ruhe, muss aufstehen und umherlaufen (*Rhus-t.*)
  - → Zahnschmerzen, *in der Schwangerschaft < nachts*

## Kopf

- ▷ Schmerzen am Scheitel, als ob an den Haaren gezogen würde (*Kali-n.*, *Phos.*)

## Magen

- ▷ Außergewöhnliches *Verlangen nach Fleisch* bei Kindern tuberkulinischer Eltern
- ▷ Sodbrennen:
  - → *alles sauer* - Aufstoßen, Rülpsen, Geschmack und Erbrochenes
  - → *in der Schwangerschaft*
- ▷ Wenn reines Magnesium eingenommen wurde, um den Magen „zu besänftigen"; wenn die Symptome stimmen, wird oftmals das potenzierte Mittel helfen

## Rektum

- ▷ Durchfall:
  - → schneidende, zum Zusammenkrümmen zwingende Kolikschmerzen gehen dem Stuhlgang voraus
  - → erscheint regelmäßig alle drei Wochen
  - → *Stühle grün, schaumig*, **wie Schaum auf einem Froschtümpel**
  - → weiße, talgartige Massen schwimmen im Stuhl
  - → wird bei *gestillten Säuglingen unverdaut wieder ausgeschieden*

## Weiblich

- ▷ Menses:
  - → vorausgehend: Halsschmerzen (*Lac-c.*), wehenartige Schmerzen, schneidende Kolik, Rückenschmerzen, Schwäche, Frostigkeit
  - → fließen **nur nachts oder im Liegen**, hören beim Laufen auf (*Am-m.*, *Kreos.*; umgekehrt: *Lil-t.*)
  - → scharf, dunkel, pechartig
  - → schwierig auszuwaschen (*Med.*)

Schlaf

- Kein erfrischender Schlaf, beim Aufstehen noch müder als beim Schlafengehen (*Bry., Con., Hep., Op., Sulph.*)

Arzneimittelbeziehungen

- Komplementär: *Cham.*

Modalitäten

- Verschlechterung
  - Temperaturwechsel
  - *alle drei Wochen*
  - Ruhe
  - Milch, während den Menses
- Verbesserung
  - warme Luft, aber Bettwärme verschlechtert (*Led., Merc.*; besser durch Bettwärme: *Ars.*)

## Magnesium muriaticum *Mag-m.*

*Magnesiumchlorid* $MgCl_2$

Schlüsselsymptome

- Kinder können bei schwieriger Zahnung **keine Milch verdauen**
- Verstopfung:
  - **Stuhl zerbröckelt am After** (*Am-m., Nat-m.*)
  - bei zahnenden Kleinkindern
- Kopfschmerzen: besser durch Hinlegen, starken Druck (*Puls.*)

Allgemein

- Besonders passend bei Frauenleiden; krampfartige und hysterische Beschwerden, kompliziert durch Uteruserkrankungen
- Frauen, mit langer Vorgeschichte von Verdauungsstörungen oder Gallebeschwerden
- Kinder:
  - können bei schwieriger Zahnung **keine Milch verdauen;** die Milch verursacht Magenschmerzen und wird unverdaut wieder ausgeschieden
  - schwächlich, rachitisch, mit Verlangen nach Süßigkeiten

## Kopf

▷ Kopfschmerzen:
- → alle sechs Wochen, in der Stirn und um die Augen
- → als ob der Kopf bersten würde
- → < Bewegung und im Freien
- → > Hinlegen, *starker Druck* (*Puls.*), warmes Einhüllen des Kopfes (*Sil.*, *Stron.*)

▷ Große Neigung zu Kopfschweiß (*Calc.*, *Sanic.*, *Sil.*)

▷ Äußerst empfindlich gegen Geräusche (*Ign.*, *Nux-v.*, *Ther.*)

## Mund

▷ Zahnschmerzen; unerträglich, wenn Speisen die Zähne berühren

## Magen

▷ Aufstoßen von leicht saurem, gärendem weißen Schaum

▷ Aufstoßen, schmeckt wie faule Eier, wie Zwiebeln (Atem riecht nach Zwiebeln: *Sin-a.*)

## Abdomen

▷ Drückender Schmerz in der Leber, beim Laufen und wenn sie berührt wird; Leber hart, vergrößert, < Liegen auf der rechten Seite (*Merc.*, *Kali-c.*)

## Rektum

▷ Verstopfung:
- → Stuhl hart, spärlich, groß, knotig, wie Schafskot
- → schwierig abzusetzen
- → **zerbröckelt am After** (*Am-m.*, *Nat-m.*)
- → *bei zahnenden Kleinkindern*

## Harnwege

▷ Urin: blass, gelb, kann nur entleert werden, wenn die Abdominalmuskeln gedrückt werden

▷ Blasenschwäche

## Weiblich

▷ Menses:
- → mit großer Erregung bei jeder Periode
- → Menstruationsfluss schwarz, klumpig

→ Spasmen und Schmerzen, < im Rücken beim Laufen, strahlen in die Schenkel aus
→ Metrorrhagie, < nachts im Bett, verursacht Hysterie (*Caul.*, *Cimic.*)

▷ Leukorrhoe:
→ nach Anstrengung
→ bei jedem Stuhlgang
→ mit Uteruskrämpfen
→ gefolgt von Metrorrhagie
→ zwei Wochen nach den Menses für drei oder vier Tage (*Bar-c.*, *Bov.*, *Con.*)

### Brust

▷ Herzklopfen und Herzschmerzen beim Sitzen, > durch Herumlaufen (vgl. *Gels.*)

### Arzneimittelbeziehungen

▷ Vergleiche: *Cham.* bei Kinderkrankheiten

## Magnesium phosphoricum *Mag-p.*

*Magnesiumphosphat* $MgHPO_4 - 3H_2O$

### Schlüsselsymptome

▷ Schmerzen:
→ kommen und gehen blitzartig (*Bell.*)
→ wechseln rasch den Ort (*Lac-c.*, *Puls.*), mit Zusammenschnürungsgefühl (*Cact.*, *Iod.*, *Sulph.*), **krampfend**, bei neuralgischen Erkrankungen von Magen, Abdomen und Becken (*Caul.*, *Coloc.*)

▷ Große Furcht: **vor Aufdecken**
▷ Erkrankungen der rechten Körperseite
▷ Beschwerden zahnender Kinder: Krämpfe während der Zahnung, kein Fieber
▷ Enuresis: nach Katheterisieren
▷ Schreibkrampf

## Geist/Gemüt

- ▷ Große Furcht:
  - → vor kalter Luft
  - → vor **Aufdecken**
  - → vor Berührung der erkrankten Körperstellen
  - → vor kaltem Baden oder Waschen
  - → vor Bewegung

## Allgemein

- ▷ Besonders geeignet für magere, ausgemergelte, sehr nervöse Personen; dunkler Teint
- ▷ Erkrankungen der *rechten Körperseite;* Kopf, Ohr, Gesicht, Brust, Ovarien, Ischiasnerv (*Bell.*, *Bry.*, *Chel.*, *Kali-c.*, *Lyc.*, *Podo.*)
- ▷ Schmerzen:
  - → scharf, schneidend, durchbohrend
  - → schießend, stechend
  - → *kommen und gehen blitzartig* (*Bell.*)
  - → intermittierende Anfälle werden unerträglich, treiben den Patienten zum Wahnsinn
  - → wechseln rasch den Ort (*Lac-c.*, *Puls.*)
  - → mit Zusammenschnürungsgefühl (*Cact.*, *Iod.*, *Sulph.*), **krampfend**, bei neuralgischen Erkrankungen von Magen, Abdomen und Becken (*Caul.*, *Coloc.*)
- ▷ Matt, müde, erschöpft; unfähig, sich aufzusetzen
- ▷ Beschwerden durch Stehen in kaltem Wasser oder Arbeiten in kaltem Lehm (*Calc.*)
- ▷ Beschwerden zahnender Kinder; *Krämpfe während des Zahnens, kein Fieber* (mit Fieber, heißem Kopf und heißer Haut: *Bell.*)

## Kopf

- ▷ Kopfschmerzen:
  - → beginnen im Hinterkopf und breiten sich über den ganzen Kopf aus (*Sang.*, *Sil.*)
  - → bei Schulmädchen
  - → rotes Gesicht, glühend
  - → durch Gemütserregung, Anstrengung oder angestrengtes Lernen
  - → < von 10 bis 11 Uhr oder 16 bis 17 Uhr
  - → > durch Druck und äußere Hitze

## Gesicht

- ▷ Neuralgie:
  - → im Gesicht, supra- oder infraorbital
  - → rechte Seite
  - → intermittierend, schießend, schneidend
  - → < Berührung, kalte Luft, Druck
  - → > äußere Hitze

## Mund

- ▷ Zahnschmerzen:
  - → nachts
  - → schnell wechselnd
  - → < Essen, Trinken, besonders von Kaltem
  - → > Hitze (> Kälte: *Bry.*, *Coff.*, *Ferr-p.*)

## Magen

- ▷ Spasmen oder Magenkrämpfe, mit sauberer Zunge, als ob ein Band eng um den Körper geschlungen würde

## Abdomen

- ▷ Kolik:
  - → flatulent, zwingt den Patienten zum Zusammenkrümmen
  - → besser durch Hitze, Reiben und harten Druck (*Coloc.*, *Plumb.*)
  - → bei Pferden und Kühen, wenn *Colocynthis* versagt

## Harnwege

- ▷ Enuresis:
  - → nächtlich
  - → durch nervöse Reizung
  - → Urin blass, reichlich
  - → *nach Katheterisierung*

## Weiblich

- ▷ Menses:
  - → zu früh
  - → Fluss dunkel, fadenziehend
  - → Schmerzen, < vor, > wenn der Fluss einsetzt (*Lach.*, *Zinc.*)
  - → Schmerzen schießend, blitzartig, < rechte Seite, > durch Hitze und Zusammenkrümmen

→ Vaginismus

## Extremitäten

▷ Krämpfe
  → der Extremitäten
  → in der Schwangerschaft
  → Schreibkrampf, Krampf vom Spielen eines Musikinstruments

## Arzneimittelbeziehungen

▷ Vergleiche: *Bell.*, *Caul.*, *Coloc.*, *Lyc.*, *Lac-c.*, *Puls.*; *Cham.* ist das pflanzliche Analogon
▷ Manchmal wirkt es am besten, wenn es in heißem Wasser gegeben wird

## Modalitäten

▷ Verschlimmerung
  → kalte Luft
  → kalter Luftzug oder kalter Wind
  → kaltes Baden oder Waschen
  → Bewegung
  → Berührung
▷ Verbesserung
  → Zusammenkrümmen
  → Hitze
  → Wärme
  → Druck (brennender Schmerz > durch Hitze: *Ars.*)

# Magnetis poli ambo * *M-ambo.*

*Der Magnet (beide Pole)*

## Geist/Gemüt

▷ Redet am Tag laut vor sich hin, während er seiner Arbeit nachgeht, ohne es zu bemerken
▷ Ausgeprägte körperliche Erschöpfung, mit Hitzegefühl und kaltem Schweiß im Gesicht, sowie mit ständiger, gleichsam hastiger und übertriebener Geschäftigkeit

- ▷ Überstürzt, kopflos und vergesslich; der Patient sagt und tut etwas anderes, als er eigentlich sagen oder tun will, wobei er Buchstaben, Silben und ganze Wörter auslässt
- ▷ Der Patient bemüht sich, etwas zu tun, verrichtet dies aber dann ganz entgegengesetzt zu seinem eigenem Vorhaben, wider seinen eigenen Willen
- ▷ Zögernde Unentschlossenheit, Rastlosigkeit, Übereilung
- ▷ Der Patient kann sich nicht auf einen einzigen Gegenstand konzentrieren
- ▷ Alles um ihn herum ist wie halb im Traum
- ▷ Er tendiert zu zornigem und ungestümem Verhalten; und nachdem er sich so erregt hat, schmerzt ihn der Kopf wie wund
- ▷ Er ärgert sich schnell, was Beschwerden auslöst, besonders Kopfschmerzen, wie von einem eingeschlagenen Nagel

## Sensorium

- ▷ Er taumelt von Zeit zu Zeit beim Gehen, ohne sich eines Schwindels bewusst zu sein
- ▷ Dinge in seinem Sichtfeld scheinen zu wanken, was ihn beim Gehen taumeln lässt
- ▷ Schwindel abends beim Hinlegen, als würde er fallen, oder ähnlich einem plötzlichen Ruck durch seinen Kopf

## Allgemein

- ▷ Dumpfer, tauber Schmerz
- ▷ Ein Schaudern zieht durch den ganzen Körper
- ▷ Gelenke schmerzen bei Berührung
- ▷ Die Körperstelle, wo der Magnet aufgelegt wurde, schläft ein, wird taub und unempfindlich
- ▷ Mit einem Schrei wird der Oberkörper krampfhaft, wie durch einen Schlag aufgerichtet, so dass der Kopf nach vorn auf das Bett und dann genauso heftig zurückgeschleudert wird
- ▷ Mit einem Ruck geht ein Schock durch den Oberkörper, der gewaltsam bis auf die Hüften vorgerissen wird, mit Schreien
- ▷ Anfälle von Ohnmacht, Herzklopfen und Ersticken
- ▷ Krampfhaftes Heben und Vorwärtsstoßen des Oberkörpers, mit Zurückwerfen auf eine Seite
- ▷ Lange andauernde Ohnmacht, wobei sich die Patientin aber ihrer selbst bewusst blieb

## Kopf

- ▷ Sausen im ganzen Kopf (von Magneten, die flach auf Ober- und Unterschenkel und auch auf die Brust gelegt wurden)
- ▷ Verworrenes Gefühl im Kopf, wie von Opium
- ▷ Wenn er versucht, sich zu erinnern und das Gedächtnis anstrengt, bekommt er Kopfschmerzen
- ▷ Kopfschmerzen, wie bei einer Erkältung
- ▷ Kopfschmerzen hervorgerufen durch den geringsten Ärger, als würde ein scharfer Druck auf einen kleinen Punkt im Gehirn ausgeübt
- ▷ Schmerz im Bereich des Scheitels, an einer kleinen Stelle im Gehirn, als würde ein stumpfer Nagel in das Gehirn gedrückt; auch äußerlich schmerzt die Stelle bei Berührung
- ▷ Empfindung auf dem Kopf, als würde der Kopf und der ganze Körper nach unten gedrückt

## Gesicht

- ▷ Kalte Hände, mit Hitze im Gesicht und einem brennenden Gefühl auf der Gesichtshaut
- ▷ Unerträgliches, brennendes Prickeln in den Gesichtsmuskeln, abends
- ▷ Schweiß im Gesicht ohne Hitze, früh am Morgen

## Augen

- ▷ Erweiterte Pupillen bei geistiger und körperlicher Munterkeit
- ▷ Glühende Funken vor dem Auge, wie Sternschnuppen
- ▷ Ein Gefühl im Auge, als würde sich darin ein Uhrenpendel bewegen
- ▷ Weiße, leuchtende, plötzliche Vibrationen, wie Lichtreflexe, in der Dämmerung, auf einer Seite des Gesichtsfeldes, rund herum
- ▷ Jucken der Augenlider und Augäpfel im inneren Augenwinkel
- ▷ Gefühl von Trockenheit in den Augenlidern
- ▷ Zucken des unteren Augenlids

## Ohren

- ▷ Feines Pfeifen im Ohr, kommt und geht wie der Pulsschlag
- ▷ Zischen vor den Ohren
- ▷ Elektrische Schläge im Ohr
- ▷ Schwerhörigkeit ohne Tinnitus

## Nase

- ▷ Geruchstäuschung: Geruch von Stallmist in der Nase, manchmal bildet er sich ein, einen muffigen Geruch wie aus einer lange nicht geöffneten Kleiderkiste wahrzunehmen

## Zähne und Kiefer

- ▷ Metallischer Geschmack auf einer Seite der Zunge
- ▷ Reißender Schmerz der Knochenhaut des Oberkiefers, mit einem Zucken, erstreckt sich bis in die Augenhöhle; der Schmerz ist reißend, bohrend, prickelnd und brennend
- ▷ Stechend reißender Schmerz in den Gesichtsknochen, besonders in der Kieferhöhle, abends
- ▷ Beim Trinken kalter Getränke schießt die Kälte in die Zähne
- ▷ Lockere Zähne
- ▷ Zahnschmerz, durch Bücken hervorgerufen
- ▷ Das Zahnfleisch an einem hohlen Zahn ist geschwollen und schmerzt bei Berührung
- ▷ Schmerzen in hohlen, kariösen Zähnen
- ▷ Gleichmäßiger Schmerz in den Wurzeln der unteren Schneidezähne, als wären sie gequetscht, wund oder zerfallen

## Mund und Rachen

- ▷ Wie Schläge im Kiefer
- ▷ Wie Schläge in den Zähnen mit Brennen
- ▷ Schmerz in den Lymphknoten der Kieferwinkel, als wären sie geschwollen, früh morgens in frischer Luft
- ▷ Jeden Abend Speichelfluss mit geschwollenen Lippen
- ▷ Schlechter Mundgeruch, den er selber nicht wahrnimmt, auch mit viel Schleim im Rachen
- ▷ Ständig stinkender Mundgeruch, ohne dass der Patient ihn wahrnimmt, wie zu Beginn eines Quecksilberptyalismus
- ▷ Brennen auf der Zunge und Schmerzen der Zunge beim Essen

## Geschmack und Appetit

- ▷ Hunger, besonders abends
- ▷ Der Patient hat Appetit, aber das Essen hat keinen Geschmack
- ▷ Verlangen nach Tabak, Milch, Bier, was der Patient auch genießt; doch sein Verlangen ist sofort gestillt, wenn er zu essen beginnt
- ▷ Abneigung gegen Tabak, obwohl er ihn gern mochte

- ▷ Wenig Appetit ohne irgendeinen Ekel, Übersättigung oder schlechten Geruch

## Magen

- ▷ Aufstoßen, das nach Hornspänen schmeckt und riecht
- ▷ Aufgestoßenes hat den Geschmack dessen, was gegessen wurde, aber wie verdorben
- ▷ Knistern und Knacken in der Magengrube, als würde eine Uhr aufgezogen
- ▷ Gefühl einer angenehmen Erweiterung im Bereich des Zwerchfells
- ▷ Druck im Epigastrium, wie von einem Stein, besonders bei intensivem Nachdenken
- ▷ Spannungsschmerz und unruhiges Völlegefühl im Epigastrium

## Abdomen

- ▷ Die Blähungen treiben im Abdomen um, mit lautem Poltern, schmerzlosem Einklemmen von Flatus an verschiedenen kleinen Stellen im Abdomen, was dann einen scharfen Schmerz und hörbares Grummeln verursacht
- ▷ Lautes, aber schmerzloses Poltern, besonders im Unterbauch; dehnt sich unter das Schambein bis in die Leistengegend aus, als würde eine Diarrhoe einsetzen
- ▷ Abgang von kurzem, lautem Flatus mit Unterbrechungen und Schmerzen im Anus
- ▷ Lautes Rumpeln im Abdomen, früh morgens im Bett; danach Kolik, wie von eingeklemmten Blähungen
- ▷ Faulige Gärung im Darm, Flatus stinkend und sehr heiß
- ▷ Unwohlsein und Schmerzen in den Eingeweiden, wie von harzigem Abführmittel oder Rhabarber, mit schmerzhaftem Abgang von heißem, fauligem Flatus
- ▷ Kneifen im Abdomen vor jedem Windabgang
- ▷ Krampfartiger brennender Schmerz im Epigastrium und Hypogastrium, gefolgt von einem ziehenden und spannenden Schmerz in den Waden
- ▷ Juckreiz im Nabel

## Stuhl

- ▷ Diarrhoe ohne Kolik

- ▷ Verstopfung, als wäre das Rektum eingeschnürt und zusammengezogen
- ▷ Heftige hämorrhoidale Schmerzen im Anus nach dem Stuhlgang, ätzend wie wund und als wäre das Rektum eingeschnürt
- ▷ Brennen am Anus beim Sitzen, wie bei Hämorrhoiden
- ▷ Juckende Hämorrhoiden
- ▷ Innere Hämorrhoiden nach weichem Stuhl, als fühlten sich die Varizen am Rand des Anus wund an, sowohl beim Sitzen als auch beim Gehen
- ▷ Rektumprolaps beim Stuhlgang

## Harnorgane

- ▷ Brennen in der Blase, besonders am Blasenhals, wenige Minuten nach dem Urinieren

## Männlich

- ▷ Brennen in der Harnröhre im Bereich des Colliculus seminalis beim Samenerguss
- ▷ Früh morgens Brennen im Bereich der Samenbläschen
- ▷ Nächtliche Samenergüsse
- ▷ Starke, anhaltende Erektionen, früh morgens im Bett, ohne sexuelles Verlangen
- ▷ Mangel an sexuellem Verlangen, Abneigung gegen Geschlechtsverkehr
- ▷ Der Penis bleibt schlaff, trotz aller sexueller Erregung
- ▷ Die Vorhaut zieht sich ganz hinter die Eichel zurück
- ▷ Schwellung der Nebenhoden, mit leichten Schmerzen bei Berührung oder Bewegung
- ▷ Juckendes Brennen der Vorhaut

## Weiblich

- ▷ Nachdem die Menstruation einige Tage zuvor aufgehört hatte, setzte sie einen Tag nach der Einwirkung des Magneten wieder ein und dauerte zehn Tage an

## Kehlkopf

- ▷ Häufige nächtliche Hustenanfälle, die den Patienten nicht aufwecken
- ▷ Krampfhusten

- ▷ Schleim in der Luftröhre, leicht auszuräuspern, abends und morgens
- ▷ Heftiger Hustenanfall, mit reichlich Blutauswurf

## Brust und Lungen

- ▷ Asthma nach Mitternacht, wenn der Patient wach liegt und nachdenkt, hervorgerufen durch Schleim in der Brust, vermindert durch Husten
- ▷ Krampfartiger Husten, wie Schläge in der Brust, ängstlichem Atmen und sichtbarer Brustbeklemmung
- ▷ Starke Beklemmung im Brustkorb, Ziehen in Magen und Darm und Schlagen in den Schultern

## Rücken

- ▷ Schmerzhafte Steifheit der Halswirbelsäule am Morgen, bei Bewegung
- ▷ Knacken in der Halswirbelsäule morgens bei Bewegung
- ▷ Schmerz im Musculus omohyoideus, wie ein Krampf
- ▷ Schmerz im Rücken beim Stehen oder Stillsitzen
- ▷ Brennen in der Brustwirbelsäule
- ▷ Zucken der Rückenmuskulatur und Gefühl, als wäre etwas darin lebendig
- ▷ Schmerz im Iliosakralgelenk, morgens im Bett auf der Seite liegend und tagsüber bei längerem Bücken
- ▷ Stoß oder Ruck im Kreuz, was fast den Atem blockiert

## Arme

- ▷ Ziehen und Zucken in der Armmuskulatur, wenn der Patient in der Kälte steht
- ▷ Wie Schläge oben in der Schulter, bei denen die Arme ruckartig vom Körper wegzucken
- ▷ Wie Schläge in den Armgelenken und im Kopf, als würden diese Körperteile mit einem leichten, kleinen Hammer geschlagen
- ▷ Kribbeln in den Armen
- ▷ Klopfen und Pochen in allen Arm- und Fingergelenken
- ▷ Tiefsitzender Schmerz im Arm, erstreckt sich bis zum Ellbogen, wobei der Arm einschläft und krampfartig zittert
- ▷ Ziehen vom Kopf bis in die Fingerspitzen

- ▷ Die Hände sind den ganzen Tag über eiskalt, für mehrere Tage, durch das Berühren der Mitte des Magnetstabs
- ▷ Schmerz im Handgelenk, als wäre eine Sehne überdehnt oder als ob ein elektrischer Schlag durch die Körperteile zieht

## Beine

- ▷ Krampfanfälle in den Waden und Zehen nach dem Laufen
- ▷ Ziehen von den Hüften zu den Füßen, zurück bleibt ein Brennen
- ▷ Wie heftige Schläge im rechten Bein, verursacht durch ein Brennen, das von Kinn und Hals aus durch die rechte Seite strahlt
- ▷ Feuriges Brennen in Armen und Beinen; wenn das rechte Glied das linke berührt, scheint das Letztere vom Ersteren in Brand gesetzt zu werden
- ▷ Schmerz im oberen Bereich des Sprunggelenks, als würde der Schuh drücken, wie von einem Hühnerauge

## Schlaf

- ▷ Wachkoma früh morgens für einige Stunden; nach Sonnenaufgang Sopor oder tiefer Schlaf mit schweren, leidenschaftlichen oder irritierenden Träumen; der Sopor endet mit Kopfschmerzen, als wäre der ganze Kopf wund, verschwindet nach dem Aufstehen
- ▷ Sehr lebendige Träume, als ob er alles im Wachzustand erleben würde
- ▷ Wacht um 3 Uhr nachts auf; innerhalb weniger Stunden fällt er in einen tiefen Schlaf voller Träume; anschließend Gefühl von Hitze in den Gliedern ohne Durst; zu Anfang dürfen die Gliedmaßen nicht bedeckt sein, doch später ist sehr sorgfältiges Zudecken erforderlich
- ▷ Früh am Morgen schläft er auf dem Rücken, eine Hand unter dem Hinterkopf, die andere auf dem Bauch, die Knie auseinander, mit stöhnender Einatmung, halboffenem Mund und leisem Gemurmel, träumt von erotischen Dingen und Samenerguss, obwohl kein Samenerguss stattfindet; Kopfschmerzen im Hinterkopf nach dem Aufwachen, wie nach einem unwillkürlichen Samenerguss, mit Asthma und Schmerzen wie zerquetscht in allen Gelenken, verschwinden nach Sonnenaufgang und durch Bewegung, mit reichlichem Auswurf von katarrhalischem Schleim
- ▷ Laszive Träume, auch während des Mittagsschlafs, mit Absonderung von Prostatasekret

Haut

- ▷ Frische Wunden beginnen wieder zu bluten
- ▷ Längst verheilte Wunden beginnen wieder zu schmerzen wie eine frische Wunde
- ▷ Furunkel brechen an verschiedenen Stellen hervor und verschwinden schnell wieder
- ▷ Beißender Schmerz in verschiedenen Körperteilen, z. B. unterhalb des Knöchels

## Magnetis polus arcticus * *M-arct.*

*Nordpol des Magneten*

Geist/Gemüt

- ▷ Humorlos und erschöpft
- ▷ Weinerliche Stimmung mit Frösteln und Neigung zu frieren
- ▷ Traurigkeit, abends; muss gegen seinen Willen weinen, danach fühlen sich die Augen wund an
- ▷ Träge Vorstellungskraft; manchmal meint der Patient, er hätte gar kein Vorstellungsvermögen mehr
- ▷ Träger Geist
- ▷ Laute Selbstgespräche während der Arbeit
- ▷ Patient macht Fehler beim Schreiben
- ▷ Hastig, kühn, schnell, entschieden
- ▷ Ruhig, gefasst, sorglos
- ▷ Schwaches Gedächtnis, doch der Patient ist gut gelaunt

Allgemein

- ▷ Immer tiefer gehende Stiche an verschiedenen Stellen, die schärfer und schmerzvoller werden, je tiefer sie in das Fleisch eindringen
- ▷ Spannungsgefühl in den angrenzenden Körperbereichen
- ▷ Schmerz wie gequetscht in den angrenzenden Körperbereichen, als hätte man eine schwere Last getragen
- ▷ Zittern durch den ganzen Körper, besonders in den Füßen
- ▷ Zittern in dem Körperteil, der von dem Magnet berührt wurde (unmittelbar)
- ▷ Nervosität mit Zittern, Unbehagen in den Gliedern, großer Auftreibung des Abdomens, Angst, Sorge und großer, nervöser Schwäche

- ▷ Kältegefühl in dem Körperteil, der von dem Magnet berührt wurde
- ▷ Ziehen in der Knochenhaut aller Knochen, wie es auch vom Beginn eines Wechselfiebers bekannt ist (aber ohne Frösteln oder Hitze)
- ▷ Die Schwäche, die Empfindung von Quetschungen und Schmerzen in den Gliedern war im Freien schlimmer

## Kopf

- ▷ (Schwindel, Gefühl, als würde sie in jede Richtung fallen)
- ▷ Schwindelgefühl in einer Kopfseite
- ▷ Gefühl wie berauscht, wie ein Summen im Kopf
- ▷ Dumpfheit des Kopfes mit Verlangen nach frischer Luft
- ▷ Kopfschmerzen, wie ein wunder, gequetschter Schmerz an der Gehirnoberfläche, in der vorderen Kopfhälfte und in einer Schläfe
- ▷ Gefühl, als würde der Kopf von einem Gewicht herunter gedrückt
- ▷ Unangenehmes, zusammendrückendes Gefühl im Kopf, als würde ein Teil des Gehirns eingedrückt
- ▷ Kopfschmerzen, als würden die Schläfen auseinander gedrückt
- ▷ Heftige Kopfschmerzen den ganzen Nachmittag, als würde das Gehirn auseinander gedrückt werden
- ▷ Blutandrang zum Kopf, mit fliegender Hitze der Wangen
- ▷ Ziehender, bohrender Schmerz in der rechten Schläfe, begleitet von einem krampfhaften Schmerz unter dem rechten Kieferknochen
- ▷ Schmerzen im Bereich über der linken Schläfe, äußerlich
- ▷ Drückendes Reißen im Kopf hinter dem linken Ohr beim Sitzen

## Augen

- ▷ Gefühl von etwas Kaltem in den Augen, wie kalter Atem
- ▷ Hervorstehende Augen
- ▷ Starrer Blick
- ▷ Jucken im inneren Augenwinkel und den Augenlidrändern
- ▷ Schmerzhaftes Gefühl von Trockenheit in den Augenlidern beim Erwachen am Morgen
- ▷ Zucken und Ziehen in den Augenlidern
- ▷ Ziehen in den Augenlidern begleitet von Tränenfluss
- ▷ Prickeln in den Augenlidern
- ▷ Tränenfluss früh morgens
- ▷ Übermäßiger Tränenfluss; das Sonnenlicht ist unerträglich

- ▷ Brennen im schwachen, rechten Auge; es wurde rot und füllte sich mit Wasser (dabei wurde der Magnet eine Viertelstunde lang an das schwache rechte Auge gehalten)
- ▷ Kältegefühl im schwachen Auge drei oder vier Minuten lang (dabei wurde der Magnet zwei Minuten lang an das Auge gehalten)
- ▷ Unruhige Augenbewegungen, wobei sich viel Wasser in beiden Augen ansammelt
- ▷ Empfindung einer Spinnwebe vor den Augen
- ▷ Kribbelgefühl zwischen den Augen
- ▷ Heftiges Ziehen über dem Auge, auf der Wange, am Ohr, erstreckt sich bis in den Oberkiefer (bei Magnetkontakt mit dem Auge)

## Ohren

- ▷ Leichter Tinnitus im gegenüberliegenden Ohr (unmittelbar)
- ▷ Ohrensausen mit Ziehen im Ohr
- ▷ Tinnitus im Ohr der gleichen Seite
- ▷ Eine Art Taubheit, als ob ein Häutchen über das rechte Ohr gespannt wäre, danach Gefühl von Hitze im Ohr

## Nase

- ▷ Bildet sich ein, der Raum rieche nach frischer Farbe und Staub, nach verfaulten Eiern oder Latrinengeruch
- ▷ Heftiges Nasenbluten, drei Nachmittage in Folge, jeden Nachmittag stärker, nach intensiven Schmerzen in der Stirn
- ▷ Nasenspitze rot und heiß, gefolgt von heißen, rot umrandeten Flecken auf den Wangen

## Gesicht

- ▷ Äußerst schmerzhaftes Spannungsgefühl im Gesicht, breitet sich bis in die Rachenmandeln aus
- ▷ Ziehen in der linken Wange

## Kiefer und Zähne

- ▷ Ziehender intensiver Schmerz, ausgehend von der Schläfe, unter dem Processus mastoideus, zwischen dem Musculus sternocleidomastoideus und dem Unterkieferast
- ▷ Zahnschmerzen, als würde der Zahn herausgerissen, schlimmer nach den Mahlzeiten und beim Sitzen oder Hinlegen, besser beim Laufen

- ▷ Zahnschmerzen in Richtung der Augen, schnell aufeinander folgendes Hacken im hohlen Zahn, mit geschwollenem und entzündetem Zahnfleisch und Brennen in der Wange; die Zahnschmerzen wurden sehr viel schlimmer unmittelbar nach einer Mahlzeit und wurden besser beim Laufen in frischer Luft, aber schlimmer in einem verrauchten Zimmer
- ▷ Pochen im hohlen Zahn (unmittelbar), gefolgt von einem Druckgefühl im Zahn, als wäre etwas in den Zahn geraten, mit Ziehen in den Schläfen
- ▷ Pochen im Zahn, mit Brennen im Zahnfleisch und geschwollenen, heißen Wangen, mit brennenden Schmerzen und Hitzegefühl in den Wangen, nachmittags
- ▷ Die Zahnschmerzen hören auf beim Laufen in frischer Luft und kehren zurück, wenn man wieder im Haus ist
- ▷ Schmerzen im hohlen Zahn, mit Anschwellen einer Gesichtshälfte
- ▷ Zahnschmerzen mit Zucken durch die Kieferknochenhaut, die Schmerzen sind stechend-intensiv, grabend-ziehend oder brennend-beißend
- ▷ Zahnschmerzen schlimmer nach dem Essen und im warmen Zimmer
- ▷ Taubheit und Unempfindlichkeit des Zahnfleisches um den schmerzhaften Zahn
- ▷ Ziehender Schmerz im hohlen Zahn und in den Schneidezähnen, nimmt mit jeglicher Art von Wärme zu; mit geröteter Wange während der Schmerzen
- ▷ Zahnfleisch angeschwollen um einem hohlen Zahn, Berühren mit der Zunge ist schmerzhaft
- ▷ Zahnschmerzen, als wäre das Zahnfleisch wund oder eingeschnitten; schlimmer, wenn Luft in den Mund kommt

## Mund

- ▷ Wunder Schmerz, wenn der linke Mundwinkel bewegt wird, als würde sich ein Geschwür bilden
- ▷ Schmerzhaftes Summen im hohlen Zahn im Unterkiefer, schlimmer auf der rechten Seite; die Zahnschmerzen hören während des Essens auf

## Appetit und Geschmack

- ▷ Saurer Geschmack im Mund, wie beim Fasten

- ▷ Heißhunger beim Abendessen

Magen
- ▷ Häufiges Aufstoßen von Luft
- ▷ Ziehen in der Magengrube, erstreckt sich bis in den rechten Brustkorb

Abdomen
- ▷ Sie erwacht nachts durch einen Druck im Bauch wie von einem Stein
- ▷ Empfindung von krampfhafter Zusammenschnürung im Hypogastrium, außen und innen, früh morgens
- ▷ Blähungskolik unmittelbar nach dem Abendessen; scharfer Druck überall im Abdomen von innen nach außen, als würde das Abdomen aufplatzen; vollkommenes Ruhigsitzen bringt Erleichterung
- ▷ Blähungskolik früh morgens, unmittelbar nach dem Erwachen; die Blähung wurde nach oben zum Hypochondrium gedrückt, mit Spannungsschmerzen im ganzen Abdomen, was einen harten Druck an verschiedenen Stellen verursacht, begleitet von Unwohlsein und Übelkeit, sich vom Bauch aus ausbreitend; sowohl in Bewegung als auch in Ruhe
- ▷ Gurgeln im Abdomen, als wäre eine Menge Luft eingeschlossen, was eine Empfindung wie ein Krümmen hervorruft, das in die Magengrube aufsteigt und Aufstoßen verursacht
- ▷ Der Leistenring erschlafft von Tag zu Tag mehr; ein Leistenbruch droht, besonders beim Husten
- ▷ Wundheitsschmerz im Leistenring beim Gehen
- ▷ Bohrender Schmerz über dem linken Leistenring, von innen nach außen, als drohe ein Leistenbruch
- ▷ Leistenbruch

Stuhl
- ▷ Ziehender, fast ruhrartiger Schmerz im Hypogastrium, früh morgens, gefolgt von schwieriger Ausscheidung sehr dicken Stuhls
- ▷ Stechen und Zwicken im Rektum

Männlich
- ▷ Unwillkürlicher Samenerguss nachts

## Atemorgane

- ▷ Trockener Husten verursacht schmerzhafte Wundheit im Brustkorb, besonders nachts, wenn dem Patient im Bett warm wird, nachdem er zuvor gefröstelt hatte
- ▷ Quälender Krampfhusten beim Einschlafen, was am Einschlafen hindert
- ▷ Erstickender Krampfhusten um Mitternacht

## Brust

- ▷ Plötzliche Beklemmung der Brust, mit Angst
- ▷ Druck in der Herzgegend (unmittelbar)
- ▷ Beim Laufen bildet er sich ein, dass Hitze durch den Rachen in die Brust eindringt

## Rücken

- ▷ Knistern und Knacken in der Halswirbelsäule, besonders im Atlas, bei Bewegung
- ▷ Schmerzen in der Mitte der Wirbelsäule beim Beugen nach hinten, wie gequetscht
- ▷ Gefühl von Gurgeln und Kribbeln zwischen den Schulterblättern
- ▷ Zucken in der hinteren Lumbalmuskulatur
- ▷ Schmerzen wie gequetscht im linken Schultergelenk, sowohl in Bewegung als auch in Ruhe, schmerzlos bei Berührung

## Arme

- ▷ Krampfartiges Gefühl im Arm, als wäre der Arm eingeschlafen
- ▷ Heftiges Kältegefühl in dem Arm, über den der Magnet bewegt wurde (bei einer Patientin im magnetischen Schlaf, nachdem sie mit dem Nordpol des Magneten berührt wurde)
- ▷ Prickelnder Schmerz im Arm bis hoch in die Schulter, besonders in den langen Unterarmknochen
- ▷ Wunder Schmerz in der rechten Schulter beim Laufen im Freien
- ▷ Schmerzhafter, fast brennender Juckreiz auf dem Rücken des Mittelglieds des kleinen Fingers, wie nach einer Erfrierung; die Stelle reagiert schmerzhaft auf Berührung
- ▷ Steifheit und Starre im rechten Handgelenk und in der rechten Fußwurzel, nachts im Bett

## Beine

- ▷ Brennende, pulsierende Stiche in der Wade
- ▷ Ziehen mit Druck in der Außenseite des Knies bis hinunter in den Außenbereich des Knöchels
- ▷ Extreme Schwäche in den Beinen, beim Laufen, als würden sie brechen
- ▷ Wollüstiges Jucken des rechten Oberschenkels, außen und innen, aber mehr außen
- ▷ Starre Spannung in den Kniekehlensehnen beim Aufstehen aus dem Sitzen, als wären die Sehen zu kurz
- ▷ Beim geringsten Druck auf die Füße tritt wunder Schmerz in den Hühneraugen auf, die bisher eigentlich schmerzlos waren
- ▷ Plötzliche, schneidende Schmerzen in den Fersen, der großen Zehe und der Wade beim Sitzen
- ▷ Schmerzhaftes Kribbeln in den rechten Zehen

## Schlaf

- ▷ Extremes krampfartiges Gähnen mit Schmerzen im rechten Kiefergelenk, Gefühl wie kurz vor einer Luxation
- ▷ Ständige Schläfrigkeit tagsüber
- ▷ Laszive Träume die ganze Nacht
- ▷ Sie sah eine Person im Traum, und am nächsten Tag begegnete ihr genau diese Person tatsächlich zum ersten Mal
- ▷ Unruhiger Schlaf; er wälzt sich umher und sein Bett fühlt sich zu warm an

## Fieber

- ▷ Gefühl von Kälte oder Frösteln am ganzen Körper, als hätte sie zu wenig angezogen oder sei erkältet, ohne Schaudern; unmittelbar, nach Ausscheidung von wenig weichem Stuhl infolge von Pressen
- ▷ Schaudern über den ganzen Körper in dem Moment, als der Nordpol von ihrer Zungenspitze berührt wurde
- ▷ Überall kalter Schweiß
- ▷ Hitze in einer Wange, begleitet von einem Gefühl innerer Hitze, Reizbarkeit und Geschwätzigkeit

## Haut

- ▷ Kribbeln auf der Haut

## Magnetis polus australis * *M-aust.*

*Südpol des Magneten*

### Geist/Gemüt

- ▷ Schlechte Laune; für 3 Stunden ist er niedergeschlagen, als wäre er alleine oder hätte etwas Trauriges erlebt
- ▷ Weint sofort
- ▷ Verzweiflung (in den ersten Stunden)
- ▷ Große Mutlosigkeit, Unzufriedenheit mit sich selber
- ▷ Arbeitsunwillig und gereizt
- ▷ Wortkarg, er möchte nicht sprechen
- ▷ Er möchte alleine sein, Gesellschaft ist ihm unangenehm
- ▷ Heftigster Jähzorn schon beim geringsten Anlass, er wird zittrig und hastig und benutzt eine brutale Sprache
- ▷ Stürmisch, leidenschaftlich, unhöflich, sowohl in Worten als auch in Taten (nimmt es selbst nicht wahr); er setzt sich mit Gewalt durch, beschimpft andere mit verzerrter Mine
- ▷ Sehr lebendige Phantasien
- ▷ Unsteter Geist; unfähig, sich auf seine Gedanken zu konzentrieren; Dinge scheinen vor seinen Sinnen hin und her zu huschen; er schwankt in seinen Meinungen und Entscheidungen, was eine Art ängstlichen und unsicheren Geisteszustand verursacht

### Allgemein

- ▷ Stechende Schmerzen hier und dort, verschwinden sofort wieder
- ▷ Schmerz wie zerschlagen in allen Extremitäten, so dass er sich einbildete, auf Steinen gelegen zu haben, egal auf welcher Seite
- ▷ Steifheit der Gelenke
- ▷ Leichtigkeit des ganzen Körpers
- ▷ Trägheit und Schwere des ganzen Körpers, begleitet von einem Gefühl der Angst, als sei er von Lähmung bedroht; als würde er fallen, begleitet von Hitzegefühl im Gesicht und im ganzen Körper, gemischt mit Schaudern

### Kopf

- ▷ Schwindel wie berauscht, als müsste er taumeln, sogar beim Sitzen leicht schwindelig
- ▷ Blutandrang zum Kopf, ohne Hitze

- ▷ Schwere des Kopfes, mit einer Art Kriechen oder leichtem Wühlen im Kopf
- ▷ Feines Krabbeln im Gehirn, wie von vielen Insekten, begleitet von einer Schwere des Kopfes
- ▷ Ziehend reißender Schmerz in der linken Gehirnhälfte, gleich einem langsamen, brennenden Stich
- ▷ Druck im Hinterkopf, an wechselnden Stellen
- ▷ Kopfschmerzen im Hinterkopf, sehr heftig beim Aufenthalt im Zimmer, verschwindet aber im Freien (innerhalb weniger Stunden)
- ▷ Krampfhafte, zusammenschnürende Kopfschmerzen im Bereich zwischen den Augenbrauen
- ▷ Die Haut der Stirn fühlt sich an, als wäre sie am Schädelknochen festgetrocknet

## Gesicht

- ▷ Empfindung im Gesicht (und auch am restlichen Körper), als würde kalte Luft darauf geblasen

## Augen

- ▷ Wässrige Augen von Zeit zu Zeit
- ▷ Schmerzhafte, brennende Trockenheit der Augenlider, besonders spürbar bei Bewegung der Augenlider, meist abends und morgens
- ▷ Unzureichende Sehfähigkeit: trübe Sicht, oder Doppelsehen, wenn das Genick berührt wird

## Ohren

- ▷ Reißende Schmerzen im inneren und äußeren Ohrknorpel, die sich fast bis ins Mittelohr ausbreiten
- ▷ Dröhnen in den Ohren, wird mehr im oberen Bereich des Kopfes gespürt
- ▷ Ohrgeräusche, wie Flügelschlagen
- ▷ Empfindung von Windrauschen in den Ohren, früh morgens; wird bis in die Stirn gefühlt
- ▷ Entzündung des äußeren Ohrs, in den Furchen bilden sich entzündete Rhagaden
- ▷ Gelegentlich Stechen und Klingeln im Ohr

Kiefer und Zähne

- Zahnschmerzen, schlimmer durch warme Getränke
- Ziehen und Zucken im Oberkiefer in Richtung Auge, abends
- Dumpfer Schmerz mit heftigen schmerzhaften Stichen in hohlen Zähnen

Mund

- Gefühl von Anschwellen der Zunge, mit Hitzegefühl im Kehlkopf und in den Stimmbändern

Rachen

- Brennen im Rachen, eine Art Strangulierung von unten nach oben, mit Hitzegefühl

Appetit und Geschmack

- Indifferenz bis Abneigung gegen Milch, früh morgens

Übelkeit und Erbrechen

- Neigung zum Erbrechen, früh morgens nach dem Erwachen
- Übelkeitsanfälle beim Bücken, scheinen vom Magen auszugehen

Abdomen

- Lautes Poltern im Abdomen
- Blähungskolik nachts; Teile der Flatulenz scheinen von einer Stelle zur anderen zu springen, was schmerzhaft ist und ein unangenehmes Gefühl von Poltern verursacht, oder ein wunder, kneifender Druck von innen nach außen an vielen Stellen, raubt ihm den Schlaf, leichter Flatus geht manchmal unter Schmerz ab, was aber keine Erleichterung bringt
- Ziehender Schmerz rechts im Abdomen; es ist ihm kaum möglich zu laufen
- Reißende Kolik verursacht durch (Lesen?) und Laufen, trat auch beim Sitzen auf, besonders im Epigastrium (früh morgens)
- Aufgetriebenes Abdomen abends unmittelbar vor dem Zubettgehen, mit kolikartigen Schmerzen
- Abgang großer Mengen von Blähungen
- Empfindung, als ob der Leistenring gedehnt wäre und sich ein Leistenbruch bilden würde; bei jedem Hustenstoß dehnt sich der Leistenring unter Schmerzen weiter aus

## Stuhl

- Häufiger Stuhldrang, was wiederum Übelkeit hervorruft, doch sie kann keinen Stuhl absetzen
- Ständiges Zusammenziehen und Einschnüren von Rektum und Anus lässt kaum die geringste Flatulenz entweichen

## Harnorgane

- Erschlaffung des Blasenschließmuskels (unmittelbar)
- Harninkontinenz
- Brennender Schmerz im vorderen Teil der Urethra beim Wasserlassen, als wäre der Urin ätzend oder sauer

## Männlich

- Ziehen im Samenstrang früh morgens, wobei der Hoden herunterhängt, als wäre er gezogen oder gedehnt worden; der Hoden schmerzt sogar bei Berührung
- Zucken im Samenstrang
- Langsames, leichtes, schmerzhaftes Ziehen im Samenstrang
- Reißen im Samenstrang
- Krampfartiges Hochziehen der Hoden, nachts
- Schmerzen im Penis, als wären mehrere Muskelfasern gerissen oder nach hinten gezogen
- Ein roter Fleck, wie ein Pickel, auf der Corona glandis sowie auf der Innenseite der Vorhaut, ohne besondere Empfindung
- Die Eichel ist rot und entzündet, mit Juckreiz und Spannungsgefühl
- Nächtlicher Samenerguss (bei Patienten mit Hemiplegie), was seit Jahren nicht mehr vorgekommen war (Anmerkung Hahnemanns – Nach diesem Samenerguss verschlimmerte sich die Lähmung; die gelähmte Seite erschien dem Patienten wie abgestorben)
- Impotenz: Normale Gefühle und Erektion während des Beischlafs; aber kurz vor der Ejakulation hört das sinnliche Gefühl plötzlich auf und der Penis erschlafft ohne Samenerguss

## Weiblich

- Nach normaler Menstruation hält der Blutfluss noch weitere sechs Tage an, allerdings nur bei Bewegung, nicht in Ruhe; mit schneidendem Schmerz im Abdomen bei jeder Blutabsonderung. (Anmerkung von Hahnemann – Die Patientin hielt den Südpol fest und berührte gleichzeitig die Mitte des Magneten. Der Südpol scheint als Primärwirkung Blutungen hervorzurufen, besonders des Uterus: der Nordpol bewirkt offensichtlich das Gegenteil)

- ▷ Die Menstruation, die erst in einigen Tagen erwartet wurde, setzte vier Stunden nach Berührung des Südpols ein, aber das Blut war hell und wässrig

## Atemwege

- ▷ Kurzatmigkeit in der Magengrube

## Brust

- ▷ Herzklopfen

## Rücken

- ▷ Nagen und Schmerzen im Rücken

## Arme

- ▷ Ein Krabbeln im linken Arm herab, wie kleine Erschütterungen
- ▷ Kollern und wie Gluckern im linken Arm herab (sogleich)
- ▷ Schnelles, schmerzhaftes Zucken in den Armen, abwärts
- ▷ Zucken in den Fingern, die von dem Magneten berührt wurden
- ▷ Hitzegefühl und Zucken im Finger, der den Magneten berührt
- ▷ Klopfen im Finger, der mit dem Magneten in Kontakt ist

## Beine

- ▷ Ziehen, mit Druck, in den Oberschenkelmuskeln, schlimmer bei Bewegung
- ▷ Kältegefühl im rechten Oberschenkel
- ▷ Ziehender Schmerz in der Außenseite der Kniebeuge
- ▷ Reißen mit Druck in der Patella (schlimmer bei Bewegung), was sich bei Berühren der Patella noch verschlechtert
- ▷ Knacken des Kniegelenks bei Bewegung
- ▷ Juckendes Brennen, langsamer Stich in die Seite der Wade
- ▷ Wundschmerzhaftigkeit an der inneren Seite des Nagels der großen Zehe im Fleisch, als wäre der Nagel seitwärts ins Fleisch eingewachsen; schon bei geringer Berührung sehr empfindlich
- ▷ Der Schuh drückt auf und an den Zehen und an dem Nagel der großen Zehe beim Gehen, wie von Hühneraugen

Schlaf

- ▷ Häufiges Gähnen (mit Frösteln)
- ▷ Schlaflos, wach vor Mitternacht, ohne Schlafbedürfnis
- ▷ Ruhelos, dreht sich nachts im Bett häufig von einer Seite auf die andere
- ▷ Träume von Feuer
- ▷ Er streitet und kämpft im Traum
- ▷ Ungewöhnliches Klopfen in der Herzgegend

Fieber

- ▷ Friert den ganzen Tag im Zimmer, besonders nach einem Nickerchen am Abend
- ▷ Kälte in den Beinen bis in die Knie, mit einem Gefühl von Hitze und Blutandrang zum Kopf
- ▷ Abends überall Kälteempfindung, ohne Schauder, ohne Durst, außer zu Beginn des Frostes, und ohne tatsächlich kalt zu sein; dabei sehr verdrießlich, es war ihm alles zuwider, selbst das Essen; darauf Hitze und Schweiß am ganzen Körper, ohne Durst
- ▷ Beim Frost oder der Kälteempfindung war er ganz warm, doch musste er sich hinlegen und gut zudecken; sein Mund war sehr trocken; dann kam er am ganzen Körper in heftigen Schweiß, ohne Hitzeempfindung; vielmehr schauderte es ihm immer über die schwitzenden Teile und überlief ihn mit einer Gänsehaut; sofort Fauchen in den Ohren
- ▷ Wärme im ganzen Körper, besonders im Rücken

Haut

- ▷ Fressendes Jucken abends im Bett, am Rücken und anderen Körperteilen
- ▷ Ein juckend stechendes Reißen, bald hier, bald dort, abends im Bett

## **Malandrinum *** ***Maland.***

*Pferdemauke    Nosode*

Geist/Gemüt

- ▷ Verwirrung und Abstumpfung der geistigen Fähigkeiten mit einer Abscheu vor jeglicher geistiger Anstrengung und Konzentrationsmangel, eine vollkommen neue und ungewöhnliche Erfahrung, die noch mehrere Wochen nach Absetzen des Arzneimittels anhielt

- ▷ Verständnisschwierigkeiten
- ▷ Gedächtnis geschwächt und beeinträchtigt; große Schwierigkeit zu erinnern, was gerade gelesen wurde
- ▷ Scharfer, schießender Schmerz erst in der rechten, dann in der linken Schläfe; Verwirrung und Abstumpfung der geistigen Fähigkeiten; Konzentrationsmangel und Abscheu vor jeglicher geistiger Anstrengung
- ▷ Melancholie mit allgemeiner Müdigkeit

## Allgemein

- ▷ *Malandrinum* wurde mit besten Resultaten bei Impffolgen verwendet
- ▷ *Malandrinum* hat sich als Prophylaktikum gegen Pocken bewährt; auch verhinderte es durch zuvorige Gabe, dass die Pockenimpfung „anging"[3]
- ▷ Die untere Körperhälfte ist betroffen; fettige Haut; fettiger Ausschlag. Langsame, unaufhörliche Bildung von Pusteln; wenn eine abheilt, erscheint die nächste. – Burnett
- ▷ Schlimme Impffolgen; *Malandrinum* heilte Fälle von ungesunder, trockener, rauer Haut und Impetigo noch Jahre nach einer Pocken- oder Masernimpfung. – Clarke
- ▷ Gesichtsekzem; Absonderung einer klebrigen Flüssigkeit; heftiges Brennen, sehr ödematös; kleine, abblätternde Schuppen, < durch nächtliches Baden; > in kalter Luft. – Thompson
- ▷ Impetigo hinten am Kopf, breitet sich über den ganzen Rücken zum Gesäß und sogar bis in die Vagina aus, bedeckt die Schamlippen und die Streckseiten der Unterarme
- ▷ Furunkel. Maligne Pusteln
- ▷ *Eines der besten Mittel bei Impffolgen*

---

[3] A.L. Marcy, Hom. Rec 24: Er impfte vier Kinder einer Familie gegen die Pocken, weil die Eltern an Pocken erkrankt waren. Gleichzeitig gab er drei von ihnen Maland. 30. Nur bei dem vierten Kind, das kein Malandrin bekommen hatte, ging die Impfung an und löste eine heftige Impfreaktion aus. Eine darauf folgende Gabe von Maland. 30 linderte rasch. Die anderen drei Kinder wurden erneut geimpft, doch auch dieses Mal ging die Impfung nicht an. In weiteren Pockenfällen wurde Maland. 30 therapeutisch gegeben, und die Krankheit dauerte nur wenige Tage.

▷ Kleine, dunkelrote Flecken auf den Beinen, die bei Druck nicht verschwinden

## Äußerer Kopf

▷ Pickliger Ausschlag der Kopfhaut. Gefühl von Ermüdung im Atlanto-occipital-Gelenk jeden Morgen beim Aufstehen
▷ Jucken der Kopfhaut, besonders abends
▷ Extrem viele, ölige Schuppen (eine vollkommen neue Erfahrung) in der vierten Woche nach Abtrocknung der Pickel
▷ Impetigo bedeckt den Kopf vom Scheitel zum Nacken und breitet sich bis hinter die Ohren aus
▷ Dicke, grünliche Krusten, mit hellem, rötlichem Schorf, der abends juckt
▷ Impetigo bedeckt den Hinterkopf und breitet sich über den Rücken zum Gesäß, den Schamlippen und sogar bis in die Vagina aus

## Kopf

▷ Kopfschmerzen in Stirn und Hinterhaupt, Rückenschmerzen, Abgeschlagenheit und Frösteln, einen Tag lang
▷ Stirnkopfschmerz, kein Appetit, Erbrechen von Galle und Müdigkeit
▷ Benommenheit
▷ Stirnkopfschmerz, Schwindel, Rückenschmerzen
▷ Kopfschmerzen in den Schläfen, Schwindel, Rückenschmerzen
▷ Schreckliche Kopfschmerzen, Knochenschmerzen, Erbrechen (von Galle), Frösteln, Diarrhoe, Unwohlsein
▷ Schweregefühl im Kopf
▷ Kopf- und Rückenschmerzen, Nackensteife, Appetitverlust, Verstopfung und große Schwäche (nach einer Impfung)
▷ Ausschlag auf der Stirn mit Krusten und intensivem Juckreiz

## Gesicht

▷ Gesichtsekzem; intensives Brennen, stark ödematös, Absonderung einer klebrigen Flüssigkeit
▷ Eine gelbliche, honigwabenartige Kruste auf der Oberlippe

## Ohren

▷ Reichlich eitrige, grüngelbliche Absonderung, vermischt mit Blut

## Mund

- ▷ Zunge gelb belegt; mit einem roten Streifen in der Mitte, rissig und eitrig in der Mittellinie; geschwollen
- ▷ Furchtbar widerlich riechender Atem
- ▷ Krebs am linken Zungenrand, der sich in alle Richtungen ausbreitet; die Zunge ist wund, kann nicht sprechen
- ▷ In einem Fall, in dem ich *Malandrinum* 30 als Pockenprophylaxe einsetze, heilte es sehr hartnäckige Aphten. – H.S. Taylor

## Rachen

- ▷ Wund und geschwollen, < links. Linke Rachenmandel geschwollen; ein ge bes Geschwür mit einem scharf gestochenen, klar definierten Rand über mehrere Tage; rau kratzendes Gefühl, wie von einer Getreidespelze oder einem Fremdkörper, der entfernt werden muss, Schlucken schmerzlos
- ▷ Linke Rachenmandel geschwollen und entzündet
- ▷ Rachensymptome und Halsschmerzen beginnen links und breiten sich nach rechts aus
- ▷ Halsschmerzen mit Geschwüren, die dazu neigen, sich nach unten auszubreiten bis in den Kehlkopf

## Appetit

- ▷ Durstlos; Wasser verursacht Übelkeit

## Zähne und Zahnfleisch

- ▷ Zahnfleisch geschwollen, geschwürig, weicht von den Zähnen zurück; blutet leicht bei Berührung; kann die Zähne nicht putzen wegen des wunden und blutenden Zahnfleisches
- ▷ Ein dunkler, brauner, klebriger Schleim vermischt mit Blut und Eiter sickert aus den Zahnfleischgeschwüren
- ▷ Zahnbelag

## Magen

- ▷ Übelkeit nach dem Essen; Erbrechen von Galle
- ▷ Leeres, ohnmächtiges, flaues Gefühl, mit Schwäche und Zittern, nicht > durch Essen, obwohl ein ausgeprägtes Verlangen nach Essen besteht

## Abdomen

- ▷ Schmerzen in der Nabelgegend

## Stuhl

- ▷ Diarrhoe: gelblich, blutig, schleimig; sehr wechselhaft, schlimmer am Morgen; ätzend, macht wund; das Kind sieht ausgetrocknet aus, wie mumifiziert, schlaflos und hat seit 24 Stunden nichts getrunken
- ▷ Dunkler, dünner, verwest riechender Stuhl
- ▷ Diarrhoe: ätzend, gelb, stinkend, gefolgt von Brennen in Anus und Rektum
- ▷ Dunkelbraune, faulig riechende, nahezu unwillkürliche Diarrhoe; Schmerzen im Abdomen
- ▷ Dunkelbraune, schmerzlose Diarrhoe
- ▷ Schwarze, faulig riechende Diarrhoe; Schwäche, Übelkeit, Schwindel
- ▷ Gelbe, faulig riechende, nahezu unwillkürliche Diarrhoe mit großer Schwäche
- ▷ Schwarze, faulig riechende Diarrhoe, Unwohlsein und Schwäche
- ▷ Keine Darmbewegungen, kein Drang; Stuhlgang nach einem Einlauf, aber dieser hinterlässt für Stunden ein wundes, gequetschtes Gefühl im Rektum; Furcht vor dem Stuhlgang

## Urin

- ▷ Überempfindlichkeit der Blase beim Laufen; die Blase ist gereizt, mit häufigem Harndrang

## Männlich

- ▷ (Das Kind fasst ständig seinen Penis an)

## Weiblich

- ▷ Die Vagina ist durch dicke, vereiterte Krusten verschlossen; von gelblicher, grünlicher, brauner Farbe

## Rücken

- ▷ Starker Schmerz quer über das Kreuz
- ▷ Schmerzen den Rücken entlang als wäre man geschlagen worden

- ▷ Heftige Rückenschmerzen in der Sakralgegend; unter den Schulterblättern, hauptsächlich links; der Schmerz war kaum auszuhalten (Dr. B. nach drei Gaben einer 200. Potenz)

## Arme

- ▷ Eitrige Krusten auf der Streckseite der Unterarme. Rhagaden in den Handflächen und an den Fingern

## Beine

- ▷ Hautblutungen (Petechien) an beiden Oberschenkeln < links
- ▷ X-Beine
- ▷ Schwache Sprunggelenke, knickt leicht um bei einem falschen Schritt
- ▷ Reichlich Fußschweiß mit Verwesungsgeruch; die Zehen sind so wund, dass er nicht gehen kann; besser nur durch Hochlegen der bloßen Füße
- ▷ Fußsohlen in Schweiß gebadet, wie verbrüht und brennen, wenn sie zugedeckt sind oder warm werden
- ▷ Große Blasen an beiden Fußsohlen (nicht durch Wechsel der Schuhe), die Haut schält sich an beiden Füßen ab
- ▷ Füße „schlafen ein“ beim geringsten Anlass; was zuvor nie beobachtet wurde
- ▷ Tiefe Rhagaden in den Fußsohlen, wund und blutend, schlimmer bei kaltem Wetter und nach dem Baden
- ▷ Wundheit in allen Extremitäten und Gelenken
- ▷ „Umlauf“ an allen Finger- und Fußnägeln

## Haut

- ▷ Ekzem des Gesichts und der Kopfhaut, mit Brennen, Stechen, Jucken
- ▷ Impetigo an den Streckseiten der Unterarme
- ▷ Trockene, raue, ungesunde Haut noch Jahre nach einer Impfung
- ▷ Die Haut ist rau, trocken und hart
- ▷ Dicke Haut an Handflächen und Fußsohlen; tiefe Rhagaden < bei kaltem Wetter, < durch Waschen mit jeglicher Art von Seife
- ▷ Fettige Haut; öliger Ausschlag, extrem fettige Haare
- ▷ Unaufhörlich bilden sich langsam Pusteln; sobald eine abheilt, erscheint die nächste
- ▷ Ausschlag in Arm- und Kniebeugen, rot schuppig mit intensivem Jucken, < beim Warmwerden

Schlaf

- ▷ Ruheloser Schlaf; der Patient träumt von Ärger und Streit

## Malaria officinalis * *Malar.*

*(diese von Allen verwendete „Nosode“ ist kein potenziertes Krankheitsprodukt, sondern wird aus verrottendem Pflanzenmaterial aus Sümpfen hergestellt – im Gegensatz zu Malaria comp)*

Geist/Gemüt

- ▷ Fühlt sich benommen und schläfrig. (Sehr nachdenklich)

Allgemein

- ▷ Allgemeines Müdigkeitsgefühl; nach einem kurzen Spaziergang; besonders im Becken, der Sakralregion und den Oberschenkeln; großes Verlangen, sich hinzulegen
- ▷ Eine Art von Brodeln durch den ganzen Körper
- ▷ Typhoider, halb gelähmter Zustand
- ▷ Rheumatismus
- ▷ Rheumatische Lähmung und Abmagerung
- ▷ Fühlt sich müde und schwach; unruhig; möchte sich nicht bewegen
- ▷ Große Schwäche wie nach einer langen Krankheit, mit Appetitlosigkeit
- ▷ Ausgeprägte Erschöpfung
- ▷ Muss die Türen und Fenster offen haben; ein geschlossener Raum verschlechtert Kopf und Magen und frische, kalte Luft lässt sie frieren

Kopf

- ▷ Gefühl, als ob ihm schwindlig würde
- ▷ Wellenartiger Schwindel beim Einschlafen
- ▷ Schwindel beim Aufrichten aus einer liegenden Position
- ▷ Dumpfer Schmerz durch Stirn und Schläfen. (Dumpfer Kopfschmerz, schwindlig und benommen)
- ▷ Häufige Kopfschmerzattacken, besonders in der Stirn
- ▷ Klopfender Schmerz im ganzen Kopf
- ▷ Schwindel; verwirrtes Gefühl; < beim Laufen, Herumdrehen, Aufstehen oder Bücken

- ▷ Kopfschmerz beginnt in der Stirn, strahlt in den ganzen Kopf aus

Augen
- ▷ Schmerzen über dem inneren rechten Augenwinkel
- ▷ Augen fühlen sich schwer und müde an. (Augen schwach; verschwommenes Sehen; Lesen schwierig)
- ▷ Augen brennen wie feurige Kohle

Ohren
- ▷ Ziehender Schmerz im rechten Außenohr

Nase
- ▷ Eine Art konzentriertes Gefühl in der Nasenwurzel und direkt darüber, als ob eine Erkältung, wie Heuschnupfen, kommen würde

Gesicht
- ▷ Jucken der rechten Wange über dem Wangenknochen (und in verschiedenen Teilen des Gesichts und der Extremitäten); > durch leichtes Reiben oder Kratzen
- ▷ Das Gesicht wird warm, als würde es erröten; breitet sich über den Körper aus

Mund
- ▷ Schmerzen in den linken oberen Zähnen
- ▷ Gefühl auf der Zungenspitze wie von Pfefferkörnern
- ▷ Speichelfluss reichlicher als sonst, muss oft schlucken
- ▷ Zunge leicht gelblich-weiß belegt. (bitterer Geschmack, ausgetrockneter Mund; Zunge weiß)
- ▷ Zunge weiß, mit braunem Streifen in der Mitte
- ▷ Zunge weiß und dick belegt
- ▷ Mund subjektiv sehr trocken, aber tatsächlich feucht
- ▷ Trockenheit an der Zungenwurzel; Mundhöhle wie zusammengeschnürt und zusammengezogen

Appetit
- ▷ Möchte kalte Getränke
- ▷ Kann nichts essen; erbricht alles
- ▷ Verlangen nach Saurem

- ▷ Durstig; Verlangen nach kaltem Wasser
- ▷ Kein Appetit; Abneigung gegen Nahrung, Gedanke an Essen verursacht Übelkeit
- ▷ Durst auf Limonade, nicht so sehr auf Wasser
- ▷ Wechselnd; Verlangen nach Kartoffeln, Äpfeln, Beefsteak
- ▷ Bitterer, Übelkeit erregender, schlechter Geschmack im Mund

## Magen

- ▷ Ungewöhnlich herzhafter Appetit (Mittagessen)
- ▷ Kochgeruch ist angenehm, aber kein Verlangen nach Abendessen; isst trotzdem gut und mit Genuss zu Abend
- ▷ Fühlt sich besser nach dem Abendessen
- ▷ Leichtes geschmackloses Aufstoßen, einige Male
- ▷ Unwohlsein
- ▷ Übelkeit
- ▷ Würgen durch Hochräuspern von Schleim

## Abdomen

- ▷ Hitzegefühl im Abdomen
- ▷ Unangenehmes Gefühl im unteren Abdomen
- ▷ Leber, Milz und Nieren betroffen. (Kann wegen Leberschmerzen nicht atmen, < Hinlegen, > harter Druck)
- ▷ (Ziehen oder Stechen in der Leber)
- ▷ (Krampfen in der Leber, Schmerz unter dem rechten Schulterblatt)
- ▷ Großes Unbehagen im Abdomen, Gefühl der Schwere
- ▷ Verstopfung
- ▷ Diarrhoe, schmerzlos; Darmschwäche
- ▷ Beständige, dumpfe Schmerzen in der Lebergegend, > nach dem Urinieren
- ▷ Krampf mit Wundheit und Empfindlichkeit in der Leberregion mit Schmerzen unter dem rechten Schulterblatt, < durch Druck und durch Hinlegen
- ▷ Dumpf pochender Schmerz in der Leberregion über drei Tage, besser durch Druck eines Korsetts und beim Liegen auf der schmerzhaften Seite

## Stuhl und Anus

- ▷ Diarrhoe

- ▷ Diarrhoe morgens; Stühle dünn, gelb, stinkend

## Atemwege

- ▷ Flache Atmung, wahrscheinlich durch Mattigkeit; gelegentlich Verlangen tief einzuatmen
- ▷ Aufenthalt in Malariagegenden soll die Schwindsucht heilen
- ▷ Eine schwindsüchtige Konstitution ist gegen Malaria geschützt

## Brust

- ▷ Müdes Gefühl in Brust und Abdomen
- ▷ Beständiger, hackender Husten; in Anfällen, alle halbe Minute; beim Sprechen und Umdrehen im Bett
- ▷ Häufiges Seufzen, atmet tief ein; unruhig, nervös

## Nacken und Rücken

- ▷ Nacken fühlt sich müde an, mit leichtem dumpfem Schmerz im oberen Teil beim Bewegen des Kopfes
- ▷ Lendenregion müde, als würde sie schmerzen. (Rheumatismus des Rückens und der Glieder, mit Lahmheit)
- ▷ Nackensteife, Schmerzhaftigkeit und Unbrauchbarkeit des rechten Armes und der Schulter; unter dem rechten Schulterblatt tut es weh; Krampfen in der Leber
- ▷ Rückenschmerzen in der Lendenregion, schießt den Rücken hoch; schlimmer beim Hinlegen; schlimmer nach dem Laufen; besser durch Liegen auf dem Bauch

## Arme

- ▷ Kältegefühl, von den Beinen durch den Körper aufsteigend. Gicht
- ▷ Die Glieder werden taub und kalt
- ▷ Beide Ellenbogen tun weh
- ▷ Gefühl von Müdigkeit und Schmerzen in den Handgelenken; müder Schmerz in der Hand
- ▷ Arme sind müde
- ▷ Hände scheinen halb gelähmt zu sein, nutzlos, kann sie aber durch Willenskraft benutzen
- ▷ Sehr kalte Hände tagsüber; nachts Hände und Füße sehr kalt

## Beine

- ▷ Schmerzen rechts oben im Darmbein
- ▷ Ermüdungsschmerz in den Knien und etwas darüber und darunter
- ▷ Weher Schmerz im früher entzündeten (geheilten) linken Fußballen
- ▷ Beine unruhig, muss sie strecken und bewegen
- ▷ Fußsohlen kalt, fast taub
- ▷ Rechtes Knie schwach und schmerzhaft, schlimmer beim Beugen und Aufstehen

## Extremitäten allgemein

- ▷ Zuerst Gefühl von Schwäche in den oberen Extremitäten; zieht später in die unteren Extremitäten und den ganzen Körper
- ▷ Dumpfe Schmerzen in den Muskeln des Rückens, in der Lendenregion; unangenehm; ermüdend
- ▷ Dumpfer Schmerz im linken Ischiasnerv und an der Außenseite der linken Hüfte
- ▷ Gefühl von brennender Hitzewallung, steigt vom Knie zur Kehle hinauf, aber ohne Schweiß; besser durch Hinlegen
- ▷ Dumpfer Schmerz in der rechten Hüfte mit Wundheit und Druckempfindlichkeit in den Sehnenscheiden der Hüftmuskeln und den Sehnen der Oberschenkelmuskeln
- ▷ Erwachen um Mitternacht, Füße ausgesprochen heiß mit brennenden Handflächen und Fußsohlen; gefolgt von reichlichem Schweiß am Unterkörper, ausgeprägter an den Streckseiten und am Rücken
- ▷ Ziehender, schießender Schmerz am linken Hypochondrium, erstreckt sich das linke Bein hinunter
- ▷ Die Arme fühlen sich schwer an
- ▷ Brennen der Hände und Füße; Hände und Arme schmerzen

## Haut

- ▷ Ausgeprägter Ikterus (Haut, Augen und Gesicht intensiv gelb)
- ▷ Die ganze Haut ist trocken; kein Schweiß

## Schlaf

- ▷ Muss sich hinlegen; beim Einschlafen ein wellenartiges Schwindelgefühl durch den ganzen Körper, kann deshalb nicht schlafen

- ▷ Gähnen mit weit offenem Mund und Verlangen, sich zu strecken
- ▷ Schläft die ganze Zeit; kann im Stehen einschlafen
- ▷ Schläfrig und benommen, aber Schlaf wirkt nicht belebend; wacht unerfrischt und erschöpft auf

## Fieber

- ▷ Kälte steigt von den Beinen über den ganzen Körper auf
- ▷ Gefühl wie von einem Frostschauer; dann, als ob er fiebrig wäre; doch beides ist nicht sehr ausgeprägt
- ▷ Intermittierendes Fieber; täglich; alle drei Tage (Nr.II). (Schüttelfrost alle zwei Tage, schwach und benommen zwischen den Anfällen); (kalter Schauder)
- ▷ Schießende Schmerzen in allen Muskeln; Knochen tun weh
- ▷ Hohes Fieber nachts; auch am Morgen
- ▷ Der Frost beginnt mittags; jeden zweiten Tag. Eisige Kälte von der Hüfte abwärts; überall frostig; Fieber schlimmer am Rumpf, und allgemein leichter Schweiß
- ▷ Der ganze Körper tut weh, besonders die Arme und Beine; fröstelіges Gefühl, dann bricht leichter Schweiß aus; häufige, sich wiederholende Anfälle
- ▷ Frostigkeit jeden zweiten Tag, gefolgt von Hitze; reichlich Schweiß während der Nacht; wacht fröstelnd auf und wird kalt, wenn das Schwitzen nachlässt

## Stuhl

- ▷ Seit Jahren Hämorrhoiden; äußerlich blutend; keine Schmerzen, aber sehr unangenehm
- ▷ Diarrhoe; vier oder fünf Mal täglich Abgang von dünnem, blutig gestreiftem Schleim; keine festen Stuhlbestandteile

## Nerven

- ▷ Große Unruhe die ganze Nacht, schlimmer gegen Morgen. Kann keine angenehme Ruhelage finden

## Medorrhinum *Med.*

*Trippernosode*

### Schlüsselsymptome

- ▷ Indiziert bei konstitutionellen Beschwerden nach falsch behandelter und unterdrückter Gonorrhoe, wenn das angezeigte Mittel bei der Heilung versagt
- ▷ Für Menschen, die unter Gicht, Rheuma, Neuralgien und Krankheiten des Rückenmarks und der Meningen leiden – sogar bei organischen Schäden, die zu Lähmungen führen – , und einen sykotischen Ursprung haben
- ▷ Für Frauen mit chronischer Ovaritis, Salpingitis, Zellulitis in der Beckenregion, Fibromen, Zysten und anderen krankhaften Neubildungen im Uterus und an den Ovarien, besonders wenn die Symptome auf Malignität hinweisen, mit oder ohne sykotischen Ursprung
- ▷ Scirrhus, Karzinom oder krebsartige Erkrankungen; sowohl im akuten Stadium als auch dann, wenn sich die Erkrankung zum chronischen entwickelt, die Symptome übereinstimmen und bei sykotischer Vorgeschichte
- ▷ Hat den gleichen Einfluss auf tief sitzende sykotische chronische Beschwerden des spinalen und sympathischen Nervensystems, wie *Psorinum* auf tief sitzende Affektionen der Haut und Schleimhäute
- ▷ Kinder blass, rachitisch; Zwergwuchs und gehemmtes Wachstum (*Bar-c.*); geistig dumpf und schwach
- ▷ Bettnässen

### Geist/Gemüt

- ▷ Gedächtnisschwäche; kann sich nicht an Namen, Worte oder Anfangsbuchstaben erinnern; muss nach dem Namen der engsten Freunde fragen; vergisst sogar seinen eigenen Namen
- ▷ Kann nicht richtig buchstabieren; überlegt, wie ein wohlbekanntes Wort geschrieben wird
- ▷ Verliert ständig den Gesprächsfaden
- ▷ Große Schwierigkeiten, ihre Symptome zu schildern; Fragen müssen wiederholt werden, da sie den Faden verliert
- ▷ *Kann nicht sprechen, ohne zu weinen*

- ▷ Todesahnung; häufig Vorahnungen, erspürt sehr sensitiv im Voraus, was geschehen wird, und hat meistens Recht
- ▷ Durch Kleinigkeiten gereizt; mürrisch tagsüber, nachts heiter und beschwingt
- ▷ Sehr ungeduldig; verdrießlich
- ▷ Ängstlich, nervös, äußerst sensibel; erschrickt bei dem kleinsten Geräusch
- ▷ Zeit vergeht zu langsam (*Alum., Arg-n., Cann-i.*)
- ▷ Ist in großer Eile; tut alles in solcher Hast, dass sie danach erschöpft ist
- ▷ Viele Symptome sind < durch daran Denken (Schmerzen kehren sofort zurück, wenn er daran denkt: *Ox-ac.*)

## Allgemein

- ▷ Große Hitze und Schmerzhaftigkeit, mit vergrößerten Lymphknoten am ganzen Körper
- ▷ Matter, wie ausgebrannter Zustand bei Schwindsucht; Müdigkeit; Vitalität auf Sparflamme
- ▷ Schmerzen:
  - → arthritisch, rheumatisch, als Folge von unterdrückter Gonorrhoe (*Daph., Clem.*)
  - → zusammenschnürend, scheinen den ganzen Körper einzuschnüren (*Cact.*)
  - → überall wund, wie zerschlagen (*Arn., Eup-per.*)
- ▷ *Zittern am ganzen Körper* (subjektiv); ausgeprägte Nervosität und Erschöpfung
- ▷ *Kollapszustand*, möchte ständig Luft zugefächelt bekommen (*Carb-v.*); Verlangen nach frischer Luft; kalte Haut, wirft jedoch die Decken ab (*Camph., Sec.*); kalt und in kaltem Schweiß gebadet (*Verat.*)

## Kopf

- ▷ Intensiv brennender Schmerz im Gehirn, < im Kleinhirn; zieht die Wirbelsäule hinunter
- ▷ Kopf fühlt sich schwer an und wird nach hinten gezogen
- ▷ Gefühl von Enge und Zusammenschnürung; zieht sich entlang der ganzen Wirbelsäule
- ▷ Kopfschmerzen und Diarrhoe durch Erschütterungen beim Fahren

## Hals

- ▷ Gefühl, als hätte sie sich stark erkältet, mit quälenden Knochenschmerzen; Hals wund und geschwollen, Schlucken von Flüssigkeiten oder fester Nahrung ist unmöglich (*Merc.*)
- ▷ Hals ständig gefüllt mit dickem, grauem oder blutigem Schleim aus den hinteren Nasenhöhlen (*Hydr.*)

## Magen

- ▷ Heißhunger direkt nach dem Essen (*Chin.*, *Lyc.*, *Psor.*)
- ▷ Ständig Durst, träumt sogar vom Trinken
- ▷ *Heftiges Verlangen nach:*
  - → alkoholischen Getränken, die ihr zuvor verhasst waren (*Asar.*)
  - → Salz (*Calc.*, *Nat-m.*)
  - → Süßigkeiten (*Sulph.*)
  - → Bier, Eis, Saurem, Orangen, grünen Früchten

## Rektum

- ▷ Stuhl:
  - → zäh, lehmartig, träge abgehend
  - → kann nicht pressen wegen des Gefühls von Rektrumprolaps (*Alum.*)
  - → Zusammenschnürung und Trägheit des Darms, mit ballartigen Stühlen (*Lach.*)
- ▷ Kann Stuhl nur entleeren, wenn er sich weit zurücklehnt; sehr schmerzhaft, als würde sich ein Klumpen im After befinden; so schmerzhaft, dass es Tränen verursacht
- ▷ Scharfe, nadelartige Schmerzen im Rektum
- ▷ Absonderungen aus dem Anus, stinkend, Geruch nach Fischlake (*Caust.*, *Hep.*)

## Harnwege

- ▷ Starke Schmerzen (Rückenschmerzen) in der Nierengegend, > durch reichliches Wasserlassen (*Lyc.*)
- ▷ Nierenkolik; intensiver Schmerz in den Harnleitern, mit dem Gefühl, dass Steinchen abgehen (*Berb.*, *Lyc.*, *Oci.*); Verlangen nach Eis
- ▷ **Bettnässen:** jede Nacht geht viel dunkler Urin ins Bett, der nach Ammoniak riecht; < durch Überanstrengung, extreme Hitze oder Kälte, wenn das angezeigte Mittel versagt; mit Sykose in der Vorgeschichte
- ▷ Schmerzhafter Tenesmus der Blase und des Darms beim Urinieren

## Weiblich

- ▷ Menses: reichlich, sehr dunkel, klumpig; Flecken sind schwierig auszuwaschen (*Mag-c.*)
- ▷ Starke Koliken während der Menses, muss die Knie anziehen, mit fürchterlichen, nach unten ziehenden, wehenartigen Schmerzen; muss die Füße gegen etwas Festes stützen, wie bei der Geburt
- ▷ Metrorrhagie:
  - → im Klimakterium
  - → reichlich über Wochen, der Fluss ist dunkel, klumpig, übel riechend
  - → im Schwall, bei Bewegung
  - → bei bösartigen Erkrankungen der Gebärmutter
- ▷ Intensiver Juckreiz der Schamlippen und der Vagina, < beim daran Denken
- ▷ Brüste und Brustwarzen wund und berührungsempfindlich
- ▷ Brüste fühlen sich bei Berührung eiskalt an, besonders die Brustwarzen, der übrige Körper ist warm (während den Menses)

## Atemwege

- ▷ Asthma: Erstickungsanfall durch Schwäche oder Krampf der Epiglottis verursacht; der Kehlkopf ist zu, so dass keine Luft eintreten kann, nur > durch Liegen auf dem Gesicht und Herausstrecken der Zunge
- ▷ Wundheit des Kehlkopfes, wie ulzeriert
- ▷ Atemnot und Zusammenschnürungsgefühl; kann leicht einatmen, hat aber keine Kraft zum Ausatmen (***Samb.***)
- ▷ Husten:
  - → trocken, unablässig, quälend
  - → schmerzhaft, als ob die Schleimhaut aus dem Kehlkopf gerissen würde
  - → tiefer, hohl klingender Husten, als würde in ein Fass gehustet
  - → < nachts, durch Süßigkeiten, beim Hinlegen
  - → > Liegen auf dem Bauch
- ▷ Auswurf:
  - → eiweißhaltig, schaumig, kleine, grüne, bittere Kügelchen
  - → zäh, schwierig herauszubringen

## Rücken

- ▷ Rückenschmerzen zwischen den Schulterblättern; die ganze Wirbelsäule ist berührungsempfindlich (*Chinin*-s.)

- ▷ Intensiv brennende Hitze, beginnt im Nacken und zieht die Wirbelsäule hinunter, Gefühl wie kontrahiert mit Steifheit, < beim Strecken
- ▷ Rheumatische Schmerzen in Schulterhöhe und im Arm; Schmerzen erstrecken sich in die Finger, > durch Bewegung (rechts: *Sang.*; links: *Ferr.*)
- ▷ Lendenwirbel schmerzhaft und berührungsempfindlich
- ▷ Schmerzen im Steißbein, Kreuzbein und an der Rückseite der Hüften, ziehen um die Glieder herum und die Beine hinunter

## Extremitäten

- ▷ Schwere in den Beinen, fühlen sich wie Blei an; Laufen sehr schwierig, die Beine sind zu schwer; die Beine geben nach
- ▷ Die Unterschenkel schmerzen die ganze Nacht, kann deshalb nicht schlafen
- ▷ *Ausgeprägte Unruhe und Zappeligkeit der Beine und Füße* (*Zinc.*)
- ▷ Schreckliches Brennen in Beinen und Armen bei Gewitter
- ▷ Schmerzen in den Beinen, kann sie im Bett nicht stillhalten, < wenn die Selbstkontrolle nachlässt, beim Entspannen, beim Einschlafen
- ▷ Kälte der Beine und Füße; der Hände und Unterarme
- ▷ Ziehendes, kontrahierendes Gefühl in den Kniesehnen und Knöcheln; Krämpfe in den Waden und Fußsohlen (*Cupr.*)
- ▷ Knöchel knicken beim Laufen leicht um (*Carb-an.*, *Led.*)
- ▷ **Brennen von Händen und Füßen**, möchte sie unbedeckt haben und Luft zugefächelt bekommen (*Lach.*, *Sulph.*)
- ▷ Fast vollständiger Verlust der Nervenkraft in Armen und Beinen; erschöpft nach der geringsten Anstrengung
- ▷ Schmerzhafte Steifheit aller Gelenke
- ▷ Deformierte Fingergelenke; *vergrößerte, geschwollene Fingerknöchel;* Schwellung und schmerzhafte Steifheit der Fußknöchel; große Empfindlichkeit der Fußsohlen und Ferse; Schwellung aller Gelenke, aufgetrieben, ungefähr so prall wie ein Ganglion

## Arzneimittelbeziehungen

- ▷ Vergleiche:
  - → *Ip.* trockener Husten
  - → *Camph.*, *Sec.*, *Tab.*, *Verat.* Kollaps
  - → *Pic-ac.*, *Gels.* Laufen ist unmöglich
  - → *Aloe*, *Sulph.* morgendliche Diarrhoe

- ▷ Die brennenden Füße von *Sulph.* und die unruhigen Beine und Füße von *Zinc.* treten bei *Medorrhinum* gleichzeitig auf

Modalitäten
- ▷ Verschlimmerung
  - → *beim daran Denken* (*Helon., Ox-ac.*)
  - → Hitze, Zudecken
  - → Strecken
  - → Gewitter
  - → geringste Bewegung
  - → Süßigkeiten
  - → vom Tagesanbruch bis zur Dämmerung (umgekehrt: *Syph.*)
- ▷ Verbesserung
  - → *an der See* (Gegenteil von *Nat-m.*)
  - → Liegen auf dem Bauch
  - → feuchtes Wetter (*Caust., Nux-v.*)

## Melilotus officinalis *Meli.*

*Steinklee, Honigklee* *Fabaceae/Leguminosae*

Schlüsselsymptome
- ▷ Nasenbluten mit vorausgehender **intensiver Röte, Glühen des Gesichts und Klopfen der Karotiden** (*Bell.*)
- ▷ Kongestionen besser durch Blutungen
- ▷ Heftige kongestive oder nervöse Kopfschmerzen; Nasenbluten bringt Erleichterung (*Bufo, Ferr-p., Mag-s.*)
- ▷ Das Gesicht wird hochrot, bevor es irgendwo im Organismus zu bluten beginnt

Geist /Gemüt
- ▷ Religiöse Melancholie mit stark gerötetem Gesicht;
- ▷ Wahnsinn in frühen Stadien, um das Gehirn von Druck und Irritation zu befreien

Allgemein
- ▷ Kongestionen besser *durch Blutungen*

- ▷ Blutandrang in allen Blutgefäßen in allen Körperteilen oder Organen
- ▷ Konvulsionen:
  - → bei nervösen Kindern während der Zahnung (*Bell.*)
  - → kindliche Spasmen, Eklampsie, Epilepsie

## Kopf

- ▷ Heftige kongestive oder nervöse Kopfschmerzen; *Nasenbluten bringt Erleichterung* (*Bufo, Ferr-p., Mag-s.*)

## Nase

- ▷ Nasenbluten mit vorausgehender **intensiver Röte, Glühen des Gesichtes und Klopfen der Karotiden** (*Bell.*); mit allgemeiner Besserung

## Gesicht

- ▷ Das *Gesicht wird hochrot*, bevor es irgendwo im Organismus zu bluten beginnt

## Rektum

- ▷ Verstopfung:
  - → schwierig, schmerzhaft, After zusammengezogen
  - → Pochen, Völle
  - → kein Stuhldrang, bis sich eine große Menge Stuhl angesammelt hat (*Alum.*)

## Arzneimittelbeziehungen

- ▷ Vergleiche:
  - → *Aml-ns., Ant-c.* bei Nasenbluten nach Kopfschmerz, aber ohne Erleichterung
  - → *Bell., Glon., Sang.* bei kongestivem Kopfschmerz, rotem Gesicht, heißem Kopf usw.

## Modalitäten

- ▷ Verschlimmerung
  - → Heranziehen eines Sturmes
  - → regnerisches, wechselhaftes Wetter

## Melitagrinum * *Melit.*

*Nosode des Kopfhautekzems. Zentesimalpotenzen von Skinner*

### Klinik
Milchschorf. Kopfhautekzem.

### Allgemein
Dr. Skinner hat eine kurze Beschreibung dieser von ihm eingeführten Nosode in H. W., XVII. 89 gegeben. Er hat es aus der Lymphe und dem Blut eines Patienten mit Kopfhautekzem hergestellt. Dr. Theobald publizierte seine Erfahrungen mit *Melitagrinum* in H.W., XVII. 19. Er heilte sehr schwere Fälle mit der CM (centesimale Fluxpotenz). Er verabreichte Einzelgaben in längeren Abständen. In einem Fall kam es zu einer Erstverschlimmerung.

## Menyanthes trifoliata *Meny.*

*Fieberklee, Sumpfbitterklee Gentianaceae*

### Schlüsselsymptome
- ▷ Kopfschmerzen: drücken im Scheitel von oben nach unten, > harter Druck mit der Hand (*Verat.*); Empfinden, als drücke bei jedem Schritt ein schweres Gewicht auf den Kopf (*Cact.*, *Glon.*, *Lach.*)
- ▷ Spannung: in der Nasenwurzel; in den Armen, Händen, Fingern; in der Haut

### Allgemein
- ▷ Beschwerden durch Missbrauch von Chinarinde und Chinin
- ▷ Fieber, bei dem das Kältestadium überwiegt; die Kälte wird am stärksten in Abdomen und Beinen empfunden
- ▷ Spannung:
  - → in der Nasenwurzel
  - → in Armen, Händen, Fingern
  - → in der Haut, als ob sie einige Nummern zu klein wäre und alles mit Gewalt in sie hineingestopft wurde

## Kopf

▷ Kopfschmerzen:
- → *drücken im Scheitel* von oben nach unten
- → > harten Druck mit der Hand (Verat.)
- → Empfinden, als drücke bei jedem Schritt *ein schweres Gewicht* auf den Kopf (*Cact.*, *Glon.*, *Lach.*)
- → < beim Emporsteigen (*Calc.*)
- → oft mit Eiseskälte der Hände und Füße (*Calc.*, *Sep.*)

## Brust

▷ Angst in der Herzgegend, als ob etwas Böses bevorstehe

## Arzneimittelbeziehungen

▷ Vergleiche: *Cact.*, *Calc.*, *Gels.*, *Mag-m.*, *Paris.*, *Sep.*

▷ Es folgt gut: *Caps.*, *Lach.*, *Lyc.*, *Puls.*, *Rhus-t.*, *Verat.*

## Modalitäten

▷ Verschlimmerung
- → in Ruhe; beim Hinlegen

▷ Verbesserung
- → Druck auf das betroffene Körperteil

# Mercurius *Merc.*

*Mercurius vivus, elementares Quecksilber*

## Schlüsselsymptome

▷ Bei Knochenerkrankungen, **Schmerzen nachts schlimmer**

▷ Zunge: **groß, schlaff, zeigt Zahneindrücke** (*Chel.*, *Podo.*, *Rhus-t.*)

▷ Dysenterie:
- → **Stuhl schleimig, blutig**, mit Kolik und Ohnmacht
- → starker Tenesmus während und **nach, nicht** > durch Stuhlgang
- → je mehr Blut, desto besser indiziert

▷ Reichlicher Schweiß begleitet beinahe jede Beschwerde, aber bringt keine Erleichterung

▷ Katarrh: < nachts und durch feuchtes Wetter

▷ Speichelfluss stinkend, kupfrig; Speichel schmeckt metallisch

- ▷ Mumps, Diphtherie, Tonsillitis mit reichlichem übel riechendem Speichel
- ▷ Diphtherie beständiger Drang zu schlucken
- ▷ Leukorrhoe: scharf, brennend, juckend mit Wundheit; nachts stets schlimmer
- ▷ Brüste schmerzhaft, als ob sich bei jeder Menstruation Geschwüre bilden würden (*Con.*, *Lac-c.*)
- ▷ Husten: in zwei Anfällen, schlimmer nachts und durch Bettwärme

## Allgemein

- ▷ Passt am besten zu hellhaarigen Menschen; Haut und Muskeln schlaff
- ▷ Bei Knochenerkrankungen, **Schmerzen nachts schlimmer;** Drüsenschwellungen mit oder ohne Eiterung, aber vor allem bei zu starker Eiterung (*Hep.*, *Sil.*)
- ▷ Kalte Schwellungen; Abszesse, die nur langsam zu eitern beginnen
- ▷ Reichlicher Schweiß begleitet beinahe jede Beschwerde, aber *bringt keine Erleichterung*, verstärkt manchmal sogar noch die Beschwerden (reichlicher Schweiß, der erleichtert: *Nat-m.*, *Psor.*, *Verat.*)
- ▷ Große Schwäche und Zittern aufgrund der geringsten Anstrengung
- ▷ Atem und Körper riechen faulig (*Psor.*)
- ▷ Hastiges und schnelles Sprechen (*Hep.*)
- ▷ Geschwüre:
  - → an Zahnfleisch, Zunge, Hals, Innenseite der Wangen, mit reichlich Speichelfluss
  - → unregelmäßig in der Form, Ränder nicht abgegrenzt
  - → mit schmutzigem, ungesundem Aussehen
  - → fettiger Grund mit dunklem Hof
  - → konfluierend (syphilitische Geschwüre sind kreisrund, befallen den hinteren Teil des Mundes, des Halses, haben klar definierte Ränder, mit kupferfarbener Umgebung und breiten sich nicht aus)

## Nase

- ▷ Katarrh:
  - → mit viel Niesen
  - → flüssig, scharf, ätzend
  - → Nasenlöcher wund, geschwürig
  - → gelb-grün, stinkend, eiterartig
  - → Nasenknochen geschwollen

- → < nachts und durch *feuchtes Wetter*

## Mund

- ▷ Zahnschmerzen:
  - → pulsierend, reißend, schneidend, in Gesicht oder Ohren schießend
  - → < bei feuchtem Wetter oder Abendluft, Bettwärme, durch kalte oder warme Dinge
  - → > durch Reiben der Wange
- ▷ Zahnkronen verfallen, die Wurzeln bleiben intakt (Kronen intakt, Wurzeln zerfallen: *Mez.*)
- ▷ Speichelfluss klebrig, seifig, fadenziehend, reichlich, *stinkend, kupfrig, Speichel schmeckt metallisch;* durchnässt das Kopfkissen im Schlaf
- ▷ Zunge:
  - → **groß, schlaff, zeigt Zahneindrücke** (*Chel., Podo., Rhus-t.*)
  - → schmerzhaft, mit Geschwüren
  - → rot oder weiß

## Hals

- ▷ Mumps, Diphtherie, Tonsillitis *mit reichlich übel riechendem Speichel*, Zunge groß, schlaff mit Zahneindrücken; Landkartenzunge (*Lach., Nat-m., Tarax.*)
- ▷ Diphtherie:
  - → Tonsillen entzündet, Zäpfchen geschwollen, verlängert; *ständiger Drang zu schlucken*
  - → Membranen dick, grau, Ränder zerfetzt, anhaftend oder frei

## Magen

- ▷ Heftiger Durst, obwohl die Zunge feucht aussieht und reichlich vorhandenem Speichel (trockener Mund, aber kein Durst: *Puls.*)
- ▷ Morgendliche Übelkeit; reichlicher Speichelfluss, durchnässt das Kopfkissen im Schlaf (*Lac-ac.*)

## Rektum

- ▷ Dysenterie:
  - → **Stuhl schleimig, blutig**, mit *Kolik und Ohnmacht*
  - → starker Tenesmus *während und* **nach**, **nicht** > durch Stuhlgang, gefolgt von Kälte und einem Gefühl des „Nicht-Aufhören-Könnens"
  - → *je mehr Blut*, desto besser indiziert

## Harnorgane

- ▷ Die Menge des ausgeschiedenen Urins ist größer als die Menge des getrunkenen Wassers; häufiger Harndrang

## Männlich

- ▷ Nächtliche Pollutionen, blutig verfärbt (*Led.*, *Sars.*)

## Weiblich

- ▷ Leukorrhoe:
  - → scharf, brennend, *juckend mit Wundheit*
  - → *stets nachts schlimmer*
  - → Juckreiz, schlimmer durch den Kontakt mit Urin; Waschen nach dem Urinieren hilft (*Sulph.*)
- ▷ Brüste schmerzhaft, als ob sich bei *jeder Menstruation* Geschwüre bilden würden (*Con.*, *Lac-c.*)
- ▷ Milch in den Brüsten anstatt der Menses

## Atemwege

- ▷ Husten:
  - → trocken, ermüdend, qualvoll
  - → in zwei aufeinander folgenden Anfällen, schlimmer *nachts* und durch *Bettwärme*
  - → kann nicht auf der rechten Seite liegen
- ▷ Wirkt auf den unteren Lappen der rechten Lunge; Stiche bis zum Rücken hindurch (*Chel.*, *Kali-c.*)
- ▷ Eiterung der Lungen, nach Blutungen bei Lungenentzündung (*Kali-c.*)

## Extremitäten

- ▷ Zittern der Extremitäten, besonders der Hände; Morbus Parkinson

## Arzneimittelbeziehungen

- ▷ Folgt gut: nach *Bell.*, *Hep.*, *Lach.*, *Sulph.*, aber sollte nicht vor oder nach *Silicea* gegeben werden
- ▷ In niedrigen Potenzen gegeben, beschleunigt es Eiterung eher, als dass es sie beseitigt
- ▷ Schlimme Folgen von *Merc.* werden antidotiert durch *Aur.*, *Hep.*, *Lach.*, *Mez.*, *Nit-ac.*, *Sulph.* und durch eine (hohe) Potenz von

*Merc.*, wenn die Symptome entsprechen
- ▷ Vergleiche: *Mezereum*, das pflanzliche Analogon, für negative Auswirkungen großer Dosen oder zu häufiger Wiederholung
- ▷ Beschwerden durch Zucker, Insektenstiche, Dämpfe von Arsen oder Kupfer. Erkrankungen treten im Winter auf

### Modalitäten

- ▷ Verschlimmerung
  - → **nachts**
  - → nasses, feuchtes Wetter (*Rhus-t.*)
  - → im Herbst; warme Tage und kalte, feuchte Nächte
  - → Liegen auf der rechten Seite
  - → Schwitzen
  - → *Mercurius* fühlt sich < durch Bettwärme, aber > durch Bettruhe
  - → *Arsen* ist > durch Bettwärme, aber < durch Bettruhe

## Mercurius solubilis *Merc.*

*Mercurius solubilis Hahnemanni,*
*ein Gemisch mit schwarzem Quecksilberoxid*

*Mercurius solubilis* und *Mercurius vivus* (Hg, elementares Quecksilber) wurden homöopathisch unter der Abkürzung *Merc.* zusammengefasst, unterscheiden sich aber doch substantiell durch den Stickstoff- und Oxidbestandteil.

### Schlüsselsymptome

- ▷ Hahnemanns Mittel bei Syphilis und Erkrankungen des Urogenitaltraktes
- ▷ Gonorrhoe: grüne Absonderung, < nachts
- ▷ Scharfe nasale Absonderungen
- ▷ Nasenbluten: nachts im Schlaf; hängt in einem dunklen, klumpigen Faden von der Nase, wie ein Eiszapfen

### Allgemein

- ▷ Nervöse Beschwerden nach unterdrückten Absonderungen, besonders bei psorischen Patienten (*Asaf.*)

- ▷ Drüsenerkrankungen oder skrofulöse Erkrankungen bei Kindern

## Ohren

- ▷ Otorrhoe:
  - → blutige, stinkende Absonderung, mit stechendem, reißendem Schmerz
  - → < rechte Seite, nachts und durch Liegen auf der betroffenen Seite
- ▷ Furunkel und Eiterbeulen im äußeren Gehörgang (*Pic-ac.*)
- ▷ Polypen und pilzartige Wucherungen im äußeren Gehörgang (*Teucr., Thuja*)

## Nase

- ▷ *Scharfe nasale Absonderungen*, die nach altem Käse riechen
- ▷ Nasenlöcher rot, wund, geschwürig
- ▷ Nasenbluten:
  - → beim Husten
  - → *nachts im Schlaf*
  - → hängt *in einem dunklen, klumpigen Faden* von der Nase, wie ein Eiszapfen

## Genitalien

- ▷ Gonorrhoe:
  - → mit Vorhautverengung oder weichem Schanker
  - → *grüne Absonderung, < nachts*
  - → Harndrang
  - → unerträgliches Brennen im vorderen Teil der Harnröhre bei Abgabe der letzten paar Harntropfen
  - → Vorhaut heiß, geschwollen, ödematös und berührungsempfindlich
  - → träger Verlauf, mit drohender oder eiternder Bubo
- ▷ Schanker:
  - → primär
  - → regulärer harter Schanker, mit fettiger Basis
  - → mit käsigem Grund und umgestülpten roten Rändern
  - → mit Vorhautverengung (Phimose) oder Paraphimose
  - → tief, rund, penetrierend, frisst sich durch Vorhautbändchen und Vorhaut
  - → blutend, schmerzhaft
  - → gelbliche, stinkende Absonderung

### Extremitäten

- ▷ Schwäche und Müdigkeit der Glieder; wund, zerschlagen

### Haut

- ▷ Erkrankungen der Haut
  - → unerträgliches Beißen, Jucken, am ganzen Körper, wie durch Insektenstiche, < am Abend und durch Bettwärme
  - → Kratzen wirkt wohltuend

## Mercurius corrosivus *Merc-c.*

*Quecksilberchlorid* $HgCl_2$

### Schlüsselsymptome

- ▷ Tenesmus des Rektums, keine Besserung durch Stuhlgang (< Stuhlgang: *Nux-v.*); ununterbrochen, andauernd; Stuhl heiß, spärlich, blutig, schleimig, stinkend
- ▷ Gonorrhoe: zweites Stadium, grünliche Absonderung

### Allgemein

- ▷ Männerkrankheiten, syphilitisch
- ▷ Geschwüre mit ätzendem, scharfem Eiter
- ▷ Nephritis

### Rektum

- ▷ Dysenterie und sommerliche Darmbeschwerden, die von Mai bis November auftreten
- ▷ Tenesmus des Rektums:
  - → *nicht > Stuhlgang* (< Stuhlgang: *Nux-v.*)
  - → ununterbrochen, andauernd
  - → Stuhl heiß, spärlich, blutig, schleimig, stinkend
  - → Schleimhautfetzen und entsetzliche schneidende, kolikartige Schmerzen

### Harnwege

- ▷ Tenesmus der Blase:
  - → mit heftigem Brennen in der Harnröhre
  - → Urin heiß, brennend, spärlich oder unterdrückt
  - → tropfenweise mit starkem Schmerz

→ blutig, braun, Ziegelmehl-Sediment
→ eiweißhaltig

Weiblich

▷ Gonorrhoe: zweites Stadium, *grünliche Absonderung*, < nachts; starkes Brennen und Tenesmus

## Mercurius cyanatus *Merc-cy.*

*Quecksilbercyanid* $Hg(CN)_2$

Schlüsselsymptome

▷ Bösartige Diphtherie mit heftiger Rötung des Rachens und starken Schluckbeschwerden
▷ Große Schwäche; extreme Erschöpfung

Allgemein

▷ *Große Schwäche; extreme Erschöpfung;* kann vor Schwäche nicht aufstehen
▷ Wenn es dem ,genius epidemicus' entspricht, ist es wie jedes andere Mittel als Prophylaktikum wirksam

Hals

▷ Bösartige Diphtherie:
→ *mit intensiver Rötung des Rachens* und starken Schluckbeschwerden
→ Pseudomembranbildung erstreckt sich über den gesamten Rachen und den Hals hinab
→ faulige, gangränöse Diphtherie, die sich rasch fressend geschwürig ausbreitet
→ membranöse Krupp (Diphtherie)

## Mercurius dulcis *Merc-d.*

*Kalomel, Quecksilber(I)-chlorid* $Hg_2Cl_2$

Schlüsselsymptome

▷ Katarrhalische Mittelohrentzündung (*Kali-m.*)

▷ Eustachische Röhre verschlossen

Allgemein
- ▷ Katarrhalische Schleimhauterkrankungen, besonders der Augen und Ohren
- ▷ Taubheit und katarrhalische Erkrankungen von Nase, Hals und Rachen durch quecksilberhaltige Amalgamfüllungen

Ohren
- ▷ *Katarrhalische Mittelohrentzündung* (*Kali-m.*)
- ▷ *Eustachische Röhre verschlossen*
- ▷ katarrhalische Taubheit und Otorrhoe bei psorischen Kindern
- ▷ Alterstaubheit (***Kali-m.***)

Rektum
- ▷ Durchfall:
  - → bei Kindern
  - → Stühle grasgrün
  - → wie zerhackte Eier
  - → reichlich, verursachen Wundheit am Anus

Männlich
- ▷ Akute Beschwerden der Prostata nach falsch behandelter Striktur

## Mercurius iodatus flavus *Merc-i-f.*

*Quecksilber-II-jodid Hgl*

Schlüsselsymptome
- ▷ **Dicker, gelber Belag am Zungengrund**

Mund
- ▷ Zunge:
  - → **dicker, gelber Belag am Zungengrund** (*Kali-bi.*; *goldgelber Belag* am Zungengrund: *Nat-p.*; schmutziger oder grünlich-grauer Belag am Zungengrund: *Nat-s.*)
  - → Spitze und Ränder rot

### Hals

- ▷ Diphtherie und Halserkrankungen, bei denen die Halslymphknoten und Ohrspeicheldrüsen stark angeschwollen sind
  - → Membranbildung beginnt oder ist schlimmer auf der rechten Seite
  - → schlimmer durch warme Getränke und leeres Schlucken (*Lach.*)
  - → rechte Seite von Hals und Nacken am meisten betroffen

### Genitalien

- ▷ Bei hartem Schanker folgen selten Sekundärsymptome, wenn es in der richtigen Dosis gegeben wird; starke Schwellung der Leistendrüsen, keine Eiterungsneigung

## Mercurius iodatus ruber *Merc-i-r.*

*Quecksilber-I-Iodid* $HgI_2$

### Schlüsselsymptome

- ▷ Diphtherische und Drüsenerkrankungen *der linken Seite*

### Allgemein

- ▷ Diphtherische und Drüsenerkrankungen *der linken Seite*
  - → Rachen dunkelrot
  - → Festes oder Flüssiges schmerzt beim Schlucken
  - → geringe Absonderungen, leicht abzulösen
  - → Fälle, die ein epidemisches Scharlachfieber begleiten; Geschwüre im Rachen oder an den Mandeln
  - → Drüsen vergrößert
  - → grünliche harte Klumpen aus Rachen oder hinteren Nasenhöhlen

### Hals

- ▷ Tuberkulöse Pharyngitis

## Mercurius sulphuricus *Merc-sul.*

*Quecksilbersulfat* *$HgSO_4$*

„Wenn es gut wirkt, produziert es einen reichlichen, wässrigen Durchfall mit großer Erleichterung für den Patienten. Es ist bei *Hydrothorax* ebenso wichtig wie *Arsenicum*." - Lippe

Rektum

▷ Stuhl locker, wässrig; verursacht heftiges Brennen und Wundheit

Brust

▷ Hydrothorax, infolge von Herz- oder Lebererkrankungen; Atemnot, muss sitzen, kann sich nicht hinlegen

▷ Brennen in der Brust

Extremitäten

▷ Extremitäten geschwollen

Arzneimittelbeziehungen

▷ Vergleiche: *Ars., Cinnb., Dig., Sulph.*

## Mezereum *Mez.*

*Seidelbast* *Thymelaeaceae*

Schlüsselsymptome

▷ Der Kopf ist mit **dicken, lederartigen Krusten** bedeckt, unter denen sich hier und da dicker, weißer Eiter sammelt

▷ Ekzeme und juckende Ausschläge nach Impfung

Gemüt

▷ Hypochondrisch und verzagt

▷ Gleichgültig gegenüber allem und jedem

▷ Ärgerlich über Kleinigkeiten und gänzlich harmlose Dinge, aber es tut ihm schnell Leid

## Allgemein

- ▷ Für hellhaarige, unentschlossene Personen mit phlegmatischem Temperament
- ▷ Hautausschläge *nach Impfung*

## Kopf

- ▷ Kopfschmerz
  - → heftig nach geringem Ärger
  - → schmerzhaft bei der geringsten Berührung
  - → rechtsseitig
- ▷ Der Kopf ist mit **dicken, lederartigen Krusten** bedeckt, unter denen sich hier und da dicker, weißer Eiter sammelt; das Haar ist verklebt und verfilzt; der Eiter ist nach einiger Zeit jauchig, stinkt und erzeugt Ungeziefer

## Gesicht

- ▷ Das Kind kratzt sich ständig das mit Blut verschmierte Gesicht; Ausschläge feucht; Jucken nachts schlimmer; entzündliche Röte des Gesichtes

## Mund

- ▷ Zahnschmerzen:
  - → in kariösen Zähnen (*Kreos.*)
  - → Gefühl, als seien die Zähne verlängert; dumpfe Schmerzen beim darauf Beißen oder wenn sie mit der Zunge berührt werden, < nachts
  - → > mit offenem Mund und beim Einziehen von Luft
  - → Zahnwurzeln zerfallen (Gegenteil von *Merc.*)

## Extremitäten

- ▷ Knochen, besonders die langen Röhrenknochen, sind entzündet; Knochenauftreibung bei Periostitis; nächtliche Schmerzen gehen von oben nach unten; nach Quecksilbermissbrauch, nach venerischen Erkrankungen; Karies, Exostosen, Tumore weichen von innen nach außen auf
- ▷ Schmerz im Periost der langen Röhrenknochen < nachts im Bett, durch geringste Berührung, bei feuchtem Wetter (*Merc.*, *Phyt.*)

### Haut

- ▷ Geschwüre mit dickem, gelblich-weißem Schorf, unter dem sich dicker, gelber Eiter sammelt
- ▷ Blasen erscheinen um die Geschwüre, jucken heftig, brennen wie Feuer (***Hep.***); umgeben von einem glänzenden, feuerroten Hof
- ▷ Verbandsmaterial klebt an den Geschwüren, sie bluten, wenn es abgezogen wird
- ▷ Ekzeme:
  - → unerträgliches Jucken, < im Bett und durch Berührung
  - → reichliches, seröses Exsudat
  - → Ekzeme und juckende Ausschläge nach Impfung
  - → neuralgische, brennende Schmerzen nach Herpes zoster

### Arzneimittelbeziehungen

- ▷ Vergleiche: *Caust.*, *Guaj.*, *Phyt.*, *Rhus-t.*

### Modalitäten

- ▷ Epidemien, die im Januar oder Februar auftreten, benötigen häufig *Mezereum*
- ▷ Verschlechterung
  - → kalte Luft
  - → kaltes Waschen
  - → nachts
  - → Berührung oder Bewegung
  - → schlimme Folgen von Quecksilber oder Alkohol

## Millefolium ***Mill.***

*Schafgarbe* *Asteraceae/Compositae*

### Schlüsselsymptome

- ▷ Wunden, die reichlich bluten, besonders nach einem Sturz (*Arn.*, *Ham.*)
- ▷ Schmerzlose Drainage aus Nase, Lungen, Uterus
- ▷ Menses: früh, reichlich, verlängert

## Allgemein

- ▷ Beschwerden durch Überheben, Überanstrengung oder durch einen Sturz
- ▷ Blutungen:
  - → schmerzlos, ohne Fieber
  - → hellrotes, flüssiges Blut (*Acon.*, *Ip.*, *Sabin.*)
  - → aus Lunge, Bronchien, Kehlkopf, Mund, Nase, Magen, Blase, Rektum, Uterus
  - → mechanischen Ursprungs (*Arn.*)
  - → aus Wunden (*Ham.*)
- ▷ Wunden, die reichlich bluten, *besonders nach einem Sturz* (*Arn.*, *Ham.*)
- ▷ Hämoptysis:
  - → nach Verletzung
  - → bei beginnender Phthisis
  - → bei Hämorrhoiden-Patienten
  - → aus einem gerissenen Blutgefäß
- ▷ *Schmerzlose Drainage* aus Nase, Lungen, Uterus; nach Wehen oder Abort, nach großer Anstrengung; nach Fehlgeburt
- ▷ Vorbeugend gegen postpartale Blutungen

## Kopf

- ▷ Schwindel: beim langsamen Bewegen, aber nicht bei heftiger Anstrengung

## Genitalien

- ▷ Menses: früh, *reichlich, verlängert;* unterdrückt, mit Kolikschmerzen im Abdomen
- ▷ Leukorrhoe bei Kindern durch Atonie (*Calc.*)

## Atemwege

- ▷ Husten:
  - → Aushusten von hellem Blut
  - → bei unterdrückten Menses oder Hämorrhoiden
  - → mit Beklemmung und Herzklopfen
  - → nach einem Sturz aus der Höhe (*Arn.*)
  - → nach starker Anstrengung
  - → mit Blut, täglich um 16 Uhr (*Lyc.*)

### Arzneimittelbeziehungen

- ▷ Vergleiche: *Erech.* bei Nasenbluten und Hämoptysis, Blut hellrot
- ▷ Folgt gut: nach *Acon.* und *Arn.* bei Blutungen

## Morbillinum * *Morb.*

*Morbillin, Masern-Nosode*

### Klinik

Katarrh. Schnupfen. Husten. Krankheiten von Ohren, Augen und Haut. Masern.

### Allgemein

- ▷ Die bekannten Masernsymptome können alle für seine homöopathische Anwendung als Anzeige benutzt werden. Es wurde bisher hauptsächlich als Prophylaktikum gegen die Ansteckung und zur Behandlung von Folgeerkrankungen gegeben. Weil das Maserngift eine große Affinität zu den Schleimhäuten, den Augen, Ohren und den Schleimhäuten der Atemwege hat, kann *Morb.* bei Erkrankungen dieser Organe wie jedes andere Mittel, dessen Symptome zum Krankheitsbild passen, gegeben werden.

### Dosierung

- ▷ Acht oder zehn Globuli der 30. Potenz werden in einem Glas Wasser (0,2 l) gelöst, alle zwei Stunden einen Teelöffel voll; als Prophylaktikum zwei- oder dreimal täglich eine Gabe.

### Arzneimittelbeziehungen

- ▷ Komplementär: *Bell.*
- ▷ Vergleiche: *Hep., Merc., Puls., Sulph.*

## Murex purpurea *Murx.*

*Purpurschnecke* *Muricidae*

### Schlüsselsymptome

- **Wunder Schmerz im Uterus**
- Die geringste Berührung des Körpers verursacht heftige sexuelle Erregung

### Allgemein

- Menschen mit melancholischem Temperament
- Für Beschwerden im Klimakterium (*Lach.*, *Sep.*, *Sulph.*)

### Geist/Gemüt

- Große Niedergeschlagenheit

### Magen

- Senkungs- und Schwächegefühl im Magen (*Sep.*)

### Weiblich

- Die *geringste Berührung des Körpers* verursacht heftige sexuelle Erregung (exzessive sexuelle Reizung treibt zur Selbstbefriedigung: *Orig.*, *Zinc.*)
- Heftige Erregung der Sexualorgane und übermäßiges Verlangen nach Geschlechtsverkehr (Gegenteil: *Sep.*)
- **Wunder Schmerz im Uterus;** fühlt den Uterus bewusst (*Helon.*, *Lyss.*)
- Abwärtsdrängendes Gefühl, als ob die inneren Organe nach außen gestoßen würden; muss sich hinsetzen und die Beine kreuzen, um den Druck zu mildern (aber ohne sexuelles Verlangen: *Sep.*)
- Menses: unregelmäßig, früh, reichlich, verlängert, große Klumpen
- Leukorrhoe: < durch Schwermut; fühlt sich besser, wenn die Leukorrhoe stärker ist

### Arzneimittelbeziehungen

- Vergleiche: *Lil-t.*, *Plat.* bei Nymphomanie; *Sepia* bei abwärtsdrängenden Empfindungen, aber ohne sexuelle Erregung

## Muriaticum acidum *Mur-ac.*

*Acidum muriaticum, Salzsäure HCl*

### Schlüsselsymptome

- **Große Schwäche;** sobald er sich hinsetzt, schließen sich seine Augen; **Unterkiefer hängt herab; gleitet im Bett hinunter**
- Hämorrhoiden:
  - → geschwollen, blau, **empfindlich und schmerzhaft bei Berührung**
  - → plötzliches Auftreten bei Kindern
  - → Prolaps während des Urinierens
- Durchfall:
  - → unwillkürlicher Stuhlgang beim Urinieren
  - → beim Abgang von Winden (*Aloe*)
  - → kann nicht urinieren, ohne dass gleichzeitig Stuhl abgeht
- Typhus oder Typhoid:
  - → Zunge an den Rändern belegt, geschrumpft, trocken, lederartig, gelähmt
  - → unwillkürliche, stinkende Stühle beim Harnlassen
  - → Hinuntergleiten im Bett

### Geist/Gemüt

- Reizbar, mürrisch, neigt zu Ärger und Verdrießlichkeit (*Nux-v.*); Ruhelosigkeit und Schwindel

### Allgemein

- Passt für Personen mit schwarzem Haar, dunklen Augen, dunklem Teint
- Erkrankungen des schwachen, kraftlosen Typs, mit Stöhnen, Bewusstlosigkeit, schlechter Laune
- Geschwüre mit pilzartigen Wucherungen und pseudomembranösen Ablagerungen im Darmtrakt
- **Große Schwäche**
  - → sobald er sich hinsetzt, schließen sich seine Augen
  - → **Unterkiefer hängt nach unten**
  - → **gleitet im Bett hinunter**
- Vor allem sind Mund und Anus betroffen, die Zunge und der Afterschließmuskel sind gelähmt

- ▷ Typhus oder Typhoid:
  - → tiefer, benommener Schlaf
  - → bewusstlos in wachem Zustand
  - → lautes Stöhnen oder Murmeln
  - → Zunge an den Rändern belegt, *geschrumpft, trocken, lederartig, gelähmt*
  - → unwillkürliche, stinkende Stühle *beim Harnlassen*
  - → *Hinuntergleiten im Bett*
  - → der Puls setzt jeden dritten Schlag aus

## Gesicht

- ▷ Herzklopfen wird im Gesicht gefühlt
- ▷ Sommersprossen; Ekzema solaris

## Mund

- ▷ Bösartige Erkrankungen des Mundes
  - → durchzogen mit tiefen perforierenden Geschwüren mit schwarzem oder dunklem Grund
  - → stinkender, fauliger Atem
  - → ausgeprägte Erschöpfung
  - → Diphtherie, Scharlach, Krebs

## Magen

- ▷ Kann den Gedanken an oder den Anblick von Fleisch nicht ertragen (*Nit-ac.*)

## Rektum

- ▷ Wenn der Anus sehr empfindlich ist, mit oder ohne Hämorrhoiden
- ▷ Anus wund während der Menses
- ▷ Hämorrhoiden:
  - → *geschwollen, blau,* **empfindlich und schmerzhaft bei Berührung**
  - → *plötzliches Auftreten bei Kindern*
  - → so wund, dass die geringste Berührung nicht ertragen wird, selbst das Betttuch ist unangenehm
  - → *Prolabieren beim Wasserlassen*
- ▷ Durchfall:
  - → unwillkürlicher Stuhlgang *beim Urinieren; beim Abgang von Winden (Aloe)*
  - → kann nicht urinieren, *ohne gleichzeitig Stuhl abzusetzen*

Harnwege
- ▷ Urin läuft langsam; Blase schwach, muss lange warten; muss so heftig pressen, dass der Anus hervortritt

Genitalien
- ▷ Kann nicht die *geringste Berührung* ertragen, nicht einmal das Laken auf den Genitalien (*Murx.*)

Arzneimittelbeziehungen
- ▷ Folgt gut: nach *Bry.*, *Merc.*, *Rhus-t.*
- ▷ Heilt Muskelschwäche nach exzessivem Gebrauch von Opium oder Tabak

## Naja tripudians *Naja*

*Kobragift, Brillenschlange* *Elapidae*

Schlüsselsymptom
- ▷ *Suizidaler Wahnsinn*

Geist/Gemüt
- ▷ *Suizidaler Wahnsinn*, grübelt ständig über eingebildete Schwierigkeiten (*Aur.*)

Atemwege
- ▷ Reizender, trockener Husten als Begleiterscheinung im akuten Stadium rheumatischer Carditis oder chronischen Organläsionen (*Spong.*)

Brust
- ▷ Einfache Herzhypertrophie
- ▷ Hilft, wenn das Herz durch akute Entzündung geschädigt ist, oder zur Linderung der Leiden bei chronischer Hypertrophie und Herzklappenfehler
- ▷ Drohende Herzlähmung nach Diphtherie
- ▷ Puls unregelmäßig in der Stärke, doch in regelmäßigem Rhythmus
- ▷ Unfähigkeit zu sprechen mit Ersticken, nervösem, chronischem Herzklopfen, besonders nach Sprechen in der Öffentlichkeit

- ▷ Schmerzen, < durch Autofahren oder Liegen auf der Seite
- ▷ Heftiger, stechender Schmerz in der Herzgegend

Arzneimittelbeziehungen

- ▷ Vergleiche: *Ars., Cact., Crot-h., Lach., Mygal., Spig.*

## Natrium carbonicum *Nat-c.*

*Natriumkarbonat* $Na_2CO_3.10H_2O$

Schlüsselsymptome

- ▷ *Große Schwäche*; **verursacht durch Sommerhitze**, Erschöpfung durch *die geringste Anstrengung*; **chronische Folgen von Sonnenstich**
- ▷ *Unfähigkeit zu denken*
- ▷ Kopfschmerz durch Sonne oder Arbeit unter Kunstlicht
- ▷ Verschlimmerung: in der Sonne; bei geistiger Anstrengung

Geist/Gemüt

- ▷ *Unfähigkeit zu denken* oder irgendeine geistige Arbeit auszuüben; verursacht Kopfschmerzen
- ▷ Fühlt sich wie betäubt, wenn er versucht, sich anzustrengen
- ▷ Schwieriges und langsames Verstehen
- ▷ Unerträgliche Schwermut und Besorgnis; ist vollkommen beschäftigt mit seinen traurigen Gedanken
- ▷ Anfälle von Angst und Unruhe bei Gewitter (*Phos.*)
- ▷ < durch Musik (*Sabin.*)

Allgemein

- ▷ Konstitutionen mit Abneigung gegen frische Luft und Widerwillen gegenüber geistiger oder körperlicher Anstrengung; verminderte Intelligenz
- ▷ *Große Schwäche:*
  - → **verursacht durch Sommerhitze** (*Ant-c.*)
  - → Erschöpfung durch die *geringste Anstrengung*, geistig wie körperlich
  - → große Erschöpfung nach Spaziergang
  - → **chronische Folgen von Sonnenstich**

- ▷ Abmagerung mit blassem Gesicht und blauen Ringen um die Augen, erweiterten Pupillen; dunkler Urin; Blutarmut; milchig-wässrige Haut und große Schwäche

## Kopf

- ▷ Chronische Folgen von Hitzschlag, leidet dann an Kopfschmerzen, sobald es wieder heiß wird
- ▷ Kopfschmerz:
  - → durch geringste geistige Anstrengung
  - → durch *Sonne oder Arbeit unter Kunstlicht* (*Glon.*, *Lach.*)
  - → mit Spannung in Genick oder Hinterkopf vor der Menstruation
  - → Kopf fühlt sich zu groß an, als ob er bersten würde

## Nase

- ▷ Dicke, gelbe, grüne, stinkende, modrige, harte Absonderung aus der Nase; hört oft nach einer Mahlzeit auf
- ▷ Katarrh:
  - → Schleim in Kehle und Choanen
  - → muss sich ständig räuspern, um die Kehle frei zu bekommen
  - → Tröpfeln in die Kehle aus den Choanen
- ▷ Katarrh:
  - → erstreckt sich in Choanen und Kehle
  - → räuspert viel dicken Schleim aus der Kehle hoch
  - → reichliche Absonderungen am Tag, hören nachts auf (*Nux-v.*)

## Gesicht

- ▷ Blass, mit blauen Ringen um die Augen; geschwollene Augenlider

## Magen

- ▷ Abneigung gegen Milch

## Rektum

- ▷ Diarrhoe durch Milch

## Weiblich

- ▷ Abwärtsdrängen, als ob alles herauskommen würde (*Agar.*, *Lil-t.*, *Murx.*, *Sep.*); Schwere, schlimmer im Sitzen, besser durch Bewegung

- ▷ Absonderung von Schleim aus der Vagina nach dem Geschlechtsverkehr, verursacht Unfruchtbarkeit

Extremitäten

- ▷ Verrenkt und verstaucht leicht den Knöchel (*Led.*); so schwach, dass er nachgibt; Fuß knickt um (*Carb-an.*, *Nat-m.*)

Arzneimittelbeziehungen

- ▷ Vergleiche: *Nat-s.*, für hefeartiges Erbrechen; *Calc.*, *Sep.*
- ▷ Folgt gut: nach *Sep.* bei Abwärtsdrängen

Modalitäten

- ▷ Verschlimmerung
  - → durch Musik
  - → *in der Sonne*
  - → extreme Sommerhitze
  - → *bei geistiger Anstrengung*
  - → Gewitter

## Natrium muriaticum *Nat-m.*

*Kochsalz NaCl*

Schlüsselsymptome

- ▷ **Starke Abmagerung; nimmt ab trotz guten Essens**
- ▷ **Landkartenzunge**, mit roten, isolierten Flecken
- ▷ Kinder lernen nur langsam sprechen
- ▷ Kopfschmerz:
  - → beginnend mit Blindheit
  - → von Sonnenaufgang bis Sonnenuntergang
- ▷ Bei Blutarmut und Auszehrung; entweder durch Verlust von Lebenssäften (übermäßige Menses, Samenergüsse) oder infolge seelischer Leiden
- ▷ Muss lange warten, bis Urin abgeht, wenn andere anwesend sind
- ▷ Schneiden in der Harnröhre nach dem Wasserlassen
- ▷ Träumt von Räubern im Haus
- ▷ Fieberblasen, *wie Perlen* an den Lippen
- ▷ Wechselfieber: anfallartig um 10 oder 11 Uhr

▷ Verschlimmerung: um 10 oder 11 Uhr morgens; besser durch Verzicht auf regelmäßige Mahlzeiten

## Geist/Gemüt

▷ Reizbarkeit: das Kind reagiert ärgerlich, wenn es angesprochen wird; weint beim geringsten Anlass; regt sich über Kleinigkeiten auf; Trost verschlimmert

▷ Unbeholfen, hastig, lässt aus nervöser Schwäche Dinge fallen (*Apis*, *Bov.*)

▷ Ausgeprägte Veranlagung zum Weinen; traurig-weinerliche Stimmung, ohne Grund (*Puls.*), doch Trösten durch andere verschlimmert den Kummer

## Allgemein

▷ **Starke Abmagerung; nimmt ab trotz guten Essens** (*Abrot.*, *Iod.*)

▷ Hals und Nacken von Kindern magern rasch ab bei Durchfällen oder Grippe im Sommer (*Sanic.*)

▷ Sehr anfällig für Erkältungen (*Calc.*, *Kali-c.*)

▷ Beschwerden infolge von:
- → Zorn (verursacht durch Beleidigung)
- → saurem Essen, Brot, Chinin, *übermäßigem Gebrauch von Salz*
- → Verätzungen jeder Art durch Silbernitrat
- → Kummer, Schrecken, Ärger, Demütigung oder unterdrückter Unzufriedenheit (*Staph.*)

## Kopf

▷ Kopfschmerz:
- → anämisch bei Schulmädchen (*Calc-p.*)
- → *von Sonnenaufgang bis Sonnenuntergang*
- → wie von einem Nagel, links
- → Gefühl des Berstens
- → mit rotem Gesicht, Übelkeit und Erbrechen vor, während und nach der Menstruation
- → als ob bei Fieber tausend kleine Hämmerchen auf das Gehirn klopfen
- → > Schwitzen
- → *beginnend mit Blindheit* (*Iris*, *Kali-bi.*)
- → mit grellen Zickzacklinien, wie Blitze in den Augen, gehen in pochenden Kopfschmerz über
- → durch Anstrengung der Augen

## Augen

- ▷ Tränenfluss: Tränen strömen über das Gesicht, bei jedem Husten (*Euphr.*)

## Nase

- ▷ Heuschnupfen: Empfindung, als ob sich ein kleiner Wurm im Nasenloch umherwinden würde; ausgelöst durch den Aufenthalt in der Sonne oder starke Sommerhitze

## Gesicht

- ▷ Gesicht ölig, glänzend, wie eingefettet (*Plb.*, *Thuja*)

## Mund

- ▷ Gefühl eines Haares auf der Zunge (*Sil.*)
- ▷ **Landkartenzunge**, mit roten, isolierten Flecken
- ▷ Wie Ringelflechte (Pityriasis) an den Seiten (*Ars.*, *Lach.*, *Merc.*, *Nit-ac.*, *Tarax.*)
- ▷ Schwerfällig im Sprechen, *Kinder lernen nur langsam sprechen*
- ▷ Fieberblasen, *wie Perlen* rings um die Lippen
- ▷ Lippen trocken, wund und eingerissen, geschwürig (*Nit-ac.*)

## Magen

- ▷ Verlangen nach Salz (*Calc.*, *Caust.*)
- ▷ Große Abneigung gegen Brot

## Rektum

- ▷ Obstipation:
  - → Gefühl des Zusammenziehens im After
  - → After wie zerrissen, blutend, Schmerzen nach Stuhlabgang
  - → Stuhl trocken, hart, schwierig abzusetzen, krümelig (*Am-c.*, *Mag-m.*)
  - → Stechen im Rektum (*Nit-ac.*)
  - → Stuhl geht unwillkürlich ab, weiß nicht, ob Flatus oder Kot herauskommt (*Aloe*, *Iod.*, *Mur-ac.*, *Olean.*, *Podo.*)

## Harnwege

- ▷ Urin:
  - → unwillkürlich beim Gehen, Husten, Lachen (*Caust.*, *Puls.*, *Squilla*)
  - → muss lange Zeit auf Harnfluss warten, *wenn andere anwesend sind* (*Hep.*, *Mur-ac.*)

→ Schneiden in der Harnröhre *nach dem Wasserlassen* (*Sars.*)

## Männlich

- ▷ Samenerguss selbst nach dem Koitus, mit zunehmendem Verlangen
- ▷ Schwache Erektion mit verzögertem Samenerguss während des Koitus
- ▷ Impotenz, Spinalirritation, Lähmungen nach sexuellen Ausschweifungen

## Weiblich

- ▷ Pressen und Stoßen in Richtung der Genitalien, jeden Morgen; muss sich setzen, um Prolaps zu verhindern
- ▷ Haare fällen aus bei Berührung, bei stillenden Frauen (*Sep.*)

## Brust

- ▷ Herzflattern mit Gefühl von Schwäche und Ohnmacht, schlimmer im Liegen (*Lach.*)
- ▷ Das Pulsieren des Herzens erschüttert den Körper (*Spig.*)

## Extremitäten

- ▷ Schmerzhafte Kontraktionen der Kniesehnen (*Am-m.*, *Caust.*, *Guaj.*)
- ▷ Niednägel: Haut um die Nägel trocken und eingerissen (*Graph.*, *Petr.*)

## Schlaf

- ▷ Träume:
  - → *von Räubern* im Haus, muss nach dem Aufwachen alles durchsuchen, bis er sicher ist, dass wirklich niemand im Haus ist (*Psor.*)
  - → von brennendem Durst

## Fieber

- ▷ Wechselfieber:
  - → anfallartig um 10 oder 11 Uhr
  - → alte, chronische, schlecht behandelte Fälle, besonders nach Unterdrückung mit Chinin
  - → Kopfschmerz, mit Bewusstlosigkeit während Fieberfrost und Hitze
- ▷ Schweiß > Schmerzen

## Haut

- ▷ Ausschlag um den After und am Haaransatz im Genick (in der Kniekehle: *Hep., Graph.*)
- ▷ Warzen auf den Handflächen (schmerzhaft bei Berührung: *Nat-c.*)
- ▷ Ekzeme:
  - → rau, rot, entzündet, besonders an den Haaransätzen
  - → schlimmer durch Essen von zu viel Salz, an der Küste oder infolge einer Seereise
- ▷ Nesselausschlag, akut oder chronisch; über den ganzen Körper, besonders nach intensiver körperlicher Betätigung (*Apis, Calc., Hep., Sanic., Urt-u.*)

## Arzneimittelbeziehungen

- ▷ Komplementär: zu *Apis*; wirkt gut, sowohl vorher als nachher
- ▷ *Nat-m.* ist die chronische Variante von *Ignatia*, welches seine pflanzliche Entsprechung ist
- ▷ Gefolgt von: *Sepia* und *Thuja*
- ▷ Kann in chronischen Fällen nur nach Gabe eines Zwischenmittels, je nach Symptomlage, wiederholt werden
- ▷ Soll nie während Fieberanfällen verabreicht werden
- ▷ Wenn Schwindel oder Kopfschmerz sehr hartnäckig bleiben oder Erschöpfung nach Verabreichung von *Natrium* andauert, bringt *Nux* Erleichterung

## Modalitäten

- ▷ Verschlimmerung
  - → um 10 oder 11 Uhr morgens
  - → an der Küste oder durch Seeluft
  - → Sonnen- oder Ofenhitze
  - → geistige Anstrengung, Sprechen, Schreiben, Lesen
  - → Hinlegen
- ▷ Verbesserung
  - → an der frischen Luft (*Apis, Puls.*)
  - → kaltes Baden
  - → *Verzicht auf regelmäßige Mahlzeiten*
  - → Liegen auf der rechten Seite (auf der schmerzhaften Seite: *Bry., Ign., Puls.*)

## Natrium sulphuricum *Nat-s.*

*Natriumsulfat, Glaubersalz* $Na_2SO_4$

### Schlüsselsymptome

- ▷ Beschwerden, die sich verschlimmern durch, oder infolge von: *feuchtem Wetter, Aufenthalt in feuchten Häusern oder Kellern*
- ▷ *Lebhafte Musik macht traurig*
- ▷ Seelische Erschütterung
- ▷ Granulierte Lider: wie kleine Bläschen
- ▷ Diarrhoe: beim morgendlichen Aufstehen, sobald man aufrecht steht
- ▷ Gonorrhoe: *grünlich-gelb, schmerzlos*
- ▷ Feuchtes Asthma bei Kindern; *bei jedem Wetterwechsel von trocken zu nass*
- ▷ Sykotische Lungenentzündung: *linker Unterlappen*
- ▷ Spinale Meningitis: heftige, *quetschende, nagende Schmerzen an der Schädelbasis*

### Geist/Gemüt

- ▷ Unfähigkeit, zu denken (*Nat-c.*)
- ▷ Traurig, schwermütig, reizbar; schlimmer am Morgen; mag nicht sprechen oder angesprochen werden (*Iod., Sil.*)
- ▷ Niedergeschlagen; *lebhafte Musik macht traurig*
- ▷ Hat das Leben satt; muss große Selbstbeherrschung aufbringen, um sich nicht umzubringen, zu erschießen
- ▷ *Seelische Erschütterung*
- ▷ Psychische Probleme infolge von Kopfverletzungen; chronische Hirnschäden aufgrund von Stößen, Stürzen

### Allgemein

- ▷ Beschwerden, die sich verschlimmern durch oder infolge von: *feuchtem Wetter, Aufenthalt in feuchten Häusern oder Kellern* (*Aran.*)
- ▷ Patient spürt jeden Wetterwechsel von trocken zu feucht; kann Seeluft nicht ertragen, noch Pflanzen essen, die in Wassernähe gedeihen; eine Konstitution, in der das Gonorrhoegift äußerst schädlich ist; erholt sich sehr langsam von jeder Krankheit
- ▷ Hauterkrankungen, die jedes Frühjahr wieder auftreten (*Psor.*)

## Kopf

- Spinale Meningitis:
  - → heftige, *quetschende, nagende Schmerzen an der Schädelbasis*
  - → Kopf nach hinten gezogen
  - → Krämpfe mit Reizbarkeit und Delirium
  - → heftiger Blutstau im Kopf
  - → Delirium; Opisthotonus

## Augen

- Granulierte Lider: *wie kleine Bläschen* (*Thuja*); grüner Eiter und furchtbare Photophobie; gonorrhoisch oder sykotisch

## Nase

- Nasenbluten während der Menstruation (anstelle der Menstruation: *Bry.*, *Puls.*)

## Mund

- Zahnschmerz schlimmer durch kaltes Wasser, kalte Luft (*Coff.*, *Puls.*)
- Schmutziger, grünlich-grauer oder brauner Zungenbelag

## Rektum

- Diarrhoe:
  - → plötzlich, drängend, herausschießend, reichlich Blähungen
  - → *beim morgendlichen Aufstehen, sobald man aufrecht steht*
  - → nach einer kurzen Feuchtwetterperiode
  - → leben oder arbeiten in Kellerwohnungen

## Genitalien

- Gonorrhoe:
  - → *grünlich-gelb, schmerzlos*, dicke Absonderungen (*Puls.*)
  - → chronisch oder unterdrückt (dick, grün: *Kali-i.*)

## Atemwege

- Atemnot: Verlangen nach tiefen Atemzügen bei feuchtem, bewölktem Wetter
- Feuchtes Asthma bei Kindern:
  - → *bei jedem Wetterwechsel von trocken zu nass*
  - → bei jeder neuen Erkältung
  - → stets schlimmer bei feuchtem, regnerischem Wetter

- → Auswurf grün oder grünlich, reichlich (grünlich-grau: *Cop.*)
- ▷ Sykotische Lungenentzündung:
  - → *linker Unterlappen*
  - → intensives Wundheitsgefühl der Brust beim Husten, muss im Bett aufsitzen und die Brust mit beiden Händen halten (*Nicc.*; rechte Lunge: *Bry.*)

### Arzneimittelbeziehungen

- ▷ Vergleiche: *Nat-m.* und *Sulph.*, die sehr ähnlich sind; *Thuj.* und *Merc.* bei Syphilis und Sykosis bei hydrogenoiden Konstitutionen

### Modalitäten

- ▷ Verschlimmerung
  - → feuchte Keller oder Wohnungen (*Aran.*, *Ars-i.*, *Dulc.*)
  - → Ruhe
  - → Liegen
- ▷ Verbesserung
  - → trockenes Wetter
  - → Druck, Aufsitzen (Husten)
  - → Veränderung der Körperhaltung (aber > bei nassem Wetter: *Caust.*)
  - → frische Luft
  - → muss oft die Körperstellung wechseln, was aber schmerzhaft ist und etwas Erleichterung bringt (*Caust.*)

## Nectrianinum * — *Nectrin.*

***Nosode des Baumkrebses (der Erreger ist Nectria ditissima, ein parasitärer Pilz). Verreibung aus einer Pilzkultur.***

*Nectrianinum* ist eine klare Flüssigkeit von gelblich-brauner Farbe. Sie wurde von Bra and Chaussé hergestellt (Med. Rev. of Rev., April 1900, zitiert in H. M. XXXV. 533).

### Klinik

Karzinom. Epitheliom.

### Allgemein

- ▷ Wird es gesunden Tieren in Dosen von 5 ml mehrmals täglich eine Woche lang injiziert, sieht man keine Wirkung.
- ▷ Bei krebskranken Menschen und Tieren dagegen bewirken die Injektionen innerhalb von zwei bis vier Stunden einen Anstieg der Körpertemperatur um 1° bis 3° C. Wird die Dosis erhöht, so ist das Fieber von Schüttelfrost, Kältegefühl, Pulsbeschleunigung, Herzklopfen, Kopfschmerz und Durst begleitet. Nach einigen Stunden endet die Krise mit Polyurie und tiefem Schlaf. Bei weit fortgeschrittenen Krebsfällen kann diese Reaktion auch ausbleiben.
- ▷ Die Autoren fassen die Wirkungen von *Nectrianinum* folgendermaßen zusammen: „Blutungen werden schwächer oder hören ganz auf; die stinkenden Absonderungen hören auf; manchmal epithelisiert oder verkapselt sich der Tumor und hört auf zu wachsen." Der Zustand verschlechterte sich, wenn die Behandlung unterbrochen wurde, und besserte sich erneut, sobald sie wieder aufgenommen wurde. Die Dosis von 4 ml pro Tag wurde nie überschritten.

### Arzneimittelbeziehungen

- ▷ Vergleiche: *Carc.*, *Cadm-s.*, *Scir.*

## Nitricum acidum *Nit-ac.*

*Acidum nitricum, Salpetersäure* $HNO_3$

### Schlüsselsymptome

- ▷ Übermäßige körperliche Reizbarkeit
- ▷ Schmerzen: **stechend, prickelnd wie von Splittern**, Gefühl wie ein Splitter in den betroffenen Teilen; heftige, schneidende Schmerzen nach Stuhlgang
- ▷ Urin: spärlich, dunkelbraun, **stark riechend**, kalt beim Abgang
- ▷ Geschwüre: splitterartige Schmerzen

### Geist/Gemüt

- ▷ Nach andauernder Schlaflosigkeit, lang andauernder Angst, Überanstrengung von Geist und Körper bei der Krankenpflege (*Cocc.*)
- ▷ Seelenqual durch den Verlust seines liebsten Freundes
- ▷ Gleichgültigkeit

- ▷ Lebensmüde
- ▷ Traurigkeit vor der Menstruation
- ▷ Große Ängstlichkeit wegen seiner Krankheit:
  - → ständiges Denken an seine vergangenen Beschwerden
  - → tödliche Angst vor Brechdurchfall (*Ars.*)
  - → niedergeschlagen und ängstlich am Abend
- ▷ Reizbar, eigensinnig
- ▷ Hasserfüllt und rachsüchtig
- ▷ Hartnäckiger Unmut, ungerührt durch Entschuldigungen

## Allgemein

- ▷ Besonders geeignet für:
  - → schlanke Menschen mit straffem Bindegewebe, dunklem Teint und schwarzen Haaren und Augen – eher brünett als blond – nervöses Temperament
  - → Personen, die an chronischen Krankheiten leiden und sich leicht erkälten. Neigung zu Diarrhoe, selten für diejenigen, die an Obstipation leiden
  - → alte Menschen mit großer Schwäche und Diarrhoe
  - → übermäßige *körperliche* Reizbarkeit
- ▷ Schmerzen:
  - → Stechen, Prickeln wie von Splittern
  - → erscheinen und verschwinden plötzlich
  - → bei Temperatur- oder Wetterwechsel
  - → während des Schlafs
  - → hier und da nagend, wie bei Geschwürbildung
- ▷ Gefühl wie ein Band um den Kopf, um die Knochen (*Carb-ac.*, *Sulph.*)
- ▷ Gefühl wie *ein Splitter* in den betroffenen Teilen, Geschwüren, Hämorrhoiden, Kehle, eingewachsenem Zehennagel, < bei geringster Berührung
- ▷ Beschwerden:
  - → ausgelöst durch schnell wirkendes Gift
  - → von Quecksilber, Syphilis, Skrofulose
  - → bei gebrochenen, ausgezehrten Konstitutionen
- ▷ Knacken in den Gelenken, bei Bewegung (*Cocc.*, *Graph.*); Knacken in den Ohren, beim Kauen
- ▷ Absonderungen: dünn, stinkend, scharf; von brauner oder schmutzig gelblich-grüner Farbe; selten zeigt Eiterung eine Besserung an

- ▷ Hämorrhagie:
  - → aus dem Darm bei Fleckfieber oder Abdominaltyphus (*Crot-t.*, *Mur-ac.*)
  - → nach Fehlgeburt oder nach der Geburt
  - → durch körperliche Überanstrengung
  - → hell, reichlich, oder dunkel

## Kopf

- ▷ Sehr empfindlich gegen Wagengerassel auf Straßenpflaster
- ▷ Kopfschmerz durch Druck eines Huts (*Calc-p.*, *Carb-v.*, *Nat-m.*)

## Ohren

- ▷ Schwerhörigkeit, > durch Fahren im Wagen oder Zug (*Graph.*)

## Nase

- ▷ Stinknase: jeden Morgen grüner Auswurf aus der Nase

## Rektum

- ▷ Diarrhoe:
  - → große Anstrengung, doch geht wenig ab, als ob Kot zurückbleibt und nicht ausgeschieden werden kann (*Alum.*)
  - → Schmerz, als ob Mastdarm und After gerissen oder eingeritzt wären (*Nat-m.*)
  - → heftige, schneidende Schmerzen *nach Stuhlgang*, dauert stundenlang (*Rat.*, *Sulph.*; während und nach: *Merc.*)
  - → Risse im Mastdarm
  - → reißende, krampfartige Schmerzen während Stuhlgang
  - → blitzartig, selbst nach weichem Stuhl (*Alum.*, *Nat-m.*, *Rat.*)

## Harnwege

- ▷ Urin:
  - → *spärlich, dunkelbraun*, **stark riechend**, „wie Pferdeharn"
  - → *kalt beim Abgang*
  - → schlammig, sieht aus wie der Satz in einem Fass Apfelwein

## Haut

- ▷ Geschwüre:
  - → schnell blutend
  - → in den Mundwinkeln (*Nat-m.*)
  - → *splitterartige Schmerzen*, besonders bei Berührung (*Hep.*)

- → Zick-zack-artige, unregelmäßige Ränder
- → Grund sieht aus wie rohes Fleisch
- → üppige Körnchen
- → nach Quecksilber oder Syphilis oder beidem, auf skrofulöser Basis

▷ Warzen, Feigwarzen:

- → sykotisch oder syphilitisch
- → groß, gezackt, gestielt
- → bluten ohne weiteres beim Waschen
- → nässend, sickernd
- → stechender Schmerz (*Staph.*, *Thuja*)

▷ Besonders betroffen sind Körperstellen, wo Haut und Schleimhäute zusammentreffen:

- → Mund, Nase, Mastdarm, After, Harnröhre, Scheide (*Mur-ac.*)

## Arzneimittelbeziehungen

▷ Komplementär: *Ars.* und *Calad.*

▷ Unverträglich: *Lach.*

▷ Ähnlich:

- → *Ars.* bei tödlicher Angst vor Brechdurchfall
- → oft schwer von *Merc.* zu unterscheiden, doch passt es bei schwarzhaarigen Personen, während *Merc.* mehr für hellhaarige geeignet ist
- → Beschwerden in Folge von Quecksilbermissbrauch, besonders bei Reizbarkeit
- → schlimme Folgen von wiederholten Dosen von *Digitalis*

▷ Folgt gut: *Calc.*, *Hep.*, *Merc.*, *Nat-c.*, *Puls.* oder *Thuja*

▷ Am wirksamsten nach *Kali-c.*

## Modalitäten

▷ Verschlimmerung

- → abends und nachts
- → nach Mitternacht
- → Berührung
- → Temperatur- oder Wetterwechsel
- → beim Schwitzen
- → beim Gehen, während des Gehens

▷ Verbesserung

- → während des Fahrens in einem Wagen (umgekehrt: *Cocc.*)

## Nux moschata *Nux-m.*

*Muskatnuss* *Myristicaceae*

### Schlüsselsymptome

- ▷ Besonders passend für Menschen mit trockener Haut, die selten schwitzen
- ▷ Alle Beschwerden werden begleitet von **Benommenheit und Schläfrigkeit** oder der Tendenz in Ohnmacht zu fallen, selbst bei geringen Schmerzen; **Beschwerden verursachen Schläfrigkeit**
- ▷ **Große Trockenheit des Mundes**; die Zunge ist so trocken, dass sie am Gaumen klebt
- ▷ Quälende Schmerzen im Magen während des Essens
- ▷ Diarrhoe im Sommer durch kalte Getränke

### Geist/Gemüt

- ▷ Überempfindlich gegen Licht, Geräusche, Gerüche, Berührung
- ▷ Geistesabwesenheit; kann nicht denken; große Gleichgültigkeit allem gegenüber
- ▷ Gedächtnisschwäche oder Gedächtnisverlust (*Anac.*, *Lac-c.*, *Lyc.*)
- ▷ Gedanken schwinden beim Lesen, Sprechen oder Schreiben; benutzt falsche Worte; erkennt wohlbekannte Straßen nicht (*Cann-i.*, *Lach.*)
- ▷ Wechselnde Stimmung; in einem Moment Lachen, im nächsten Weinen (*Croc.*, *Ign.*); „plötzliche Wechsel von ernst zu heiter, von lebhaft zu gelassen" (*Plat.*)

### Allgemein

- ▷ Besonders passend:
  - → für Frauen und Kinder mit nervösem, hysterischem Temperament (*Ign.*)
  - → für Menschen *mit trockener Haut, die selten schwitzen*
  - → bei Schwangerschaftsbeschwerden
- ▷ Altersschwäche; Verdauungsstörung alter Menschen
- ▷ Alle Beschwerden werden begleitet von **Benommenheit und Schläfrigkeit** (*Ant-t.*, *Op.*) oder der *Tendenz in Ohnmacht zu fallen,* selbst bei geringen Schmerzen (*Hep.*); **Beschwerden verursachen Schläfrigkeit**
- ▷ Stupor und Empfindungslosigkeit; unwiderstehliches Schlafbedürfnis
- ▷ Ermüdung, muss sich nach geringster Anstrengung hinlegen
- ▷ Außerordentliche Schmerzhaftigkeit aller Körperteile, auf denen

man liegt (*Bapt.*, *Pyrog.*); Tendenz zum Dekubitus

- Rheumatische Beschwerden:
  - → durch nasse Füße
  - → durch Zugluft, während man erhitzt ist (*Acon.*, *Bry.*)
  - → schlimmer durch kaltes, nasses Wetter oder kalte, nasse Kleidung (*Rhus-t.*)
  - → in der linken Schulter (*Ferr.*)

## Augen

- Trockenheit der Augen; zu trocken, um Lider zu schließen

## Mund

- **Große Trockenheit des Mundes** (*Apis, Lach.*)
- *Zunge ist so trocken, dass sie am Gaumen klebt*
- Speichel fühlt sich an wie Baumwolle
- Kehle trocken, wie versteift, kein Durst (*Puls.*)
- Gefühl großer Trockenheit, ohne echten Durst und ohne Trockenheit der Zunge

## Magen

- Ein bisschen zu viel essen verursacht Kopfschmerz
- Quälende Schmerzen im Magen *während des Essens* oder sofort danach (*Kali-bi.*)

## Abdomen

- Bauch nach jeder Mahlzeit extrem aufgebläht

## Rektum

- Diarrhoe:
  - → im Sommer, durch *kalte Getränke*
  - → epidemisch im Herbst, weiße Stühle, stinkend (*Colch.*)
  - → durch gekochte Milch
  - → während der Zahnung
  - → während der Schwangerschaft
  - → mit Schläfrigkeit und Ohnmacht

## Weiblich

- Bei jeder Menstruation werden Mund, Kehle und Zunge unerträglich trocken, besonders im Schlaf

- ▷ Leukorrhoe anstelle der Menses (*Cocc.*); Patient erwacht mit trockener Zunge (*Lach.*); Gasansammlung im Uterus (*Lac-c., Lyc.*)
- ▷ Schmerz, Übelkeit und Erbrechen während der Schwangerschaft; durch Tragen eines Pessars

## Atemwege

- ▷ Plötzliche Heiserkeit, schlimmer vom Laufen gegen den Wind (*Euphr., Hep.*)
- ▷ Husten:
  - → durch Warmwerden im Bett
  - → durch Überhitzung
  - → während der Schwangerschaft (*Con.*)
  - → durch Baden, Stehen im Wasser
  - → durch Wohnen in kalten, feuchten Wohnungen (*Nat-s.*)
  - → locker nach dem Essen, trocken nach dem Trinken

## Rücken

- ▷ Rückenschmerzen beim Autofahren

## Schlaf

- ▷ Dauernde Benommenheit; schläfrig, verwirrt, wie berauscht
- ▷ Koma, liegt still, unbeweglich
- ▷ Augen ständig geschlossen (mit röchelnder Atmung, *Op.*)

## Arzneimittelbeziehungen:

- ▷ *Nux moschata* antidotiert, wenn Quecksilber inhaliert wurde; Kolik durch Blei verursacht; Terpentinöl, Alkoholika und besonders Folgen von verdorbenem Bier

## Modalitäten

- ▷ Verschlimmerung
  - → kaltes, nasses, windiges Wetter (*Rhod.*)
  - → Wetterwechsel
  - → kalte Speisen, Wasser und kaltes Waschen
  - → Autofahren (*Cocc.*)
  - → Liegen auf der schmerzhaften Seite (auf der schmerzlosen Seite: *Puls.*)

- ▷ Verbesserung
  - → trockenes, warmes Wetter
  - → warmes Zimmer
  - → warmes Einhüllen

## Nux vomica *Nux-v.*

*Brechnuss, Krähenaugenbaum* *Loganiaceae*

### Schlüsselsymptome

- ▷ **Überempfindlich:** gegen äußere Eindrücke; gegen Geräusche, Gerüche, Licht oder Musik; die geringsten Beschwerden sind unerträglich
- ▷ Eines der besten Mittel, um die Behandlung von Fällen zu beginnen, bei denen Mixturen, Bittermittel, Kräuterpillen, Hausmittel oder Quacksalbereien verabreicht wurden, vor allem aromatisierte Arzneien oder „Modemittel", doch nur wenn die Symptome passen
- ▷ **Ausschweifende Menschen** mit schwächlicher, reizbarer, nervöser Veranlagung
- ▷ Konvulsionen bei Bewusstsein; schlimmer durch Zorn, Emotionen, Berührung, Bewegung
- ▷ Tendenz zu Streitsucht, Gehässigkeit, Boshaftigkeit
- ▷ Geburtswehen: heftig, verursachen Stuhl- und Urindrang
- ▷ **Muss in jedem Fieberstadium zugedeckt sein**
- ▷ Fieber: große Hitze, der ganze Körper brennend heiß, doch der Patient kann sich nicht bewegen oder aufdecken, ohne zu frösteln
- ▷ Verschlimmerung: morgens; nach dem Erwachen um 4 Uhr; geistige Anstrengung

### Geist/Gemüt

- ▷ Tendenz zu Streitsucht, Gehässigkeit, Boshaftigkeit; nervös und schwermütig
- ▷ „*Nux* ist hauptsächlich erfolgreich bei Personen mit hitzigem Charakter mit reizbarem, ungeduldigem Temperament, mit einer Neigung zu Zorn, Boshaftigkeit oder Betrug." – Hahnemann

- Angst mit Reizbarkeit und Tendenz zu Selbstmord, doch fürchtet, zu sterben
- Hypochondrie: belesene, fleißige Personen, die zu viel zu Hause sind; leiden unter mangelnder Bewegung, mit Magen- und Darmbeschwerden und Hartleibigkeit; besonders bei Alkoholikern
- **Überempfindlich: gegen äußere Eindrücke; gegen Geräusche, Gerüche, Licht oder Musik** (*Nux-m.*); die geringsten Beschwerden sind unerträglich (*Cham.*); jedes harmlose Wort verletzt (*Ign.*)
- Personen, die sehr wählerisch und vorsichtig sind, jedoch geneigt, schnell aufgeregt oder zornig zu werden; jähzornig und stur

## Allgemein

- Passend für dünne, reizbare, vorsichtige, eifrige Menschen mit dunklem Haar und biliösem oder sanguinischem Temperament
- Ausschweifende Menschen mit *schwächlicher, reizbarer, nervöser Veranlagung;* anfällig für Magenverstimmung und Hämorrhoiden (Personen mit hellem Haar, blauen Augen: *Lob.*)
- Beschwerden infolge von:
  - Kaffee, Tabak, alkoholischen Reizmitteln
  - sehr aromatischen oder stark gewürzten Speisen
  - Überessen (*Ant-c.*)
  - lang andauernde geistige Überanstrengung
  - sitzende Lebensweise
  - Schlafmangel (*Cocc., Colch., Nit-ac.*)
  - aromatisierte oder allopathische Mittel
  - Sitzen auf kalten Steinen, besonders bei warmem Wetter
- Eines der besten Mittel, um die Behandlung von Fällen zu beginnen, bei denen Mixturen, Bittermittel, Kräuterpillen, Hausmittel oder Quacksalbereien verabreicht wurden, vor allem aromatisierte Arzneien oder „Modemittel", *doch nur wenn die Symptome passen*
- Konvulsionen *bei Bewusstsein* (*Strych.*); schlimmer durch Zorn, *Emotionen, Berührung, Bewegung*
- Schmerzen prickelnd, stechend, hart, heftig, schlimmer durch Bewegung und Berührung
- Tendenz zu Ohmacht (*Nux-m., Sulph.*):
  - durch Gerüche

- → morgens
- → nach dem Essen
- → nach jeder Geburtswehe

## Nase

- ▷ Katarrh
  - → Schniefen bei Kindern (*Am-c.*, *Samb.*)
  - → Schnupfen, nachts trocken, fließt am Tag
  - → < im warmen Zimmer, > in kalter Luft
  - → vom Sitzen an kalten Plätzen, auf Steinstufen

## Magen

- ▷ Aufstoßen: sauer, bitter; Übelkeit und Erbrechen jeden Morgen mit Niedergeschlagenheit; nach dem Essen
- ▷ Übelkeit: beständig; nach dem Essen; morgens; durch Rauchen; mit dem Gefühl: „Wenn ich nur erbrechen könnte, würde ich mich so viel besser fühlen"
- ▷ Druckgefühl im Magen wie von einem Stein, ein oder zwei Stunden nach dem Essen (sofort danach: *Kali-bi.*, *Nux-m.*)
- ▷ Sodbrennen, Enge, muss die Kleidung lockern
- ▷ Kann für ca. zwei bis drei Stunden nach dem Essen keine geistigen Tätigkeiten ausführen
- ▷ Schläfrig nach dem Essen
- ▷ Beschwerden infolge von: Angst, Sorge, Weinbrand, Kaffee, Arzneimittel, Nachtwache, Schlemmerei etc.

## Abdomen

- ▷ Eingeklemmte Hernie, insbesondere Nabelbruch

## Rektum

- ▷ Obstipation: mit häufigem, vergeblichem Drang, Abgang kleiner Mengen Stuhl (im Oberbauch: *Ign.*, *Verat.*); Gefühl wie noch nicht fertig, als ob Kot zurückbliebe
- ▷ Häufiger Stuhldrang; dringlich, vergeblich, besser für einige Zeit nach Stuhlgang; morgens nach dem Aufstehen; nach geistiger Anstrengung (träge, kein Drang: *Bry.*, *Op.*, *Sulph.*)
- ▷ Abwechselnd Verstopfung und Diarrhoe (*Sulph.*, *Verat.*) bei Menschen, die ihr Leben lang Abführmittel genommen haben

## Weiblich

- ▷ Menses
  - → zu früh, reichlich, zu lang andauernd
  - → oder halten einige Tage länger an, mit Beschwerden am Anfang, die danach bleiben
  - → alle zwei Wochen
  - → unregelmäßig, niemals zum richtigen Zeitpunkt
  - → hören auf und beginnen wieder (*Sulph.*)
  - → während und danach verschlimmern sich alte Symptome
- ▷ Geburtswehen:
  - → *heftig*, krampfartig
  - → verursachen *Stuhl- und Urindrang*
  - → < im Rücken
  - → bevorzugt ein warmes Zimmer

## Rücken

- ▷ Rückenschmerz: muss aufsitzen oder sich im Bett umdrehen
- ▷ Lumbago durch sexuelle Schwäche oder Masturbation

## Schlaf

- ▷ So müde, dass er schon abends beim Sitzen oder Lesen einschläft, wacht dann um 3 oder 4 Uhr morgens auf
- ▷ Fällt bei Tagesanbruch in einen traumreichen Schlaf, aus dem er nur schwer geweckt werden kann; fühlt sich dann müde und schwach (entgegengesetzt: *Puls.*)

## Fieber

- ▷ Widerwille gegen Kälte oder kalte Luft; fröstelt bei geringster Bewegung, durch Aufdecken; **muss in jedem Fieberstadium zugedeckt sein** – bei Frost, Hitze oder Schweiß
- ▷ Große Hitze, der ganze Körper brennend heiß (*Acon.*); Gesicht rot und heiß (*Bell.*), gleichwohl *kann sich der Patient nicht bewegen oder aufdecken ohne zu frösteln*

## Arzneimittelbeziehungen

- ▷ Komplementär: *Sulphur* bei fast allen Krankheiten
- ▷ Unverträglich: mit *Zinc.*; darf nicht davor oder nachher verabreicht werden
- ▷ Folgt gut: nach *Ars.*, *Ip.*, *Phos.*, *Sep.*, *Sulph.*

- Wird gut gefolgt: von *Bry., Puls., Sulph.*
- *Nux* sollte vor dem Zubettgehen verabreicht werden oder am besten einige Stunden vor dem Schlafengehen; es wirkt am besten, während Geist und Körper ruhen

Modalitäten
- Verschlimmerung
  - → *morgens*
  - → *Erwachen um 4 Uhr morgens*
  - → *geistige Anstrengung*
  - → nach dem Essen oder Überessen
  - → Berührung, Geräusch, Zorn, Gewürze, Betäubungsmittel, trockenes Wetter
  - → in kalter Luft
- Verbesserung
  - → abends, in Ruhe
  - → Hinlegen
  - → bei feuchtem, nassem Wetter

## Opium *Op.*

*Mohnsaft Papaveraceae*

Schlüsselsymptome
- **Mangelnde Empfindlichkeit gegenüber der Wirkung von Arzneien**
- **Alle Beschwerden sind durch Sopor charakterisiert; schmerzlos; beklagt sich nicht; keinerlei Wünsche**
- Beschwerden, die durch Schreck ausgelöst wurden
- Schlaf: wie betäubt, mit röchelnder Atmung, rotem Gesicht und halb geschlossenen Augen, blutunterlaufen; Haut mit heißem Schweiß bedeckt
- Das Bett fühlt sich so heiß an, dass sie nicht darauf liegen kann
- Der Stuhl ist schwarz und stinkend, durch Lähmung des Schließmuskels

Geist/Gemüt
- Delirium: mit ständigem Reden, weit geöffneten Augen; rotem, angeschwollenem Gesicht; oder Bewusstlosigkeit; glasige, halb

geschlossene Augen, bleiches Gesicht und tiefes Koma mit vorausgegangenem Stupor

- ▷ Glaubt, sie sei nicht zu Hause (*Bry.*); hat diesen Gedanken ständig im Kopf
- ▷ Krämpfe bei Kindern, bei Annäherung von Fremden; vom Stillen nach einem Schreckerlebnis der Mutter (*Hyos.*, nach Verärgerung der Mutter: *Cham.*, *Nux-v.*); vom Schreien; halb geöffnete, nach oben verdrehte Augen

## Allgemein

- ▷ Besonders geeignet für Kinder und alte Menschen sowie bei Krankheiten in der frühen Kindheit und bei Heranwachsenden (*Bar-c.*, *Mill.*)
- ▷ Für Menschen mit hellem Haar, schlaffen Muskeln und mangelnder körperlicher Reaktionsfähigkeit
- ▷ **Mangelnde Empfindlichkeit gegenüber der Wirkung von Arzneien;** vitale Reaktionen abgeschwächt oder fehlend; die sorgsam ausgewählten Mittel zeigen keine Wirkung (*Carb-v.*, *Laur.*, *Valer.*)
- ▷ Beschwerden: mit Gefühllosigkeit und teilweiser oder vollständiger Lähmung; Folgen von Schreck, die Furcht sitzt noch in den Knochen (*Acon.*, *Hyos.*); von Kohlegas; durch eingeatmetes Gas; bei Alkoholikern
- ▷ **Alle Beschwerden sind durch Sopor charakterisiert; schmerzlos; beklagt sich nicht; keinerlei Wünsche**
- ▷ Delirium Tremens: bei alten, abgemagerten Menschen; aufgedunsenes Gesicht, Stupor, brennende, heiße und trockene Augen; lautes Schnarchen
- ▷ Schreien vor und bei einem Krampf (*Apis*, *Hell.*); tief röchelnde Atmung, sowohl beim Ein- als auch beim Ausatmen
- ▷ Nach plötzlichem Zurücktreten eines akuten Hautausschlags Gehirnlähmungen oder Konvulsionen (*Zinc.*)
- ▷ Marasmus; Kinder mit runzeliger Haut, sie sehen aus wie ein kleiner vertrockneter alter Mann (*Abrot.*)

## Abdomen

- ▷ Inaktive Verdauungsorgane
- ▷ Peristaltische Bewegungen gehen in verkehrte Richtung oder sind gelähmt
- ▷ Als ob der Darm verschlossen sei

## Rektum

- ▷ Obstipation:
  - → bei Kindern;
  - → bei korpulenten, gutmütigen Frauen (*Graph.*)
  - → hervorgerufen durch Inaktivität oder Parese, kein Stuhldrang,
  - → infolge von Bleivergiftung
  - → Stuhl hart, rund, schwarz und kugelig (*Chel., Plumb., Thuja*)
  - → Stuhl tritt aus dem Rektum aus und schlüpft wieder zurück (*Sil., Thuja*)
- ▷ Unwillkürlicher Stuhlgang, besonders nach einem Schreckerlebnis (*Gels.*); *schwarz, stinkend; durch Lähmung des Schließmuskels*
- ▷ *Opium* lässt die Eingeweide dermaßen träge arbeiten, dass selbst stärkste Abführmittel keine Wirkung mehr erzielen. – Hering
- ▷ Anhaltende Diarrhoe bei Menschen, die mit hohen Dosen dieses Mittels behandelt wurden. – Lippe

## Harnwege

- ▷ Harnverhaltung:
  - → bei voller Blase
  - → nach der Entbindung oder durch übermäßigen Tabakgenuss
  - → beim Stillen des Kindes, wenn die Amme einen Wutanfall hatte
  - → bei Fieber oder akuten Erkrankungen
- ▷ Lähmung von Blase oder Schließmuskel
- ▷ Bei *Stramonium* haben wir Anurie durch Unterdrückung der Harnausscheidung, während bei *Opium* diese nicht vermindert ist (die Blase ist zwar voll aber man spürt es nicht)

## Schlaf

- ▷ Zupfen am Bettzeug während des Schlafes (im wachen Zustand:*Bell., Hyos.*)
- ▷ Schwer und sehr tief; **mit röchelnder Atmung,** rotes Gesicht, Augen halb geschlossen und blutunterlaufen, die Haut ist mit heißem Schweiß bedeckt; nach Konvulsionen
- ▷ Schläfrig, kann aber nicht schlafen (*Bell., Cham.*), Schlaflosigkeit mit überempfindlichem Gehör, Uhrenschlagen und Hahnenschreie, sogar aus weiter Entfernung, halten sie wach
- ▷ Atemnot beim Einschlafen (*Grind., Lach.*)
- ▷ *Das Bett fühlt sich so heiß an, dass sie nicht darauf liegen kann (*Bett fühlt sich hart an: *Arn., Bry., Pyrog.*); bewegt sich viel auf der Suche nach einer kühlen Stelle; muss unbedeckt sein

### Arzneimittelbeziehungen

- ▷ Antidotiert bei Überdosierung: starker Kaffee, *Nux-v.*, *Kali-per.* und ständige Bewegung
- ▷ Wenn die Beschwerden übereinstimmen, kann das Mittel den schlimmen Folgen von Opiumsucht entgegenwirken
- ▷ Vergleiche: *Apis*, *Bell.*, *Hyos.*, *Stram.* und *Zinc.*

### Modalitäten

- ▷ Verschlimmerung:
  - → während und nach dem Schlaf (*Apis*, *Lach.*)
  - → beim Schwitzen
  - → durch Wärme
  - → Stimulanzien
- ▷ Verbesserung:
  - → durch Kälte
  - → ständiges Gehen

## Parotidinum * *Parot.*

*Mumps-Nosode*

### Klinik

Drüsenkrankheiten. Meningitis. Mumps. Orchitis. Speichelfluss.

### Allgemein

- ▷ *Parotidinum* wurde als Prophylaktikum gegen die Ansteckung mit Mumps verwendet. In solchen Fällen wird es gewöhnlich zwei- oder dreimal täglich in der 6. oder 30. Potenz gegeben.
- ▷ Nach Ausbruch der Krankheit kann es alle vier Stunden gegeben werden, entweder allein oder im Wechsel mit einem anderen angezeigten Mittel.
- ▷ Auch die bekannten Komplikationen von Mumps, wie z. B. Enzephalitis und Orchitis, können auf das Mittel hinweisen.

### Arzneimittelbeziehungen

- ▷ Vergleiche: *Merc.*

## Pertussinum (Coqueluchinum) * *Pert.*

*Keuchhusten-Nosode*
(von Allen noch als Coqueluchinum bezeichnet, nach franz. coqueluche für Keuchhusten, doch heute ist der Name Pertussin üblich geworden)

### Klinik
Anfallsartiger Husten. Keuchhusten.

### Allgemein
- ▷ Bei Keuchhusten, auch in Verdachtsfällen, gebe ich routinemäßig alle vier Stunden das Mittel in der 30. Potenz und bekomme gewöhnlich den Fall dadurch in den Griff. Nach meinen Erfahrungen harmoniert es mit allen anderen Keuchhustenmitteln. Sobald eine spezifischere Indikation sichtbar wird, gebe ich das betreffende Mittel im Wechsel dazu oder allein.

### Nase
- ▷ Schnupfen mit abgehacktem Husten

### Gesicht
- ▷ Starkes Erröten beim Husten

### Mund
- ▷ Jucken am Gaumen, nachts beim Hinlegen

### Hals
- ▷ Husten durch starkes Kitzeln im Hals

### Magen
- ▷ Husten endet mit Erbrechen oder Übelkeit

### Atemwege
- ▷ Dyspnoe mit Husten
- ▷ Schluchzen oder Seufzen am Ende des Hustens
- ▷ Erstickungsgefühl mit Husten beim Erwachen
- ▷ Husten durch starkes Kitzeln im Hals, im Rachen oder in der Luftröhre
- ▷ Abgehackter Husten; mit Schnupfen

- ▷ Tiefklingender, kruppartiger Husten
- ▷ Krampfartiger, würgender Husten
- ▷ Krampfartiger Husten mit intensiver Gesichtsröte
- ▷ Husten in häufig sich wiederholenden Anfällen

Brust
- ▷ Stechender Schmerz in oder an der Brust beim Husten

Arzneimittelbeziehungen
- ▷ Vergleiche: *Bell.*, *Dros.* etc.

## Pestinum * *Pest.*

*Pestnosode, Verreibung des Virus*

Klinik
Bubo. Pest. Typhus.

Allgemein
- ▷ Die Praxis der alten Schule, die zur Prophylaxe und Behandlung der Pest einen modifizierten Pesterreger injiziert, berechtigt zu der Annahme, dass die Pestnosode wie andere Nosoden auch zur Behandlung der Krankheit, aus der sie hergestellt ist, verwendet werden kann.

## Petroleum *Petr.*

*Steinöl*

Schlüsselsymptome
- ▷ Im Schlaf oder Delirium: bildet sich ein, dass eine andere Person im gleichen Bett neben ihm liege; dass zwei Babys im Bett seien
- ▷ Schwindel beim Aufstehen; am Hinterkopf; wie seekrank
- ▷ Kopfschmerzen im Hinterkopf, der sich bleischwer anfühlt
- ▷ Magenschmerzen: immer, wenn der Magen leer ist; ständiges Essen bessert
- ▷ Diarrhoe: herausschießend, immer tagsüber

- ▷ Haut an Fingerspitzen rau, aufgesprungen, eingerissen, jeden Winter

## Geist/Gemüt

- ▷ Im Schlaf oder Delirium: bildet sich ein, dass ein Bein doppelt sei; dass eine andere Person im gleichen Bett neben ihm liege; dass zwei Babys im Bett sind (*Valer.*)

## Allgemein

- ▷ Passend für Personen mit hellem Haar und hellem Teint; reizbare, streitsüchtige Wesensart (*Nux-v.*); leicht beleidigt aufgrund von Kleinigkeiten (*Ign., Med.*); ärgert sich über alles
- ▷ Beschwerden: durch Fahren im Auto, Zug oder Schiff (*Cocc., Sanic.*)
- ▷ Beschwerden, die sich vor oder während eines Gewitters verschlimmern (*Nat-c., Phos., Psor.*)
- ▷ Rasches Erscheinen und Verschwinden von Symptomen (*Bell., Mag.-p.*; entgegengesetzt: *Plat., Stann.*)

## Kopf

- ▷ Schwindel beim Aufstehen (*Bry.*); *im Hinterkopf; wie berauscht; wie seekrank* (*Cocc.*)
- ▷ Kopfschmerzen im Hinterkopf, der sich bleischwer anfühlt; drückender, klopfender Schmerz; als ob alles im Kopf lebendig wäre; benommen, zerschlagen; wie aus Holz

## Magen

- ▷ Magenschmerzen:
  - → in der Schwangerschaft; mit drückenden, ziehenden Schmerzen
  - → *immer, wenn der Magen leer ist*
  - → *ständiges Essen bessert (Anac., Chel., Hep.)*

## Rektum

- ▷ Diarrhoe:
  - → gelb, wässrig, herausschießend
  - → nach Kohl, Sauerkraut
  - → während Schwangerschaft
  - → bei stürmischem Wetter
  - → *immer am Tag*

## Genitalien

- ▷ Schweiß und Feuchtigkeit der äußeren Genitalien, bei beiden Geschlechtern

## Brust

- ▷ Gefühl von Kälte in der Herzgegend (*Carb-an.*, *Kali-m.*, *Nat-m.*)

## Extremitäten

- ▷ Haut der Hände ist rau, aufgesprungen; *Fingerspitzen* rau, aufgesprungen, eingerissen, *jeden Winter*
- ▷ Empfindlichkeit der Füße, die in faulig riechendem Schweiß gebadet sind (*Graph.*, *Sanic.*, *Sil.*)
- ▷ Hitze und Brennen der Fußsohlen und Handflächen (*Sang.*, *Sulph.*)

## Haut

- ▷ Schmerzhafte Empfindlichkeit der Haut am ganzen Körper; jegliche Bekleidung ist schmerzhaft; die kleinste Verletzung eitert (*Hep.*)
- ▷ Herpes im Genitalbereich, erstreckt sich bis zum Perineum und zu den Oberschenkeln; juckend, Röte; Haut ist aufgesprungen, rau, blutig; trocken oder feucht
- ▷ Schmerzhafte, juckende Frostbeulen und spröde Hände, < bei kaltem Wetter; Dekubitus

## Arzneimittelbeziehungen

- ▷ Eines unserer besten Gegenmittel bei Bleivergiftung
- ▷ Hautbeschwerden, < im Winter, > im Sommer (*Alum.*); bei Unterdrückung verursachen sie Diarrhoe

## Modalitäten

- ▷ Verschlimmerung:
  - → Fahren in einem Fahrzeug (*Cocc.*, *Sanic.*)
  - → während eines Gewitters
  - → *im Winter* (*Alum.*)

## Petroselinum

**_Petros._**

*Petersilie* *Apiaceae/Umbelliferae*

Schlüsselsymptome

- **Plötzlicher Harndrang**
- Das Kind hat plötzlichen Drang zu urinieren, wenn dieser nicht sofort befriedigt werden kann, *springt es auf und ab vor Schmerzen*
- Intensives Stechen und Jucken, tief in der Harnröhre

Allgemein

- Intermittierendes Fieber: als Komplikation bei traumatischer oder chronischer Harnröhrenentzündung oder -striktur; mit abdominalen Beschwerden; Assimilationsstörungen

Magen

- Durstig und hungrig, doch das Verlangen verschwindet, sobald man zu essen oder zu trinken beginnt (umgekehrt: *Calc.*)

Harnwege

- **Plötzlicher Harndrang** (*Canth.*)
- Das Kind hat plötzlichen Drang zu urinieren, wenn dies nicht sofort befriedigt werden kann, *springt es auf und ab vor Schmerzen*

Männlich

- Häufiges wollüstiges Kitzeln in der Fossa Navicularis urethrae
- Gonorrhoe:
  - plötzlicher, unwiderstehlicher Harndrang
  - *heftiges Stechen und Jucken*, tief in der Harnröhre; muss mit einem rauen Gegenstand reiben, um Erleichterung zu verspüren
  - Schmerz an Peniswurzel oder Blasenhals. Bonjour-Tropfen (morgendliche Absonderung bei Gonorrhoe)

Arzneimittelbeziehungen

- Vergleiche: *Cann-s.*, *Canth.*, *Merc.* bei plötzlichem Harndrang

## Phosphoricum acidum *Ph-ac.*

*Acidum phosphoricum, Phosphorsäure* $H_3PO_4$

### Schlüsselsymptome

- ▷ Personen von ursprünglich stabiler, kräftiger Konstitution, die durch den **Verlust von Lebenssäften** geschwächt sind
- ▷ **Teilnahmslosigkeit und Apathie**; der Patient ist *gleichgültig gegenüber den Dingen des Lebens* und vor Kummer geschwächt und **abgestumpft**
- ▷ Kopfschmerzen, wie von einem erdrückenden Gewicht auf dem Scheitel
- ▷ Schmerzlose, nicht schwächende weiße Diarrhoe
- ▷ Überreichliches nächtliches Harnlassen mit klarem, wässrigem Urin
- ▷ Samenergüsse: häufig, reichlich und entkräftend

### Allgemein

- ▷ Besonders geeignet für Personen von ursprünglich stabiler, kräftiger Konstitution, die geschwächt sind durch:
  - → Verlust von Lebenssäften
  - → sexuelle Exzesse (*Chin.*)
  - → heftige akute Erkrankungen
  - → Verdruss oder langwierige Folgen von geistiger Erregung wie Kummer, Sorge oder nicht erwiderter Zuneigung
- ▷ Beschwerden durch Sorge, Verdruss, Kummer, Traurigkeit oder Heimweh (*Ign.*) mit Schläfrigkeit und Neigung zum Weinen, sowie Nachtschweiß gegen Morgen
- ▷ *Gegenüber den Dingen des Lebens schwach und gleichgültig*
- ▷ Bei Kindern und Jugendlichen, die zu schnell wachsen (*Calc.*, *Calc-p.*) und unter Schmerzen im Rücken und in den Gliedmaßen - wie durch Schläge - leiden
- ▷ Interstitiale Entzündungen in den Knochen, skrofulöser, sykotischer oder syphilitischer Art sowie nach Quecksilbervergiftung. Knochenhautentzündung mit brennenden oder reißenden Schmerzen, wie mit einem Messer geritzt, (*Rhus-t.*). Knochenschwund und Rachitis, jedoch keine Nekrose. Wachstumsschmerzen
- ▷ Zerebraler Typhus abdominalis oder Flecktyphus mit **vollkom-**

**mener Apathie und Teilnahmslosigkeit;** der Patient nimmt von nichts Notiz, „liegt da wie ein Klotz", vollkommen gleichgültig gegenüber der Umgebung; Darmblutungen, Blut dunkel

## Geist/Gemüt

- ▷ Teilnahmslosigkeit und Apathie; der Patient ist *gleichgültig gegenüber den Dingen des Lebens*
- ▷ *vor Kummer geschwächt und abgestumpft,* gegenüber allem, was einst von größtem Interesse war, insbesondere bei Entkräftung und Abmagerung
- ▷ Delirium:
  - → murmelnd und unverständlich
  - → liegt im Stupor oder benommenem Schlaf, ist sich der Umgebung nicht bewusst. Beim Aufwachen ist er vollkommen bei Bewusstsein, antwortet langsam, aber richtig und fällt dann wieder in die Benommenheit zurück

## Kopf

- ▷ Fahle und kränkliche Gesichtsfarbe, die Augen eingesunken und von blauen Rändern umrahmt (*Puls.*)
- ▷ Kopfschmerzen, wie von einem *erdrückenden Gewicht auf dem Scheitel*, hervorgerufen durch lang andauernden Kummer oder erschöpfte Nerven, vor allem im Hinterkopf und im Genick. Die Schmerzen ziehen normalerweise von hinten nach vorne. Die geringste Bewegung oder das geringste Geräusch, besonders Musik, < die Schmerzen. > der Schmerzen im Liegen (*Bry., Gels., Sil.*)
- ▷ Kopfschmerz bei Schulmädchen, durch Überanstrengung oder zu starke Belastung der Augen (*Calc-p., Nat-m.*) und bei Schulkindern, die zu rasch wachsen

## Rektum

- ▷ *Schmerzlose, nicht schwächende* Diarrhoe; *weiß* oder gelb, wässrig
- ▷ Diarrhoe durch Säuren, unwillkürlich mit Windabgang (*Aloe, Nat-m.*)
- ▷ Cholera-artige Diarrhoe, hervorgerufen durch Angst

## Harnwege

- ▷ Der Urin sieht aus wie Milch, vermischt mit Gelee-artigen, blutigen Teilchen; zerfällt schnell

- *Überreichliches nächtliches Harnlassen mit klarem, wässrigem Urin,* der sofort eine weiße Wolke bildet (Übermaß an Phosphaten und Auszehrung der Nerven)

## Genitalien

- Selbstbefriedigung, wenn der Patient deswegen von Schuldgefühlen gequält wird (vgl. *Dios., Staph.*)
- *Häufige, reichliche und entkräftende* Samenergüsse, vor allem nach dem Koitus, mit starkem Verlangen einhergehend und mehrere Male in einer Nacht. Der Patient ist beschämt, traurig und verzweifelt ob seiner Heilung (mit unwiderstehlichem Masturbationsdrang: *Ust.*)

## Brust

- Schwäche in der Brust durch Sprechen oder Husten (*Stann.*), bei Tuberkulose und bei Nervosität durch den Verlust von Lebenssäften, durch zu schnelles Wachstum oder depressive geistige Erregung

## Extremitäten

- Der Patient zittert und seine Beine sind sehr schwach. Er stolpert leicht und tritt daneben.
- Bohrende, ziehende und grabende Schmerzen in den Nerven der Gliedmaßen
- Nekrose im Stumpf nach Amputationen (*All-c.*)

## Arzneimittelbeziehungen

- Vergleiche: *Phos., Puls., Pic-ac., Sil.; Mur-ac.* bei typhusähnlichem Fieber; *Nit-s-d.* bei apathischer Benommenheit und Delirium
- *Ph-ac.* wirkt gut
  - vor oder nach *Chin.*, bei reichlichem Schweiß, Diarrhoe oder Entkräftung
  - nach *Nux-v.* bei Ohnmacht nach einer Mahlzeit

## Modalitäten

- Verschlimmerung
  - durch Gemütserregung
  - Verlust von Lebenssäften und besonders Sperma, nach Masturbation und sexuellen Exzessen
  - Sprechen verursacht Schwäche in der Brust (*Stann.*)

## Phosphorus *Phos.*

*Elementarer gelber Phosphor*

### Schlüsselsymptome

- ▷ Geeignet für große, schlanke Menschen mit sanguinischem Temperament, feinen Wimpern und feinem blondem oder rotem Haar
- ▷ Brennen: stellenweise, entlang der Wirbelsäule und zwischen den Schulterblättern
- ▷ Schmerzen in den Zwischenrippenräumen und beim Liegen auf der linken Seite
- ▷ Gefühl von **Schwäche, Leere und Erschöpfung** in Kopf, Brust, Magen und dem gesamten Abdomen
- ▷ Augen umrahmt von blauen Ringen
- ▷ Durchfall, sobald Stuhl im Rektum ist, mit einem **Gefühl, als bliebe der Anus offen**
- ▷ Husten, schlimmer beim Liegen auf der linken Seite
- ▷ Phosphor beseitigt üble Folgen von übermäßigem Salzgenuss
- ▷ Verschlimmerung: beim Liegen auf der linken oder der schmerzhaften Seite; während eines Gewitters

### Geist/Gemüt

- ▷ Nervös und schwach; Verlangen, magnetisiert zu werden (*Sil.*)
- ▷ Überempfindlich gegen äußere Eindrücke wie Licht, Geräusche, Gerüche oder Berührungen
- ▷ Ruhelos und unruhig; bewegt sich ständig und kann nicht einen Moment still sitzen oder stehen (ruhelos, unruhige Füße: *Zinc.*)
- ▷ Teilnahmslos; will nicht sprechen; antwortet langsam; träge Bewegungen (*Ph-ac.*)
- ▷ Lebensmüde und voll dunkler Vorahnungen

### Allgemein

- ▷ Geeignet für *große, schlanke Menschen* mit sanguinischem Temperament, hellem Teint, *feinen Wimpern und feinem blondem oder rotem Haar*, schneller Auffassungsgabe und sehr empfindsamer Natur
- ▷ Junge Menschen, die zu schnell wachsen und zu gebeugter Haltung neigen (gebeugt gehen: *Sulph.*); die chlorotisch oder anämisch sind

- ▷ Alte Menschen mit morgendlicher Diarrhoe
- ▷ **Brennen:**
  - → *stellenweise* entlang der Wirbelsäule
  - → *zwischen den Schulterblättern* (wie von einem Stück Eis: *Lachn.*); oder ein intensives Hitzegefühl, das den Rücken hinauf läuft
  - → der Handflächen (*Lach.*)
  - → in Brust und Lungen
  - → in jedem Organ oder Körpergewebe (*Ars.*, *Sulph.*)
  - → allgemein bei Krankheiten des Nervensystems
- ▷ Plötzlich auftretende Schmerzen, vor allem in der Brust, < durch den geringsten Druck, sowie Schmerzen *zwischen den Rippen und vom Liegen auf der linken Seite;* ausgelöst durch die geringste Kälte, verträgt keine frische Luft; Blutungsneigung; die kleinsten Wunden bluten übermäßig (*Kreos.*, *Lach.*), Blutungen aus jeder Schleimhautöffnung
- ▷ Hämorrhagie:
  - → häufig und reichlich; das Blut fließt zuerst frei heraus, hört dann aber für eine Weile auf
  - → Metrorrhagie bei Krebserkrankungen
  - → Blutungen aus Nase, Magen, Anus und Harnröhre anstelle der Menses; bei Amenorrhoe
- ▷ Große Schwäche und Erschöpfung; mit Nervenschwäche und Zittern des ganzen Körpers
- ▷ Schwäche und Müdigkeit durch den Verlust von Körperflüssigkeiten (*Chin.*, *Ph-ac.*)
- ▷ **Gefühl von Schwäche, Leere und Erschöpfung** in Kopf, Brust, Magen und *dem gesamten Abdomen*

## Kopf

- ▷ Schuppen, die wolkenartig herunterfallen (*Lyc.*). Das Haar fällt in Büscheln aus und einzelne Stellen bleiben kahl

## Augen

- ▷ Eingefallen und umrahmt von *blauen Ringen*
- ▷ Augenlider aufgedunsen, geschwollen, ödematös (obere Lider: *Kali-c.*, untere Lider: *Apis*)

## Gesicht

- ▷ Nekrose des (linken) Unterkiefers

## Hals

- ▷ Kann nicht sprechen, da der Kehlkopf so sehr schmerzt; ist trocken, wund, rau, entzündet

## Magen

- ▷ Übelkeit durch Eintauchen der Hände in warmes Wasser. Niesen und Schnupfen durch Eintauchen der Hände in Wasser (*Lac-d.*)
- ▷ Verlangt nach kaltem Essen und Trinken, saftigen erfrischenden Speisen
- ▷ Eiscreme bessert die Magenschmerzen
- ▷ Sobald sich das Wasser im Magen erwärmt, wird es erbrochen
- ▷ Mundvolles Erbrechen
- ▷ Während der Schwangerschaft unfähig Wasser zu trinken; schon der Anblick verursacht Erbrechen; muss sogar beim Baden die Augen schließen (*Lyss.*)

## Rektum

- ▷ Obstipation:
  - → Stuhl schmal, lang, trocken, zäh und hart (*Staph.*)
  - → Entleerung schwierig und mit großer Anstrengung (*Caust.*)
- ▷ Diarrhoe:
  - → sobald Stuhl *im Rektum ankommt*
  - → reichlich; schießt hervor wie aus einem Hydranten
  - → wässrig, mit sagoartigen Teilchen
  - → *Gefühl*, **als bliebe der Anus offen** (*Apis*)
  - → unwillkürlich in Zeiten von Cholera (bevor Cholera: *Ph-ac.*)
  - → morgens bei alten Menschen

## Atemwege

- ▷ Husten:
  - → beim Wechsel von warmer in kalte Luft (umgekehrt: *Bry.*)
  - → < durch Lachen, Sprechen, Lesen, Trinken, Essen und *Liegen auf der linken Seite* (*Dros.*, *Stann.*)

## Brust

- ▷ Schwere der Brust, als ob eine Last darauf läge

## Schweiß

- ▷ Schweiß hat den Geruch von Schwefel

### Arzneimittelbeziehungen

- Komplementär: *Arsenicum*, welches ein sehr ähnliches Arzneimittelbild aufweist; *Allium cepa*, das pflanzliche Analogon
- Unverträglich: mit *Causticum*, sollte vorher oder nachher nicht verordnet werden
- *Phosphor* beseitigt Folgen von Jodmissbrauch sowie von *übermäßigem Gebrauch von Kochsalz*
- Folgt gut: nach *Calc.* oder *Chin.*
- Hahnemann sagt: „Wirkt äußerst heilsam, wenn der Patient an chronischer Diarrhoe leidet."

### Modalitäten

- Verschlimmerung:
  - → abends, vor Mitternacht (*Puls.*, *Rhus-t.*)
  - → *beim Liegen auf der linken oder der schmerzhaften Seite*
  - → *während eines Gewitters*
  - → bei Wetterwechsel, entweder zu kaltem oder zu warmem Wetter
- Kalte Luft > die Kopf- und Gesichtssymptome, < aber die Brust-, Hals- und Nackensymptome
- Verbesserung:
  - → im Dunkeln
  - → beim Liegen auf der rechten Seite
  - → durch Massage oder Magnetisieren
  - → durch kaltes Essen und kaltes Wasser, bis es im Magen warm wird

## Physostigma venenosum *Phys.*

*Kalabarbohne, Gottesurteilsbohne* *Fabaceae/Leguminosae*

### Schlüsselsymptome

- Ungewöhnliche geistige Aktivität; *kann nicht aufhören zu denken*
- Wundstarrkrampf: idiopathisch oder traumatisch bedingt; verursacht oder < durch den geringsten Luftzug einer vorbeigehenden Person (*Hyper.*, *Lyss.*, *Nux-v.*, *Stry.*)

### Allgemein

- Große Erschöpfung der Muskulatur mit beeinträchtigter Beweglichkeit (*Gels.*)

- ▷ Tremor oder Zittern bei jungen Menschen aufgrund geistiger oder körperlicher Störungen
- ▷ Ungewöhnliche geistige Aktivität; *kann nicht aufhören zu denken*
- ▷ Wundstarrkrampf: idiopathisch oder traumatisch bedingt; verursacht oder < *durch geringsten Luftzug einer vorbeigehenden Person* (*Hyper., Lyss., Nux-v., Stry.*)

### Augen

- ▷ Getrübte Sicht, wie durch einen Film oder Schleier; Gegenstände vermischt
- ▷ Schmerz nach Anstrengung der Augen; schwimmende schwarze Flecken und Lichtblitze, Zucken der Augenlider und Augenmuskeln (*Agar.*); Nystagmus

### Arzneimittelbeziehungen

- ▷ Vergleiche: *Bell., Con., Cur., Gels., Hyper., Stry.*

## Phytolacca decandra *Phyt.*

*Kermesbeere* *Phytolaccaceae*

### Schlüsselsymptome

- ▷ Bei Diphtherie: Brennen wie von glühender Kohle oder rotglühendem Eisen; Trockenheit; kann keine heißen Flüssigkeiten trinken
- ▷ Brust zeigt früh eine Tendenz sich zu verklumpen; sie ist **voll, steinig, hart und schmerzhaft**
- ▷ Beim Stillen zieht der Schmerz von der Brustwarze über den ganzen Körper
- ▷ Die Brustwarzen sind empfindlich, wund und rissig
- ▷ Brustdrüsenabszesse: Fisteln und klaffende, böse Geschwüre

### Geist/Gemüt

- ▷ Völlige Gleichgültigkeit gegenüber dem Leben; ist sich sicher, dass sie sterben wird

## Allgemein

- ▷ Geeignet für Patienten mit rheumatischer Diathese; Rheumatismus des Bindegewebes und des Periost; syphilitisch oder nach Quecksilbermissbrauch
- ▷ Abmagerung, Chlorose, Verlust von Fettgewebe
- ▷ Totale Erschöpfung und Kräfteverfall
- ▷ Bei Rheumatismus und Neuralgie nach Diphtherie, Gonorrhoe, Quecksilbermissbrauch oder Syphilis
- ▷ Schmerz fliegend, wie elektrische Stöße; schießend, durchbohrend; sich schnell verlagernd (*Lac-c.*, *Puls.*); schlimmer durch Bewegung und nachts
- ▷ Starke Kopf- und Rückenschmerzen; lahmes, wundes und zerschlagenes Gefühl am ganzen Körper; ständiges Verlangen, sich zu bewegen, doch Bewegung intensiviert die Schmerzen (*Lac-c.*, *Merc.*; Bewegung bessert: *Rhus-t.*)
- ▷ Beschleunigt Eiterung (*Hep.*, *Lach.*, *Merc.*, *Sil.*)
- ▷ *Phytolacca* nimmt eine Position zwischen *Bryonia* und *Rhus-t.* ein; es heilt, wenn diese versagen, obwohl scheinbar gut indiziert

## Kopf

- ▷ Schwindel mit Schwächegefühl beim Aufstehen (*Bry.*)

## Mund

- ▷ Unwiderstehliches Verlangen, die Zähne oder das Zahnfleisch zusammenzupressen (*Podo.*); während des Zahnens

## Hals

- ▷ Halsschmerzen; dunkelrote Farbe; Gaumenzäpfchen groß, ödematös und fast durchscheinend (*Kali-bi.*, *Rhus-t.*)
- ▷ Diphtherie:
  - → Schmerzen schießen beim Schlucken vom Hals bis in die Ohren
  - → starke Schmerzen an der Zungenwurzel beim Schlucken
  - → *Brennen, wie von glühender Kohle oder rotglühendem Eisen; Trockenheit*
  - → Schluckbeschwerden mit Zittern der Hände
  - → Gefühl wie ein Kloß im Hals mit ständigem Verlangen, zu schlucken

- → Mandeln, Gaumenzäpfchen und Rachen von einer aschfarbenen Membran bedeckt
- → *kann keine heißen Flüssigkeiten trinken* (*Lach.*)

▷ Hals- und Kieferlymphknoten verhärtet nach Diphtherie, Scharlach

## Brust

▷ Mammae voller harter, schmerzhafter Knötchen

▷ Brust zeigt früh eine Tendenz zu *verklumpen*; sie ist **voll, steinig, hart und schmerzhaft,** besonders wenn es zur Eiterung kommt.

▷ Beim Stillen zieht der Schmerz *von der Brustwarze über den ganzen Körper* (zieht in den Rücken: *Crot-t.*; in die Gebärmutter: *Puls.*, *Sil.*)

▷ Brustdrüsenabszesse: Fisteln und klaffende, gefährlich aussehende Geschwüre; jauchiger, fauliger, stinkender Eiter; der gesamte Eiterungsprozess wirkt ungesund

▷ Die Brust ist geschwollen; sie heilt weder, noch eitert sie; von purpurner Farbe und „hart wie alter Käse" (*Bry.*, *Lac-c.*, *Phel.*)

▷ Brustwarzen *empfindlich, wund und rissig* (*Graph.*); deutlich < beim Stillen, der Schmerz strahlt über den ganzen Körper aus

## Arzneimittelbeziehungen

▷ Vergleiche: Analog zu *Kali-i.*

## Modalitäten

▷ Verschlimmerung:

- → bei Regen; in feuchtem, kaltem Wetter

# Picricum acidum *Pic-ac.*

*Acidum picricum, Pikrinsäure, Trinitrophenol* $C_6H_2(NO_2)_3OH$

## Schlüsselsymptome

▷ Neurasthenie

▷ Geistige Erschöpfung

▷ Kopfschmerz: in der Hinterkopf- und Halsgegend (*Nat-m.*, *Sil.*); < oder hervorgerufen durch die geringste Bewegung oder durch geistige Anstrengung

- ▷ Brennen entlang der Wirbelsäule
- ▷ **Müdigkeit**
- ▷ Müdes, schweres Gefühl im ganzen Körper

## Geist/Gemüt

- ▷ Geistig erschöpft, völlig ausgepowert: ausgebrannte Literaten und Geschäftsleute; die geringste Aufregung, geistige Anstrengung oder Überarbeitung ruft Kopfschmerzen hervor und verursacht ein starkes Brennen entlang der Wirbelsäule (*Kali-p.*)

## Allgemein

- ▷ Hat oftmals eine kräftigende Wirkung auf geschwächte und erschöpfte Organismen; ein offenkundiges Bild „nervöser Erschöpfung" (*Kali-p.*)
- ▷ Fortschreitende, perniziöse Anämie; *Neurasthenie*
- ▷ **Rasch müde und erschöpft**, beginnend mit einem Gefühl rascher Ermüdbarkeit bei Bewegung bis zu vollständiger Lähmung
- ▷ *Müdes, schweres Gefühl* im ganzen Körper und besonders in den Gliedmaßen, schlimmer bei Anstrengung

## Kopf

- ▷ Kopfschmerzen:
  - → bei Studenten, Lehrern und überarbeiteten Geschäftsleuten
  - → aufgrund von Kummer oder depressiven Gefühlen
  - → in der *Hinterkopf- und Halsgegend* (*Nat-m., Sil.*)
  - → schlimmer oder ausgelöst durch die geringste Bewegung oder *geistige Anstrengung*

## Männlich

- ▷ Priapismus, mit Rückenmarkserkrankungen
- ▷ Starke, lang anhaltende Erektionen
- ▷ Satyriasis (*Canth., Phos.*)

## Rücken

- ▷ *Brennen entlang der Wirbelsäule*, große Schwäche der Wirbelsäule und des Rückens
- ▷ Degenerative Rückenmarkserkrankungen (*Phos., Zinc.*)

Haut

▷ Kleine Furunkel überall am Körper, besonders im äußeren Gehörgang

Arzneimittelbeziehungen

▷ Vergleiche: *Arg-n., Gels., Kali-p., Ph-ac., Phos., Petr., Sil.*

Modalitäten

▷ Verbesserung:
  → kalte Luft und kaltes Wasser
▷ Verschlimmerung:
  → geringste geistige Anstrengung
  → Bewegung
  → Lernen
  → nasses Wetter

## Platinum metallicum *Plat.*

*Platina, Platin*

Schlüsselsymptome

▷ Sexualorgane sind äußerst empfindlich; kann Binde oder Tampon nicht ertragen
▷ Die körperlichen Symptome verschwinden, sobald sich die Geistessymptome entwickeln und umgekehrt
▷ Exzessive sexuelle Entwicklung
▷ Das Menstruationsblut ist dunkel und klumpig
▷ Stuhl haftet an Rektum und Anus wie weicher Lehm

Geist/Gemüt

▷ Arrogant, stolz, verächtlich und hochmütig mit einem mitleidsvollen „Herabblicken" auf Menschen, die allgemein geachtet werden, eine Art unwilligen „Verstoßens"
▷ Wahnidee, alles in ihrer Umgebung sei klein; alle Menschen körperlich und geistig unterlegen, aber sie selbst ist körperlich groß und erhaben
▷ Gefühl, nach allen Richtungen hin größer zu werden

- ▷ Kleinigkeiten verursachen heftigen Ärger (*Ign.*, *Staph.*); schmollt lange Zeit
- ▷ Lebensüberdruss mit Schweigsamkeit und Furcht vor dem Tod (*Acon.*, *Ars.*)
- ▷ Geistesstörung durch Schreck, Kummer, Ärger, Masturbation, Stolz
- ▷ Die körperlichen Symptome verschwinden, sobald sich die Geistessymptome entwickeln *und umgekehrt*

## Allgemein

- ▷ Besonders geeignet für Frauen mit dunklem Haar, straffem Gewebe; dünn; mit sanguinischem Temperament, die unter zu früher und zu starker Menstruation leiden
- ▷ Für hysterische Patienten, die abwechselnd fröhlich und traurig sind, die leicht weinen (*Croc.*, *Ign.*, *Puls.*); blass, schnell ermüdet
- ▷ Die Schmerzen nehmen allmählich zu und klingen ebenso allmählich wieder ab (*Stann.*) und gehen mit Taubheit der betreffenden Körperteile einher (*Cham.*)

## Kopf

- ▷ Kopfschmerzen: betäubender, heftiger Kopfschmerz im Gehirn oder am Scheitel; durch Zorn oder Ärger; Hysterie, ausgelöst durch Erkrankung der Gebärmutter; die Schmerzen nehmen allmählich zu und genauso allmählich wieder ab

## Rektum

- ▷ Obstipation:
  - → auf Reisen (auf See: *Bry.*)
  - → nach Bleivergiftung
  - → Darmträgheit
  - → häufiger, erfolgloser Stuhldrang
  - → *Stuhl haftet an Rektum und Anus* wie weicher Lehm (*Alum.*)
  - → bei Emigranten
  - → während der Schwangerschaft
  - → bei hartnäckige Fällen, nachdem *Nux-v.* versagt hat

## Weiblich

- ▷ Nymphomanie; < bei Frauen im Wochenbett
- ▷ Exzessive sexuelle Entwicklung, besonders bei Jungfrauen (*Kali-p.*)

- ▷ Vaginismus, Krämpfe und Konstriktion
- ▷ Menses zu früh, zu stark und lang andauernd; *dunkel, klumpig*, übel riechend, mit abwärts ziehenden Krämpfen, zuckende Schmerzen in der Gebärmutter; die Genitalien sind sehr empfindlich
- ▷ Exzessiver Juckreiz in der Gebärmutter; Pruritus Vulvae
- ▷ Metrorrhagie: Blutfluss schwarz, klumpig; dick, schwarz, teerartig oder als geronnene Masse (*Croc.*)
- ▷ Die Sexualorgane sind *äußerst empfindlich; kann Binde oder Tampon nicht ertragen*
- ▷ Erleidet Krämpfe bei gynäkologischer Untersuchung
- ▷ Vulva schmerzt beim Koitus und ist sehr empfindlich; wird beim Koitus ohnmächtig oder kann ihn nicht ertragen (vgl. *Murx.*, *Orig.*)

### Arzneimittelbeziehungen

- ▷ Vergleiche: *Aur.*, *Croc.*, *Ign.*, *Kali-p.*, *Puls.*, *Sep.*, *Stann.*; *Valer.*, das pflanzliche Analogon

## Plumbum metallicum *Plb.*

*Blei*

### Schlüsselsymptome

- ▷ Übermäßige und **schnelle** Abmagerung
- ▷ Das Gesicht ist bleich, aschfarben, gelb, leichenähnlich, mit eingefallenen Wangen
- ▷ Deutliche blaue Linien an den Zahnfleischrändern
- ▷ Heftiger Schmerz im Abdomen, der in alle Körperteile ausstrahlt
- ▷ **Heftige Koliken; Gefühl, als würde die Bauchdecke von einem Seil zur Wirbelsäule gezogen**
- ▷ Obstipation: mit hartem, bröckeligem, schwarzem Stuhl, wie Schafskot; mit Krämpfen im Anus

### Geist/Gemüt

- ▷ Langsame Wahrnehmung; geistige Trägheit, allmählich zunehmende Teilnahmslosigkeit (bei Fieber: *Ph-ac.*)
- ▷ Gedächtnisschwäche oder Gedächtnisverlust; unfähig, das richtige Wort zu finden (*Anac.*, *Lac-c.*)

## Allgemein

- ▷ Besonders geeignet bei spinalen Erkrankungen (*Phos., Pic-ac., Zinc.*)
- ▷ *Magert erschreckend schnell ab*
- ▷ Generelle oder partielle Lähmungen
- ▷ Blutarmut und große Schwäche
- ▷ Muskelatrophie bei spinalen Erkrankungen; Multiple Sklerose
- ▷ Mattigkeit; wird ohnmächtig beim Betreten eines Zimmers voller Menschen
- ▷ Delirium abwechselnd mit Koliken
- ▷ Nimmt die seltsamsten Haltungen und Stellungen im Bett ein
- ▷ Klonische und tonische Krämpfe durch Zerebralsklerose oder Tumor; Epilepsie oder epileptiforme Krämpfe

## Gesicht

- ▷ *Bleich, aschfarben, gelb, leichenartig, eingefallene Wangen*
- ▷ Ängstlicher und leidender Gesichtsausdruck
- ▷ Gesichtshaut fettig und glänzend (*Nat-m., Sanic.*)

## Mund

- ▷ Deutliche blaue Linien an den Zahnfleischrändern
- ▷ Zahnfleisch geschwollen, blass, zeigt eine bleifarbene Linie

## Abdomen

- ▷ Heftiger Schmerz im Abdomen, *der in alle Körperteile ausstrahlt*
- ▷ Nachts Empfindung im Abdomen, die den Patienten veranlasst, sich stundenlang intensiv zu strecken; muss sich in jede Richtung strecken (*Aml-ns.*)
- ▷ **Heftige Koliken; Gefühl, als würde die Bauchdecke von einem Seil zur Wirbelsäule gezogen**
- ▷ Invagination mit Koliken und Stuhlerbrechen
- ▷ Eingeklemmte Leisten-, Nabel- und Schenkelhernien

## Rektum

- ▷ Obstipation:
  - → *Stuhl hart, bröckelig, schwarz, wie Schafskot* (*Chel., Op.*)
  - → mit Stuhldrang und fürchterlichen Schmerzen durch anale Tenesmen

- → Stuhlentleerung blockiert durch verhärteten Stuhl, Trockenheit der Exkremente, Lähmungen oder Muskelerschlaffung
- → während der Schwangerschaft
- → durch Stuhlverhärtung
- → wenn *Platinum* versagt

## Harnwege

- ▷ Nephritis (Brightsche Krankheit): Kolikschmerzen mit Einziehung des Bauchs; rasche Abmagerung; extremer Schwächezustand; Schrumpfniere

## Weiblich

- ▷ Spürt, dass im Uterus zu wenig Platz ist für den Fötus
- ▷ Uterus kann sich nicht ausdehnen
- ▷ Drohender Abort

## Haut

- ▷ Gelbe Haut:
  - → dunkelbraune Leberflecken im Klimakterium
  - → Gelbsucht, Augen, Haut und Urin gelb

## Arzneimittelbeziehungen

- ▷ Vergleiche:
  - → *Alum.*, *Plat.*, *Op.* bei Koliken
  - → *Podo.* bei eingezogenem Nabel
  - → *Nux-v.* bei eingeklemmten Brüchen
  - → *Podo.* ist das pflanzliche Analogon
- ▷ Negative Wirkungen von *Plumbum* werden durch *Alum.*, *Petr.*, *Plat.*, *Sul-ac.*, *Zinc.* antidotiert

## Modalitäten

- ▷ Verschlimmerung:
  - → nachts (Gliederschmerzen)
- ▷ Verbesserung:
  - → Reiben; harter Druck

## Podophyllum peltatum *Podo.*

*Maiapfel Berberidaceae*

### Schlüsselsymptome

- ▷ Schmerzloser Brechdurchfall
- ▷ Kopf heiß und rollt von einer Seite zur anderen
- ▷ Diarrhoe früh am Morgen
- ▷ Diarrhoe bei Kindern, während sie gebadet oder gewaschen werden; schmutziges Wasser durchtränkt die Windel
- ▷ Stuhl grün, wässrig, stinkend, reichlich
- ▷ Uterusprolaps durch schweres Heben oder Überanstrengung
- ▷ Patient reibt und schüttelt ständig die Lebergegend mit der Hand
- ▷ Große Geschwätzigkeit während Schüttelfrost und Hitze

### Geist/Gemüt

- ▷ Depressionen; bildet sich ein, er würde sterben oder sehr krank werden (*Ars.*)
- ▷ Abscheu vor dem Leben

### Allgemein

- ▷ Geeignet für Personen mit galligem Temperament, die an Störungen des Magen-Darm-Traktes leiden, besonders nach Quecksilbermissbrauch, „Gallenkoliken"
- ▷ Schmerzen: Plötzliche Anfälle von zuckenden Schmerzen
- ▷ Beschwerden sind rechtsseitig: rechte Halsseite, rechter Eierstock, rechter Oberbauch (*Lyc.*)

### Kopf

- ▷ Kopfschmerz im Wechsel mit Diarrhoe (*Aloe*); Kopfschmerzen im Winter und Diarrhoe im Sommer
- ▷ *Der Kopf ist heiß und wird von einer Seite zur anderen gerollt* (*Bell.*, *Hell.*)

### Mund

- ▷ Schwierige Zahnung
- ▷ Stöhnen, nächtliches Zähneknirschen
- ▷ Heftiges Verlangen, das Zahnfleisch zusammenzupressen (*Phyt.*)

## Magen

- ▷ Durst auf große Mengen kalten Wassers (*Bry.*)

## Abdomen

- ▷ Patient *reibt und schüttelt ständig die Lebergegend mit der Hand*

## Rektum

- ▷ Schmerzloser Brechdurchfall
- ▷ Cholera infantum
- ▷ Diarrhoe:
  - → lang anhaltend
  - → *früh am Morgen*, den Vormittag über andauernd, gefolgt von normalem Stuhl am Abend (*Aloe*) und begleitet von einem Gefühl der Schwäche oder des Sinkens im Abdomen oder Rektum
- ▷ Diarrhoe bei Kindern:
  - → während der Zahnung
  - → nach dem Essen
  - → *während des Badens oder Waschens*
  - → *schmutziges Wasser durchtränkt die Windel* (*Benz-ac.*)
  - → mit Würgen
- ▷ Stuhl:
  - → *grün, wässrig, stinkend und reichlich* (*Calc.*)
  - → herausschießend (*Gamb., Jatr., Phos.*)
  - → kalk- oder gallertartig (*Aloe*) und unverdaut (*Chin., Ferr.*)
  - → mit gelbem, mehlartigem Bodensatz
  - → Vorfall des Rektums vor oder beim Stuhlgang

## Weiblich

- ▷ Uterusprolaps:
  - → durch *schweres Heben oder Überanstrengung*
  - → durch Obstipation
  - → nach der Geburt
  - → mit unzureichender Rückbildung der Gebärmutter
- ▷ In den ersten Monaten der Schwangerschaft kann sie nur in Bauchlage bequem liegen (*Acet-ac.*)
- ▷ Schmerzen und Taubheit im rechten Eierstock, bis in den rechten Oberschenkel ausstrahlend (*Lil-t.*)
- ▷ Unterdrückte Menstruation bei jungen Mädchen (*Puls., Tub.*)

### Extremitäten

- ▷ Heftige Krämpfe in den Füßen, Waden und Oberschenkeln; mit wässrigen, schmerzlosen Stühlen

### Fieber

- ▷ Fieberanfälle um 7 Uhr morgens, mit *großer Geschwätzigkeit während Schüttelfrost und Hitze*
- ▷ Schlaf während des Schwitzens

### Arzneimittelbeziehungen

- ▷ Vergleiche: *Aloe, Chel., Collin., Lil-t., Merc., Nux-v., Sulph.*
- ▷ Antidotiert die negativen Auswirkungen von Quecksilber
- ▷ Nach *Ip., Nux-v.* bei Magenbeschwerden
- ▷ Nach *Calc.* und *Sulph.* bei Leberkrankheiten

### Modalitäten

- ▷ Verschlimmerung
  - → früh morgens (*Aloe, Nux-v., Sulph.*)
  - → bei heißem Wetter
  - → während der Zahnung

## Psorinum *Psor.*

*Flüssigkeit aus Krätzebläschen Nosode*

### Schlüsselsymptome

- ▷ In chronischen Fällen, wenn gut gewählte Mittel nicht wirken
- ▷ Große Schwäche und Erschöpfung als Folge einer akuten Krankheit
- ▷ **Unsauberer Körpergeruch**
- ▷ **Extreme Empfindlichkeit gegen Kälte** oder Wetterwechsel
- ▷ Trockene, schuppige Hautausschläge, die im Sommer verschwinden und im Winter wiederkehren
- ▷ Fühlt sich außergewöhnlich wohl am Tag vor dem Ausbruch einer Krankheit
- ▷ Alle Ausscheidungen haben einen aasartigen Geruch
- ▷ Kopfschmerzen: immer hungrig; > während des Essens
- ▷ Hungrig mitten in der Nacht
- ▷ **Mandelentzündungen**

- ▷ Diarrhoe: stinkend; riecht nach Aas
- ▷ Übermäßiges Schwitzen nach akuten Krankheiten, bessert alle Beschwerden
- ▷ **Heuschnupfen**
- ▷ Haut trocken, reaktionslos, schwitzt selten; schmutziges Aussehen

## Geist/Gemüt

- ▷ Ängstlich, voller Furcht; schlimme Vorahnungen
- ▷ Religiöse Melancholie
- ▷ Sehr bedrückt, mit traurigen Selbstmordgedanken
- ▷ Zweifelt an seinem Seelenheil (*Meli.*), an seiner Genesung
- ▷ Niedergeschlagen, mutlos:
  - → fürchtet zu sterben
  - → Angst, im Geschäft zu versagen
  - → während des Klimakteriums
  - → macht sich und seiner Umgebung das Leben unerträglich

## Allgemein

- ▷ Besonders geeignet für die psorische Konstitution
- ▷ Extrem psorische Patienten; nervös, ruhelos, schreckhaft
- ▷ In chronischen Fällen, *wenn gut gewählte Mittel nicht wirken* (bei akuten Erkrankungen: *Sulph.*); wenn *Sulphur* indiziert scheint, aber versagt
- ▷ Reaktionsmangel nach schweren akuten Krankheiten. Der Appetit kehrt nicht wieder zurück
- ▷ Kinder sind blass, schwächlich und kränklich
- ▷ Kranke Babys schlafen weder am Tage noch in der Nacht, aber weinen ärgerlich und gramvoll (*Jal.*)
- ▷ Das Kind ist lieb, spielt den ganzen Tag, ist aber die ganze Nacht hindurch ruhelos, schwierig und schreit (entgegengesetzt: *Lyc.*)
- ▷ Große Schwäche und Erschöpfung:
  - → durch den Verlust von Lebenssäften
  - → *zurückgeblieben nach einer akuten Krankheit*, ohne dass eine organische Erkrankung vorliegt, ohne ersichtliche Ursache
- ▷ **Der Körper riecht schmutzig**, selbst nach dem Baden
- ▷ Alle Ausscheidungen – Diarrhoe, Leukorrhoe, Menses und Schweiß – **haben einen aasigen Geruch**

- ▷ Der ganze Körper schmerzt; Neigung zu *Verstauchungen und Verletzungen*
- ▷ **Extreme Empfindlichkeit gegen Kälte** *oder Wetterwechsel,* trägt selbst im heißesten Sommer Mütze, Mantel oder Schal
- ▷ Reagiert stark auf stürmisches Wetter, starke Unruhe schon tagelang vor oder während eines Gewitters (*Phos.*)
- ▷ Beschwerden:
  - → nach Unterdrückung von Krätze oder anderen Hautkrankheiten, wenn *Sulphur* nicht wirkt
  - → heftige Beschwerden aufgrund der geringsten Emotionen
- ▷ *Fühlt sich außerordentlich wohl am Tag vor dem Ausbruch einer Erkrankung*

## Kopf

- ▷ Kopfschmerzen:
  - → mit vorangehendem Augenflimmern, unscharfer Sicht oder Blindheit (*Lac-d., Kali-bi.*), schwarzen Flecken oder Ringen vor den Augen
  - → *immer begleitet von Hunger*
  - → > *während des Essens* (*Anac., Kali-p.*)
  - → durch unterdrückte Hautausschläge oder unterdrückte Menses
  - → > Nasenbluten (*Meli.*)
- ▷ Haar trocken, glanzlos, schnell verfilzt, klebt zusammen (*Lyc.*); Plica Polonica (*Bar-c., Sars., Tub.*)
- ▷ Kopfhaut trocken, schuppig oder nässend; stinkende, eitrige Ausschläge; klebrige, widerliche Absonderungen (*Graph., Mez.*)

## Augen

- ▷ Starke Photophobie mit entzündeten Lidern; kann die Augen nicht öffnen liegt mit dem Gesicht im Kissen vergraben

## Ohren

- ▷ Feuchter Schorf mit wundem Schmerz an oder hinter den Ohren; übel riechendes, zähflüssiges Sekret sickert aus den Ohren (*Graph.*)
- ▷ Otorrhoe:
  - → dünne, jauchige, widerlich stinkende Absonderung, riecht wie verfaultes Fleisch
  - → chronisch nach Masern oder Scharlach

## Hals

▷ **Mandelentzündung:**

→ stark geschwollene Tonsillen, das Schlucken ist schwierig und schmerzhaft
→ brennt, wie verbrüht
→ schneidender, reißender, heftiger Schmerz zu den Ohren ziehend beim Schlucken (schmerzlos: *Bar-c.*)
→ reichlich übel riechender Speichel
→ zäher Schleim in der Kehle, muss sich ständig räuspern, nicht nur zur Erleichterung bei einem akuten Anfall, sondern auch *Tendenz dazu, zu bekämpfen*
→ Hochräuspern käsiger, erbsgroßer Kügelchen von ekelhaftem Geschmack und aasähnlichem Geruch (*Kali-m.*)

## Magen

▷ Aufstoßen, schmeckt wie faule Eier (*Arn., Ant-t., Graph.*)
▷ *Mitten in der Nacht hungrig,* muss etwas essen (*Cina, Sulph.*)

## Rektum

▷ Diarrhoe:
→ plötzlich und zwingend (*Aloe, Sulph.* )
→ Stuhl wässrig, dunkelbraun, übel riechend; nach Aas riechend; unwillkürlich, < nachts von 1 bis 4 Uhr
→ nach schweren akuten Erkrankungen
→ beim Zahnen
→ bei Kindern
→ bei Wetterwechsel

▷ Obstipation:
→ hartnäckig, mit Rückenschmerzen
→ durch Inaktivität des Rektums
→ wenn *Sulphur* nicht wirkt

## Harnwege

▷ Bettnässen:
→ durch Blasenlähmung
→ bei Vollmond
→ hartnäckige Fälle mit Ekzemen in der Familiengeschichte

## Weiblich

- ▷ Chronische Gonorrhoe, jahrelang andauernd, die weder unterdrückt noch geheilt werden kann; selbst das bestgewählte Mittel versagt
- ▷ Leukorrhoe:
  - → große, geronnene Klumpen von unerträglichem Gestank
  - → starke Kreuzschmerzen
  - → Schwächezustand
  - → während des Klimakteriums
- ▷ Schwangerschaft:
  - → äußerst hartnäckiges Erbrechen
  - → der Fötus bewegt sich zu heftig
  - → wenn das bestgewählte Mittel nicht wirkt
  - → um die psorische Veranlagung des Ungeborenen auszugleichen

## Atemwege

- ▷ Asthma, Dyspnoe:
  - → < an der frischen Luft, durch aufrechtes Sitzen (*Laur.*)
  - → > durch Hinlegen und die Arme weit von sich strecken (entgegengesetzt: *Ars.*)
  - → mutlos, glaubt sterben zu müssen
- ▷ **Heuschnupfen**, tritt regelmäßig jedes Jahr am selben Tag wieder auf; mit einer asthmatischen, psorischen oder ekzematösen Vorgeschichte. Der Patient sollte im vorangehenden Winter behandelt werden, um die Diathese aufzuheben und den sommerlichen Anfällen vorzubeugen
- ▷ Husten:
  - → nach unterdrückter Krätze oder Ekzem
  - → chronisch, jahrelang andauernd
  - → < morgens beim Aufwachen und abends beim Hinlegen (*Phos.*, *Tub.*)
  - → Auswurf grün, gelb oder salziger Schleim; eitrig
  - → hustet lange, bevor der Auswurf kommt
  - → kommt jeden Winter wieder

## Schlaf

- ▷ Schlaflosigkeit durch unerträglichen Juckreiz oder beängstigende Träume von Räubern, Gefahr usw. (*Nat-m.*)

## Schweiß

- ▷ Übermäßiges Schwitzen nach akuten Krankheiten, *mit Linderung aller Beschwerden* (*Calad.*, *Nat-m.*)

### Haut

- ▷ Akne:
  - → alle Formen, simplex oder rosacea
  - → < während der Menses, durch Kaffee, Fette, Zucker oder Fleisch
  - → wenn das bestgewählte Mittel versagt oder nur lindernd wirkt
- ▷ Ungewöhnliche Neigung zu Hauterkrankungen (*Sulph.*)
- ▷ Ausschläge eitern leicht (*Hep.*)
- ▷ *trocken, reaktionslos, schwitzt selten; schmutziges Aussehen,* als ob sich der Patient nie wäscht
- ▷ Rau, fettig, wie in Öl gebadet
- ▷ Üble Folgen von Unterdrückung von Ausschlägen mit Schwefel- oder Zinksalben
- ▷ Zur Verzweiflung getrieben durch heftigen Juckreiz
- ▷ Trockene, schuppige Hautausschläge, die *im Sommer verschwinden und im Winter wiederkehren*

Psorinum soll nicht gegen die Psora oder bei psorischer Diathese gegeben werden, sondern wie jedes andere Mittel aufgrund strenger Individualisierung und der Totalität der Symptome. Dann erkennen wir seine wunderbare Wirkung.

### Arzneimittelbeziehungen

- ▷ Komplementär: *Sulph.* und *Tub.*
- ▷ Gefolgt von: *Alum., Borx., Hep., Sulph., Tub.*
- ▷ Folgt gut: nach *Lac-ac.*, bei Erbrechen in der Schwangerschaft
- ▷ Folgt gut: nach *Arn.* bei traumatischen Beschwerden der Eierstöcke
- ▷ *Sulphur* folgt gut nach *Psorinum* bei Brustkrebs

„Ob aus reinstem Gold oder purem Dreck gewonnen: das soll uns gleich sein, denn unsere Dankbarkeit für seine hervorragende Wirkung verbietet solche Fragen." – P. B. Bell

## Pulsatilla *Puls.*

*Küchenschelle Ranunculaceae*

### Schlüsselsymptome

- ▷ **Weint leicht**
- ▷ Menses verzögert, spärlich

- ▷ Absonderungen aller Schleimhäute sind dick, mild und gelblich-grün
- ▷ **Symptome wechseln ständig**
- ▷ Schmerzen **wechseln rasch** von einem Körperteil zum anderen
- ▷ **Durstlosigkeit,** bei fast allen Beschwerden
- ▷ Diarrhoe: nur oder fast immer nachts; wässrig, grüngelb, Konsistenz ständig wechselnd
- ▷ Menses zu spät, Fluss intermittierend, tagsüber stärkerer Fluss
- ▷ Gerstenkörner: von fettem, öligem, schwerem Essen oder Schweinefleisch

Geist/Gemüt

- ▷ **Weint leicht;** es ist ihr fast unmöglich, ihre Beschwerden zu schildern, ohne zu weinen (weint, wenn ihr gedankt wird: *Lyc.*)
- ▷ Nervosität, besonders intensiv um die Knöchel herum empfunden

Allgemein

- ▷ Geeignet für Menschen mit unentschlossenem, langsamem, phlegmatischem Temperament, blondem Haar, blauen Augen, blassem Gesicht, leicht zum Lachen oder Weinen zu bringen
- ▷ Liebevoll, mild, sanft, schüchtern, nachgiebig - das Frauenmittel
- ▷ Besonders bei Erkrankungen von Frauen und Kindern
- ▷ Frauen mit Neigung zu Übergewicht; mit *spärlicher und verzögerter Menstruation* (*Graph.*)
- ▷ Die erste ernsthafte Beeinträchtigung der Gesundheit trat in der Pubertät auf, „seitdem nie wieder gesund"; Anämie, Bleichsucht, Bronchitis oder Schwindsucht
- ▷ Absonderungen aller Schleimhäute sind *dick, mild und gelblich-grün* (*Kali-s., Nat-s.,*)
- ▷ **Symptome wechseln ständig;** keine zwei Fieberfröste, keine zwei Stühle, keine zwei Anfälle sind gleich; in einer Stunde geht es sehr gut, in der nächsten miserabel; offensichtlich widersprüchlich (*Ign.*)
- ▷ Schmerzen:
  - → ziehend, reißend, unregelmäßig, **wechseln rasch** *von einem Körperteil zum anderen* (*Kali-bi., Lac-c., Mang-ac.*)
  - → begleitet von ständigem Frösteln
  - → je heftiger die Schmerzen, desto stärker das Frösteln
  - → erscheinen plötzlich, verschwinden allmählich, oder: Spannung nimmt ständig zu, bis sie sehr intensiv ist und hört dann „wie auf Knopfdruck" plötzlich auf; bei der ersten Bewegung (*Rhus-t.*)

## Augen

- ▷ Gerstenkörner, besonders am Oberlid; *nach fettem, öligem, schwerem Essen oder Schweinefleisch* (vgl. *Lyc., Staph.*)

## Mund

- ▷ Große Trockenheit im Mund am Morgen, ohne Durst (*Nux-m.*; Mund feucht, starker Durst: *Merc.*)
- ▷ Zahnschmerzen:
  - → kaltes Wasser im Mund bringt Linderung (*Bry., Coff.*)
  - → < durch Warmes und Zimmerwärme

## Hals

- ▷ Mumps; mit Beteiligung („Metastasierung") von Mamma oder Hoden

## Magen

- ▷ **Durstlosigkeit,** bei fast allen Beschwerden
- ▷ Magenbeschwerden durch schwere Speisen, Kuchen, Gebäck, besonders nach Schweinefleisch oder Wurst; der Anblick von oder selbst das Denken an Schweinefleisch verursacht Ekel
- ▷ „Schlechter Geschmack" am Morgen
- ▷ Ganz „flaues" Gefühl im Magen, besonders bei Teetrinkern

## Rektum

- ▷ Diarrhoe:
  - → nur oder fast immer nachts
  - → wässrig, grüngelb, Konsistenz ständig wechselnd
  - → sobald sie etwas essen
  - → nach Obst, kalten Speisen oder Getränken, Eiscreme (*Ars., Bry.*, nach Birnen: *Verat., Chin.*; nach Zwiebeln: *Thuj.*; nach Austern: *Brom., Lyc.*; nach Milch: *Calc., Nat-c., Nicc., Sulph.*; Trinken von unreinem Wasser: *Camph., Zing.*)

## Weiblich

- ▷ Pubertätsstörungen
- ▷ Menses:
  - → unterdrückt durch nasse Füße
  - → *zu spät*, spärlich, schleimig, schmerzhaft, unregelmäßig, mit *unterbrochenem Fluss,* mit abendlichem Frösteln

  - → mit heftigen Schmerzen und großer Unruhe; wirft sich hin und her im Bett (*Mag-p.*)
  - → *Menstruationsfluss stärker tagsüber* (beim Hinlegen: *Kreos.*)
  - → Menarche verspätet
- ▷ Drohende Fehlgeburt
- ▷ Blutung hört auf, und setzt dann umso stärker wieder ein
- ▷ Krampfartige Schmerzen, die Erstickungsgefühl und Ohnmacht hervorrufen
- ▷ braucht frische Luft

## Atemwege

- ▷ Atembeklemmung oder Frösteln in warmen Räumen

## Schlaf

- ▷ Hellwach am Abend, will nicht zu Bett gehen
- ▷ Der erste Schlaf ist unruhig; tiefer Schlaf, wenn es Zeit zum Aufstehen ist
- ▷ Erwacht matt, nicht erfrischt (entgegengesetzt: *Nux-v.*)

## Arzneimittelbeziehungen

- ▷ Vergleiche: *Kali-m., Lyc., Sil., Sul-ac.*; chemisches Analogon: *Kali-m., Kali-s.*
- ▷ *Silicea* ist das chronische *Pulsatilla* bei fast allen Beschwerden
- ▷ Folgt *Kali-m.* und wird gefolgt von *Kali-m.*
- ▷ Eines der besten Eröffnungsmittel, um die Behandlung eines chronischen Falles zu beginnen (*Calc., Sulph.*)
- ▷ Patienten mit Anämie und Chlorose, die viel Eisen, Chinin und Tonika genommen haben, selbst wenn es Jahre zurückliegt
- ▷ Beschwerden durch den Missbrauch von Kamille, Chinin, Quecksilber, Teetrinken und Schwefel
- ▷ Folgt gut: nach *Kali-bi., Lyc., Sep., Sil., Sulph.*

## Modalitäten

- ▷ Besser oder schlimmer durch Aufdrücken; kann aber keinen Druck auf der gesunden Seite ertragen, wenn er zur erkrankten Seite hin ausgeübt wird
- ▷ Verschlimmerung
  - → in einem warmen, geschlossenen Zimmer

- → abends, in der Dämmerung
- → zu Beginn einer Bewegung
- → Liegen auf der linken oder auf der schmerzhaften Seite (*Bry.*)
- → sehr schweres, fettes, unverdauliches Essen
- → warme Anwendungen; Hitze (*Kali-m.*)

▷ Verbesserung

- → *in der frischen Luft*
- → Liegen auf der schmerzhaften Seite (*Bry.*)
- → kalte Luft oder ein kalter Raum
- → kaltes Essen oder Trinken
- → kalte Anwendungen (*Kali-m.*)

## Pyrogenium *Pyrog.*

*Sepsin, Faules Fleisch* *Nosode*

### Schlüsselsymptome

- ▷ Blutvergiftung: Saprämie oder Sepsis; im Wochenbett, chirurgisch durch Ptomain (Leichengift) oder bei einer Infektion durch Faulgase; bei Diphtherie, Paratyphus oder Typhus abdominalis; wenn das bestgewählte Mittel versagt oder keine dauerhafte Besserung bringt
- ▷ **Das Bett fühlt sich hart an**; aufliegende Körperteile fühlen sich wund und wie gequetscht an
- ▷ Große Unruhe
- ▷ Zunge: groß, schlaff; **sauber, wie glatt poliert; feuerrot**
- ▷ Geschmack: süßlich; widerlich; **wie Eiter**
- ▷ Obstipation: hartnäckig durch Koteinklemmung, bei Fieber; **Stuhl groß, schwarz, aashaft**; kleine schwarze Bällchen
- ▷ Spürt deutlich sein Herz
- ▷ Puls ungewöhnlich schnell, steht in keinem Verhältnis zur Temperatur
- ▷ Frost beginnt im Rücken; allgemein, in Knochen und Gliedmaßen

### Geist/Gemüt

- ▷ *Große Unruhe;* muss sich ständig bewegen, um schmerzhaften Stellen Erleichterung zu verschaffen (*Arn.*, *Eup-per.*)

## Allgemein

- ▷ Blutvergiftung: Saprämie oder Sepsis; im Wochenbett, chirurgisch durch Ptomain (Leichengift) oder bei einer Infektion durch Faulgase; bei Diphtherie, Paratyphus oder Typhus abdominalis; *wenn das bestgewählte Mittel versagt oder keine dauerhafte Besserung bringt*
- ▷ **Das Bett fühlt sich hart an** (*Arn.*); *aufliegende Körperteile fühlen sich wund und wie gequetscht an* (*Bapt.*); rasches Wundliegen (*Carb-ac.*)

## Mund

- ▷ Zunge:
  - → groß, schlaff;
  - → **sauber, wie glatt poliert; feuerrot**
  - → trocken, rissig, Artikulation ist schwierig (*Crot-h.*, *Ter.*)
- ▷ Geschmack:
  - → *süßlich; äußerst widerlich*
  - → **wie Eiter;** wie von einem Abszess

## Magen

- ▷ Erbrechen:
  - → anhaltend
  - → bräunlich, wie Kaffeesatz
  - → übel riechend, kotartig
  - → bei Ileus (*Op.*, *Plb.*)

## Rektum

- ▷ Diarrhoe:
  - → entsetzlich stinkend (*Psor.*)
  - → braun oder schwarz (*Lept.*)
  - → schmerzlos, unwillkürlich
  - → unsicher, wann Flatus abgeht (*Aloe*, *Olnd.*)
- ▷ Obstipation:
  - → mit völliger Trägheit (*Op.*, *Sanic.*)
  - → *hartnäckig durch Koteinklemmung, bei Fieber*
  - → **Stuhl groß, schwarz, aashaft**
  - → *kleine schwarze Bällchen*, wie Oliven (*Op.*, *Plb.*)

## Weiblich

- ▷ Fötus oder Nachgeburt retiniert, zersetzt; seit Tagen tot, schwarz

- ▷ Schrecklich stinkende Absonderungen
- ▷ „Nie wieder erholt" seit septischem Fieber, als Folge von Abort oder Entbindung
- ▷ Regt die Aktivität der Gebärmutter an
- ▷ Wochenfluss:
  - → dünn, beißend, braun, sehr übel riechend (*Nit-ac.*)
  - → unterdrückt, gefolgt von Schüttelfrost, Fieber und reichlich stinkendem Schweiß

## Brust

- ▷ *Spürt deutlich sein Herz;* es fühlt sich müde an; wie vergrößert; ständiges Säuseln, Pochen und Pulsieren in den Ohren; kann deshalb nicht schlafen
- ▷ Herzschwäche nach septischen Zuständen
- ▷ *Puls ungewöhnlich schnell, steht in keinem Verhältnis zur Temperatur* (*Lil-t.*)

## Fieber

- ▷ Frost *beginnt im Rücken*, zwischen den Schulterblättern; heftig, allgemein, in Knochen und Gliedmaßen; signalisiert den Ausbruch von septischem Fieber; Temperatur von 39,4°C bis 41,1°C; plötzliche Hitze, Haut trocken und brennend; Puls schnell, schwach, drahtig, 140 –170; gefolgt von kaltem, klammem Schweiß
- ▷ Bei septischem Fieber, besonders bei Wochenbettfieber, hat *Pyrog.* seinen großen Wert als kraftvolles homöopathisches Antiseptikum gezeigt

## Haut

- ▷ Blass, kalt, aschfarben (*Sec.*)
- ▷ Hartnäckige, variköse, übel riechende Geschwüre alter Menschen (*Psor.*)

## Arzneimittelbeziehungen

- ▷ Vergleiche: *Ars., Carb-v., Carb-ac., Op., Psor., Rhus-t., Sec., Verat.*
- ▷ Latentes Fieber erzeugender Prozess, bei dem der Patient ständig Rückfälle erleidet, auch nach Einnahme eines scheinbar gut gewählten Mittels

## Ranunculus bulbosus *Ran-b.*

*Knolliger Hahnenfuß* *Ranunculaceae*

### Schlüsselsymptome

- ▷ Eines der wirksamsten Mittel bei Alkoholismus
- ▷ Schmerzen: *Stiche, scharf, schießend, neuralgisch, rheumatische oder Muskelschmerzen in den Wänden des Brustkorbs*
- ▷ Pleuritis oder Pneumonie, ausgelöst durch plötzliche Kälteeinwirkung bei Überhitzung oder umgekehrt
- ▷ Zwischenrippenrheumatismus
- ▷ **Brust wund, wie gequetscht, < durch Berührung, Bewegung oder Drehen des Körpers**

### Allgemein

- ▷ Eines der wirksamsten Mittel bei *Alkoholismus*
- ▷ Krampfartiger Schluckauf
- ▷ Delirium tremens
- ▷ Schmerzen:
  - → *Stiche, scharf, schießend, neuralgisch, rheumatisch oder Muskelschmerzen in den Wänden des Brustkorbs*, anfallsartig auftretend
  - → aufgeflammt bei oder hervorgebracht durch Wetterwechsel
  - → entzündlich
  - → spinale Ursachen, z. B. Wurzelkompression (*Agar.*)

### Augen

- ▷ Tagblindheit
- ▷ Nebel vor den Augen
- ▷ Druck und Brennen in Augäpfeln (*Phos.*)

### Brust

- ▷ Pleuritis oder Pneumonie, ausgelöst durch plötzliche Kälteeinwirkung bei Überhitzung oder *umgekehrt* (*Acon., Arn.*)
- ▷ Interkostalneuralgie; *Brust wund, wie gequetscht, < durch Berührung, Bewegung oder Drehen des Körpers (Bry.);* bei nassem, stürmischem Wetter (*Rhus-t.*)

Rücken

- ▷ Muskelschmerzen entlang des unteren Schulterblattrandes bei Frauen mit sitzender Tätigkeit, oft Brennen an kleinen Stellen (*Agar.*, *Phos.*); durch Handarbeiten, Schreibmaschine schreiben, Klavierspielen (*Cimic.*)

Extremitäten

- ▷ Hühneraugen empfindlich gegen Berührung, schmerzhaft, brennend (*Sal-ac.*)

Haut

- ▷ Gürtelrose: interkostale Neuralgie geht voraus oder folgt (*Mez.*); Bläschen können bläuliches Aussehen haben

Arzneimittelbeziehungen

- ▷ Vergleiche: *Acon., Arn., Bry., Clem., Euph., Mez.*
- ▷ Unverträglich: *Sulph., Staph.*

Modalitäten

- ▷ Verschlimmerung
  - → Berührung
  - → Bewegung
  - → Wetterwechsel, besonders nasses und stürmisches Wetter (*Rhus-t.*)

## Ratanhia *Rat.*

*Ratania peruviana* *Krameriaceae*

Schlüsselsymptome

- ▷ Zahnschmerz: < im Liegen
- ▷ Obstipation: Stuhl wird nur mit großer Anstrengung abgesetzt, Brennen im After
- ▷ Analfissur

Mund

- ▷ Fürchterlicher Zahnschmerz während der ersten Schwangerschaftsmonate; Zähne fühlen sich verlängert an; < *im Liegen*, muss aufstehen und herumlaufen

### Rektum

- Obstipation:
  - → Stuhl hart, wird nur mit großer Anstrengung abgesetzt
  - → Hervortreten von Hämorrhoiden, gefolgt von lang andauerndem Schmerz und *Brennen im After* (*Sulph.*)
  - → Darm träge
  - → Schmerzen nach Stuhlgang, wie von Glassplittern in After und Rektum (*Thuja*)
- Qualvolle Schmerzen nach Stuhlgang; brennend nach weichem Stuhl (*Nit-ac.*)
- *Analfissuren*
- Große Empfindlichkeit des Rektums

### Weiblich

- Rissige Brustwarzen bei stillenden Frauen (*Graph.*, *Sep.*)

### Arzneimittelbeziehungen

- Vergleiche: *Canth.*, *Carb-ac.*, *Iris*, *Sulph.*, *Thuja*

## Rheum

***Rheum***

*Rhabarber* *Polygonaceae*

### Schlüsselsymptome

- **Saurer Geruch des ganzen Körpers; Kind riecht sauer, sogar nach dem Waschen oder Baden**
- Kolik: mit sehr saurem Stuhl

### Allgemein

- Passt für Kinder, besonders während des Zahnens
- **Saurer Geruch des ganzen Körpers; Kind riecht sauer, sogar nach dem Waschen oder Baden** (*Hep.*, *Mag-c.*)
- Schreiende Kinder mit Stuhldrang und sauren Stühlen

### Geist/Gemüt

- Kinder schreien und werfen sich die ganze Nacht hin und her (*Psor.*)
- Kind ungeduldig, verlangt viele Dinge und schreit; kann selbst seine Lieblingsspielsachen nicht leiden (*Cina*, *Staph.*)

## Kopf

- ▷ Kopfschweiß:
  - → ständig, übermäßig
  - → ob schlafend oder wach, still oder in Bewegung; das Haar ist immer nass
  - → kann oder kann auch nicht sauer sein (*Calc.*, *Sanic.*)

## Mund

- ▷ Schwierige Zahnung; Kind ist ruhelos, reizbar, verdrießlich, mit bleichem Gesicht und saurem Geruch (*Kreos.*, *Cham.*)

## Magen

- ▷ Verlangt verschiedene Speisen, doch kann sie nicht essen; widern sie an

## Abdomen

- ▷ Kolik:
  - → sofort schlimmer durch Aufdecken eines Armes oder Beines
  - → *mit sehr saurem Stuhl*
  - → < durch Stehen, Stuhlgang bessert nicht

## Arzneimittelbeziehungen

- ▷ Komplementär: nach *Mag-c.*, wenn Milch nicht vertragen wird, und das Kind sauer riecht
- ▷ Vergleiche: *Cham.*, *Coloc.*, *Hep.*, *Ip.*, *Mag-c.*, *Podo.*, *Staph.*, *Sulph.*
- ▷ Kann gegeben werden nach Missbrauch von Magnesium, mit oder ohne Rhabarber, wenn Stuhl sauer ist

# Rhododendron — *Rhod.*

*Alpenrose* *Ericaceae*

## Schlüsselsymptome

- ▷ Nervöse Menschen mit schrecklicher Angst vor Sturm
- ▷ Zahnschmerz: schlimmer bei Wetterwechsel, Gewitter, **windigem Wetter**
- ▷ Rheumatische ziehende, reißende Schmerzen in allen Gliedmaßen, < in Ruhe und bei nassem, kaltem, windigem Wetter (*Rhus-t.*)

## Geist/Gemüt

- ▷ Nervöse Menschen mit *schrecklicher Angst vor Sturm* und besonderer Furcht vor Donner
- ▷ < vor dem Sturm, besonders vor einem Gewitter (*Nat-c., Phos., Psor., Sil.*)

## Mund

- ▷ Zahnschmerz:
  - → in jedem Frühling und Herbst bei scharfem Ostwind
  - → < durch *Wetterwechsel, Gewitter,* **windiges Wetter**

## Männlich

- ▷ Verhärtung und Schwellung der Hoden nach Gonorrhoe oder anderen Einflüssen, die Rheumatismus auslösen können (*Clem.*)
- ▷ Orchitis, Empfindung im Hoden wie zerquetscht (*Aur., Cham.*)

## Extremitäten

- ▷ Akut entzündliche Schwellungen der Gelenke, wandernd von einem Gelenk zum anderen; nachts sehr heftig; < in Ruhe und bei rauem, stürmischem Wetter (*Kalm.*)
- ▷ Rheumatische ziehende, reißende Schmerzen in allen Gliedmaßen, *< in Ruhe und bei nassem, kaltem, windigem Wetter* (*Rhus-t.*)
- ▷ Gicht mit fibröser Ablagerung im Großzehengrundgelenk, rheumatisch, oft verwechselt mit Hallux valgus

## Schlaf

- ▷ Kann nicht einschlafen oder weiterschlafen, wenn die Beine nicht übereinander geschlagen sind

## Arzneimittelbeziehungen

- ▷ Vergleiche: *Bry., Con., Calc., Led., Lyc., Sep., Rhus-t.*

## Modalitäten

- ▷ Verschlimmerung
  - → stürmisches, windiges Wetter
  - → Veränderungen in der atmosphärischen Spannung
  - → beim Nahen eines Gewitters
  - → Symptome tauchen bei rauem Wetter erneut auf

- ▷ Verbesserung
  - → Kopf warm einhüllen
  - → trockene Hitze und Sport

## Rhus toxicodendron *Rhus-t.*

*Giftsumach* *Anacardiaceae*

### Schlüsselsymptome

- ▷ Beschwerden durch Verstauchung oder Überanstrengung eines Körperteils
- ▷ Große Ruhelosigkeit
- ▷ Sehr empfindlich gegen frische Luft
- ▷ Kopfschmerzen: von Bier
- ▷ Zunge: **dreieckige rote Spitze**
- ▷ Diarrhoe: bei beginnendem Paratyphus; unwillkürlich, mit großer Erschöpfung
- ▷ Erysipel, von links nach rechts; bläschenartig
- ▷ Beschwerden schlimmer: bei kaltem, nassem, regnerischem Wetter; in Ruhe
- ▷ Besserung durch Bewegung
- ▷ Das deutliche Charakteristikum von *Rhus-t.* ist - abgesehen von wenigen Ausnahmen -, dass die Schmerzen auftreten und schlimmer werden in Ruhe, und die Besserung durch Bewegung erfolgt

### Geist/Gemüt

- ▷ *Große Ruhelosigkeit*, Angst, Besorgnis (*Acon.*, *Ars.*); kann nicht im Bett bleiben; muss oft die Lage ändern, um die Schmerzen zu lindern (*Arsen*: wechselt die Position nur, um die Angst zu besänftigen)
- ▷ Ruhelos, kann nicht lange in einer Stellung verharren
- ▷ Starke Angst nachts; Furcht vergiftet zu werden; kann nicht im Bett bleiben

### Allgemein

- ▷ Bei rheumatischer Diathese
- ▷ Folgen von Durchnässung, besonders nach vorhergehender Überhitzung

- ▷ Beschwerden durch:
  - → Verstauchen oder Zerren *eines Körperteils*, eines Muskels oder einer Sehne (*Calc.*, *Nux-v.*)
  - → Überheben, vor allem auch durch Überstrecken, um hochgelegene Dinge zu erreichen
  - → Liegen auf feuchtem Boden
  - → zu langes Baden im Sommer in Seen oder Flüssen
- ▷ Betroffen ist vor allem das fibröse Gewebe (*Rhod.*; Schleimhäute: *Bry.*); die rechte Seite mehr als die linke
- ▷ Schmerzen:
  - → wie verstaucht
  - → als ob ein Muskel oder eine Sehne vom Ansatz abgerissen würde
  - → als ob die Knochen mit einem Messer abgeschabt würden
  - → schlimmer nach Mitternacht und bei nassem, regnerischem Wetter
  - → betroffene Körperteile sind berührungsempfindlich
- ▷ Wenn akute Krankheiten eine typhöse Form annehmen

## Kopf

- ▷ Schwindel:
  - → beim Stehen oder Gehen
  - → schlimmer im Liegen (besser im Liegen: *Apis*)
  - → schlimmer beim Aufstehen oder Bücken (*Bry.*)
- ▷ Kopfschmerz:
  - → Gehirn fühlt sich locker an beim Auftreten oder Kopfschütteln
  - → Gefühl von Schwappen im Gehirn
  - → betäubend
  - → wie zerrissen
  - → **von Bier**
  - → kehrt beim geringsten Verdruss zurück
  - → schlimmer im Sitzen, Liegen, bei Kälte, besser durch Wärme und Bewegung

## Mund

- ▷ Mundwinkel geschwürig, Fieberbläschen um den Mund und am Kinn
- ▷ Zunge:
  - → trocken, wund, rot, rissig
  - → **dreieckige rote Spitze**
  - → Zahneindrücke (*Chel.*, *Podo.*)

## Magen

▷ Großer Durst, mit trockener Zunge, trockenem Mund und trockener Kehle

## Rektum

▷ Diarrhoe
- → *bei beginnendem Paratyphus*
- → unwillkürlich, *mit großer Erschöpfung*
- → abwärts ziehender Schmerz entlang der Hinterseite der Beine während des Stuhlgangs

## Genitalien

▷ Äußere Genitalien entzündet, erysipelatös, ödematös

## Atemwege

▷ Große Empfindlichkeit gegen *frische Luft;* Hustenreiz schon wenn die Hand unter der Bettdecke hervorstreckt wird (*Bar-c., Hep.*)

▷ Trockener, quälender Husten, vor und während Schüttelfrost; bei intermittierendem Fieber; Husten mit Geschmack von Blut

## Brust

▷ Schmerz im linken Arm bei Herzkrankheit

## Rücken

▷ Schmerzen zwischen den Schultern beim Schlucken

▷ Schmerzen und Steifheit im Kreuz, schlimmer im Sitzen oder Liegen, besser durch Bewegung oder Liegen auf etwas Hartem

## Extremitäten

▷ Lahmheit, Steifheit und Schmerz bei den ersten Bewegungen nach Ruhe oder beim Aufwachen am Morgen, besser durch Umherlaufen oder ständige Bewegung

▷ Muskelrheumatismus, Ischialgie, linksseitig (*Coloc.*)

▷ Lähmung:
- → mit Taubheit der betroffenen Körperteile
- → nach Durchnässung vom Liegen auf feuchtem Boden
- → nach Anstrengung, Entbindung, sexuellen Exzessen, Schüttelfrost oder Typhus

- → Parese der Gliedmaßen
- → Ptose

## Haut

- ▷ Erysipel, von links nach rechts; *bläschenartig*, gelbe Bläschen; viele Schwellungen, Entzündung; Brennen, Jucken, Stechen

## Schlaf

- ▷ Träumt von großer Anstrengung; Rudern, Schwimmen, harte tägliche Arbeit (*Bry.*)

## Arzneimittelbeziehungen

- ▷ Komplementär: *Bryonia*
- ▷ Unverträglich: *Apis*, sollte weder vorher noch nachher verordnet werden
- ▷ Vergleiche: *Arn., Bry., Rhod., Nat-s., Sulph.*
- ▷ Sepia heilt oft schnell das Jucken und Brennen, das durch *Rhus-t.* entstehen kann; die Bläschen trocknen nach einigen Tagen aus
- ▷ *Rhus-t.* wird am besten mit dem Simillimum antidotiert; das potenzierte Mittel wird oral verabreicht. Hautentzündungen sollten niemals mit äußeren Anwendungen behandelt werden; diese unterdrücken nur, doch heilen sie nie

## Modalitäten

- ▷ Das deutliche Charakteristikum von *Rhus-t.* ist - abgesehen von wenigen Ausnahmen -, dass die Schmerzen auftreten und *schlimmer werden in Ruhe, und die Besserung durch Bewegung erfolgt*
- ▷ Verschlimmerung
  - → vor einem Sturm
  - → *bei kaltem, nassem, regnerischem Wetter*
  - → nachts, besonders nach Mitternacht
  - → Nasswerden beim Schwitzen
  - → *in Ruhe*
- ▷ Verbesserung
  - → warmes, trockenes Wetter,; sich Einhüllen
  - → warme oder kalte Sachen
  - → *Bewegung*
  - → *Änderung der Stellung*
  - → *Bewegen der betroffenen Körperteile*

# Rumex crispus *Rumx.*

*Krauser Ampfer* *Polygonaceae*

## Schlüsselsymptome

- ▷ **Äußerst empfindlich gegen frische Luft**
- ▷ Kitzeln in der Halsgrube
- ▷ Trockener, unablässiger, ermüdender Husten:
  - → < durch Veränderung der Luft oder Zimmerwechsel
  - → durch **geringstes Einatmen kalter Luft**
  - → **bedeckt den Kopf mit der Bettdecke**, um die Luft zu erwärmen
- ▷ Haut: Jucken verschiedener Körperteile; beim Ausziehen, Aufdecken oder Exposition in kalter Luft

## Allgemein

- ▷ Bei tuberkulinischer Diathese, äußerst empfindliche Haut und Schleimhäute

## Atemwege

- ▷ **Äußerst empfindlich gegen frische Luft;** Heiserkeit; abends schlimmer; nach Aufenthalt in kalter Luft; Stimme unsicher
- ▷ *Kitzeln in der Halsgrube*, verursacht trockenen Reizhusten
- ▷ Trockener, unablässiger, ermüdender Husten
  - → **schlimmer durch Veränderung der Luft oder Zimmerwechsel** (*Phos., Spong.*)
  - → abends im Liegen
  - → Berühren oder Drücken der Halsgrube
  - → Liegen auf der linken Seite (*Phos.*)
  - → *durch* **geringstes Einatmen von kalter Luft**
  - → **bedeckt den Kopf mit der Bettdecke**, *um die Luft zu erwärmen*
  - → wenig oder kein Auswurf
- ▷ Husten schlimmer in frischer Luft und durch alles, was Volumen oder Geschwindigkeit der eingeatmeten Luft erhöht

## Hals

- ▷ Gefühl eines Kloßes im Hals; bewegt sich beim Schlucken nach unten, doch kehrt sofort wieder zurück
- ▷ Raues Gefühl in Kehlkopf und Luftröhre beim Husten (*Caust.*)

### Harnwege

- Urin geht unwillkürlich ab beim Husten (*Caust.*, *Puls.*, *Sil.*)

### Rektum

- Diarrhoe früh morgens; von 5 bis 10 Uhr (*Aloe*, *Nat-s.*, *Podo.*, *Sulph.*)
- Stuhl schmerzlos, reichlich, stinkend
- Plötzlicher Drang, der morgens aus dem Bett treibt

### Haut

- Jucken verschiedener Körperteile; *beim Ausziehen, Aufdecken oder dem Ausgesetztsein kalter Luft* (*Hep.*, *Nat-s.*, *Olnd.*)

### Arzneimittelbeziehungen

- Vergleiche: *Bell.*, *Caust.*, *Dros.*, *Hyos.*, *Phos.*, *Sang.*, *Sulph.*

### Modalitäten

- Verschlimmerung
  - frische oder kalte Luft
  - Hinlegen (*Hyos.*)
- Verbesserung
  - Wärme
  - *den Mund bedeckt halten*, damit keine kalte Luft einströmt

## Ruta graveolens — *Ruta*

*Weinraute* *Rutaceae*

### Schlüsselsymptome

- Augen brennen, schmerzen, fühlen sich überanstrengt an; heiß, wie Feuerbälle
- Rektumprolaps, sofort beim Versuch Stuhl abzusetzen
- Blase fühlt sich voll an, selbst direkt nach dem Harnlassen

### Geist/Gemüt

- Ruhelos, dreht sich und verändert oft die Lage im Liegen (*Rhus-t.*)

## Allgemein

- ▷ Skrofulöse Exostose
- ▷ Quetschungen oder andere mechanische Verletzungen von Knochen und Knochenhaut
- ▷ Verstauchungen
- ▷ Knochenhautentzündung
- ▷ Erysipel
- ▷ Frakturen und vor allem Luxationen (*Symph.*)
- ▷ Zerschlagenes, lahmes Gefühl am ganzen Körper, wie nach einem Sturz oder Schlag; schlimmer in den Gliedmaßen und Gelenken (*Arn.*)
- ▷ Alle aufliegenden Körperteile schmerzen, wie gequetscht (*Bapt.*, *Pyrog.*)
- ▷ Phthise nach mechanischen Verletzungen der Brust (*Mill.*)

## Augen

- ▷ Anhaltender Schmerz in und über den Augen, mit verschwommener Sicht, wie durch Überanstrengung
- ▷ Nach intensivem Gebrauch der Augen bei Feinarbeit, z. B. Uhrmacher, Graveure (*Nat-m.*); nach angespanntem Sehen (*Seneg.*)
- ▷ Amblyopie oder Asthenopie durch Überanstrengung der Augen oder Refraktionsanomalien; von Überstrapazierung bei schlechtem Licht; feinen Näharbeiten, übertriebenem Lesen nachts
- ▷ Vernebeltes, trübes Sehen, mit vollständiger Verdunklung in der Ferne
- ▷ *Augen brennen, schmerzen, fühlen sich überanstrengt an; heiß, wie Feuerbälle*
- ▷ Krämpfe in den Unterlidern

## Rektum

- ▷ Obstipation: durch Inaktivität oder als Folge mechanischer Verletzungen (*Arn.*)
- ▷ **Rektumprolaps:**
  - → *sofort beim Versuch Stuhl abzusetzen*
  - → beim geringsten Bücken
  - → nach der Entbindung
- ▷ Häufiger erfolgloser Stuhldrang

### Harnwege
- ▷ Druck auf der Blase, als ob sie ständig gefüllt wäre; *bleibt nach dem Harnlassen bestehen*
- ▷ Kann Urin wegen starken Drangs kaum halten, doch spätere Entleerung ist schwierig, wenn dem Drang nicht nachgegeben wurde
- ▷ Spärlicher, grüner Urin
- ▷ Unwillkürlicher Abgang

### Rücken
- ▷ Rückenschmerzen, besser durch Liegen auf dem Rücken

### Extremitäten
- ▷ Lähmung nach Verstauchung, besonders der Handgelenke und Knöchel (chronische Verstauchungen: *Bov.*, *Stron.*)

### Haut
- ▷ Warzen: mit Wundschmerzen; flach, glatt, auf den Handflächen (*Nat-c.*, *Nat-m.*, auf den Handrücken: *Dulc.*)

### Arzneimittelbeziehungen
- ▷ Vergleiche: *Arn.*, *Arg-n.*, *Con.*, *Euphr.*, *Phyt.*, *Rhus-t.*, *Symph.*
- ▷ Nach *Arnika* beschleunigt *Ruta* den Heilungsprozess in den Gelenken, nach *Symphytum* den bei Knochenverletzungen

## Sabadilla — *Sabad.*

*Läusekraut* *Liliaceae*

### Schlüsselsymptome
- ▷ Diphtherie, Tonsillitis: kann warmes Essen besser hinunterschlucken
- ▷ Kopfschmerz von zu intensivem Denken
- ▷ Trockener Rachen und Hals

### Allgemein
- ▷ Passt zu Personen mit hellem Haar, hellem Teint; mit schwacher, schlaffer Muskulatur
- ▷ Wurmbefall bei Kindern (*Cina*, *Sil.*, *Spig.*)

- ▷ Nervöse Erkrankungen; Zucken, krampfartiges Zittern, Katalepsie; als Folge von Würmern

## Geist/Gemüt

- ▷ Wahnvorstellungen:
  - → er sei krank
  - → Körperteile seien geschrumpft
  - → sie sei schwanger, wenn sie nur durch Flatus gebläht ist
  - → sie habe eine schlimme, tödliche Halserkrankung
- ▷ Delirium während Wechselfieber (*Podo.*)

## Kopf

- ▷ Kopfschmerzen
  - → *von zu intensivem Denken*, zu konzentrierter Aufmerksamkeit (*Arg-n.*)
  - → durch Würmer

## Augen

- ▷ Augenlider rot und brennend

## Nase

- ▷ Niesen in krampfartigen Anfällen; gefolgt von Tränenfluss
- ▷ reichlicher wässriger Schnupfen

## Gesicht

- ▷ Heiß

## Hals

- ▷ Diphtherie, Tonsillitis: *kann warmes Essen besser hinunterschlucken*
- ▷ Stechen und die meisten Symptome, besonders der Kehle, gehen von links nach rechts (*Lach.*, *Lac-c.*)
- ▷ Gefühl, als ob die Haut lose in der Kehle hängt; muss darüber hinwegschlucken
- ▷ *Trockenheit von Rachen und Kehle*

## Haut

- ▷ Pergamentartige, trockene Haut

### Arzneimittelbeziehungen

- Vergleiche: *Coloc.*, *Colch.*, *Lyc.*, bei Verschlimmerung zwischen 16 und 20 Uhr: *Puls.*, *Sabin.*, bei Verschlechterung an der frischen Luft
- Folgt gut auf: *Bry.* und *Ran-b.* bei Pleuritis und hat geheilt, nachdem *Acon.* und *Bry.* versagt haben

## Sabina *Sabin.*

*Sadebaum Cupressaceae*

### Schlüsselsymptome

- **Musik ist unerträglich**
- Ziehende Schmerzen im Kreuz, **vom Kreuzbein bis zum Schambein**
- Beschwerden schlimmer durch die **geringste Bewegung**
- Menses: Schmerzen erstrecken sich vom Kreuzbein bis zum Schambein

### Geist/Gemüt

- **Musik ist unerträglich**: bewirkt Nervosität, geht durch Mark und Bein (verursacht Weinen: *Thuja*)

### Allgemein

- Chronische Frauenleiden
- Arthritische Schmerzen

### Weiblich

- Menses:
  - → zu früh, zu reichlich, zu lang sich hinziehend
  - → teils flüssig, teils klumpig (*Ferr.*)
  - → Frauen, die ihre Menarche schon sehr früh hatten
  - → Blutungen krampfartig, mit Koliken und wehenartigen Schmerzen
  - → *Schmerzen vom Kreuzbein bis zum Schambein*
- Zwischenblutungen, mit sexueller Erregung (*Ambr.*)
- Neigung zu Fehlgeburten, besonders im dritten Monat
- Placenta wird wegen Erschlaffung des Uterus nicht ausgestoßen (Plazentaretention); starke Nachwehen (*Caul.*, *Sec.*)

- ▷ Menorraghie:
  - → während dem Klimakterium; bei Frauen, die früher eine Fehlgeburt hatten
  - → bei Frauen, die ihre Menarche schon sehr früh hatten
- ▷ Entzündung der Ovarien oder des Uterus nach Fehlgeburt oder vorzeitigen Wehen
- ▷ Fördert das Austreiben von Blasenmolen oder Fremdkörpern aus dem Uterus (*Canth.*)
- ▷ Beschwerden:
  - → infolge von Abort oder vorzeitigen Wehen
  - → Blutungen aus dem Uterus
  - → Blutungen teils blass-rot, teils klumpig
  - → *schlimmer durch* **die geringste Bewegung** (*Sec.*)
  - → oft besser durch Laufen
  - → *Schmerzen vom Kreuzbein zum Schambein*

## Rücken

- ▷ *Ziehende Schmerzen im Kreuz,* vom Kreuzbein bis zum Schambein, bei fast jeder Krankheit (vom Rücken um den Körper bis zur Schamgegend ziehend: *Vib.*)

## Haut

- ▷ Feigwarzen mit unerträglichem Jucken und Brennen; überschießendes Granulationsgewebe (*Thuja*, *Nit-ac.*)

## Arzneimittelbeziehungen

- ▷ Komplementär: *Thuja*
- ▷ Vergleiche: *Calc.*, *Croc.*, *Mill.*, *Sec.*, *Tril-p.*
- ▷ Folgt: *Thuja* bei Kondylomen und sykotischen Beschwerden

## Modalitäten

- ▷ Verschlimmerung
  - → bei der geringsten Bewegung (*Sec.*)
  - → warme Luft oder warmes Zimmer (*Apis*, *Puls.*)
- ▷ Verbesserung
  - → in kalter, frischer Luft

## Sambucus nigra *Samb.*

*Schwarzer Holunder* *Caprifoliaceae*

### Schlüsselsymptome

- ▷ **Trockener Schnupfen bei Kleinkindern**
- ▷ Atemnot: Kind atmet ein, aber kann nicht ausatmen
- ▷ Fieber:
  - → Trockene Hitze im Schlaf
  - → beim Einschlafen
  - → Furcht vor dem Aufdecken
- ▷ Reichlicher Schweiß am ganzen Körper **während der wachen Stunden**

### Allgemein

- ▷ Passend bei Krankheiten skrofulöser Kinder, besonders der Atemwege
- ▷ Personen, vorher robust und fleischig, magern plötzlich ab (*Iod.*, *Tub.*)
- ▷ Schlimme Folgen von heftigen Emotionen; Angst, Kummer oder übermäßigem sexuellen Genuss (*Ph-ac.*, *Kali-p.*)
- ▷ Ödematöse Schwellungen an verschiedenen Körperstellen, besonders an Beinen, Rist und Füßen

### Nase

- ▷ **Trockener Schnupfen bei Kleinkindern** (Schniefnase); Nase trocken und völlig verstopft, behindert Atmung und Stillen (*Am-c.*, *Nux-v.*)

### Atemwege

- ▷ Atemnot:
  - → Kind wacht plötzlich auf, fast erstickend; das Gesicht ist fahl, blau angelaufen; das Kind setzt sich im Bett auf
  - → wird blau, schnappt nach Luft, schließlich gelingt es ihm
  - → der Anfall geht vorüber, aber wiederholt sich
  - → **Kind atmet ein, kann aber nicht ausatmen** (*Chlor.*, *Meph.*)
  - → schläft in einen Anfall hinein (*Lach.*)
  - → vergleiche: *Arum-d.* bei Bäckerasthma (Mehlstauballergie)
  - → Erstickungsanfälle wie im letzten Stadium von Krupp
- ▷ Husten:
  - → Erstickend, die Kindern weinen

- → schlimmer um Mitternacht herum
- → hohles, tiefes Husten mit Brustkrämpfen
- → mit normalem Einatmen, doch seufzender Ausatmung
- ▷ Tiefer, trockener Husten geht einem Fieberanfall voraus

Fieber

- ▷ *Trockene Hitze im Schlaf*
- ▷ ***beim Einschlafen***
- ▷ nach dem Hinlegen
- ▷ ohne Durst
- ▷ ***Furcht vor dem Aufdecken*** (muss in jeden Fieberstadium zugedeckt sein: *Nux-v.*)
- ▷ *Reichlicher Schweiß am ganzen Körper* **während der wachen Stunden;** beim Einschlafen kehrt die trockene Hitze zurück (schwitzt, sobald er die Augen schließt, um zu schlafen: *Chin.*, *Con.*)

Arzneimittelbeziehungen

- ▷ Vergleiche: *Chin.*, *Chlor.*, *Ip.*, *Meph.*, *Sulph.*
- ▷ Folgt gut: nach *Opium* bei bösen Folgen von Schreck
- ▷ Erleichtert Beschwerden nach Arsenmissbrauch

Modalitäten

- ▷ Verschlimmerung
  - → in Ruhe
  - → nach dem Essen von Obst
- ▷ Verbesserung
  - → Aufsitzen im Bett
  - → Bewegung
  - → die meisten Schmerzen tauchen in Ruhe auf und verschwinden bei Bewegung (*Rhus-t.*)

## Sanguinaria canadensis *Sang.*

*Kanadische Blutwurzel Papaveraceae*

Schlüsselsymptome

- ▷ Periodisch auftretende Migräne: Schlaf bessert
- ▷ Der Kopfschmerz beginnt im Hinterkopf

- ▷ Kopfschmerzen treten im Klimakterium wieder auf
- ▷ **Umschriebene Rötung der Wangen**
- ▷ Rheumatischer Schmerz in rechtem Arm und rechter Schulter

## Kopf

- ▷ Periodisch auftretende Migräne:
  - → beginnt morgens, nimmt während des Tages zu, hält bis zum Abend an
  - → Kopf fühlt sich an, als würde er bersten oder als ob die Augen herausgedrückt würden
  - → Schlaf bessert
- ▷ Migräne, besser durch absolute Ruhe in einem dunklen Zimmer („Ermüdungs-Kopfschmerz" durch geistige oder körperliche Anstrengung: Epigea; Migräne < in Ruhe, > durch Reiben, Drücken, Bewegung: *Indigo*)
- ▷ Kopfschmerz *beginnt im Hinterkopf*, zieht nach oben und setzt sich oberhalb des rechten Auges fest (*Sil.*; oberhalb oder in der linken Augenhöhle: *Spig.*)
- ▷ Kopfschmerzen *treten im Klimakterium wieder auf;* jeden siebten Tag (*Sabad.*, *Sil.*, *Sulph.*; jeden achten Tag: *Iris*)

## Gesicht

- ▷ Gesichtsneuralgie, > durch Niederknien und den Kopf fest gegen den Boden drücken; der Schmerz breitet sich vom Oberkiefer in alle Richtungen aus
- ▷ **Umschriebene Rötung der Wangen** nachmittags; Brennen in den Ohren, bei Bronchitis, Pneumonie, Phthise

## Hals

- ▷ Brennen in Pharynx und Ösophagus
- ▷ Kehlkopf- oder Nasenpolypen (*Sang-n.*, *Psor.*, *Teucr.*)

## Weiblich

- ▷ Beschwerden im Klimakterium:
  - → Hitzewallungen und Leukorrhoe
  - → Brennen in Handflächen und Fußsohlen
  - → muss die Bettdecke abwerfen
  - → schmerzhafte Vergrößerung der Brüste
  - → wenn *Lachesis* und *Sulphur* keine Erleichterung bringen

### Atemwege

- ▷ Asthma nach allergischem Schnupfen (engl. Original: „rose cold"), schlimmer durch Gerüche
- ▷ Husten:
  - → trocken; weckt ihn nachts auf und hört nicht auf, bis er im Bett aufsitzt und Flatus ablässt
  - → umschriebene *Rötung der Wangen*
  - → Nachtschweiß
  - → Diarrhoe
- ▷ Starker Husten nach Keuchhusten; der Husten kehrt stets wieder, wenn der Patient sich erkältet

### Extremitäten

- ▷ Rheumatischer Schmerz in *rechtem Arm und rechter Schulter* (links, *Ferr.*); kann den Arm nicht anheben, < nachts
- ▷ Schmerzen an Stellen, wo die Knochen am wenigsten bedeckt sind, wie Schienbein, Handrücken usw. (*Rhus-v.*)

### Haut

- ▷ Gesichtsausschlag bei jungen Frauen, vor allem während spärlicher Menstruation (*Bell-p., Calc., Eug., Psor.*)

### Arzneimittelbeziehungen

- ▷ Vergleiche:
  - → *Bell., Iris, Meli.* bei Migräne
  - → *Lach., Sulph.* bei klimakterischen Beschwerden
  - → *Chel., Phos., Sulph., Verat-v.* bei chronischer Bronchitis oder latenter Pneumonie
- ▷ Wenn *Bell.* bei Scharlach versagt
- ▷ Als dynamisches Mittel bei *Opium*-Narkose

## Sanicula aqua — *Sanic.*

*Wasser der Sanicula-Quelle in Illinois*

### Schlüsselsymptome

- ▷ Kind sieht alt aus, schmutzig, schmierig und bräunlich; Haut am Hals ist runzlig, faltig

## Geist/Gemüt

- Große Angst vor Abwärtsbewegung (*Borx.*)
- Kind eigensinnig, dickköpfig, heult und tritt; mürrisch, reizbar im schnellen Wechsel mit Lachen; mag nicht angefasst werden
- Wechselt ständig seine Beschäftigung

## Allgemein

- Symptome wechseln ständig (*Lac-c.*, *Puls.*)
- Kind wirft selbst bei kältestem Wetter die Kleidung ab (*Hep.*, *Sulph.*)
- Abmagerung, fortschreitend; *Kind sieht alt aus, schmutzig, schmierig und bräunlich;* Haut am Hals *runzlig, faltig* (*Abrot.*, *Iod.*, *Nat-m.*, *Sars.*)

## Kopf

- Kopf und Nacken der Kinder schwitzen reichlich im Schlaf; das Kopfkissen wird ganz nass (*Calc.*, *Sil.*)
- Reichlich blättrige Schuppen auf der Kopfhaut, in den Augenbrauen, im Bart

## Ohren

- Wundheit hinter den Ohren mit Absonderung von weißer, grauer, klebriger Flüssigkeit (*Graph.*, *Psor.*)

## Mund

- Zunge:
  - → lang, schlaff
  - → brennend; muss sie herausstrecken, um sie zu kühlen
  - → ringförmiger Ausschlag (Herpes circinatus) auf der Zunge (*Nat-m.*)

## Magen

- Übelkeit und Brechreiz vom Autofahren
- Durst; trinkt wenig und oft; Flüssigkeit wird erbrochen, sobald sie sich im Magen befindet (*Ars.*, *Phos.*)

## Blase und Rektum

- Urin- und Stuhlinkontinenz; Spinkter ist unzuverlässig (*Aloe*); Drang von Blähungen; muss die Beine kreuzen, um Entweichen von Stuhl zu verhindern

- ▷ Obstipation:
  - → kein Drang, bis sich eine große Menge Kot angesammelt hat
  - → nach großer Anstrengung wird der Stuhl teilweise ausgestoßen, schlüpft dann wieder zurück (*Sil.*, *Thuj.*)
  - → große Entleerung von kleinen, trockenen, grauen Bällen, müssen mechanisch entfernt werden (*Sel.*)
- ▷ Stuhl:
  - → hart, unmöglich abzusetzen
  - → gräulich-weiße Bälle, wie gebrannter Kalk
  - → Krümeln vom Afterrand (*Mag-m.*)
  - → mit Geruch von Limburger Käse
- ▷ Diarrhoe:
  - → wechselhaft in Charakter und Farbe
  - → wie Rührei
  - → schaumig, grasgrün; verfärbt sich grünlich, wenn er stehengelassen wird
  - → wie Schaum auf einem Froschteich
  - → nach dem Essen muss er eilig vom Tisch aufstehen
- ▷ Stuhlgeruch bleibt trotz Badens (*Sulph.*)
- ▷ Exkoriation um den After (*Sulph.*); bedeckt das Perineum und breitet sich bis zu den Genitalien aus

## Weiblich

- ▷ Leukorrhoe mit starkem Fischlakegeruch (sickert aus dem Rektum, Geruch wie Heringslake: *Calc.*; Fischlake ähnliche Absonderungen aus den Ohren: *Tell.*)
- ▷ Schwäche, Abwärtsdrängen, als würde der Beckeninhalt entweichen; < Laufen, Stolpern oder Erschütterung, > Ruhe, Liegen; Verlangen, Genitalien zu stützen durch Pressen der Hand gegen die Vulva (*Lil-t.*, *Murx.*)
- ▷ Uterus wie wund

## Extremitäten

- ▷ Fußschweiß:
  - → zwischen den Zehen, wund machend
  - → übel riechend (*Graph.*, *Psor.*, *Sil.*)
  - → an den Fußsohlen, als ob er in kaltem Wasser gestanden hätte
- ▷ Brennen der Fußsohlen; muss sie entblößen oder kühlen (*Lach.*, *Med.*, *Sang.*, *Sulph.*)

## Arzneimittelbeziehungen

- ▷ Verwandt mit: *Abrot., Alum., Borx., Calc., Graph., Nat-m., Sil.* und anderen großen Antipsorika

# Sarsaparilla officinalis *Sars.*

*Sarsaparillwurzel* *Liliaceae*

## Schlüsselsymptome

- ▷ Starke, fast unerträgliche Schmerzen am **Ende des Urinierens**
- ▷ Absetzen von Gries oder feinen Steinen; Nierenkolik; Blasensteine; blutiger Urin.
- ▷ Urin: spärlich, schleimig, flockig, sandig, reichlich, ohne Empfindung abgehend (*Caust.*)
- ▷ Urin tröpfelt beim Sitzen
- ▷ Eingezogene Brustwarzen

## Allgemein

- ▷ Für dunkelhaarige Personen, mit Neigung zu Steinbildung oder sykotischer Diathese
- ▷ Starke Abmagerung: die Haut wird schrumpelig oder liegt in Falten (*Abrot., Iod., Nat-m., Sanic.*)
- ▷ Kopfschmerzen und Periostschmerzen meist durch Quecksilber, Syphilis oder unterdrückte Gonorrhoe
- ▷ Rheumatismus, Knochenschmerzen nach Quecksilber oder unterdrückter Gonorrhoe; Schmerzen: schlimmer nachts, bei feuchtem Wetter oder nach Trinken kalten Wassers
- ▷ Bei Kindern:
  - → Gesicht wie ein alter Mensch
  - → vergrößertes Abdomen
  - → trockene, schlaffe Haut (*Bar-c., Op.*)

## Harnwege

- ▷ Starke, fast unerträgliche Schmerzen **am Ende des Urinierens** (*Berb., Equis-h., Med., Thuja*)
- ▷ Abgang von *Gries oder feinen Steinen; Nierenkolik; Blasensteine; blutiger Urin*

- Urin:
  - → hell und klar, doch brennend
  - → spärlich, *schleimig, flockig, sandig, reichlich, ohne Empfindung abgehend* (*Caust.*)
  - → setzt weißen Sand ab
- Blase gedehnt und schmerzempfindlich
- ***Urin tropft beim Sitzen,*** geht im Stehen unkontrolliert ab
- Luftabgang aus der Harnröhre
- Sand im Urin oder in der Windel; Kind schreit vor und beim Urinieren (*Borx.*, *Lyc.*)
- Neuralgie oder Nierenkolik; qualvolle Schmerzen von der rechten Niere abwärts (*Lyc.*)

## Genitalien

- Gonorrhoe: unterdrückt durch kaltes, nasses Wetter oder Quecksilber, gefolgt von Rheumatismus
- Unerträglicher Gestank der Genitalien; Pollutionen; blutige Samenergüsse (*Led.*, *Merc.*)
- *Eingezogene Brustwarzen;* Brustwarzen sind klein, vertrocknet, nicht erregbar (*Sil.*)
- Juckende Ausschläge auf der Stirn während den Menses (*Eug.*, *Sang.*, *Psor.*)

## Haut

- Herpesartige Ausschläge überall am Körper; Geschwüre nach Quecksilbermissbrauch, bei Syphilis
- Flüchtiges Examthem durch Aufenthalt in kalter Luft; trockene, krätzeartige Ausschläge, meist im Frühling auftretend; verkrusten
- Rhagaden:
  - → Haut springt auf an Händen und Füßen
  - → Schmerzen und Brennen, besonders an den Seiten von Fingern und Zehen
  - → Haut hart, verhärtet sich

## Arzneimittelbeziehungen

- Komplementär: *Merc.*, *Sep.* beide folgen gut
- Vergleiche: *Berb.*, *Lyc.*, *Nat-m.*, *Phos.*
- Oft eingesetzt nach Missbrauch von Quecksilber

## Scarlatinum * *Scarl.*

*Nosode des Scharlachs oder des Scharlachfiebers*

### Klinik
Albuminurie. Nephritis. Scharlachfieber. Hautleiden. Halsweh.

### Allgemein
- ▷ *Scarlatin* wurde wie andere Nosoden auch zur Vorbeugung und Behandlung der Krankheit, aus der sie hergestellt wird, benutzt.
- ▷ Seine bekannte Affinität zu Haut, Hals und Nieren legt aber seine Anwendbarkeit bei Krankheiten dieser Organe nahe.

### Arzneimittelbeziehungen
- ▷ *Bell.* steht ihm am nächsten und kann auch als Antidot gegeben werden
- ▷ Es folgen die verschiedenen Quecksilbermittel
- ▷ Vergleiche auch: *Apis, Ars., Diph., Morb., Rhus-t.*

## Scirrhinum * *Scir.*

*Nosode eines szirrhösen Krebses, Verreibung*

### Klinik
Brustkrebs. Krebs. Kanzeröse Diathese. Drüsenvergrößerung. Blutungen. Varikosis. Würmer.

### Allgemein
Die Kenntnisse dieser Nosode stützen sich auf Burnett.

- ▷ Er prüfte sie an sich selbst und beschrieb „ein fürchterliches senkendes Gefühl in der Nabelgegend", das er als Leitsymptom für das Mittel betrachtet.
- ▷ Burnett hat mit *Scirr.* viele Brusttumore geheilt.
- ▷ Er heilte einen Mann mit verhärteten Lymphknoten, die an der linken Halsseite aufgetreten waren, nachdem zuvor andere Drüsen von dem Bruder des Patienten, einem Chirurgen, entfernt worden waren.

- ▷ Auch Blutungen und Varizen der Beine und Füße mit purpurfarbenen Pünktchen wurden von Burnett mit *Scirr.* geheilt.
- ▷ Ein Patient, dem Burnett *Scirr.* gegeben hatte, erzählte ihm, dass nach Einnahme des Mittels massenhaft Fadenwürmer abgegangen seien. Daraufhin gab es Burnett mit großem Erfolg in vielen Fällen dieser lästigen Krankheit; ich selbst konnte diese Erfahrungen bestätigen.

### Arzneimittelbeziehungen

- ▷ In hartnäckigen Fällen, bei denen *Cina* und *Teucr.* nur geringe Besserung brachten, bewirkte *Scirr.* einen gewaltigen Umschwung.

### Modalitäten

- ▷ Die Zeiten der Verschlechterung sind 17 Uhr bis 18 Uhr und unregelmäßige Zeiten während der ganzen Nacht.

## Secale cornutum *Sec.*

*Mutterkorn, Claviceps purpurea* *Fungi*

### Schlüsselsymptome

- ▷ Passt zu dünnen, mageren, schwachen, ausgezehrten Frauen
- ▷ Sehr alte, hinfällige, kraftlose Menschen
- ▷ Frauen mit sehr schlaffem Muskelgewebe; alles wirkt lose und offen; antriebslos; Gefäße erschlafft
- ▷ Furunkel: *klein, schmerzhaft, mit grünem Inhalt*
- ▷ Wehen: alles scheint entspannt und offen, aber keine Austreibungstätigkeit
- ▷ **Die Haut fühlt sich kalt an, doch der Patient erträgt es nicht, zugedeckt zu werden**

### Allgemein

- ▷ Passt zu *dünnen, mageren, schwachen, ausgezehrten* Frauen; reizbares, nervöses Temperament; blasses, eingefallenes Gesicht
- ▷ Frauen mit sehr schlaffem Muskelgewebe; alles wirkt lose und offen; antriebslos; Gefäße erschlafft; passive Blutungen, reichlicher Fluss von dünnem, schwarzem, wässrigem Blut; Blutkörperchen sind zerstört

- Blutungsneigung:
  - die kleinste Wunde blutet wochenlang (*Lach.*, *Phos.*)
  - Absonderung von dünnflüssigem, eitrigem Blut mit starker Tendenz zur Fäulnis
  - Prickeln in den Gliedmaßen mit großer Schwäche, vor allem, wenn die Schwäche nicht durch vorangegangenen Flüssigkeitsverlust entstanden ist
- Brennen am ganzen Körper, als ob feurige Funken auf den Körper fallen (*Ars.*)

## Augen

- Eingesunken; blaue Ringe um die Augen

## Gesicht

- Bleich, ausgemergelt, aschfahl, eingesunken, hippokratisch

## Magen

- Unnatürlicher Heißhunger, sogar bei erschöpfender Diarrhoe
- Verlangen nach Saurem, Zitronenlimonade

## Rektum

- Diarrhoe:
  - reichlich, wässrig, faulig, braun
  - wird mit großem Druck entleert (*Gamb.*, *Crot-t.*)
  - sehr erschöpfend
  - schmerzlos, unwillkürlich
  - Anus weit offen (*Apis*, *Phos.*)
- Kollaps bei Choleraerkrankungen; Haut kalt, kann aber trotzdem Zugedecktsein nicht ertragen

## Harnorgane

- Bettnässen bei alten Menschen; Urin hell, wässrig oder blutig; Urin wird zurückgehalten

## Weiblich

- Leukorrhoe, grün, braun, stinkend
- Menses:
  - unregelmäßig
  - reichlich dunkle Flüssigkeit

- → mit pressenden, wehenartigen Schmerzen im Abdomen
- → ständige Absonderungen von wässrigem Blut bis zur nächsten Menses

▷ Drohender Abort besonders im dritten Monat (*Sabin.*); andauernde, abwärtsdrängende, heftige Schmerzen

▷ Wehen:
- → unregelmäßige Wehenschmerzen
- → zu schwach
- → kraftlos oder aussetzend
- → alles scheint *entspannt und offen, aber keine Austreibungstätigkeit*
- → Ohnmacht

▷ Nachwehen:
- → zu lang
- → zu schmerzhaft
- → sanduhrartige Kontraktionen

▷ Zurückgehaltener Milchfluss bei dünnen, mageren, erschöpften Frauen; Brüste füllen sich nicht richtig

## Brust

▷ Schwacher Puls, schnell, zusammengezogen und oft intermittierend

## Extremitäten

▷ Eisige Kälte

## Haut

▷ Furunkel: *klein, schmerzhaft, mit grünem Inhalt*, reifen und heilen sehr langsam, sehr kräftezehrend

▷ Gangrän: trocken, senil, < durch äußerliche Hitze

▷ große Ekchymosen; Blutblasen, sehr oft der Beginn der Gangrän

▷ Die **Haut fühlt sich kalt an, doch der Patient erträgt es nicht, zugedeckt zu werden**

## Arzneimittelbeziehungen

▷ Vergleiche: *Cinnamomum* bei postpartaler Blutung; es verstärkt die Wehen, kontrolliert reichlichen oder gefährlichen Blutfluss und ist immer sicher, während Mutterkornextrakt immer gefährlich ist

▷ Ähnlich: *Arsenicum*, aber Kälte- und Hitzemodalitäten sind entgegengesetzt

▷ Ähnelt *Colchicum* bei Cholera

### Modalitäten

- ▷ Verschlimmerung:
  - → *Hitze* (bei allen Krankheiten)
  - → *Wärme durch Zudecken* aller betroffenen Köperteile
- ▷ Verbesserung:
  - → an kalter Luft
  - → Kaltwerden durch Aufdecken von betroffenen Körperteilen
  - → Reiben

## Selenium metallicum *Sel.*

*Selen*

### Schlüsselsymptome

- ▷ Verlangen nach Spirituosen
- ▷ Obstipation Stuhl groß, hart, zusammengepresst, so dass mechanische Hilfe erforderlich ist
- ▷ Priapismus, Hoden hochgezogen
- ▷ Aphonie: nach ausgiebigem Gebrauch der Stimme

### Geist/Gemüt

- ▷ Sehr vergesslich in geschäftlichen Angelegenheiten, träumt aber im Schlaf von dem, was er vergessen hat

### Allgemein

- ▷ Passt zu Menschen mit hellem Teint; blondes Haar; starke Abmagerung von Gesicht, Händen, Beinen und Füßen oder einzelnen Körperteilen
- ▷ Schwach, leicht erschöpft:
  - → sowohl von geistiger als auch von körperlicher Arbeit
  - → nach Typhus, Paratyphus, Ausschweifungen
- ▷ Unwiderstehliches Verlangen, sich hinzulegen und zu schlafen; die Kräfte verlassen ihn plötzlich; vor allem bei heißem Wetter
- ▷ Starke Abneigung gegen Zugluft, gleich ob warm, kalt oder feucht
- ▷ Nach Typhus, große Schwäche der Wirbelsäule, Furcht vor Lähmung
- ▷ Abmagerung der betroffenen Körperteile

## Kopf

- ▷ Kopfschmerzen:
  - → bei Alkoholikern
  - → nach Ausschweifungen
  - → nach Limonade, Tee, Wein
  - → jeden Nachmittag
- ▷ Haarausfall an Kopf, Augenbrauen, Backenbart, Genitalien

## Nase

- ▷ Schnupfen endet mit Diarrhoe

## Magen

- ▷ Hunger nachts (***Cina***, ***Psor.***)
- ▷ *Verlangen nach Spirituosen,* ein fast unwiderstehliches, wahnsinniges Begehren

## Rektum

- ▷ Obstipation:
  - → Stuhl groß, *hart*, zusammengepresst, so dass mechanische Hilfe erforderlich ist (*Aloe*, *Calc.*, *Sanic.*, *Sep.*, *Sil.*)
  - → nach schweren Krankheiten, besonders nach schwerer fieberhafter Entritis

## Urin

- ▷ Rot, dunkel, spärlich
- ▷ Grobkörnig, rot, sandig, mit Sediment
- ▷ unwillkürliches Tröpfeln beim Laufen

## Männlich

- ▷ Impotenz, mit Verlangen; obszöne Gedanken, aber impotent (plötzliche Impotenz: *Chlor.*)
- ▷ Erektionen langsam, ungenügend, zu schneller Samenerguss mit lang anhaltender Erregung
- ▷ Schwach, gereizt nach Koitus
- ▷ Häufig unwillkürliches Tröpfeln und Heraussickern von Samen und Prostatasekret im Sitzen, beim Stuhlgang, im Schlaf
- ▷ Absonderung bei Gonorrhoe: „Bonjourtropfen" (*Calad.*)
- ▷ Priapismus, *Hoden hochgezogen* (*Berb.*; Hoden heruntergezogen: *Canth.*)

## Atemwege

- Aphonie:
  - *nach ausgiebigem Gebrauch der Stimme*
  - Stimme ist belegt, wenn er zu singen beginnt
  - muss oft die Kehle von einem durchsichtigen, stärkeartigem Schleim befreien (*Arg-m.*, *Stann.*)
- tuberkulöse Laryngitis

## Arzneimittelbeziehungen

- Vergleiche:
  - *Phos.* bei Beschwerden des Urogenitaltraktes und der Atemwege
  - *Arg-m.* und *Stann.* bei Laryngitis von Sängern und Sprechern
  - *Alum.* bei hartem Stuhl, inaktivem Rektum
- Folgt gut: nach *Calad.*, *Nat-m.*, *Staph.*, *Ph-ac.*, bei sexueller Schwäche
- Krätze, die durch Quecksilber oder *Sulphur* unterdrückt wurde, braucht oft *Selen*

## Modalitäten

- Verschlimmerung:
  - Zugluft
  - in der Sonne
  - von Limonade, Tee oder Wein
- Verbesserung:
  - kaltes Wasser oder kalte Luft im Mund

# Sepia *Sep.*

*Tinte des Tintenfischs* *Cephalopoda*

## Schlüsselsymptome

- **Tiefe Traurigkeit und Weinen**
- Gleichgültig gegenüber denjenigen, die sie am meisten liebt
- Uterus- und Vaginalprolaps; **Druck und Abwärtsdrängen, als ob alles aus dem Becken heraustreten würde**
- Schmerzhaftes Gefühl von Leere im Epigastrium
- Kopfschmerzen während der Menstruation, mit spärlichen Blutungen

- ▷ Starker Haarausfall
- ▷ Gelbliche Verfärbung: gelber Sattel über den oberen Partien von Wangen und Nase
- ▷ Kreisförmiger Herpes an einzelnen Stellen des Oberkörpers
- ▷ Belegte Zunge
- ▷ Bettnässen, immer im ersten Schlaf
- ▷ Erröten; klimakterisch; vom Unterleib aufsteigend

## Geist/Gemüt

- ▷ Angst:
  - → mit Furcht und Hitzewallungen über Gesicht und Kopf
  - → wegen tatsächlicher oder eingebildeter Bedrohungen
  - → gegen Abend
- ▷ Tiefe Traurigkeit und Weinen; Furcht vor dem Alleinsein, vor Männern, vor Treffen mit Freunden; mit Uterusbeschwerden
- ▷ *Gleichgültigkeit:*
  - → sogar gegenüber der eigenen Familie
  - → gegenüber dem Beruf (*Fl-ac., Ph-ac.*)
  - → *gegenüber den am meisten geliebten Menschen*
- ▷ Gierig, geizig (*Lyc.*)
- ▷ Träge: will nichts tun, weder arbeiten noch spielen; selbst das Denken ist eine Belastung

## Allgemein

- ▷ Passend für dunkelhaarige Personen mit festem Gewebe, sanfte und gutmütige Wesensart (*Puls.*)
- ▷ Frauenkrankheiten:
  - → vor allem solche, die während der Schwangerschaft, im Wochenbett und der Stillperiode auftreten
  - → oder Krankheiten verbunden mit plötzlichem Schwäche- und Ohnmachtsgefühl (*Murx., Nux-m.*)
  - → das „Waschfrauenmittel", Beschwerden verursacht oder verschlimmert durch das Arbeiten in der Waschküche
  - → Schmerzen breiten sich von einzelnen Körperteilen *zum Rücken hin* aus (entgegengesetzt: *Sabin.*); begleitet von Schaudern (mit Frösteln: *Puls.*)
- ▷ Besonders empfindlich gegen kalte Luft, „fröstelt so schnell"
- ▷ Mangel an Lebenswärme, vor allem bei chronischen Krankheiten (bei akuten Krankheiten: *Led.*)

▷ Empfindung eines Balles im Inneren
  → während der Menstruation, der Schwangerschaft, der Milchbildungsphase
  → bei Obstipation, Diarrhoe, Hämorrhoiden, Leukorrhoe und bei allen Uterusbeschwerden

▷ Wird schnell ohnmächtig:
  → nach Durchnässung
  → bei extremer Kälte oder Wärme
  → beim Autofahren
  → beim Knien in der Kirche

▷ Gelbliche Färbung:
  → des Gesichtes
  → der Bindehaut
  → gelbe Flecken auf der Brust
  → *ein gelber Sattel über den oberen Partien von Wangen und Nase*

▷ Erröten; Hitzewallungen bei der geringsten Bewegung; mit Furcht und Ohnmacht; gefolgt von Schwitzen am ganzen Körper; *im Klimakterium* (*Lach.*, *Sang.*, *Sulph.*, *Tub.*); vom Unterleib *aufsteigend*

## Kopf

▷ Kälte am Scheitel mit Kopfschmerzen (*Verat.*; Hitze am Scheitel: *Calc.*, *Graph.*, *Sulph.*)

▷ Kopfschmerzen:
  → in heftigen Schlägen, schockartig
  → während der Menstruation, mit spärlichen Blutungen
  → bei zarten, feinfühligen, hysterischen Frauen
  → drückend, berstend
  → < Bewegung, Bücken, geistige Arbeit
  → > äußerer Druck; kontinuierliche, intensive Bewegung

▷ *Starker Haarausfall*, nach chronischen Kopfschmerzen oder im Klimakterium

## Gesicht

▷ Gelbliche Färbung des Gesichtes; *ein gelber Sattel über den oberen Partien von Wangen und Nase;* das Gesicht „verrät" Unterleibsbeschwerden

## Mund

- ▷ *Belegte Zunge*, wird jedoch stets sauber während der Menstruation und kehrt nach der Menstruation zurück
- ▷ Geschwollene und rissige Unterlippe

## Hals

- ▷ Jegliche Bekleidung am Hals wird als zu eng empfunden und ständig gelockert (*Lach.*)

## Magen

- ▷ Schmerzhaftes Gefühl *von Leere*, „flau", im Epigastrium, besser durch Essen (*Chel.*, *Murx.*, *Phos.*)

## Abdomen

- ▷ Dickbäuchige Mütter (Kinder: *Sulph.*)

## Rektum

- ▷ Obstipation:
  - → während der Schwangerschaft (*Alum.*)
  - → Stuhl hart, knotig, in kleinen Kugeln, unzulänglich, schwierig
  - → Schmerz im Rektum während und lange nach dem Stuhlgang (*Nit-ac.*, *Sulph.*)
  - → Gefühl eines Gewichtes oder eines Balles im After, nicht besser durch Stuhlgang

## Harnwege

- ▷ Urin lagert ein rötliches, lehmfarbiges Sediment ab, das derart am Behälter klebt, als ob es eingebrannt wäre; stinkt so ekelhaft, dass er aus dem Zimmer entfernt werden muss (schrecklich stinkend nach Stehenlassen: *Indium*)
- ▷ Enuresis
  - → das Bett ist nass, unmittelbar nachdem das Kind einschläft (*Kreos.*)
  - → immer während *des ersten Schlafes*
- ▷ Harnröhrenausfluss: schmerzlos, gelblich, färbt die Wäsche; Meatus morgens verklebt; hartnäckig, bei langem Stehen (*Kali-i.*); Geschlechtsorgane sind schwach und erschöpft

## Weiblich

- ▷ Heftige Stiche aufwärts in der Vagina; lanzinierende Schmerzen vom Uterus zum Nabel
- ▷ Uterus- und Vaginalprolaps; **Druck und Abwärtsdrängen, als ob alles aus dem Becken herausfallen würde**; muss die Beine übereinander fest schlagen oder mit geschlossenen Beinen sitzen, um einen Vorfall zu verhindern; mit Atembeklemmung (vgl. *Agar., Bell., Lil-t. , Murx., Sanic.*)
- ▷ Nahezu jegliche Art von unregelmäßiger Menstruation - früh, spät, spärlich, reichlich, Amenorrhoe oder Menorrhagie -, wenn sie mit oben genannten Symptomen einhergeht
- ▷ Morgendliche Übelkeit in der Schwangerschaft; der Anblick von oder der Gedanke an Essen verursacht Übelkeit (*Nux-v.*); Brechreiz durch den Geruch von kochendem Essen (*Ars., Colch.*)

## Atemwege

- ▷ Dyspnoe; < Sitzen, nach dem Schlaf, im Zimmer, > Tanzen oder schnelles Laufen

## Haut

- ▷ Kreisförmiger Herpes an *einzelnen Stellen* des Oberkörpers (in sich überschneidenden Ringen am ganzen Körper: *Tell.*)
- ▷ Jucken:
  - → an verschiedenen Körperteilen
  - → der äußeren Genitalien
  - → wird nicht besser durch Kratzen; neigt dazu, in Brennen überzugehen (*Sulph.*)

## Arzneimittelbeziehungen

- ▷ Komplementär: *Nat-m.*
- ▷ Unverträglich:
  - → *Lach.* sollte nie vorher oder nachher verabreicht werden
  - → mit *Puls.* sollte es niemals im Wechsel gegeben werden
- ▷ Ähnlich: *Lach., Sang., Ust.* bei Kreislaufstörungen im Klimakterium
- ▷ Oftmals indiziert nach: *Sil., Sulph.*
- ▷ Eine einzelne Gabe hilft oft viele Wochen lang

## Modalitäten

- ▷ Verschlimmerung:
  - → nachmittags oder abends

- → bei kaltem Wind oder trockenem Ostwind
- → von sexuellen Ausschweifungen
- → in Ruhe
- → bei schwülem, feuchtem Wetter
- → *vor einem Gewitter* (*Psor.*)

▷ Verbesserung:

- → Bettwärme, warme Umschläge
- → intensive Bewegung

▷ Viele Symptome, besonders diejenigen von Kopf, Herz und Becken, werden sowohl < als auch > durch Ruhe und Bewegung

▷ Es antidotiert psychische Folgen von Tabakmissbrauch, bei Patienten mit sitzender Lebensweise, die unter übermäßiger geistiger Anstrengung leiden

## Silicea *Sil.*

*Kieselsäure*

### Schlüsselsymptome

▷ Skrofulöse, rachitische Kinder mit großen Köpfen; **offene Fontanellen und Suturen;** aufgetriebener Bauch

▷ Chronische Migräne, aufsteigend vom Genick zum Scheitel

▷ Obstipation:

- → immer vor und während der Menstruation
- → schwierig, wie durch **Inaktivität des Rektums**
- → wenn Stuhl teilweise ausgeschieden ist, schlüpft er wieder zurück

▷ Blutiger Ausfluss aus der Vagina, jedes Mal beim Stillen

▷ Schweiß an Händen, Zehen, Füßen und Achseln; **stinkend**

▷ Verschlimmerung: bei Neumond; Entblößen, vor allem des Kopfes; Hinlegen

### Geist/Gemüt

▷ Große Erschöpfung und Schwäche; will sich hinlegen

▷ Nervöse Schwäche; Erschöpfung mit vegetativer Übererregbarkeit; durch harte Arbeit und Stressbedingungen; kann durch Willenskraft überwunden werden

▷ Ruhelos, zappelig, fährt beim leisesten Geräusch zusammen

▷ Ängstlich, nachgiebig, zaghaft

- Geistige Arbeit sehr beschwerlich; Lesen und Schreiben ermüden, Nachdenken verschlimmert
- Kinder sind eigensinnig, dickköpfig; weinen, wenn sie freundlich angesprochen werden (*Iod.*)

Allgemein

- Passend bei nervösem, reizbarem, sanguinischem Temperament; Personen mit psorischer Diathese
- Personen mit hellem Teint, feiner trockener Haut; blassem Gesicht; schwächlich, mit schlaffen Muskeln
- Menschen, die an Mangelernährung leiden, nicht aufgrund mangelnder Qualität oder Quantität der Nahrung, sondern aufgrund ungenügender Assimilation (*Bar-c., Calc.*); körperlich und geistig überempfindlich
- Skrofulöse, rachitische Kinder mit *großen Köpfen;* **offene Fontanellen und Suturen;** starkes Schwitzen am Kopf (weniger als bei *Calc.*), der durch Einhüllen warmgehalten werden muss (*Sanic.*); *aufgetriebener Bauch*; schwache Knöchel; lernen nur langsam laufen
- Beschwerden:
  - → infolge von unterdrücktem Fußschweiß (*Cupr., Graph., Psor.*)
  - → wenn Kopf oder Rücken dem geringsten Luftzug ausgesetzt werden
  - → schlimme Folgen von Impfungen, besonders Abszesse und Krämpfe (*Thuj.*)
  - → Brustbeschwerden von Steinmetzen mit totalem Kräfteverlust
- Mangel an Lebenswärme; immer fröstelnd, selbst bei intensiven Körperübungen (*Led., Sep.*)
- Entzündung, Schwellung und Eiterung von Drüsen: an Hals, Achseln, Ohrspeicheldrüsen, Brust, Leisten, Talgdrüsen; bösartig, gangränös
- *Sil.* hat eine wunderbare Kontrolle über Eiterungsprozesse: Weichteil-, Periost- oder Knochen-Abszesse werden zur Reifung gebracht oder exzessive Eiterung wird vermindert (sind vor allem Weichteile befallen: *Calen., Hep.*)
- Verlangen, magnetisiert zu werden; bewirkt Besserung (*Phos.*)
- Beschleunigt das Abstoßen von Fremdkörpern aus dem Gewebe; Fischgräten, Nadeln, Knochensplitter
- Tränengangfistel; eingewachsene Zehennägel (*M-aust., Teucr.*);

Panaritium; Blutbeulen; Karbunkel; Geschwüre aller Art; Fisteln: schmerzhaft, stinkend; hohe, schwammige Ränder, mit wildem Fleisch; Fissuren am After; starke Schmerzen nach Stuhlgang

## Kopf

- ▷ Schwindel:
  - → spinal, aufsteigend vom Genick zum Kopf
  - → als ob man vornüber fallen würde
  - → vom Hinaufschauen (*Puls.*; Herabschauen: *Kalm.*, *Spig.*)
- ▷ Chronische Migräne, seit schweren Erkrankungen in der Jugend (*Psor.*)
  - → *aufsteigend vom Genick zum Scheitel*, als ob es vom Rückgrat kommt und sich in einem Auge festsetzt, besonders dem rechten (links: *Spig.*)
  - → < Zugluft oder unbedeckter Kopf
  - → > Druck und warme Kleidung (*Mag-m.*, *Stront.*)
  - → > durch Ausscheiden großer Harnmengen

## Rektum

- ▷ Obstipation:
  - → *immer vor und während der Menstruation* (Diarrhoe vor und während der Menstruation: *Am-c.*, *Bov.*)
  - → schwierig, *wie durch* **Inaktivität des Rektums**
  - → mit größter Anstrengung, als ob das Rektum gelähmt wäre
  - → wenn Stuhl teilweise ausgeschieden ist, schlüpft er wieder zurück (*Thuj.*)
  - → Fäzes verbleiben lange Zeit im Rektum
  - → Analfisteln abwechselnd mit Beschwerden in der Brust (*Berb.*, *Calc-p.*)

## Weiblich

- ▷ Blutiger Ausfluss aus der Vagina, *jedes Mal beim Stillen* (vgl. *Crot-t.*)
- ▷ Brustwarze ist eingezogen wie ein Trichter (*Sars.*)

## Extremitäten

- ▷ Verkrüppelte Finger- und Zehennägel (*Ant-c.*)
- ▷ Erkältet sich, wenn die Füße entblößt sind (*Con.*, *Cupr.*)
- ▷ Schweiß an Händen, Zehen, Füßen und Achseln; **stinkend**
- ▷ Unerträglicher, saurer, aasähnlicher Geruch der Füße, ohne Schweiß, jeden Abend

### Schlaf

- Schlafwandeln; steht im Schlaf auf, wandelt umher und legt sich wieder hin (*Kali-br.*)

### Haut

- Ungesunde Haut; jede kleine Wunde eitert (*Graph., Hep., Merc., Petr.*)

### Arzneimittelbeziehungen

- Komplementär: *Thuja, Sanicula*
- Vergleiche: *Get., Hep., Pic-ac., Kali-p., Hyper., Ruta, Sanic.*
- Folgt gut: nach *Calc., Graph., Hep., Nit-ac., Phos.*

### Modalitäten

- *Silicea* ist das chronische Mittel zu *Pulsatilla*
- Verschlimmerung
  - → Kälte
  - → während der Menstruation
  - → *bei Neumond*
  - → *Entblößen*, besonders des Kopfes
  - → *Hinlegen*
- Verbesserung
  - → Wärme, besonders durch Einhüllen des Kopfes; bessert alle Symptome mit Ausnahme der Magenbeschwerden, welche durch kalte Speisen gebessert werden (*Lyc.*)

## Spigelia — *Spig.*

*Wurmkraut* *Loganiaceae*

### Schlüsselsymptome

- Körper schmerzhaft empfindlich gegen Berührung; im berührten Körperteil wird Kälte empfunden
- Empfindung: als seien die Augen zu groß für die Augenhöhlen; empfindlich gegen Berührung
- Unerträglicher, drückender Schmerz in den Augäpfeln
- Scharfer, stechender, durchbohrender Schmerz durch die Augäpfel nach hinten in den Kopf; durch kaltes, feuchtes, regnerisches Wetter

- ▷ Gesichtsschmerz: von morgens bis Sonnenuntergang; bei kaltem, regnerischem Wetter
- ▷ Zahnschmerzen vom Tabakrauchen, > beim Essen
- ▷ Herzklopfen: heftig, sichtbar, hörbar
- ▷ Verschlimmerung durch jegliches Schütteln, durch heftige Bewegung oder Erschütterung

## Geist/Gemüt

- ▷ Angst vor scharfen, spitzen Gegenständen, Nägel, Nadeln usw.

## Allgemein

- ▷ Passend für anämische, geschwächte Personen mit rheumatischer Diathese
- ▷ Für skrofulöse Kinder mit Ascariden (Spulwurmbefall) (*Cina, Stann.*)
- ▷ Personen mit hellem Haar; bleich, dünn, aufgedunsen, schwach; faltige, gelbliche, erdige Haut
- ▷ Körper schmerzhaft *empfindlich gegen Berührung;* im berührten Körperteil wird Kälte empfunden; bei Berührung geht ein Schaudern durch den ganzen Körper (*Kali-c.*)
- ▷ Rheumatische Herzbeschwerden (*Kalm., Led., Naja*); blasendes, systolisches Geräusch über der Herzspitze. Aneurysma

## Kopf

- ▷ Nervöser Kopfschmerz; periodisch; beginnt morgens an der Hirnbasis, breitet sich über den Kopf aus und setzt sich im Auge, in der Augenhöhle und der Schläfe auf der linken Seite fest (rechte Seite: *Sang., Sil.*); pulsierender Schmerz, heftig, klopfend
- ▷ Kopfschmerzen; bei Sonnenaufgang, Höhepunkt um die Mittagszeit, nimmt bis Sonnenuntergang ab (*Nat-m., Tab.*)

## Augen

- ▷ *Unerträglicher, drückender Schmerz in den Augäpfeln;* kann die Augen nicht drehen, ohne den ganzen Körper mitzudrehen; schlimmer besonders beim Stolpern
- ▷ Gefühl, als ob die Augen zu groß für die Augenhöhlen wären (*Cimic., Com.*); *empfindlich gegen Berührung;* wie ein Band um den Kopf (*Cact., Carb-ac., Sulph.*)

▷ Scharfer, stechender, durchbohrender Schmerz durch die Augäpfel nach hinten in den Kopf; *durch kaltes, feuchtes, regnerisches Wetter*

## Nase

▷ Reichlicher, stinkender Schleim aus den Choanen, tropft in die Kehle, verursacht Erstickungsanfälle während der Nacht (*Hydr.*)

## Gesicht

▷ Gesichtschmerz:
- → periodisch, linksseitig, Orbita, Auge, Jochbein, Zähne
- → *vom Morgen bis Sonnenuntergang*
- → reißender Schmerz, Brennen, dunkelrote Wange
- → *bei kaltem regnerischem Wetter*
- → durch Tee

## Mund

▷ Zahnschmerzen vom *Tabakrauchen;* nur durch Hinlegen und *beim Essen* besser (*Plan.*); schlimmer durch kalte Luft und Wasser; kommt zurück, wenn man daran denkt

▷ Stottern, wiederholt die ersten Silben drei bis vier Mal; mit Bauchbeschwerden; mit Helminthiasis

## Rektum

▷ Szirrhus im Sigmoid oder Rektum; grässliche, unerträgliche Schmerzen (*Alumn.*)

## Atemwege

▷ Atemnot: muss auf der rechten Seite liegen oder den Kopf hochlegen (*Cact.*, *Spong.*); Schmerzen in der Brust sind stechend, wie von Nadeln

## Brust

▷ Brustbeschwerden mit stechenden Schmerzen synchron mit dem Puls, < bei Bewegung, < kaltes, nasses Wetter

▷ Herzklopfen:
- → heftig, sichtbar und hörbar
- → durch die geringste Bewegung
- → beim Vornüberbeugen

→ blasendes, systolisches Geräusch über der Herzspitze

### Arzneimittelbeziehungen

▷ Vergleiche: *Acon., Ars., Cact., Dig., Kali-c., Naja, Kalm., Spong.* bei Herzbeschwerden

### Modalitäten

▷ Verschlimmerung:
- → Bewegung, Geräusche, Berührung, Augenrollen
- → *jedes Schütteln, jede heftige Bewegung oder Erschütterung*

▷ Verbesserung:
- → auf der rechten Seite liegen mit hochgelagertem Kopf (*Ars., Cact., Spong.*)

## Spongia tosta — *Spong.*

*Gerösteter Meeresschwamm* *Porifera*

### Schlüsselsymptome

▷ Tuberkulinische Diathese

▷ Husten:
- → alles ist vollkommen trocken, kein Schleimrasseln
- → zischend, wie von einer Säge, die ein Kiefernbrett durchsägt
- → < durch: Süßigkeiten, kalte Getränke, Tieflage des Kopfes (flaches Liegen)

▷ Krupp: ängstlich, keuchend, < beim Einatmen

### Geist/Gemüt

▷ Jede Aufregung steigert den Husten

### Allgemein

▷ *Tuberkulinische Diathese*

▷ Besonders geeignet für Erkrankungen bei Kindern und Frauen; helles Haar, schlaffes Gewebe, heller Teint (*Brom.*)

▷ Schwellung und Verhärtung der Drüsen; Kropf (*Brom.*)

▷ Beschwerden schlimmer nach Schlaf oder schläft in die Verschlimmerung hinein (*Lach.*)

## Hals

- ▷ Wunder Hals, < nach dem Essen von Süßigkeiten
- ▷ Geschwollene Schilddrüsen, Schwellung sogar bis zum Kinn; mit Erstickungsanfällen in der Nacht; Kropf

## Männlich

- ▷ Schmerzhaft geschwollene Samenstränge; Hoden geschwollen; Schmerz wie zerquetscht, zerdrückt; nach unterdrückter Gonorrhoe oder schlecht behandelter Orchitis

## Atemwege

- ▷ Große Trockenheit der Luftwege – Rachen, Kehlkopf, Luftröhre, Bronchien – „knochentrocken"
- ▷ Husten: trocken, bellend, kruppartig; kratzend, klingelnd, keuchend, pfeifend; *alles ist vollkommen trocken, kein Schleimrasseln*
- ▷ Husten:
  - → trocken, zischend, **wie von einer Säge,** die ein Kiefernbrett durchsägt
  - → < Süßigkeiten, kalte Getränke, Rauchen, Tieflage des Kopfes, trockener kalter Wind
  - → < Vorlesen, Singen, Sprechen, Schlucken
  - → > warme Speisen oder Getränke
- ▷ Krupp:
  - → ängstlich, keuchend, < beim Einatmen (< beim Ausatmen: *Acon.*)
  - → < vor Mitternacht (< vor Sonnenaufgang: *Hep.*)

## Brust

- ▷ Herzklopfen:
  - → heftig mit Schmerzen und keuchender Ausatmung
  - → erwacht plötzlich nach Mitternacht mit Erstickungsgefühl und großer Angst
  - → Herzklappeninsuffizienz
  - → vor oder während der Menstruation
- ▷ Angina Pectoris; zusammenziehender Schmerz, Hitze, Schwäche, Ersticken. Angst und Schweiß; < nach Mitternacht

## Schlaf

- ▷ Erwacht mit Schreck und Erstickungsgefühl; als ob er durch einen Schwamm atmen müsse

Arzneimittelbeziehungen

- ▷ Folgt gut:
  - → nach *Acon.*, *Hep.*, bei Husten und Krupp mit vorherrschender Trockenheit
  - → nach *Spong.*, *Hep.*, bei Schleimrasseln
- ▷ Vergleiche: *Arn.*, *Caust.*, *Iod.*, *Lach.*, *Nux-m.*, der Auswurf löst sich, muss aber doch wieder geschluckt werden

## Stannum metallicum *Stann.*

*Zinn*

Schlüsselsymptome

- ▷ *Traurig, niedergeschlagen; Gefühl, ständig weinen zu müssen*
- ▷ Ohnmächtig und schwach, besonders beim *Treppen heruntergehen*
- ▷ Kopfschmerzen oder Neuralgie; Schmerzen fangen leicht an, *steigern sich allmählich* bis zum Höhepunkt und *nehmen dann allmählich ab*
- ▷ Prolaps, < während des Stuhlgangs (mit Diarrhoe: *Podo.*); so schwach, dass sie sich in einen Stuhl fallen lässt, anstatt sich hinzusetzen
- ▷ **Große Schwäche in der Brust; kann nicht sprechen vor Schwäche**
- ▷ Gefühl von Leere in der Brust
- ▷ Auswurf: süßlich, salzig

Geist/Gemüt

- ▷ *Traurig, niedergeschlagen, Gefühl, ständig weinen zu müssen*, doch Weinen verschlimmert (*Nat-m.*, *Puls.*, *Sep.*)
- ▷ Matt und schwach, besonders beim *Treppen heruntergehen;* kann aber gut hinaufgehen (*Borx.*; entgegengesetzt: *Calc.*)

Allgemein

- ▷ Ausgeprägte Erschöpfung von Geist und Körper
- ▷ während des Anziehens am Morgen muss sie sich oft hinsetzen, um auszuruhen
- ▷ Beim Singen oder dem Gebrauch der Stimme, Schmerzen und Schwäche in den Schultermuskeln und Armen

## Kopf

▷ Kopfschmerzen oder Neuralgie; Schmerzen fangen leicht an, *steigern sich allmählich* bis zum Höhepunkt und *nehmen dann allmählich ab* (*Plat.*)

## Magen

▷ Sinkendes, ausgelaugtes, leeres Gefühl im Magen (*Chel.*, *Phos.*, *Sep.*)

▷ Übelkeit und Erbrechen:
- → morgens
- → vom Geruch gekochten Essens (*Ars.*, *Colch.*)

## Abdomen

▷ Kolik:
- → besser durch harten Druck oder indem man das Kind mit dem Bauch auf die Knie oder Schultern legt (*Coloc.*)
- → Spulwürmer
- → scheidet Würmer aus

## Weiblich

▷ Menses:
- → zu früh, zu reichlich
- → Traurigkeit vor der Menstruation
- → Schmerz im Jochbein während der Menstruation

▷ Leukorrhoe; große Schwäche, die von der Brust auszugehen scheint (vom Abdomen, Becken: *Phos.*, *Sep.*)

▷ Prolaps, < während Stuhlgang (mit Diarrhoe: *Podo.*); so schwach, dass sie *sich in einen Stuhl fallen lässt*, anstatt sich hinzusetzen

## Atemwege

▷ Husten:
- → tief, hohl, erschütternd, würgend
- → erschütternd, anfallsartig in drei aufeinanderfolgenden Stößen (zweimal: *Merc.*)
- → trocken, im Bett, abends
- → Gefühl von Leere in der Brust

▷ Auswurf:
- → reichlich, wie Eiweiß, *süß*, *salzig* (*Kali-i.*, *Sep.*)
- → sauer, faulig, muffig

→ gelber, grüner Eiter (schwer, grün, salzig, *Kali-i.*)
→ tagsüber

▷ Heiserkeit: tiefe, belegte, hohle Stimme; vorübergehend besser durch Husten oder Schleimauswurf

Brust

▷ **Große Schwäche;** < durch Sprechen, Lachen, laut Vorlesen, Singen; **kann nicht sprechen vor Schwäche**

Schweiß

▷ Modriger, muffiger Geruch;
▷ Jeden Morgen nach 4 Uhr
▷ An Nacken und Stirn
▷ Sehr schwächend

Arzneimittelbeziehungen

▷ Komplementär: *Pulsatilla*
▷ Folgt gut: nach *Caust.*
▷ Gefolgt von: *Calc.*, *Phos.*, *Sil.*, *Sulph.*, *Tub.*

Modalitäten

▷ Verschlimmerung:
→ Lachen und Singen, Sprechen, *Gebrauch der Stimme*
→ auf der rechten Seite liegen
→ warme Getränke (kalte Getränke: *Spong.*)

▷ Verbesserung:
→ Husten oder Auswurf > Heiserkeit
→ starker Druck (*Coloc.*)

## Staphisagria *Staph.*

*Stephanskraut, Rittersporn* *Ranunculaceae*

Schlüsselsymptome

▷ Nach chirurgischen Eingriffen
▷ Gerstenkörner, Hagelkorn an den *Augenlidern* oder dem Unterlid, eins nach dem anderen, harte Knötchen zurücklassend

- ▷ Zahnschmerzen während der Menstruation; schmerzhaft, wenn Speisen oder Getränke die Zähne berühren, doch nicht beim Beißen und Kauen
- ▷ Zähne zerfallen an den Rändern
- ▷ Verlangen nach Tabak
- ▷ Brennen in Urethra, wenn nicht uriniert wird
- ▷ Spermartorrhoe: schuldbewusster, verschämter Blick
- ▷ Husten hervorgerufen durch Tabakrauch

## Geist/Gemüt

- ▷ Sehr sensibel für die leisesten Eindrücke; geringste Handlungen oder harmlose Worte verletzen (*Ign.*)
- ▷ Große Empörung über Dinge, die andere oder er selbst getan haben; grämt sich über die Folgen
- ▷ Apathisch, gleichgültig, niedergeschlagen, schwaches Gedächtnis als Folge von sexuellen Exessen (*Anac.*, *Aur.*, *Nat-m.*, *Ph-ac.*)
- ▷ Beschwerden infolge von Stolz, Neid oder Ärger
- ▷ Schlecht gelaunte Kinder schreien nach Dingen, die sie nach Erhalt gleich wieder gereizt wegstoßen oder wegwerfen (*Kreos.*)
- ▷ Wurde beleidigt; zu würdevoll, um zu kämpfen; er unterdrückt seinen Zorn und geht nach Hause – krank, zitternd und erschöpft (entgegengesetzt: *Nux-v.*)

## Allgemein

- ▷ Verletzungen durch scharf schneidende Instrumente
- ▷ *Nach chirurgischen Eingriffen*
- ▷ Brennende Schmerzen, wie der Schnitt von einem Messer
- ▷ Beschwerden infolge von:
  - → Masturbation, sexuellen Ausschweifungen
  - → Verlust von Lebenssäften
  - → Verdruss, Demütigung
  - → Beleidigungen
  - → Entrüstung, mit Ärger oder unterdrücktem Unmut (*Aur.*)
  - → nervöse Schwäche; wie erschöpft nach harter Arbeit

### *Kopf*

- ▷ Gefühl eines runden Balls in der Stirn, sitzt selbst beim Kopfschütteln fest

## Augen

▷ *Gerstenkörner, Hagelkorn an den Augenlidern oder dem Unterlid*, eins nach dem anderen, *harte Knötchen zurücklassend (Con.,Thuja)*

## Mund

▷ Zahnschmerzen:
  → *während der Menses*
  → intakte und auch zerfallene Zähne
  → schmerzempfindlich bei Berührung durch Speisen oder Getränke, doch nicht beim Beißen und Kauen
  → < kalte Luft in den Mund einziehen
  → < durch kalte Getränke und nach dem Essen

▷ Zähne werden schwarz, dunkle Streifen bis ins Zahninnere; können nicht sauber gehalten werden; zerbröckeln; *zerfallen an den Rändern* (an den Wurzeln, *Mez.*, *Thuja*); skorbutische Kachexie

## Magen

▷ *Verlangen nach Tabak*

▷ Heißhunger, selbst bei vollem Magen

## Abdomen

▷ Gefühl, als ob Magen und Abdomen schlaff herunterhängen (*Agar.*, *Ip.*, *Tab.*)

▷ Kolik nach Lithotomie und Ovariotomie; nach Bauchschnitt

## Harnwege

▷ Harndrang, muss stundenlang auf der Toilette sitzen; bei jung verheirateten Frauen; nach Koitus; nach schweren Geburtswehen (*Op.*)

▷ Brennen in der Harnröhre, *außer beim Wasserlassen*

▷ Drang und Schmerz *nach* dem Urinieren bei Prostatabeschwerden von älteren Männern

▷ Blasenprolaps

## Genitalien

▷ Masturbation; ständiges Beschäftigen mit sexuellen Themen; unablässiges Denken an sexuelle Vergnügungen

- ▷ Spermatorrhoe: mit eingefallenen Gesichtszügen; *schuldbewusster, verschämter Blick;* Samenerguss, gefolgt von Rückenschmerzen, Schwäche; Erschöpfung und Erschlaffung oder Atrophie der Geschlechtsorgane
- ▷ Schmerzhafte Empfindlichkeit der Geschlechtsorgane; die Vulva ist so empfindlich, dass sie Binden kaum ertragen kann (*Plat.*)

## Atemwege

- ▷ Husten: nur tagsüber oder nur nach dem Essen, < nach Genuss von Fleisch; nach Beunruhigung oder Ärger; durch Zähneputzen
- ▷ Kruppartiger Husten im Winter, im Wechsel mit Ischialgie im Sommer
- ▷ *Husten ausgelöst durch Tabakrauch* (*Spong.*)

## Rücken

- ▷ Rückenschmerzen, < nachts im Bett und morgens vor dem Aufstehen

## Extremitäten

- ▷ Arthritische Knötchen der Gelenke, besonders der Finger (*Caul.*, *Colch.*, *Lyc.*)
- ▷ Entzündung der Phalangen mit Schweiß und Eiterung

## Schlaf

- ▷ Schläfrig den ganzen Tag, die ganze Nacht wach; überall schmerzt es

## Fieber

- ▷ Heißhunger tagelang vor einem Fieberanfall

## Haut

- ▷ Ekzeme: gelbe, ätzende Flüssigkeit sickert unter den Krusten hervor; durch die Berührung mit dem Sekret bilden sich neue Bläschen; durch Kratzen wechselt der Juckreiz an eine andere Körperstelle
- ▷ Feigwarzen: trocken, gestielt, blumenkohlartig; nach Quecksilbermissbrauch

Arzneimittelbeziehungen
- ▷ Vergleiche: *Caust., Coloc., Ign., Lyc., Puls.*
- ▷ *Coloc.* und *Staph.* wirken gut nacheinander
- ▷ Folgt gut: *Caust., Coloc., Staph.* folgen gut in der genannten Reihenfolge
- ▷ Unverträglich: *Ran-b.* sowohl vorher als auch nachher

Modalitäten
- ▷ Verschlimmerung
  - → *Emotionen*
  - → Zorn, Entrüstung, Gram, Demütigung
  - → Verlust von Körpersäften
  - → Tabak; Masturbation; sexuelle Ausschweifungen
  - → durch die leichteste Berührung der betroffenen Körperteile

## Stramonium *Stram.*

*Stechapfel Solanaceae*

Schlüsselsymptome
- ▷ Neigung, ständig zu reden (*Cic., Lach.*); unaufhörliches und unzusammenhängendes Sprechen und Lachen; **Beten, Flehen, inständiges Bitten;** mit unterdrückter Menstruation
- ▷ **Verlangen nach Licht und Gesellschaft**; kann es nicht ertragen, allein zu sein; schlimmer in Dunkelheit und Einsamkeit
- ▷ Augen weit offen, vorstehend, glänzend; erweiterte Pupillen
- ▷ Stottern
- ▷ Erbrechen: sobald er den Kopf vom Kopfkissen hebt
- ▷ Schmerzlosigkeit
- ▷ Besserung in hellem Licht

Geist/Gemüt
- ▷ **Verlangen nach Licht und Gesellschaft**; kann es nicht ertragen, allein zu sein (*Bism.*); schlimmer in Dunkelheit und Einsamkeit; kann nicht in ein dunkles Zimmer gehen
- ▷ Wacht auf mit einem Blick, als ob er vor etwas zurückschreckt, als ängstige er sich vor dem ersten Gegenstand, den er erblickt
- ▷ Halluzinationen, die den Patienten erschrecken

- ▷ Wunsch zu entfliehen, im Delirium (*Bell.*, *Bry.*, *Op.*, *Rhus-t.*)
- ▷ Bildet sich alles Mögliche ein: sie sei doppelt, kreuzweise zu liegen usw. (*Petr.*)
- ▷ Delirium: geschwätzig, redet die ganze Zeit, singt, reimt Verse, tobt; ähnelt *Bell.* und *Hyos.*, doch unterscheidet sich in der Schwere der Zustände; das Delirium ist rasender, die Manie akuter, während die Kongestion, obwohl größer als bei *Hyos.*, doch viel geringer ist als bei *Bell.*; es kommt niemals zu einer richtigen Entzündung
- ▷ Neigung, ständig zu reden (*Cic.*, *Lach.*); unaufhörliches und unzusammenhängendes Sprechen und Lachen; **Beten, Flehen, inständiges Bitten;** mit unterdrückter Menstruation
- ▷ Hydrophobie: Angst vor Wasser, übertriebene Abneigung gegen Flüssigkeiten (*Bell.*, *Lyss.*); krampfartige Zuschnürung des Halses

## Allgemein

- ▷ Passt zu Beschwerden junger Plethoriker (*Acon.*, *Bell.*); speziell für Kinder mit Veitstanz; Manie und Fieberdelirium
- ▷ Bei den meisten Beschwerden keinerlei Schmerzen; **Schmerzlosigkeit** ist ein charakteristisches Merkmal
- ▷ Krämpfe: bei Bewusstsein (*Nux-v.*; ohne: *Bell.*, *Cic.*, *Hyos.*, *Op.*); erneut ausgelöst durch den Anblick von hellem Licht, eines Spiegels oder von Wasser (*Bell.*, *Lyss.*)
- ▷ Zucken einzelner Muskeln oder Muskelgruppen, vor allem in der oberen Körperhälfte; Veitstanz

## Kopf

- ▷ Kopf fühlt sich an wie umhergestreut (*Bapt.*)

## Augen

- ▷ Weit offen, vorstehend, glänzend
- ▷ *Erweiterte Pupillen*, unempfindlich
- ▷ verzerrte Augen und Augenlider
- ▷ Pupillen weiten sich, wenn das Kind getadelt wird

## Gesicht

- ▷ Gesicht heiß und rot mit kalten Händen und Füssen
- ▷ umschriebene Rötung der Wangen, Blutandrang zum Gesicht; Risus sardonicus

### Mund

- ▷ *Stottern*: muss sich lange anstrengen, bevor er ein Wort herausbringen kann; gibt sich große Mühe zu sprechen; verzieht das Gesicht (*Bov.*, *Ign.*, *Spig.*)

### Magen

- ▷ Erbrechen: *sobald er den Kopf vom Kissen hebt*; durch helles Licht

### Schlaf

- ▷ Schläfrig, kann aber nicht schlafen (*Bell.*, *Cham.*, *Op.*)

### Arzneimittelbeziehungen

- ▷ *Stramonium* folgt oft: *Bell.*, *Cupr.*, *Hyos.*, *Lyss.*
- ▷ Bei Metrorrhagie und Plazentaretention mit charakteristischem Delirium wirkt *Sec.* oft sofort, wenn *Stram.* versagt (mit Fieber und Tendenz zur Sepsis: *Pyrog.*)
- ▷ Wenn *Bell.* bei Keuchhusten zu oft wiederholt wird

### Modalitäten

- ▷ Verschlimmerung
  - → im Dunkeln
  - → Alleinsein
  - → beim Anblick heller oder glänzender Objekte
  - → nach Schlaf (*Apis*, *Lach.*, *Op.*, *Spong.*)
  - → beim Versuch zu schlucken
- ▷ Verbesserung
  - → helles Licht
  - → Gesellschaft
  - → Wärme

## Sulphur — *Sulph.*

*Elementarer Schwefel, Schwefelblüte*

### Schlüsselsymptome

- ▷ **Stehen ist für Sulphurpatienten die schlimmste Körperhaltung; sie können nicht stehen**
- ▷ Schmutzige, unsaubere Menschen

- ▷ Abneigung gegen Waschen; *stets < nach einem Bad*
- ▷ Kinder: können es nicht ertragen, gewaschen oder gebadet zu werden
- ▷ Wenn sorgfältig gewählte Mittel keine Wirkung zeigen
- ▷ **Beschwerden, die beständig wiederkommen**
- ▷ **Empfindung von Brennen**
- ▷ Beständige Hitze am Scheitel
- ▷ Kalte Füße am Tag und brennende Fußsohlen nachts
- ▷ Obstipation: Stuhl **groß, schmerzhaft**; das Kind hat Angst vor dem Stuhlgang, weil es so schmerzhaft ist
- ▷ Diarrhoe: **treibt den Patienten am frühen Morgen aus dem Bett**
- ▷ Ausscheidung von Urin und Stuhl schmerzt an den davon betroffenen Körperstellen; **Stellen um den Anus sind rot, wund**; alle Körperöffnungen sind sehr rot

## Geist/Gemüt

- ▷ Zu faul, um etwas zu unternehmen; zu unglücklich, um zu leben
- ▷ Alles, an dem der Patient Gefallen findet, erscheint ihm bezaubernd; selbst Lumpen erscheinen wunderschön

## Allgemein

- ▷ Passt zu Menschen mit einer skrofulösen Diathese, die zu venöser Stauung insbesondere des Pfortadersystems neigen
- ▷ Personen mit nervösem Temperament, schnell bewegt, schnell erregbar, plethorisch; die Haut reagiert besonders empfindlich auf atmosphärische Veränderungen (*Hep.*, *Kali-c.*, *Psor.*)
- ▷ Für magere Menschen mit gebeugten Schultern, die gebückt gehen und sitzen; gebückt laufen wie ein alter Mann
- ▷ **Stehen ist für Sulphurpatienten die schlimmste Körperhaltung; sie können nicht stehen;** jede stehende Position ist unbequem
- ▷ *Schmutzige, unsaubere* Menschen; anfällig für Hautbeschwerden (*Psor.*)
- ▷ Abneigung, sich zu waschen; *stets schlimmer nach einem Bad*
- ▷ Kinder:
  - → können es nicht ertragen, gewaschen oder gebadet zu werden (in kaltem Wasser: *Ant-c.*)
  - → abgemagert, dickbäuchig

- → unruhig, heiß, werfen nachts die Kleidung ab (*Hep.*, *Sanic.*)
- → haben Würmer, doch gut gewählte Mittel versagen

▷ *Wenn bei sorgfältig gewählten Mitteln die Besserung ausbleibt,* besonders bei akuten Krankheiten, hilft es oft, die Reaktionskräfte des Körpers wachzurufen; klärt den Fall (bei chronischen Krankheiten: *Psor.*)

▷ Skrofulöse, psorische, chronische Krankheiten infolge von unterdrückten Emotionen (*Caust.*, *Psor.*)

▷ **Beschwerden, die beständig wiederkommen** (Menses, Leukorrhoe usw.); der Patient scheint fast geheilt zu sein, doch dann kehrt die Krankheit immer wieder zurück

▷ Blutandrang in einzelnen Körperteilen: Augen, Nase, Brust, Abdomen, Ovarien, Arme, Beine, oder in irgendeinem Organ deutet auf den Ausbruch eines Tumors oder bösartigen Wucherung hin, besonders im Klimakterium

▷ Brennendes Gefühl

- → am Scheitel
- → mit Schmerzen in den Augen
- → im Gesicht, ohne Röte
- → von Bläschen im Mund
- → mit Trockenheit im Hals, erst rechts, dann links
- → im Magen
- → im Rektum
- → im After mit juckenden Hämorrhoiden und kochend heißem Urin
- → wie kleine feurige Wellen (*Ars.*)
- → in der Brust, aufsteigend bis ins Gesicht
- → der Haut am ganzen Körper, mit Hitzewellen
- → einzelner Stellen, zwischen den Schulterblättern (*Phos.*)

▷ Hitzewallungen tagsüber mit Anfällen von Schwäche und Ohnmacht, gehen mit leichtem Schweiß wieder vorbei

▷ Erleichtert die Resorption von serösen oder entzündlichen Absonderungen in Gehirn, Pleura, Lungen, Gelenken, wenn *Bryonia*, *Kali-m.* oder andere gut gewählte Mitteln versagen

▷ Chronischer Alkoholismus; Wassersucht und andere Beschwerden bei Alkoholikern; „sie bessern sich", erleiden aber ständig Rückfälle ( *Psor.*, *Tub.*)

## Kopf

▷ *Beständige Hitze am Scheitel*

- Migräne
  - → jede Woche oder alle zwei Wochen
  - → ermüdend, schwächend (*Sang.*)
  - → mit heißem Scheitel und kalten Füßen
- Häufige Schwäche- oder Ohnmachtsanfälle während des Tages (vgl. *Zinc.*)

## Mund

- Leuchtend rote Lippen, prall gefüllt mit Blut (*Tub.*)

## Magen

- Gefühl von Schwäche, Leere, Erschöpfung oder Ohnmacht im Magen gegen 11 Uhr (10 oder 11 Uhr, > durch Essen: *Nat-c.*); kann Mittagessen nicht abwarten

## Rektum und Harnwege

- Diarrhoe:
  - → nach Mitternacht
  - → schmerzlos
  - → **treibt den Patienten am frühen Morgen aus dem Bett** (*Aloe, Psor.*)
  - → als ob der Darm zu schlaff sei, um den Inhalt zurückzuhalten
- Obstipation:
  - → Stuhl hart, knotig, trocken, wie verbrannt (*Bry.*)
  - → **groß, schmerzhaft**; *das Kind hat Angst vor dem Stuhlgang, weil es so schmerzhaft ist*, oder der Schmerz zwingt das Kind, schon beim ersten Versuch aufzugeben
  - → abwechselnd mit Diarrhoe
- Die Entleerung von Stuhl und Urin schmerzt an den Teilen, über die sie gleiten
- Scheidet große Mengen farblosen Urins aus
- **Stellen um den After sind rot, wund**; *alle Körperöffnungen sind sehr rot*
- Alle Ausscheidungen sind ätzend, wund machend, wo immer sie die Haut berühren

## Weiblich

- Menses: zu früh, reichlich, langwierig
- Menorrhargie, war nie wieder gut nach der letzten Fehlgeburt. „Eine einzelne Gabe bei Neumond" – Lippe

## Extremitäten

- ▷ Kalte Füße tagsüber mit *brennenden Fußsohlen nachts*, möchte eine kalte Stelle für sie finden (*Sang.*, *Sanic.*); hängt die Füße aus dem Bett, um sie abzukühlen (*Med.*)

## Schlaf

- ▷ Nächtliche Erstickungsanfälle, will Türen und Fenster offen haben
- ▷ Wird nachts plötzlich hellwach
- ▷ Schläfrig am Spätnachmittag nach Sonnenuntergang, Schlaflosigkeit während der ganzen Nacht
- ▷ Glückliche Träume, wacht singend auf

## Haut

- ▷ Furunkel: erscheinen massenhaft an verschiedenen Körperteilen, oder sobald ein Furunkel geheilt ist, folgt schon das nächste (*Tub.*)
- ▷ Wollüstiges Jucken, besser durch Kratzen; „Kratzen fühlt sich gut an"; Kratzen verursacht Brennen; < durch Bettwärme (*Merc.*); wund in Hautfalten (*Lyc.*)
- ▷ Hautbeschwerden, die mit medizinischen Seifen und Waschungen behandelt wurden
- ▷ Hämorrhoiden, die mit Salbe behandelt wurden

## Arzneimittelbeziehungen

- ▷ Komplementär: *Aloe*, *Psor.*
- ▷ Generell Beschwerden durch Missbrauch von Metallen
- ▷ Kompatibel: *Calc.*, *Lyc.*, *Puls.*, *Sars.*, *Sep.*
- ▷ *Sulph.*, *Calc.*, *Lyc.* oder *Sulph.*, *Sars.* und *Sep.* folgen oft in dieser Reihenfolge
- ▷ *Calcarea* sollte nicht vor *Sulphur* gegeben werden
- ▷ *Sulphur* ist das chronische *Aconit* und folgt ihm gut bei Lungenentzündung und anderen akuten Krankheiten

## Modalitäten

- ▷ Verschlimmerung
  - → Ruhe
  - → *Stehen*
  - → *Bettwärme*
  - → Waschen, Baden

→ wechselndes Wetter (*Rhus-t.*)
▷ Verbesserung
→ trockenes, warmes Wetter
→ auf der rechten Seite liegen (entgegengesetzt: *Stann.*)

## Sulphuricum acidum *Sul-ac.*

*Acidum sulphuricum, Schwefelsäure* $H_2SO_4$

### Schlüsselsymptome

▷ Kind hat einen sauren Körpergeruch
▷ Chronisches Sodbrennen, saures Aufstoßen, das ihn quält (*Rob.*)

### Geist/Gemüt

▷ Beantwortet Fragen nur unwillig, nicht aus Sturheit, sondern aus Unfähigkeit
▷ Hastiges Wesen; alles muss schnell erledigt werden (*Arg-n.*)

### Allgemein

▷ Geeignet für hellhaarige Menschen, alte Menschen, besonders Frauen; Hitzewallungen in den Wechseljahren
▷ Blutungen: schwarzes Blut fließt aus allen Körperöffnungen (*Crot-h., Mur-ac., Nit-ac., Ter.*)
▷ Schwach und erschöpft durch tiefsitzende Dyskrasie; keine anderen Symptome (*Psor., Sulph.*)
▷ Schmerzen von allmählicher und sich langsam steigernder Intensität, die plötzlich aufhören, wenn sie den Höhepunkt erreicht haben; oft wiederkehrend (*Puls.*)
▷ Drückender Schmerz wie von einem stumpfen Gegenstand; Neigung zu Gangrän nach mechanischen Verletzungen, besonders bei alten Menschen
▷ *Kind riecht* trotz sorgfältigem Waschens *sauer* (*Hep., Mag-c., Rheum*)
▷ Gefühl, am ganzen Körper zu zittern, ohne wirklich zu zittern; inneres Zittern bei Alkoholikern

### Kopf

▷ Empfinden, als ob das Gehirn lose in der Stirn läge und hin- und herfalle (*Bell., Bry., Rhus-t., Spig.*)

- ▷ Gehirnerschütterung durch Sturz oder Schlag; kalte Haut und Körper bedeckt mit kaltem Schweiß

Mund

- ▷ Aphthen; im Mund, am Zahnfleisch oder in der ganzen Mundhöhle; Zahnfleisch blutet leicht; schmerzhafte Geschwüre; übel riechender Atem (*Bor.*)

Magen

- ▷ Chronisches Sodbrennen, *saures Aufstoßen, macht ihn gereizt/ widert ihn an* (*Rob.*)
- ▷ Wasser trinken verursacht ein Kältegefühl im Magen, wenn kein Alkohol beigemischt ist

Haut

- ▷ Schlimme Folgen von mechanischen Verletzungen, mit Quetschungen, Schürfungen und fahler Haut, Erschöpfung (*Acet-ac.*)
- ▷ Ekchymosen; Narben verfärben sich blutrot oder blau, sind schmerzhaft (grüne Verfärbung: *Led.*)
- ▷ Petechien; Purpura haemorrhagica; blaue Flecken; aschgraue, rote, juckende Hautflecken

Arzneimittelbeziehungen

- ▷ Komplementär: *Puls.*
- ▷ Vergleiche: *Ars.*, *Bor.*, *Calen.*, *Led.*, *Ruta*, *Rheum*, *Symph.*
- ▷ Bei Prellungen und Rissverletzungen der Weichteile wetteifert es mit *Calendula*
- ▷ Folgt gut: nach *Arn.* bei Prellungsschmerzen, aschgrauer Haut und reichlichem Schweiß; nach *Led.* bei Ekchymosen
- ▷ Beschwerden nach Trinken von Weinbrand
- ▷ „Ein Teil Schwefelsäure mit drei Teilen Alkohol gemischt, dreimal tgl. 10 - 15 Tropfen, drei bis vier Wochen lang, hat sich bewährt, um das Verlangen nach Alkohol zu unterdrücken." – Hering

## Symphytum *Symph.*

*Beinwell Boraginaceae*

### Schlüsselsymptom

- ▷ Bessert eigenartig stechende Schmerzen

### Allgemein

- ▷ Erleichtert Heilung von Knochenfrakturen (*Calc-p.*); > *eigenartig stechende Schmerzen;* begünstigt Kallusbildung; wenn die Beschwerden nervösen Ursprungs sind
- ▷ Empfindlichkeit an der Frakturstelle; Periostschmerzen nach erfolgter Wundheilung
- ▷ Mechanische Verletzungen; Stöße, Prellungen, Schläge auf den Augapfel

### Kopf

- ▷ Augenschmerzen nach Schlag mit einem stumpfen Gegenstand; wenn ein Schneeball das Auge getroffen hat; wenn ein Säugling die Faust ins Auge seiner Mutter gestoßen hat (für das weiche Gewebe um die Augen: *Arn.*)

### Arzneimittelbeziehungen

- ▷ Vergleiche: *Arn., Calen., Calc-p., Fl-ac., Hep., Sil.*
- ▷ Folgt gut: nach *Arnica*, bei *stechenden* Schmerzen und wenn nach einer Verletzung das Periost empfindlich bleibt

## Syphilinum *Syph.*

*Syphiliserreger Nosode*

### Schlüsselsymptome

- ▷ **Schmerzen von Einbruch der Dunkelheit bis zum Morgengrauen**
- ▷ Alle Beschwerden sind nachts < (*Merc.*)
- ▷ Leukorrhoe: **reichlich**, sickert durch die Binde
- ▷ **Haarausfall**
- ▷ Verlangen nach Alkohol, in jeder Form

## Geist/Gemüt

- ▷ Gedächtnisverlust; kann sich nicht an Namen von Büchern, Personen oder Orten erinnern; Rechnen fällt schwer
- ▷ Gefühl, verrückt oder paralysiert zu werden; apathisch und gleichgültig
- ▷ Entsetzliche Angst vor der Nacht wegen geistiger und körperlicher Erschöpfung beim Erwachen; es ist unerträglich, der Tod ist vorzuziehen
- ▷ Fürchtet das schreckliche Leiden durch Erschöpfung beim Aufwachen (*Lach.*)

## Allgemein

- ▷ **Schmerzen von Einbruch der Dunkelheit bis zum Morgengrauen**; beginnen mit der Abenddämmerung und enden im Morgengrauen (*Merc., Phyt.*)
- ▷ Schmerzen nehmen allmählich zu und ab (*Stann.*); verlagern sich und wechseln häufig die Stelle
- ▷ **Alle Symptome sind nachts** < (*Merc.*), von Sonnenuntergang bis Sonnenaufgang
- ▷ Extreme Abmagerung des gesamten Körpers (*Abrot., Iod.*)
- ▷ **Verlangen nach Alkohol** *in jeder Form;* angeborene Neigung zum Alkoholismus (*Asar., Psor., Tub., Sulph., Sul-ac.*)
- ▷ Wenn das bestgewählte Mittel keine Erleichterung oder kontinuierliche Besserung bringt bei syphilitischen Erkrankungen
- ▷ Syphilitikern oder Patienten, die nach lokal behandeltem Schanker seit Jahren unter Hals- und Hautbeschwerden leiden, hilft es fast immer, wenn die Behandlung mit dieser Arznei begonnen wird, sofern kein anderes Mittel klar indiziert ist

## Kopf

- ▷ Kopfschmerzen, neuralgisch, verursachen Schlaflosigkeit und Delirium in der Nacht; beginnen um 16 Uhr; < sich zwischen 22 und 23 Uhr und hören bei Tagesanbruch auf (hören zwischen 23 und 24 Uhr auf: *Lyc.*)
- ▷ **Haarausfall**

## Augen

- ▷ Akute Neugeborenenophthalmie; Lider geschwollen, verkleben im Schlaf; Schmerzen nachts heftiger, < von 2 bis 5 Uhr; reichlicher Eiter; > kühles Augenbad
- ▷ Ptosis: Lähmung des Oberlids; schläfriges Aussehen durch herabhängende Lider (*Caust.*, *Graph.*)
- ▷ Doppeltsehen, sieht ein Bild unter dem anderen

## Mund

- ▷ Zähne:
  - → verfallen am Zahnfleischrand und brechen ab
  - → hohl, mit gezackten Rändern
  - → klein, konvergent an den Spitzen (*Staph.*)

## Rektum

- ▷ jahrelange, hartnäckige Obstipationen; Rektum scheint durch Strikturen verschlossen; nach Gebrauch eines Klistiers schmerzte die Stuhlentleerung so qualvoll wie Wehen (*Lac-c.*, *Tub.*)
- ▷ Fissuren im Anus und Rektum (*Thuj.*); Rektumprolaps; hartnäckige Fälle mit syphilitischem Hintergrund

## Genitalien

- ▷ Leukorrhoe: **reichlich,** *sickert durch die Binde* und rinnt bis zu den Fersen hinab (*Alum.*)

## Brust

- ▷ Herz: stechende Schmerzen von der Basis bis zur Spitze, nachts (von der Spitze zur Basis: *Med.*; von der Basis zum Schlüsselbein oder zur Schulter: *Spig.*)

## Extremitäten

- ▷ Rheuma im Schultergelenk oder der Insertionsstelle des Deltamuskels, < beim seitlichen Heben des Arms (*Rhus-t.*; rechte Schulter: *Sang.*; linke Schulter: *Ferr.*)

## Haut

- ▷ Hautausschläge: matt, rot; kupferfarbene Flecken, färben sich bei Kälte blau

Arzneimittelbeziehungen
- ▷ Vergleiche: *Aur.*, *Asaf.*, *Kali-i.*, *Merc.*, *Phyt.*, bei Knochenerkrankungen und syphilitischen Beschwerden

Modalitäten
- ▷ Verschlimmerung: *nachts*, von der Abenddämmerung bis zum Morgengrauen

## Tabacum *Tab.*

*Tabak Solanaceae*

Schlüsselsymptome
- ▷ Eisige Kälte der Haut; bedeckt mit kaltem Schweiß
- ▷ Schwindel:
  - → Totenblässe, nimmt zu bis zur Bewusstlosigkeit
  - → beim Öffnen der Augen
- ▷ Erbrechen:
  - → heftig, **mit kaltem Schweiß**
  - → sobald er sich bewegt
- ▷ Seekrankheit; > **auf Deck an der frischen, kalten Luft**
- ▷ Schreckliches, kraftloses, sinkendes Gefühl in der Magengrube
- ▷ Kind will seinen Bauch unbedeckt haben
- ▷ Diarrhoe: mit Übelkeit, Erbrechen, Schwäche und kaltem Schweiß (*Verat.*)

Geist/Gemüt
- ▷ Große Mutlosigkeit mit Verdauungsstörung, Herzklopfen, intermittierendem Puls

Allgemein
- ▷ Durch Gehirnreizung verursachte Erkrankungen, gefolgt von ausgeprägter Vagusreizung
- ▷ Abmagerung von Wangen und Rücken
- ▷ Vollständige Entkräftung der gesamten Muskulatur
- ▷ Fühlt sich vollkommen elend
- ▷ Symptome treten anfallsweise auf - Asthma, Migräne, Schwindel, Niesen

## Kopf

- ▷ Schwindel:
  - → *Totenblässe*, nimmt bis zur Bewusstlosigkeit zu
  - → frische Luft und Erbrechen bringen Erleichterung
  - → beim Aufstehen oder nach hinten Schauen
  - → **beim Öffnen der Augen**
- ▷ Migräne:
  - → beginnt am Morgen, unerträglich gegen Mittag; tödliche Übelkeit, heftiges Erbrechen;
  - → < durch Lärm und Licht
  - → periodisch, ein oder zwei Tage andauernd
- ▷ Plötzlicher Kopfschmerz auf der rechten Seite, wie von einem Hammer oder Schlagstock getroffen

## Augen

- ▷ Trübes Sehen: sieht wie durch einen Schleier
- ▷ Schielen, infolge von Hirnerkrankungen
- ▷ Erblindung, durch Atrophie der Netzhaut oder des Sehnervs

## Gesicht

- ▷ Blass, blau, verhärmt, hohl, eingefallen, bedeckt mit kaltem Schweiß (kalter Schweiß auf der Stirn: *Verat.*)

## Magen

- ▷ Übelkeit:
  - → ununterbrochen, wie seekrank
  - → Erbrechen, bei der kleinsten Bewegung
  - → mit Schwäche
  - → besser an der frischen Luft
- ▷ Erbrechen:
  - → *heftig*, mit kaltem Schweiß
  - → *sobald er sich bewegt*
  - → während der Schwangerschaft, wenn *Lac-ac.* versagt (*Psor.*)
- ▷ Seekrankheit:
  - → tödliche Übelkeit, Blässe, Kälte
  - → < durch die kleinste Bewegung und > **auf Deck an der frischen, kalten Luft**
- ▷ *Schreckliches, kraftloses, flaues Gefühl in der Magengrube*
- ▷ Gefühl von Erschlaffung des Magens mit Übelkeit (*Ip.*, *Staph.*)

## Abdomen

- ▷ *Das Kind will seinen Bauch unbedeckt haben,* da dann Übelkeit und Erbrechen nachlassen; Kälte im Bauch (*Colch.*, *Elaps*, *Lach.*)

## Rektum

- ▷ Verstopfung:
  - → Darm inaktiv oder Lähmung des Rektums
  - → Spasmen des Schließmuskels
  - → Analprolaps
  - → existiert seit Jahren
  - → Herpes am After
- ▷ Diarrhoe:
  - → plötzlich, gelblich, grünlich, schleimig
  - → drängend, wässrig; *mit Übelkeit, Erbrechen, Entkräftung und kaltem Schweiß* (*Verat.*)
  - → mit extremer Schwäche
  - → von übermäßigem Rauchen

## Harnorgane

- ▷ Nierenkolik:
  - → heftige krampfartige Schmerzen entlang des linken Harnleiters (*Berb.*)
  - → tödliche Übelkeit und kalter Schweiß

## Brust

- ▷ Herzklopfen: heftig beim Liegen auf der linken Seite; verschwindet beim Drehen nach rechts
- ▷ Puls:
  - → schnell, voll, groß
  - → klein, unterbrochen, äußerst langsam
  - → schwach, unregelmäßig, fast nicht wahrnehmbar

## Extremitäten

- ▷ Hände eiskalt, Körper warm
- ▷ Beine eiskalt, von den Knien abwärts
- ▷ Zittern der Glieder

## Haut

- ▷ Eisige Kälte der Haut; *bedeckt mit kaltem Schweiß*

### Arzneimittelbeziehungen

- ▷ Antidote bei Tabakmissbrauch sind:
  - → *Ip.* bei übermäßiger Übelkeit und Erbrechen
  - → *Ars.* bei negativen Folgen von Tabak kauen
  - → *Nux-v.* bei Magenbeschwerden am Morgen nach dem Rauchen
  - → *Phos.* bei Herzklopfen, Raucherherz, sexueller Schwäche
  - → *Ign.* bei lästigem Schluckauf durch das Kauen von Tabak
  - → *Clem.* oder *Plan.* bei **Tabakzahnweh**
  - → *Sep.* bei rechtsseitigen Gesichtsneuralgien; Verdauungsstörungen; chronischer Nervosität, besonders bei sitzender Tätigkeit
  - → *Lyc.* bei Impotenz, Spasmen, kaltem Schweiß durch übermäßiges Rauchen
  - → *Gels.* bei Hinterhauptkopfschmerzen und Schwindel durch übermäßigen Abusus, besonders Rauchen
- ▷ *Tabacum*, potenziert (C200 oder C1000), um das unbezähmbare Verlangen beim Entzug zu erleichtern

### Modalitäten

- ▷ Verbesserung
  - → *freie, frische, kalte Luft*
  - → Aufdecken

## Taraxacum *Tarax.*

*Löwenzahn* *Asteraceae/Compositae*

### Schlüsselsymptome

- ▷ **Landkartenzunge** (*Lach., Merc., Nat-m.*): bedeckt mit einem weißen Film, fühlt sich rau an; dieser Film löst sich *stellenweise* und hinterlässt dunkelrote, wunde, *sehr empfindliche Punkte* (*Ran-s.*)
- ▷ Schwäche, Verlust des Appetits, reichlicher Nachtschweiß

### Allgemein

- ▷ Bei Magen- und Gallenbeschwerden, besonders bei gastrischer Migräne
- ▷ Schwäche, Verlust des Appetits, *reichlicher Nachtschweiß*, besonders während der Genesung von gallen- oder typhusartigem Fieber

### Mund

- ▷ **Landkartenzunge** (*Lach., Merc., Nat-m.*): bedeckt mit einem weißen Film, fühlt sich rau an; dieser Film löst sich *stellenweise* und hinterlässt dunkelrote, wunde, *sehr empfindliche Punkte* (*Ran-s.*)

### Abdomen

- ▷ Ikterus mit Vergrößerung und Verhärtung der Leber (Landkartenzunge)

### Extremitäten

- ▷ Ruhelosigkeit der Glieder bei Typhus (*Rhus-t., Zinc.*)

### Arzneimittelbeziehungen

- ▷ Vergleiche: *Bry., Chel., Hydr., Nux-v.* bei Magen- und Gallenerkrankungen

### Modalitäten

- ▷ Verschlimmerung: fast alle Symptome treten auf beim
  - → Sitzen
  - → Hinlegen
  - → Ausruhen

## Tarantula *Tarant.*

*Kubanische und spanische Tarantel Aranida; Lycosidae*

### Schlüsselsymptome

- ▷ **Ruhelosigkeit**: *kann sich in keiner Position ruhig verhalten*; muss in Bewegung bleiben, obwohl *Gehen alle Symptome* < (entgegengesetzt: *Rhus-t., Ruta*)
- ▷ Abszesse, Furunkel, Nagelbettentzündung: die betroffenen Teile sind *bläulich verfärbt* (*Lach.*) und verursachen *entsetzlich brennende Schmerzen* (*Anthr., Ars.*); die *Qual der Nagelbettentzündung* zwingt den Patienten, nächtelang umherzulaufen
- ▷ Neuralgischer Kopfschmerz, < *durch Lärm, Berührung, starkes Licht*, > durch Reiben des Kopfes gegen das Kissen

## Allgemein

- ▷ Passt zu sehr nervösen Menschen, besonders bei cholerischen Erkrankungen, wenn der ganze Körper oder der rechte Arm und das linke Bein betroffen sind (linker Arm und rechtes Bein: *Agar.*)
- ▷ **Ruhelosigkeit**: *kann sich in keiner Position ruhig verhalten,* muss in Bewegung bleiben, *obwohl Gehen alle Symptome* < (entgegengesetzt: *Rhus-t., Ruta*)
- ▷ Hyperästhesie: die kleinste Aufregung reizt, gefolgt von einer lustlosen Traurigkeit; besonders empfindlich an den Fingerspitzen
- ▷ Symptome treten regelmäßig wiederkehrend auf

## Kopf

- ▷ Kopfschmerzen: intensiv, als ob Tausende von Nadeln in das Gehirn stechen
- ▷ Neuralgischer Kopfschmerz, < durch *Lärm, Berührung, starkes Licht,* > durch Reiben des Kopfes gegen das Kissen

## Brust

- ▷ Eine geringe Berührung entlang der Wirbelsäule ruft krampfartige Schmerzen in Brust und Herzregion hervor

## Weiblich

- ▷ Während jeder Menstruation sind Hals, Mund und Zunge unerträglich trocken, besonders während des Schlafens (*Nux-m.*)
- ▷ Extreme sexuelle Erregung sogar bis zur Manie
- ▷ Konvulsionen der Gebärmutter
- ▷ Pruritus vulvae wird unerträglich

## Extremitäten

- ▷ Ständige Bewegung der Beine, der Arme, des Rumpfes; dabei unfähig irgendetwas zu tun; Zucken und Rucken der Muskeln

## Haut

- ▷ Abszesse, Furunkel, Nagelbettentzündungen; die betroffenen Teile verfärben sich *bläulich* (*Lach.*) und verursachen *entsetzlich brennende Schmerzen* (*Anthr., Ars.*); die *Qual der Nagelbettentzündung* zwingt den Patienten, nächtelang umherzulaufen
- ▷ Bösartige Geschwüre
- ▷ Karbunkel, Milzbrand

▷ Gangrän

## Arzneimittelbeziehungen

▷ Ähnlich: *Apis, Crot-h., Lach., Plat., Mygal., Naja, Ther.*

## Modalitäten

▷ Nervenendpunkte sind so gereizt und empfindlich, dass eine Art Reibung notwendig ist, um Erleichterung zu verschaffen

▷ Verschlimmerung:
- → Bewegung
- → *Kontakt*
- → **Berühren der betroffenen Stellen**
- → Lärm
- → Wetteränderung

▷ Verbesserung:
- → an der frischen Luft
- → Musik
- → *Reiben der betroffenen Stellen*

# Terebinthiniae oleum *Ter.*

*Terebinthina oleum, Terpentinöl (ätherisches Öl aus Kiefernharz)*

## Schlüsselsymptome

▷ *Der Urin riecht nach Veilchen*

▷ Zunge: *glatt, glänzend, rot*, als sei sie der Papillen beraubt oder wie glasiert (*Pyrog.*)

▷ Abdomen: aufgebläht, Flatulenz, *extreme Blähsucht*

▷ Diarrhoe:
- → *häufig, reichlich, stinkend, blutig*
- → *Brennen* in After und Rektum, *danach matt und erschöpft* (*Ars.*)

▷ Hämaturie:
- → *Blut vollständig mit dem Urin vermischt*
- → *wolkig, rauchig, eiweißhaltig*
- → *reichlich, dunkel oder schwarz, schmerzlos*

▷ Blutungen: aus dem Darm, mit Ulzerationen

▷ *Heftiges Brennen und ziehende Schmerzen in der Niere, Blase und Harnröhre* (*Berb., Cann-s., Canth.*)

## Allgemein:

- ▷ Kongestion und Entzündung der inneren Organe:
  - → Nieren, Blase, Lunge, Darm, Uterus
  - → mit Blutungen und Neigung zur Bösartigkeit

## Mund

- ▷ Zunge:
  - → *glatt, glänzend, rot*, als sei sie der Papillen beraubt oder wie glasiert (*Pyrog.*)
  - → erhöhte Papillen
  - → der Belag schält sich stellenweise ab und hinterlässt leuchtend rote Flecken oder der gesamte Belag löst sich plötzlich (bei Exanthemen)
  - → trocken und rot
  - → Brennen an der Zungenspitze (vgl. *Mur-ac.*)

## Abdomen

- ▷ Bauch:
  - → äußerst berührungsempfindlich
  - → aufgebläht, Flatulenz, *übermäßige Blähsucht*
  - → Meteorismus (*Colch.*)
- ▷ Aszites mit Anasarka, bei organischen Nierenschäden; Wassersucht nach Scharlach (*Apis*, *Hell.*, *Lach.*)
- ▷ Blutungen:
  - → *aus dem Darm*, mit Ulzerationen
  - → passiv, dunkel, mit Ulzerationen oder Epitheldegeneration
- ▷ Wurmbefall:
  - → mit fauligem Atem, Erstickungsgefühl (*Cina*, *Spig.*)
  - → trockener, stoßweiser Husten
  - → Kitzeln am After
  - → Askariden, Würmer, Bandwurmsegmente werden ausgeschieden

## Rektum

- ▷ Diarrhoe:
  - → Stuhl wässrig, grünlich, schleimig
  - → *häufig, reichlich, stinkend, blutig*
  - → *Brennen* in After und Rektum,
  - → danach *Mattigkeit* und *Erschöpfung* (*Ars.*)

## Harnorgane

- ▷ *Heftiges Brennen und ziehende Schmerzen in Niere, Blase und Harnröhre (Berb., Cann-s., Canth.)*
- ▷ Heftiges Brennen und schneidende Schmerzen in der Blase; Tenesmus; empfindliches Hypogastrium; Blasenentzündung und Restharn durch Atonie des Blasenfundus

## Urin

- ▷ *Der Urin riecht nach Veilchen*
- ▷ Hämaturie:
  - → Blut *völlig mit dem Urin vermischt*
  - → Sediment wie Kaffeesatz
  - → *wolkig, rauchig, eiweißhaltig*
  - → *reichlich, dunkel oder schwarz, schmerzlos*
- ▷ Albuminurie: akut; in frühen Stadien, wenn mehr Blut und Eiweiß vorhanden sind als Harnzylinder und Epithel; nach Diphtherie, Scharlach, Typhus
- ▷ Urin reich an Eiweiß und Blut, aber wenn überhaupt, nur wenige Harnzylinder; < durch das Leben in feuchten Wohnungen
- ▷ Strangurie; spasmische Harnverhaltung

## Haut

- ▷ Purpurea haemorrhagica; täglich viele neue Ekchymosen (*Sul-ac.*)

## Arzneimittelbeziehungen

- ▷ Vergleiche: *Alumn., Arn., Ars., Canth., Lach., Nit-ac.*
- ▷ wird als Prophylaktikum bei Malaria und Afrikanischen Fiebern empfohlen

# Theridion curassavicum *Ther.*

*Orangenspinne* *Arachnida; Araneidae*

## Schlüsselsymptome

- ▷ Schwindel:
  - → **beim Schließen der Augen** (*Lach., Thuj.*; beim Öffnen der Augen: *Tab.*; beim nach oben Blicken: *Puls., Sil.*)
  - → **von jedem, selbst dem geringsten Geräusch**

- Übelkeit: von der geringsten Bewegung und besonders beim Schließen der Augen
- **Jeder Ton scheint den ganzen Körper zu durchdringen und verursacht Übelkeit und Schwindel**
- Zahnschmerzen: jeder schrille Ton durchdringt die Zähne
- Seekrankheit bei nervösen Frauen: sie *schließen ihre Augen*, um die Bewegungen des Schiffes nicht wahrzunehmen und ihnen wird sterbensübel
- extreme Empfindlichkeit

## Geist/Gemüt

- Zeit vergeht zu schnell (zu langsam: *Arg-n.*, *Cann-i.*, *Nux-m.*)

## Allgemein

- *Bei extremer nervöser Empfindlichkeit*; in der Pubertät, während der Schwangerschaft und im Klimakterium
- **Jeder Ton scheint den ganzen Körper zu durchdringen und verursacht Übelkeit und Schwindel**
- Seekrankheit nervöser Frauen: *sie schließen ihre Augen*, um die Bewegungen des Schiffes nicht wahrzunehmen und ihnen wird sterbensübel
- Alle Knochen schmerzen, als wären sie gebrochen
- „Bei Rachitis, Karies, Nekrose greift es offensichtlich die Wurzel des Übels an und beseitigt die Ursache." – Dr. Baruch
- Phthisis Florida: führt häufig eine Heilung herbei, wenn es in den frühen Stadien der Erkrankung gegeben wird
- Bei Skrofulose, wenn die bestgewählten Heilmittel keine Besserung bringen

## Kopf

- Schwindel:
  - **beim Schließen der Augen** (*Lach.*, *Thuj.*; beim Öffnen der Augen: *Tab.*; beim nach oben Blicken: *Puls.*, *Sil.*)
  - **von jedem, sogar dem geringsten Geräusch**
  - labyrinthärer Schwindel (M. Menière)
- Kopfschmerzen:
  - zu Beginn einer Bewegung, wie ein dumpfer schwerer Druck hinter den Augen
  - heftig, tief, im Gehirn

→ < beim Hinlegen (*Lach.*)

→ sehr stark, < durch Erschütterung des Fußbodens, wenn andere herumlaufen oder durch die kleinste Bewegung des Kopfes

### Nase

▷ Chronischer Nasenkatarrh; Absonderungen dick, gelb, grünlich, übel riechend (*Puls.*, *Thuj.*)

### Mund

▷ Zahnschmerzen: *jeder schrille Ton* durchdringt die Zähne

### Magen

▷ Übelkeit:

→ von der geringsten Bewegung und *besonders beim Schließen der Augen*

→ durch schnelles Fahren im Wagen

### Brust

▷ Heftige Stiche in der oberen linken Brust, unter dem Schulterblatt, erstrecken sich bis zum Hals (*Anis.*, *Myrt-c.*, *Pix.*, *Sulph.*)

### Rücken

▷ Große Empfindlichkeit zwischen den Wirbeln; sitzt seitwärts auf dem Stuhl, um Druck gegen die Wirbelsäule zu vermeiden (*Chinin-s.*); < durch das geringste Geräusch und durch die Erschütterung des Fußbodens durch Schritte

### Arzneimittelbeziehungen

▷ Folgt gut auf: *Calc.* und *Lyc.*

## Thlaspi bursa pastoris *Thlas.*

*Hirtentäschelkraut* *Brassicaceae/Cruciferae*

### Schlüsselsymptome

▷ Blut dunkel und klumpig

### Allgemein

- ▷ Reichliche passive Blutungen aus jeder Körperöffnung; *Blut dunkel und klumpig*

### Weiblich

- ▷ Metrorrhagie:
  - → mit heftigen Krämpfen und Gebärmutterkolik
  - → bei Chlorose
  - → nach Schwangerschaftsabbruch, Wehen, Fehlgeburt
  - → im Klimakterium
  - → bei Gebärmutterkrebs (*Phos.*, *Ust.*)
- ▷ Menses:
  - → zu früh
  - → zu reichlich
  - → sich lange hinziehend (acht, zehn, sogar 15 Tage)
  - → langsamer Beginn, am ersten Tag kaum ein Anzeichen
  - → am zweiten Tag Kolik, Erbrechen, Blutung mit großen Klumpen
  - → jede zweite Menses stärker
- ▷ Blutungen oder verspätete Menses durch Inertia uteri; erschöpft; erholt sich kaum von einer Menses, bevor die nächste beginnt
- ▷ Leukorrhoe: blutig, dunkel, übel riechend; einige Tage vor und nach der Menses

### Arzneimittelbeziehungen

- ▷ Vergleiche: *Sin-a.*, *Tril-p.*, *Vib.*, *Ust.*

## **Thuja occidentalis** ***Thuj.***

*Lebensbaum, weiße Zeder* *Coniferae*

### Schlüsselsymptome

- ▷ Schwindel beim Schließen der Augen (*Lach.*, *Ther.*)
- ▷ Augen: große Granulationen, wie Warzen oder Blasen
- ▷ Verstopfung: der Stuhl schlüpft zurück, nachdem er schon teilweise herausgepresst war (*Sanic.*, *Sil.*)
- ▷ Hämorrhoiden geschwollen, Schmerzen am stärksten beim Sitzen
- ▷ Diarrhoe: gurgelnd wie Wasser aus einem Zapfloch
- ▷ Haut: Warzen, groß, gestreut, gestielt (*Staph.*)

- ▷ Heftige, schneidende Schmerzen beim Beenden des Harnabgangs (*Sars.*)
- ▷ Schweiß:
  - → nur an unbedeckten Körperstellen
  - → oder überall, außer am Kopf (entgegengesetzt: *Sil.*)
  - → während des Schlafens; hört auf, wenn er erwacht (entgegengesetzt: *Samb.*)
- ▷ Gefühl, als ob der Körper, besonders die Glieder, **aus Glas gemacht seien und leicht zerbrechen würden**
- ▷ Unterdrückte Gonorrhoe verursacht Gelenkrheumatismus

## Geist/Gemüt

- ▷ Fixe Ideen:
  - → als ob eine fremde Person an seiner Seite wäre
  - → als ob Körper und Seele getrennt wären
  - → als ob ein lebendes Tier im Abdomen wäre
  - → als ob er unter dem Einfluss einer höheren Macht stände
- ▷ Geisteskranke Frauen wollen keine Berührung oder Annäherung

## Allgemein

- ▷ Passt nach Grauvogl zur hydrogenoiden Konstitution, die von der Sykose verursacht wird
- ▷ *Thuja* steht im gleichen Verhältnis zu Hahnemanns Sykose - Feigwarzen, Kondylome und warzenartige Auswüchse auf Schleimhäuten und Hautoberflächen - wie *Sulphur* zur Psora oder Quecksilber zur Syphilis
- ▷ Wirkt gut bei lymphatischem Temperament; bei sehr fülligen Personen mit dunklem Teint, schwarzem Haar, ungesunder Haut
- ▷ Beschwerden:
  - → durch Impfschäden (*Ant-t.*, *Sil.*)
  - → von unterdrückter oder ungenügend behandelter Gonorrhoe (*Med.*)
- ▷ Gefühl, als sei das Fleisch von den Knochen geschlagen worden (*Phyt.*; wie abgeschabt: *Rhus-t.*)

## Kopf

- ▷ Schwindel *beim Schließen der Augen* (*Lach.*, *Ther.*)
- ▷ Kopfschmerzen:
  - → als ob ein Nagel in den Scheitel getrieben würde (*Coff.*, *Ign.*)

  - → oder als ob ein konvexer Knopf auf diese Stelle gedrückt würde
  - → < durch sexuelle Exzesse
  - → durch Überhitzung
  - → durch Tee (*Sel.*)
  - → chronischer, sykotischer oder syphilitischer Ursprung
- ▷ Weiße, abblätternde Kopfschuppen; das Haar ist trocken und fällt aus

## Augen

- ▷ Ophthalmie der Neugeborenen, sykotisch oder syphilitisch
- ▷ *große Granulationen, wie Warzen oder Blasen*
- ▷ > durch Wärme und Zudecken; wenn unbedeckt, das Gefühl, als ob ein kalter Luftstrom durch sie hinausblasen würde
- ▷ Augenlider:
  - → über Nacht verklebt
  - → trocken, schuppig an den Rändern
  - → Gerstenkörner und Lidknorpeltumore
  - → Chalazion; dicke, harte Knoten, wie kleine Kondylome
  - → durch *Staph.* teilweise >, aber nicht geheilt

## Ohren

- ▷ Chronische Otitis; eitriger Ausfluss, wie faules Fleisch; Granulationen, Kondylome; hellrote Polypen, zellulär, leicht blutend

## Nase

- ▷ Chronischer Katarrh: nach Exanthemen; dicker, grüner Schleim; Blut und Eiter (*Puls.*)

## Mund

- ▷ Zahnverfall an den Wurzeln, die Kronen bleiben gesund (*Mez.*; an den Rändern: *Staph.*); zerbröckeln, verfärben sich gelb (*Syph.*)
- ▷ Ranula: bläulich oder Krampfadern auf der Zunge oder im Mund (*Ambr.*)

## Zahnschmerzen vom Teetrinken

- ▷ „Beim Naseputzen ein drückender Schmerz im hohlen Zahn oder seitlich davon (*Culx.*)" - Bönninghausen

## Abdomen

- ▷ Als ob ein Tier im Bauch schreien würde; Bewegungen wie von etwas Lebendigem; es streckt sich an verschiedenen Stellen hervor wie der Arm eines Fötus (*Croc.*, *Nux-m.*, *Sulph.*)

## Rektum

- ▷ Hämorrhoiden geschwollen, Schmerzen *am stärksten beim Sitzen*
- ▷ Analfissur, schmerzhaft bei Berührung, umgeben von flachen Warzen oder feuchten, schleimigen Kondylomen
- ▷ Verstopfung:
  - → heftige Schmerzen im Rektum zwingen dazu, das Pressen zu beenden
  - → der Stuhl *schlüpft zurück, nachdem er schon teilweise herausgepresst war* (*Sanic.*, *Sil.*)
- ▷ Diarrhoe:
  - → früh am Morgen
  - → gewaltsam herausschießend mit vielen Blähungen (*Aloe*)
  - → *gurgelnd wie Wasser aus einem Zapfloch*
  - → < nach dem Frühstück, nach Kaffee, fettem Essen, Impfungen, Zwiebeln

## Harnorgane

- ▷ Gefühl nach dem Urinieren, als ob Urin aus der Harnröhre tröpfelt; heftige, schneidende Schmerzen *beim Beenden des Urinierens* (*Sars.*)

## Weiblich

- ▷ Quälender, brennender Schmerz in der linken Ovarialregion beim Gehen oder Reiten, muss sitzen oder liegen (*Croc.*, *Ust.*); < während der Menstruation
- ▷ Koitus verhindert durch extreme Empfindlichkeit der Vagina (*Plat.*; durch Trockenheit: *Lyc.*, *Lyss.*, *Nat-m.*)

## Männlich

- ▷ *unterdrückte Gonorrhoe*:
  - → *verursacht Gelenkrheumatismus*
  - → Prostatitis
  - → Sykose
  - → Impotenz, Kondylome und viele andere konstitutionelle Beschwerden

## Extremitäten

- Beim Gehen fühlen sich die Glieder an, als wären sie aus Holz
- Gefühl, als ob der Körper, besonders die Glieder, **aus Glas gemacht seien und leicht zerbrechen würden**
- Nägel:
  - → verformt
  - → spröde (*Ant-c.*)

## Fieber

- Schüttelfrost, in den Oberschenkeln beginnend

## Schweiß

- Schweiß *nur an unbedeckten Körperstellen*; oder überall, *außer am Kopf* (entgegengesetzt: *Sil.*)
- *Während des Schlafens; hört auf, wenn er erwacht* (entgegengesetzt: *Samb.*)
- Reichlich, sauerer Geruch, stinkend, nachts
- Schweiß an den Genitalien riecht nach Honig

## Haut

- Schmutziges Aussehen
- Vereinzelt braune oder bräunlich-weiße Flecken
- *Warzen, groß, gestreut, gestielt* (*Staph.*)
- Hautausschläge nur an bedeckten Körperstellen, brennen nach dem Kratzen

## Arzneimittelbeziehungen

- Komplementär: *Med.*, *Sabin.*, *Sil.*
- Vergleiche: *Cann-s.*, *Canth.*, *Cop.*, *Staph.*; *Cinnb.* ist bei Warzen auf der Vorhaut vorzuziehen
- Folgt gut nach: *Med.*, *Merc.*, *Nit-ac.*

## Modalitäten

- Verschlimmerung:
  - → nachts
  - → durch Bettwärme
  - → um 3 Uhr nachts und 3 Uhr nachmittags
  - → durch kalte, feuchte Luft
  - → Betäubungsmittel

## Thyreoidinum (Sarkode)* *Thyr.*

*Schilddrüsenextrakt*
Trituration der frischen Schilddrüse von Schaf oder Kalb. Verdünnung eines flüssigen Extrakts aus der Drüse.

### Geist/Gemüt

- ▷ Depression
- ▷ Verdrießlichkeit und schlechte Laune werden von Fröhlichkeit und Munterkeit abgelöst
- ▷ Verfolgungswahn (in drei Fällen beobachtet, einer davon tödlich, als Folge von Thyreoidineinnahme in Form von Tabletten zur Gewichtsreduzierung)
- ▷ Plötzliche akute Manie bei Myxödem, geistig und physisch vollständig geheilt durch Thyr.
- ▷ Geistesverwirrung drei Jahre vor Auftreten eines Myxödems; Anfälle von Gewalttätigkeit, mit Intervallen von Depression und Verdrießlichkeit
- ▷ Schwachsinn; beängstigende Albträume
- ▷ Sehr erregt; erregter Zustand gefolgt von ausgeprägter Depression
- ▷ Gereizt und schlecht gelaunt
- ▷ Wird zum Nörgler
- ▷ Zornig
- ▷ Hat Ängste

### Allgemein

- ▷ Unwohlsein, > Bettruhe
- ▷ Herzklopfen durch Bücken
- ▷ Massive Dyspnoe mit fahler Blässe und einem Gefühl, als müsse er sterben, > durch Ausruhen im Liegen
- ▷ Myxödematöse Patienten frieren immer; das Ziel der Behandlung ist, dies zu mindern
- ▷ Bewusstseinsverlust und allgemeiner tonischer Muskelkrampf über einige Sekunden
- ▷ Ohnmachtsanfälle (viele Fälle)
- ▷ Zittern, Beben der Glieder, völlige Bewusstlosigkeit
- ▷ Tetanie
- ▷ Epileptiformer Anfall, danach eine Stunde bewusstlos; am nächsten Tag fühlt er sich besser und wärmer

- ▷ Das Unwohlsein wird so stark, dass sie sich weigert, die Behandlung fortzusetzen
- ▷ Hysterische Anfälle
- ▷ Hysterische Epilepsie mit Amenorrhoe
- ▷ Schmerzen am ganzen Körper
- ▷ Schmerzen in verschiedenen Körperteilen
- ▷ Großer Gewichtsverlust (viele Fälle von Myxödem)
- ▷ Anämie und Schwäche
- ▷ Akromegalie, Kopfschmerzen und subjektive Symptome
- ▷ Knochenbrüche heilen nicht
- ▷ Eine eigentümliche Kachexie, die gefährlicher ist, als das Myxödem selbst
- ▷ Syphilis; sekundär, tertiär

## Kopf

- ▷ Schwindel
- ▷ Gefühl von Leichtigkeit im Gehirn, steigert sich nur selten bis zum Schwindel
- ▷ Starker Schwindel und Kopfschmerzen über 24 Stunden
- ▷ Wachte um 4 Uhr morgens auf mit scharfem Kopfschmerz und intensiven Schmerzen in Rücken und Gliedmaßen, die über drei Tage anhielten und ihn ans Bett fesselten
- ▷ (Ständige Kopfschmerzen, Schmerzen im Hinterkopf und Scheitel)
- ▷ (Kopfschmerz in Fällen von Akromegalie)
- ▷ Kopfschmerzen
- ▷ Bei zwei Patienten, im einen Fall mit Sklerodermie und im anderen Fall mit Myxödem, fielen die Haare dauerhaft aus
- ▷ In einem Fall von Myxödem verlor der Patient alle Haare des Kopfes und Gesichts, mit dichtem Haarwuchs auf den Armen und auf der Brust; unter Thyr. wuchsen Kopfhaare und der Bart wieder, doch die Haare an Armen und Brust fielen aus

## Augen

- ▷ (Hervortretende Augäpfel – Basedowsche Krankheit)
- ▷ Entzündung des Sehnervs (bei fünf Personen, davon vier Frauen, die mit Schilddrüsenextrakt gegen Fettsucht behandelt wurden; keine anderen Symptome einer Schilddrüsenunterfunktion)
- ▷ Akkomodative Asthenopathie

## Ohren

- ▷ Feuchte Stellen hinter dem Ohr heilen ab (ein Fall von Psoriasis) Hyperplastische Mittelohrentzündung, mit Verknöcherung und Mobilitätsverlust der Gehörknöchelchen (schnelle Besserung in einigen Fällen)

## Gesicht

- ▷ Rötung; mit Übelkeit und Lendenschmerzen; Ohnmacht, tonische Muskelkrämpfe; sofort mit Temperaturerhöhung und Schmerzen am ganzen Körper; wurde plötzlich atemlos und bleich
- ▷ Schwäche mit Hitzewallung im oberen Körperbereich und Rückenschmerzen
- ▷ Anschwellen des Gesichts und der Beine
- ▷ Brennendes Gefühl der Lippen mit Abpellen der Haut

## Mund

- ▷ Zunge ist dick belegt
- ▷ Fiebrig und durstig
- ▷ Großer Durst
- ▷ (Ulzerierte Stelle in der linken Wange nahe des Mundwinkels)

## Hals

- ▷ Struma mit Exophthalmus, wurde geheilt

## Magen

- ▷ Appetitverlust
- ▷ Vermehrter Appetit mit verbesserter Verdauung
- ▷ Aufstoßen
- ▷ Verdauungsbeschwerden
- ▷ Übelkeit, mit Hitzewallung und Lendenschmerzen
- ▷ Immer Übelkeit nach den Injektionen
- ▷ Immer ein Gefühl von Schwäche und Übelkeit (nach einigen Injektionen)
- ▷ Magen-Darm-Störungen und Diarrhoe

## Abdomen

- ▷ Zunächst vermehrte Blähungen, später Besserung
- ▷ Kopf- und Bauchschmerzen

## Stuhl

- ▷ Diarrhoe mit Magen-Darm-Störungen
- ▷ Verstopfung

## Harnwege

- ▷ Vermehrter Urinfluss
- ▷ Albuminurie
- ▷ Diabetes mellitus; verursacht und geheilt

## Weiblich

- ▷ Verstärktes sexuelles Verlangen
- ▷ Menses reichlich, verlängert, häufiger; vorzeitige Amenorrhoe
- ▷ (Schmerzhafte unregelmäßige Menstruation)
- ▷ Beständig Schmerzen im linken Ovar, und große Empfindlichkeit
- ▷ Bei Milchmangel fördert es den Milchfluss; wenn der Mangel mit dem Auftreten der Menses verbunden ist, unterdrückt es letztere
- ▷ (Geisteskrankheit im Wochenbett mit Fieber)
- ▷ (Puerperale Eklampsie)

## Atemwege

- ▷ Inaktive Tuberkulose; in fünf Fällen erneuter Ausbruch der Krankheit

## Herz und Puls

- ▷ Tod, mit allen Symptomen von Angina pectoris
- ▷ Häufige Ohnmachtsanfälle
- ▷ Gefühl von Ohnmacht und Übelkeit
- ▷ Herzklopfen beim Bücken
- ▷ (Schneller Puls, kann nicht im Bett liegen)
- ▷ (Hüpfendes Gefühl im Herzen)

## Rücken

- ▷ Durchbohrende Schmerzen in der Lumbalregion
- ▷ Hitzewallungen im oberen Körper und Rückenschmerzen

## Arme

- ▷ Arme weniger steif und schmerzhaft (Psoriasis)

## Beine

- ▷ Kribbelndes Gefühl in den Beinen
- ▷ Ödeme in den Beinen treten auf und verschwinden wieder, wechselnd über einen Monat
- ▷ Schmerzen in den Beinen
- ▷ Unvollständige Paraplegie
- ▷ Anschwellung von Gesicht und Beinen
- ▷ Reichliche Absonderung von Flüssigkeit aus den Füßen (in einem Fall von Wassersucht, der durch *Thyr.* geheilt wurde)
- ▷ Intensiver Schmerz in Rücken und Gliedern, über drei Tage
- ▷ Schmerzen in Armen und Beinen, mit Unwohlsein
- ▷ Die Haut an Händen und Füßen schuppt ab
- ▷ (Akromegalie, subjektive Symptome)

## Haut

- ▷ Erröten der Haut
- ▷ Psoriasis: Ausschläge breiten sich aus und verschlimmern sich
- ▷ Lupus: Engegefühl, Hitze, entzündliche Röte verschwanden; Eiterung verstärkt
- ▷ Ekzeme: Hautreizung deutlich weniger
- ▷ Ekzeme beim Zahnen
- ▷ Syphilitische Psoriasis
- ▷ Rupia
- ▷ Sklerodermie
- ▷ Abschälen der Haut an den Beinen, mit allmählicher Glättung (Ekzem)
- ▷ An Händen und Füßen schilfert die Haut ab

## Schlaf

- ▷ Möchte ständig schlafen
- ▷ Schlaflosigkeit
- ▷ Erregter Zustand; konnte nicht schlafen

## Fieber

- ▷ Hitzewellen; mit Übelkeit und Bewusstseinsverlust
- ▷ Reichliches Schwitzen bei der geringsten Anstrengung

## Trillium pendulum *Tril-p.*

*Amerikanische Waldlilie* *Liliflorae*

### Schlüsselsymptome

- ▷ Menses: **reichlich, alle zwei Wochen, dauert eine Woche oder länger** (*Calc-p.*)
- ▷ **Gebärmutterblutungen mit Ohnmacht**
- ▷ Menorrhagie:
  - → Blutfluss reichlich, herausschießend, hellrot
  - → bei der geringsten Bewegung (*Sabin.*)
  - → im Klimakterium
  - → alle zwei Wochen, dunkel, klumpig (*Thlas.*, *Ust.*)
- ▷ Reichliche Gebärmutterblutungen im Klimakterium; alle zwei Wochen; blass, schwach, getrübtes Sehvermögen, Herzklopfen, Verstopfung und Ohrgeräusche (*Form.*)

### Allgemein

- ▷ Hämorrhagie:
  - → reichlich
  - → aktiv oder passiv, gewöhnlich hellrot
  - → aus Nase, Lungen, Nieren und Gebärmutter (*Ip.*, *Mill.*)
- ▷ Tendenz zur Putreszenz der Körperflüssigkeiten

### Nase

- ▷ Nasenbluten: reichlich, passiv, hellrot

### Mund

- ▷ Blutungen aus der Zahnhöhle nach einer Zahnextraktion (*Ham.*, *Kreos.*)

### Weiblich

- ▷ Menses:
  - → **reichlich, alle zwei Wochen, eine Woche oder länger dauernd** (*Calc-p.*)
  - → nach Überanstrengung oder einer zu langen Fahrt
- ▷ **Gebärmutterblutungen mit Ohnmacht**
- ▷ Menorrhagie:
  - → Blutfluss *reichlich, herausschießend, hellrot*

- → *bei der geringsten Bewegung* (*Sabin.*)
- → durch Gebärmuttersenkung
- → *im Klimakterium*
- → *alle zwei Wochen*, dunkel, klumpig (*Thlas.*, *Ust.*)

▷ Reichliche Gebärmutterblutungen im Klimakterium:
- → Menstruation alle zwei Wochen
- → blass, *schwach, getrübtes Sehvermögen, Herzklopfen, Verstopfung und Ohrgeräusche* (*Form.*)
- → schmerzhaftes Schwächegefühl in der Magengrube

## Brust

▷ Hämoptyse:
- → beginnende Phthisis, mit blutigem Auswurf
- → in fortgeschrittenen Stadien mit reichlichem, eitrigem Auswurf und schwerem Husten

## Rücken

▷ Empfinden:
- → als ob die Hüften und der untere Rücken auseinander fielen
- → als ob die Iliosakralgelenke auseinander fielen; Verlangen, straff gebunden zu werden
- → als ob die Beckenknochen gebrochen wären (*Aesc.*)
- → mit Blutungen

## Arzneimittelbeziehungen

▷ Komplementär: *Calc-p.*, bei Menstruations- und hämorrhagischen Beschwerden

▷ Vergleiche: *Chin.*, *Bell.*, *Kali-c.*, *Mill.*, *Lach.*, *Sep.*, *Sulph.*, *Thlas.*, *Ust.*

# Tuberculinum - Bacillinum *Tub./Bac.*

*Eiter (mit dem Bazillus) eines tuberkulösen Abszesses* *Nosode*

Die Potenzen von Fincke und Swan wurden aus dem Eitertropfen hergestellt, der von einem tuberkulösen Lungenabszess oder tuberkulösem Sputum gewonnen wurde. Die Potenzen von Heath stammten von einer tuberkulösen Lunge, in der mikroskopisch Tuberkulosebakterien nachgewiesen worden waren. Folglich wurden die ersteren *Tuberculinum* und die letzteren *Bacillinum* genannt. Beide Zubereitungen sind bewährt und wirksam.

## Schlüsselsymptome

- ▷ Wenn bei tuberkulösen Erkrankungen in der Familienanamnese das bestgewählte Arzneimittel keine Heilung oder dauerhafte Besserung bringt; der Name der Krankheit hat dabei keinerlei Bedeutung
- ▷ **Ständiger Symptomenwechsel**
- ▷ **Erkältet sich leicht, ohne zu wissen wie oder wo**
- ▷ **Schnelle und ausgeprägte Abmagerung**
- ▷ Grüner, übel riechender Eiter (*Sec.*)

## Geist/Gemüt

- ▷ Melancholie, niedergeschlagen; verdrießlich, reizbar, schlecht gelaunt, mürrisch; schweigsam, verdrossen; von Natur aus freundlich, jetzt am Rande des Wahnsinns
- ▷ Alles im Zimmer erscheint sonderbar, als sei er an einem fremden Ort

## Allgemein

- ▷ Geeignet für Menschen mit hellem Teint, blauen Augen, eher blond als brünett; groß, schlank, flache, enge Brust; aktiv und geistig frühreif; körperlich schwach; tuberkulöse Diathese
- ▷ Wenn bei tuberkulösen Erkrankungen in der Familienanamnese *das bestgewählte Arzneimittel keine Heilung oder dauerhafte Besserung bringt*; der Name der Krankheit hat dabei keinerlei Bedeutung
- ▷ **Ständiger Symptomenwechsel**: Beschwerden befallen erst ein Organ, dann ein anderes - Lungen, Gehirn, Nieren, Leber, Magen, Nervensystem; beginnen plötzlich und hören plötzlich wieder auf
- ▷ **Erkältet sich leicht, ohne zu wissen wie oder wo**; scheint sich jedes Mal zu erkälten, „wenn er frische Luft einatmet" (*Hep.*)
- ▷ **Schnelle und ausgeprägte Abmagerung;** Gewichtsverlust trotz guten Essens (*Abrot., Calc., Con., Iod., Nat-m.*)

## Kopf

- ▷ Kopfschmerzen:
  - → chronisch, tuberkulös

→ heftige, stechende, schneidende Schmerzen erstrecken sich von oberhalb des rechten Auges bis zum Hinterkopf
→ wie von einem eisernen Reifen um den Kopf (*Anac.*, *Sulph.*)
→ wenn das bestgewählte Arzneimittel nur palliativ wirkt

▷ Schul-Kopfschmerz:
→ < durch Lernen oder geringe geistige Anstrengung
→ bei Naharbeit, die die Augen anstrengt und wenn eine Brille nicht hilft
→ bei Tuberkulose in der Vorgeschichte

▷ Akute zerebrale oder basilare Meningitis mit drohendem Erguss; nächtliche Halluzinationen; er erwacht verängstigt und schreiend aus dem Schlaf

▷ wenn *Apis*, *Hell.* oder *Sulph.* keine Besserung bringen, obwohl sie gut gewählt waren

▷ Plica polonica: mehrere schlimme Fälle wurden dauerhaft geheilt, nachdem *Borx.* und *Psor.* versagt hatten

## Nase

▷ Ansammlungen kleiner Eitergeschwüre, höchst schmerzhaft, erscheinen nacheinander in der Nase; *grüner, übel riechender Eiter* (*Sec.*)

## Rektum

▷ Diarrhoe:
→ früh am Morgen, plötzlich, drängend (*Sulph.*)
→ Abmagerung trotz guten Essens (*Iod.*, *Nat-m.*)
→ Stuhl dunkel, braun, wässrig, übel riechend
→ gewaltsam abgehend
→ große Schwäche und reichlicher Nachtschweiß

## Weiblich

▷ Menses:
→ zu früh
→ zu reichlich
→ zu lang
→ langsam beginnend
→ mit schrecklicher Dysmenorrhoe
→ bei Patientinnen mit Tuberkulose in der Vorgeschichte

### Brust

- ▷ Der tuberkulöse Primärkomplex beginnt in der Lungenspitze, gewöhnlich links (*Phos.*, *Sulph.*, *Ther.*)

### Haut

- ▷ Ekzem:
  - → knötchenförmig über den ganzen Körper
  - → intensiver Juckreiz, < nachts, beim Ausziehen, vom Baden
  - → enorme Mengen weißer, kleieartiger Schuppen
  - → nässend hinter den Ohren, im Haar, in Hautfalten; rau und wund
  - → glühende rote Haut
  - → Ringelflechte

### Arzneimittelbeziehungen

- ▷ Komplementär: *Psor.*, *Sulph.*
- ▷ Wenn *Psor.*, *Sulph.* oder das bestgewählte Arzneimittel keine Heilung oder dauerhafte Besserung bringt; *Tub.* folgt *Psor.* als konstitutionelles Arzneimittel bei Heuschnupfen und Asthma
- ▷ *Bell.* ist bei akuten, kongestiven oder entzündlichen Anfällen tuberkulöser Krankheiten indiziert
- ▷ *Hydr.* fördert die Gewichtszunahme von Patienten, die mit *Tub.* geheilt wurden

## Ustilago maydis * — *Ust.*

*Maisbrand* *Fungi*

### Geist/Gemüt

- ▷ Depression nachmittags
- ▷ Sehr traurig, weint häufig; ausgesprochen erschöpft durch sexuelle Ausschweifungen und Samenverlust; unruhiger Schlaf
- ▷ Der Tag erscheint wie ein Traum
- ▷ Melancholie; Depression; Bedrückung und Schwäche im warmen Raum. Abneigung gegen oder allgemein schlimmer durch Wärme
- ▷ Teilweiser oder vollständiger Kontrollverlust über das Sehvermögen oder das Schlucken
- ▷ Große Gereiztheit, geistige Schwäche und Depression

## Allgemein

- Neuralgische Schmerzen in der Stirn, den Händen und Füßen
- Rheumatische Schmerzen die ganze linke Seite hinauf und hinunter, mit Schneiden im linken Knie und der linken Wade, sobald ich die Zehen belastete oder unter Belastung das Knie beugte

## Kopf

- Schwindel im Klimakterium mit zu häufiger und reichlicher Menstruation
- Nervöser Kopfschmerz durch unregelmäßige Menses bei nervösen Frauen
- Berstende, gestaute Empfindung zum Kopf; auch in anderen Körperteilen
- Völlegefühl mit dumpf pressenden Kopfschmerzen, < Laufen
- Der Kopfschmerz und der Schwindel scheinen eine Reaktion auf ovarielle oder uterine Beschwerden zu sein
- Stirnkopfschmerz, < beim Laufen
- Haare und Nägel fallen aus; vollständige Alopezie, nicht ein Haar mehr auf dem Kopf
- Kopfschmerzen in den Schläfen

## Augen

- Krämpfe, mit Sehverlust und der Kopf scheint zu wirbeln
- Augen tun weh; Tränenfluss
- Schmerzen und Brennen in den Augenäpfeln, mit reichlichem Tränenfluss
- Schwäche der Augen
- Dumpfer Schmerz im rechten Augapfel

## Nase

- Helles Nasenbluten, > Druck

## Gesicht

- Brennen des Gesichts und der Kopfhaut durch Blutandrang

## Zähne

- Manchmal Lockerung der Zähne
- Den ganzen Tag Schmerzen in den verfaulten oberen ersten und zweiten Backenzähnen, die auch zuvor schon geschmerzt haben

## Mund

- ▷ Speichelfluss; dünn, bitter; reichlich
- ▷ Geschmack nach Kupfer, morgens; schleimig kupferartig
- ▷ Schleimig; schleimig mit brennenden Magenschmerzen

## Appetit

- ▷ Wenig Verlangen
- ▷ Durst nachts
- ▷ Appetitverlust gefolgt von Heißhunger

## Magen

- ▷ Aufstoßen: von saurer Flüssigkeit; von saurer Nahrung
- ▷ Schneiden im Magen
- ▷ Schmerz im Epigastrium mit ziehenden Schmerzen in den Fingergelenken
- ▷ Bluterbrechen: passiv, venös, begleitet von Übelkeit, > durch Erbrechen
- ▷ Schwaches, leeres, flaues Gefühl im Magen
- ▷ Beständig quälende Schmerzen in der Magengegend
- ▷ Quälendes Brennen in Sternum und Magen, begleitet durch feine neuralgische Schmerzen in derselben Region, dauert jeweils drei Minuten; treten über mehrere Stunden alle zehn oder fünfzehn Minuten auf; scharf schneidender Schmerz im Magen

## Abdomen

- ▷ Periodisch schneidender Schmerz im Bereich von Nabel und Hypogastrium um 18 Uhr, < 20 Uhr durch Verstopfung; danach grummelnder Schmerz im ganzen Bauch
- ▷ Schmerzen im rechten Leberlappen; im Nabel; im Nabel vor normaler Stuhlausscheidung; in der linken Leiste beim Laufen
- ▷ Den ganzen Nachmittag grummelnde Schmerzen im Bauch, gefolgt von trockenem, hartem Stuhl; den ganzen Tag über alle paar Minuten fein schneidende Kolikschmerzen, > durch trockenen, verstopften Stuhl; gefolgt von dumpfem Schmerz in den Därmen

## Stuhl

- ▷ Hell gefärbte Diarrhoe
- ▷ Verstopfung: schwarze, trockene, klumpige Stühle

## Harnwege

- ▷ Tenesmus der Blase und Harninkontinenz

## Männlich

- ▷ Samenfluss nach Masturbation; jede Nacht Samenabgang; Sprechen über Frauen bewirkt Samenabgang; sehr traurig; weint häufig; sagt, er kann die Angewohnheit nicht aufgeben; hat keine Kontrolle über sich, wenn die Leidenschaft ihn überwältigt; weiß, dass es ihn bald zerstören wird; kann nicht arbeiten, ist zu erschöpft
- ▷ Genitalien schlaff
- ▷ Erektionen: beim Lesen um 4 Uhr; häufig, sowohl am Tag als auch nachts
- ▷ Skrotum erschlafft, bedeckt mit kaltem Schweiß
- ▷ Schmerzen in den Hoden, < rechts
- ▷ Verlangen vermindert
- ▷ Chronische Orchitis, gereizte Hoden
- ▷ Erotische Fantasien
- ▷ Samenabgänge und unwiderstehlicher Drang zur Masturbation; häufige Samenabgänge; ist erschöpft, dumpf, mit Lendenschmerz; verzweifelt; gereizt
- ▷ Gereizte Schwäche und Erschlaffung der Geschlechtsorgane mit erotischen Fantasien und Samenabgängen

## Weiblich

- ▷ Gelbe und stinkende Leukorrhoe
- ▷ Empfindlichkeit des linken Ovars, mit Schmerzen und Schwellung
- ▷ Brennender, quälender Schmerz in den Ovarien
- ▷ Intermittierende Neuralgie im linken Ovar; vergrößert, sehr berührungsempfindlich
- ▷ Uterus: Hypertrophie; Prolaps; Zervix empfindlich, schwammig
- ▷ Menses: zu spärlich mit ovarieller Reizung; zu reichlich und zu früh; Blut klumpig, als ob alles herauskäme
- ▷ Zwischen den Menses ständige Schmerzen unter der linken Brust am Rippenrand
- ▷ Dunkle Sickerblutungen, sehr klumpig, bilden gelegentlich lange, schwarze Klumpen

- ▷ Extreme Schmerzen während der Menstruation; Fluss ist sehr reichlich und hört nicht vollständig auf bis zur nächsten Periode; ist die meiste Zeit ans Bett gefesselt
- ▷ Unterdrückung der Menses
- ▷ Vikariierende Blutung aus den Lungen und dem Darm
- ▷ Ständige Schmerzen am Gebärmuttermund
- ▷ Menorrhagie im Klimakterium; aktive Dauerblutung, häufig mit Klumpen
- ▷ Milde Leukorrhoe
- ▷ Abort
- ▷ Fehlende Wehenschmerzen; Muttermund weich, dehnbar
- ▷ Lochien zu reichlich, teilweise flüssig, teilweise klumpig; andauernde nach unten ziehende Schmerzen; Uterus fühlt sich wie verknotet an
- ▷ Hypertrophie und unvollständige Rückbildung des Uterus mit ausgeprägter Atonie
- ▷ Metrorrhagie, mit Schwindel im Klimakterium
- ▷ Menorrhagie, mit verlagertem Uterus
- ▷ Erschlaffter, entspannter Zustand der Beckenorgane, tonischer Zustand des Uterus; Zustand von Schwäche, Entspannung, Atonie
- ▷ Hitzewallungen; Kreislaufstörungen wie im Klimakterium oder durch vorzeitig unterdrückte Menses; Ovarien entzündet, gereizt, empfindlich und geschwollen; quälendes Brennen in beiden Ovarien
- ▷ Metrorrhagie nach Fehlgeburt, Entbindung oder im Klimakterium
- ▷ Blutung beim geringsten Anlass; nach digitaler oder instrumenteller Untersuchung; Zervix geschwollen; blutet leicht bei Berührung
- ▷ Uterus bleibt groß nach Fehlgeburt oder Entbindung; Rückbildung verzögert
- ▷ Blutung hellrot, aber häufiger dunkel, verklumpt und fadenziehend; nach der Geburt Sickerblutung aus dem schlaffen, atonischen Uterus
- ▷ Uterus hypertrophiert, schwer, fühlt sich weich, schwammig oder matschig an
- ▷ Beschwerden von Frauen im Wochenbett; profuse, schwächende Lochien
- ▷ Milchmangel oder zu reichlich; Stillen verstärkt den Lochienfluss

▷ Akute Schmerzen, < im linken Ovar, mit Schwellung; intermittierende Schmerzen; schießen schnell die Beine herunter

▷ Ovariitis, ständige Schmerzen in Ovarien, scharfe Schmerzen ziehen schnell die Beine hinunter; Ovarien stark geschwollen und empfindlich, mit spärlicher Menstruation

▷ Ovariitis; Erkältung nach der Menstruation; dauerhafter, dumpfer Schmerz in der rechten Leiste und im Rücken, drei oder vier Mal innerhalb einer Stunde; scharfe, neuralgische Schmerzen im Ovar; Laufen schmerzhaft; Darm träge, sehr schwach

▷ Reizung der Ovarien, dauerhafter Schmerz im linken Ovar, zieht die Hüfte hinunter, humpelt beim Laufen; scharfe Schmerzen, ziehen zeitweise mit großer Schnelligkeit das Bein hinunter, alle paar Tage recht ausgeprägte Schwellung in der linken Leiste; kann keinen Druck über den Ovarien ertragen

▷ Uterusverlagerung mit Menorrhagie; Zervix geschwollen, blutet bei Berührung

▷ Uterus hypertrophisch, empfindlich; frisches hellrotes Blut, ohne Klumpen

▷ Uterusmyome (zwei Fälle, in denen sie stark zurückgingen)

▷ Zervix geschwollen, blutet bei Berührung

▷ Über Tage dunkle Sickerblutung mit Klumpen; Uterus vergrößert, Zervix geschwollen oder gedehnt

▷ Chronische Uterusblutungen und passiver Blutandrang

▷ Blut dunkel, aber so dünn, dass es kaum den Finger färbt

▷ Reichliche Menstruation, der Fluss dauert zehn bis vierzehn Tage, anfangs sehr reichlich, schwächt sich allmählich ab; immer < durch Bewegung; Ausfluss dunkel und relativ schmerzlos

▷ Menses alle drei Wochen, mit dunklen Klumpen, reichlich, mit einem Schwall hellroten Blutes beim Aufstehen vom Sitzen oder nach Aufschrecken oder Angst; zwei Tage vor den Menses, ein schwerer Rückenschmerz mit scharfen Schmerzen quer über das Abdomen von Hüfte zu Hüfte, gefolgt von austreibenden Schmerzen; Schmerzen verringern sich nach dem Einsetzen der Blutungen und hören zusammen mit der Blutung auf; zwischen den Menstruationen starke, ziehende Rückenschmerzen bei Bewegung; Schmerz schießt den Rücken hinauf von den Hüften bis zu den Schultern; Abdomen berührungsempfindlich; ausgeprägtes Nach-Unten-Drängen; Druck im Kopf; Gefühl von Zusammenschnürung im Scheitel und Gefühl, als hebe der Kopf ab; Schwindel; wund machende, eiweißhaltige Leukorrhoe, < vor den Menses; Heißhunger; ausgeprägtes Müdigkeitsgefühl; Puls 80 und schwach; Niedergeschlagenheit

- ▷ Leidet unter reichlicher Menstruation; kinderlos; groß, korpulent, schlaff, sieht aufgedunsen aus, sehr blasser Teint, neigt zu Wassersucht (und hatte sie früher schon) durch extremen Blutverlust; reichliche Menstruation, die hauptsächlich aus Wasser und Klumpen zu bestehen scheint; sagt, der Fluss stoppt, wenn sie still liegt, aber Klumpen und Wasser fließen aus dem Uterus, wenn sie aufsteht; empfindet den Uterus als so voll, dass sie aufstehen muss, um den Inhalt loszuwerden, beängstigender Blutfluss nachts; sehr schwach, kann kaum laut sprechen
- ▷ Ausgeprägte Menorrhagie in den letzten zwölf Jahren bei jeder Menstruation, dauerte sieben bis zehn Tage, manchmal länger; blass, dünn, schwach, sehr nervös
- ▷ Reichlicher Ausfluss von dunklem, klumpigem Blut, stinkend, mit Schmerzen und Empfindlichkeit eines Ovars oder beider Ovarien
- ▷ Dysmenorrhoe von kongestivem Charakter, mit starker Ovarienreizung; starke Schmerzen in den Ovarien, in Uterus und Rücken alle paar Minuten; spärlicher, blasser Blutfluss mit Pseudomembranen; wenig Appetit, dick belegte Zunge
- ▷ Leidet unter Kopfschmerzen seit der Menarche im Alter von fünfzehn Jahren; Kopfschmerzen hauptsächlich am Scheitel; wenig Appetit; Schmerzen in der linken Brust mit etwas Husten; völliges Ausbleiben der Menses seit acht Monaten; starke Rückenschmerzen, kann nicht in einem Wagen fahren; Schmerzen in der Uterusregion, besonders über den Ovarien, < linke Seite; tägliches Erbrechen von Schleim und Blut; schlaflos; leichte Leukorrhoe; hysterisch; keine Uterusverlagerung, aber ausgeprägte Kongestion in der Beckenregion
- ▷ Ausbleiben der Menses ohne erkennbaren Grund; quälender Husten; erheblicher Auswurf; manchmal auch trockener Husten; stechende Schmerzen in der Brust, besonders in der linken Seite; Nachtschweiß; kein Appetit; Schmerzen in den Ovarien, besonders links; allgemeine Schwäche, Kopfschmerzen; Leukorrhoe
- ▷ Chlorose; anämisch, wie im ersten Stadium der Tuberkulose
- ▷ Seit vierzehn Monaten keine Menstruation; sehr gereizt und depressiv; Unwohlsein in der Magenregion; Schmerzen im Bereich der Ovarien; besonders links; Haut heiß und trocken; Verstop-

fung, Stuhl trocken und hart; kein Appetit; stechende Schmerzen in der Brust, < linke Seite; ständiger, hackender Husten; erheblicher Auswurf; Nachtschweiß; allgemeine Erschöpfung; großes Unbehagen in den unteren Extremitäten
- ▷ Leichte Leukorrhoe
- ▷ Klimakterium: Schwindel; häufige Hitzewallungen, Metrorrhagie

## Schwangerschaft, Entbindung, Laktation

- ▷ Abort; nach unten ziehende Schmerzen, als ob alles herauskäme; bei schlaffer Konstitution, durch allgemeine Atonie des Uterus; mit oder ohne Blutungen
- ▷ Hatte mehrere Aborte im dritten Monat; ist nun seit ungefähr drei Monaten schwanger; seit zehn Tagen leidet sie jeden Tag unter mehr oder weniger starken Blutungen, an manchen Tagen recht stark; nachts nicht so sehr; tagsüber mehrere Blutungen in dunklen Klumpen
- ▷ Blutungen nach der Entbindung durch schlaffen, atonischen Zustand des Uterus
- ▷ Beständiger Fluss; alle paar Minuten Ausscheidung von hellroten Blutklumpen, mit nach unten ziehenden Schmerzen
- ▷ Andauernde bräunliche Blutung, fehlende Wehen
- ▷ Eineinhalb Stunden nach der Entbindung setzen starke Blutungen ein
- ▷ Passive Blutungen nach Fehlgeburt, Blut in Klumpen, über Tage und Wochen
- ▷ Starke Blutungen zwei Wochen nach der Geburt; große, hellrote Klumpen; keine Schmerzen; sehr schwach
- ▷ Sehr starker Wochenfluss, sehr dunkel, fast schwarz
- ▷ Agalaktie; chronische Entzündung und Verhärtung der Mammae
- ▷ Galaktorrhoe
- ▷ Fördert die Austreibung von Fremdkörpern aus dem Uterus
- ▷ Puerperale Peritonitis; mit ständigem Ausfluss; hohes Fieber, eitrige Absonderungen; Abdomen extrem empfindlich und aufgetrieben
- ▷ Puerperale Peritonitis; vor ungefähr zwei Tagen Fehlgeburt im dritten Monat; ständig Fieber; Puls 120; kann nicht den gerings-ten Druck im gesamten Bauch ertragen; ungefähr sechs Mal am Tag scharfe, schneidende Schmerzen im linken Ovar;

beständige Blutungen seit zwei Tagen; Blut dunkel, nicht viel, verbunden mit nach unten ziehenden Schmerzen; kann sich im Bett nicht bewegen, muss auf dem Rücken liegen; ständiger, dumpfer Stirnkopfschmerz; kein Appetit, Zunge belegt

- ▷ Seit einem Jahr ständig Schwindel, an einigen Tagen so schlimm, dass sie im Bett liegen muss; Menses seither nur alle drei Wochen; reichlich, dauern ungefähr 10 Tage; wieder so starke Blutungen wie zu der Zeit, als sie noch gesund war; dauernder, quälender Schmerz unter der linken Brust; rheumatische Schmerzen in Schulter und Rücken; sehr schwach, kann nicht arbeiten
- ▷ Fibrome und Verhärtungen des Muttermundes
- ▷ Blutung aus dem Uterus, hellrot, teilweise flüssig, teilweise klumpig; Blutandrang im Uterus, so dass nach jeder Untersuchung eine leichte Sickerblutung einsetzt; das Gewebe des Uterus fühlt sich weich und schwammig an

## Brust

- ▷ Ziehende Schmerzen in der linken Brustregion, wecken mich um 3 Uhr, > Drehen von der rechten Seite auf den Rücken

## Herz

- ▷ Brennender Schmerz in der Herzregion

## Atemwege

- ▷ Gefühl eines Klumpens hinter dem Kehlkopf, der zum ständigen Schlucken zwingt

## Rücken

- ▷ Rückenschmerzen erstrecken sich zum äußersten Ende der Wirbelsäule
- ▷ Starke rheumatische Schmerzen in der Lumbalregion, < beim Laufen; quälender Schmerz im Kreuz
- ▷ Schmerzen im Nacken
- ▷ Schmerzen in der rechten Nierenregion, < Stillsitzen; am nächsten Tag in der linken Nierenregion, > Umherlaufen; mit Hitze, Völlegefühl, Wundheit durch festen Druck (aber er bessert den Schmerz), mit Unbehagen im linken Oberschenkel, häufigem Urindrang, Strahl sehr dünn; am nächsten Tag erfordert es große Willensanstrengung, die Blase zu entleeren; geht nur sehr langsam;

Schmerzen und Wundheit in der linken Lende dauern an; Schwere in der Lumbalregion; im Bett unbehagliches Gefühl im Bereich der Blase (kein Harndrang vor dem Zubettgehen); wacht frühmorgens mit dem Gefühl einer vollen Blase auf; Harnabgang langsam und schwierig; Urin kaum gefärbt; Rückenschmerzen < in der folgenden Nacht, < Liegen auf dem Gesicht, > Liegen auf der rechten Seite

- ▷ Nach unten drängendes Gefühl in der Sakralregion wie bei Dysmenorrhoe, wechselt zur linken Ovarregion und breitet sich zur Hüfte aus

## Arme

- ▷ Schmerzen in beiden Schultern, besonders beim Heben der Arme
- ▷ Schmerzen im Schultergelenk; rheumatisch, in den Muskeln der rechten Schulter, die ganze Nacht über
- ▷ Wechselndes, dumpfes, prickelndes Gefühl im rechten Arm und der Hand, jeden Tag
- ▷ Schmerz im rechten Ellenbogen, < durch Bewegung
- ▷ Rheumatisch ziehende Schmerzen in den Fingergelenken, < im zweiten Gelenk des rechten Zeigefingers, den ganzen Nachmittag über
- ▷ Hypertrophie oder Verlust der Fingernägel
- ▷ Rheumatische Schmerzen in den Armen, Händen und Fingern

## Beine

- ▷ Schmerzen im linken Knie beim Laufen, verstärken sich bis zum Krampf, muss sich auf den Arm eines Freundes stützen; die Schmerzen, mit gelegentlichen Krämpfen, dauern bis zum Abend an, < auf die Zehenspitzen stellen
- ▷ Krampfartige Steifheit im linken Bein, < auf die Zehenspitzen stellen
- ▷ Rheumatische Schmerzen in den Beinen
- ▷ Flüchtige rheumatische Schmerzen in den Mittelfußknochen des rechten Fußes
- ▷ Starke Knochenschmerzen im ganzen Körper und besonders in den Waden, die irgendwie verkrampft sind

## Haut

- ▷ Neigung zu kleinen Furunkeln
- ▷ Furunkel am Nacken
- ▷ Haut trocken und heiß; Blutstau
- ▷ Schmerzhafte, destruktive Erkrankung der Nägel
- ▷ Parästesie der Haut; prickelnd, brennend, juckend; ein ausgeprägtes Erythem auf den unbedeckten Körperstellen, gefolgt von pergamentartiger, dunkelbrauner Haut mit Rhagaden, < durch Wärme
- ▷ Kupferfarbene Flecke auf der Haut; sekundäre Syphilis; Makula
- ▷ Urtikaria seit sechs Jahren, mehr oder weniger ständige Beschwerden; Juckreiz jede Nacht; durch Kratzen an den Stellen lösen sich große weiße Schuppen

## Schlaf

- ▷ Einschlafen ist schwierig und dann unangenehme Träume
- ▷ Sexuelle Träume; ohne Samenerguss; widerwärtige Träume wecken ihn, er steht auf und uriniert mit Schwierigkeiten und Tenesmus

## Fieber

- ▷ Frostschauer laufen den Rücken hinauf und hinab
- ▷ Hitze nachts, im Schlaf
- ▷ Innere Hitze; mit Schwindel; < Augen, die entzündet und lichtempfindlich sind; Augapfel berührungsempfindlich; intermittierend; Puls normal

## Arzneimittelbeziehungen

- ▷ Vergleiche
  - → *Meli., Med., Mez., Psor., Vinc.* bei Milchschorf und anderen Kopfhauterkrankungen in der Kindheit
  - → *Bry., Ham., Mill., Phos.* bei unregelmäßigen Menses
  - → *Agar., Murx., Sep.* bei Abwärtsdrängen und uterinem Kollaps
  - → *Helon., Lyss., Sec.* bei verzögerter Rückbildung postpartal
  - → *Maland., Sec.* bei Beschwerden der Haare und Nägel
  - → *Caul., Cimic., Thuj., Sulph., Vib.* bei Schmerzen im linken Ovar
  - → *Bov., Elaps, Graph., Ham.* bei wechselhaftem Menstruationsfluss
  - → *Sang., Urt-u.* bei Schmerzen und rheumatische Beschwerden der rechten Schulter

→ *Sang.* bei Schmerz in der linken Mamma, der sich in die Schulterblätter erstreckt
→ *Lac-c., Kali-bi., Puls.* bei wandernden rheumatischen Schmerzen
→ *Sulph:.* mutlos, Gefühl von‚alles vorbei' um 11 Uhr
→ *Cob.*: Rückenschmerzen und Samenerguss
→ *Bov.*: Zwischenblutungen
→ *Canth., Pyrog., Sec.*: zur Austreibung aus der Gebärmutter

## Vaccininum* *Vac.*

*Rinderpocken-Nosode*

### Geist-/Gemüt

▷ Weinen
▷ Schlecht gelaunt, mit unruhigem Schlaf
▷ Nervöse Depression, ungeduldig, gereizt; macht sich Sorgen
▷ Krankhafte Angst, die Pocken zu bekommen
▷ Verwirrung; sie kann sich an Dinge nicht erinnern, wenn sie sie braucht

### Allgemein

▷ Unruhe
▷ Allgemeines Unwohlsein
▷ Trägheit, Mattigkeit
▷ Der ganze Körper ist müde, mit Strecken und Gähnen; unnatürliche Müdigkeit
▷ Das Kind möchte getragen werden
▷ Viele Patienten werden bei der Impfung ohnmächtig
▷ Schwäche

### Kopf

▷ Stirnkopfschmerz
▷ Stirn fühlt sich an, als würde sie sich von der Nasenwurzel bis zum Scheitel entlang der Medianlinie in zwei Hälften spalten
▷ Stechen in der rechten Schläfe
▷ Starke Kopfschmerzen im ganzen Kopf
▷ Prickeln in der linken Schläfe, als wenn sie einschläft

## Augen

- ▷ Tinea tarsi und Konjunktivitis bei einer 28-jährigen Frau; blieben als Folge einer Pockeninfektion in der Kindheit zurück; Bindehaut schmerzhaft empfindlich
- ▷ Augen schwach; Herausfallen wie aus einer gespaltenen Stirn
- ▷ Keratitis nach Impfung
- ▷ Schmerzen in Stirn und Augen, wie gespalten
- ▷ Gefühl wie ein Schleier vor den Augen, am Morgen; kann nicht gut sehen

## Nase

- ▷ Völlegefühl im Kopf, mit Laufen der Nase
- ▷ Nasenbluten; vorher ein Gefühl von Zusammenziehen über und zwischen den Augenbrauen, direkt nach dem Essen von Fleisch; Menses eher reichlich und zu häufig; geheilt durch Nachimpfung

## Nacken

- ▷ Anschwellen des Nackens unterhalb des rechten Ohres (Parotis), mit einem Gefühl wie zerschnitten

## Gesicht

- ▷ Gesicht gerötet und gedunsen, Frostschauer läuft den Rücken hinunter, bis zum Nachmittag

## Mund

- ▷ Trockener Mund und Zunge

## Appetit

- ▷ Kein Appetit, Ekel gegenüber verschiedensten Geschmacksrichtungen, Gerüchen und beim Anblick von Essen
- ▷ Kaffee schmeckt sauer
- ▷ Guter Appetit

## Magen

- ▷ Schmerzen in der Magengrube, mit Kurzatmigkeit

## Abdomen

- ▷ Ein Stich in der Leberregion, am Rand der unteren Rippe, in der Axillarlinie

- ▷ Stich in der Milzgegend
- ▷ Aufgebläht durch Gase

### Harnwege

- ▷ Nephritis mit Albuminurie, Hämaturie und Wassersucht; entwickelte sich elf Tage nach der Impfung; das Kind genas

### Atemwege

- ▷ Keuchhusten

### Brust

- ▷ Stiche in der rechten Seite unterhalb der kurzen Rippen vorne, von rechts nach links; dann gleiche Stelle auf der linken Seite, aber von links nach rechts; über fünf Minuten; spürbar in der Leber und der Milz

### Herz

- ▷ Herzschmerzen

### Rücken

- ▷ Rückenschmerzen
- ▷ Rückenschmerzen, < Lumbalregion, zieht sich um die Taille
- ▷ Schmerz wie verdreht, im unteren Rücken
- ▷ Schwäche im Kreuz beginnt plötzlich, > Hinlegen

### Arme

- ▷ Rheumatische Schmerzen in Handgelenken und Händen

### Beine

- ▷ Schmerzhaftigkeit der Beine, wie erhitzt oder überanstrengt
- ▷ Schmerzen in beiden Knien, wie verdreht

### Haut

- ▷ Generalisierter Ausschlag wie bei Kuhpocken
- ▷ An der Stelle, die mit der vierten Verdünnung geimpft worden war, zeigen sich kleine Pickel
- ▷ Rote Pickel oder Flecken an verschiedenen Stellen, am auffälligsten bei Wärme

- ▷ Pusteln mit dunkelroter Basis und runder oder länglicher Erhebung, mit grünlich-gelbem Eiter gefüllt, an der linken Rumpfseite, zwischen den Schultern, an der linken Schulter, hinter dem rechten Ohr; ähneln den Pocken; einige groß wie eine Erbse, einige kleiner ohne Vertiefung im Zentrum; fühlen sich anfangs in der Haut rund und hart an (wie Schrot), stark juckend
- ▷ *Vaccininum* 200 besserte schnell die schweren Symptome einer Pockenerkrankung bei einem sechs Monate altem Kind, das zwei Tage vor dem Erscheinen des Ausschlags nach einem Intervall von acht Tagen zum zweiten Mal geimpft worden war, und zwar in ein Muttermal neben der rechten Brustwarze; Schlucken schwierig durch Befall der Zunge und des Rachens; teils große Pusteln verstreut über Kopf, Gesicht, Körper und Extremitäten
- ▷ Ausschlag von kleinen, roten Bläschen am linken Oberarm und Brust; trockneten nach einigen Tagen aus
- ▷ An der linken Schulter eitergefüllte Pusteln mit Vertiefung im Zentrum und rotem Ring
- ▷ Pusteln plötzlich stark eingedellt
- ▷ Kleine Pusteln am ganzen Körper: einige mit zentraler Vertiefung, einige braun

## Valeriana officinalis *Valer.*

*Baldrian* *Valerianaceae*

### Schlüsselsymptome

- ▷ Kind erbricht geronnene Milch in großen Klumpen; sobald es gestillt wurde, nachdem die Mutter zornig war
- ▷ Ischias: Schmerzen, < **im Stehen** und wenn der Fuß auf dem Boden ruht (*Bell.*)

### Geist/Gemüt

- ▷ Übermäßige nervöse Erregbarkeit; hysterisches, nervöses Temperament (*Ign.*, *Puls.*); Menschen mit überwiegend intellektuellen Fähigkeiten; wechselnde Stimmung
- ▷ Fühlt sich leicht, als schwebe er in der Luft (*Asar.*, *Lac-c.*; als ob die Beine schwebten: *Stict.*)
- ▷ Überempfindlichkeit aller Sinne (*Cham.*, *Nux-v.*)

## Allgemein

- ▷ Rote Körperteile werden weiß (*Ferr.*)

## Kopf

- ▷ Gefühl von großer Kälte im Kopf (auf dem Scheitel: *Sep.*, *Verat.*)

## Hals

- ▷ Gefühl, als hinge ein Faden den Hals hinunter (auf der Zunge: *Nat-m.*, *Sil.*)

## Magen

- ▷ Kind erbricht *geronnene Milch in großen Klumpen*; dasselbe im Stuhl (*Aeth.*); *sobald es gestillt wurde, nachdem die Mutter zornig war*

## Extremitäten

- ▷ Ischias:
  - → Schmerzen, < **im Stehen** und *wenn der Fuß auf dem Boden ruht* (*Bell.*)
  - → beim Ausstrecken der Gliedmaßen, beim Ausruhen nach vorausgegangener Anstrengung
  - → > beim Gehen

## Arzneimittelbeziehungen

- ▷ Vergleiche: *Asaf.*, *Asar.*, *Croc.*, *Ign.*, *Lac-c.*, *Spig.*, *Sulph.*
- ▷ Nach Missbrauch von Kamillentee
- ▷ Bei Schmerzen in den Fersen: *Agar.*, *Caust.*, *Cycl.*, *Led.*, *Mang.*, *Phyt.*

# Variolinum — *Vario.*

*Eiter aus Pockenpusteln* *Nosode*

- ▷ Nur unvollständig geprüft
- ▷ Steht in der gleichen Beziehung zu Pocken wie Antitoxin zur Diphtherie
- ▷ Eine ausführliche klinische Dokumentation durch kompetente und zuverlässige Beobachter bestätigt seine Heilkraft bei Pocken - den einfachen, konfluierenden und bösartigen - sowie bei Variolois und Windpocken

- Es hat in allen Potenzen von der C6 bis zur CM großartige Wirkungen gezeigt
- Als Prophylatikum für oder als Schutz gegen Pocken ist es der einfachen Impfung weit überlegen und absolut sicher im Hinblick auf Folgeschäden, besonders vor septischen und tuberkulösen Infektionen. Die Wirkung der Potenz ist ein Stolperstein für diejenigen, die nur an die materielle Substanz glauben. Aber ist dies schwieriger zu verstehen als die infektiöse Natur von Pocken, Masern oder Keuchhusten? Diejenigen, die sie nicht verwendet haben, sowie diejenigen, die das Gesetz der Ähnlichkeit nicht experimentell geprüft haben, sind keine kompetenten Zeugen. Stellen Sie es auf die Probe und veröffentlichen Sie weltweit die Misserfolge.

## Veratrum album *Verat.*

*Weißer Nieswurz* *Liliales; Melanthiaceae*

### Schlüsselsymptome

- Für die Extreme des Lebens
- Geeignet für Erkrankungen mit **rapidem Schwinden der Lebenskräfte; völlige Entkräftung; Kollaps**
- **Kalter Schweiß auf der Stirn**
- Gefühl eines Eisklumpens auf dem Scheitel, mit Frösteln (*Sep.*)
- Gesicht:
  - → **blass, blau, eingefallen**
  - → **Gesichtszüge eingesunken, hippokratisch**
- Verlangen nach saueren oder erfrischenden Speisen (*Ph-ac.*)
- Eisige Kälte
- **Heftiges Erbrechen mit reichlicher Diarrhoe**
- Bei kongestivem oder perniziös intermittierendem Fieber, mit extremer Kälte, Durst; Gesicht kalt und eingefallen

### Geist/Gemüt

- Kann nicht ertragen, alleine gelassen zu werden; weigert sich jedoch beharrlich zu sprechen
- Denkt, sie sei schwanger oder würde bald entbinden

- ▷ Manie mit dem Verlangen, alles zu zerschneiden und zu zerreißen, besonders Kleider (*Tarant.*); mit obszönen, lasziven Reden; erotische oder religiöse Manie (*Hyos.*, *Stram.*)

## Allgemein

- ▷ Für Kinder und alte Leute; *die Extreme des Lebens;* Menschen, die ständig frieren und eine mangelhafte Reaktionsfähigkeit aufweisen; junge Menschen mit nervösem, sanguinischem Temperament
- ▷ Geeignet für Erkrankungen mit **rapidem Schwinden der Lebenskräfte; völlige Entkräftung; Kollaps**
- ▷ Ohnmachtsanfälle nach der geringsten Anstrengung (*Carb-v.*, *Sulph.*); äußerste Schwäche
- ▷ Ohnmachtartiges Schwächegefühl während Blutungen (Ohnmacht: *Tril-p.*)
- ▷ *Eisige Kälte*: des Gesichts, der Nasenspitze, der Füße, Beine, Hände, Arme und vieler anderer Körperteile
- ▷ Negative Folgen von Opiumgenuss und Tabakkauen
- ▷ Behebt häufig negative Folgen von übermäßigem Alkohol- und Tabakkonsum

## Kopf

- ▷ **Kalter Schweiß auf der Stirn** (am ganzen Körper: *Tab.*); mit nahezu allen Beschwerden
- ▷ Gefühl *eines Eisklumpens auf dem Scheitel*, mit Frösteln (*Sep.*); gleichzeitiges Hitze- und Kälteempfinden auf der Kopfhaut; als ob das Gehirn in Stücke gerissen würde
- ▷ Gesicht:
  - → **blass, blau, eingefallen**
  - → **Gesichtszüge eingesunken, hippokratisch**
  - → rot im Liegen, wird blass beim Aufstehen (*Acon.*)

## Magen

- ▷ Durst:
  - → intensiv, unstillbar, auf große Mengen von sehr kaltem Wasser und sauren Getränken
  - → möchte nur kalte Getränke
- ▷ Verlangen nach *sauren oder erfrischenden Speisen* (*Ph-ac.*)
- ▷ **Heftiges Erbrechen mit reichlicher Diarrhoe**

▷ Erbrechen:
- → übermäßig mit Übelkeit und großer Entkräftung
- → < durch Trinken (*Ars.*)
- → durch die geringste Bewegung (*Tab.*)
- → große Schwäche danach

## Abdomen
▷ Kältegefühl im Bauch (*Colch.*, *Tab.*)
▷ Schneidende Schmerzen wie von Messern

## Rektum
▷ Cholera: Erbrechen und Stuhlentleerung; Stuhl reichlich, wässrig, herausschießend, schwächend; nach Erschrecken (*Acon.*)
▷ Diarrhoe:
- → häufig, grünlich, wässrig, herausschießend
- → gemischt mit Flocken
- → Kolik mit schneidenden Schmerzen und Krämpfen, die in den Händen und Füßen beginnen und sich im ganzen Körper ausbreiten
- → schwächend, nach Schreck
- → < durch die geringste Bewegung
- → mit Erbrechen und kaltem Schweiß auf der Stirn, danach Entkräftung (*Ars.*, *Tab.*)

▷ Verstopfung:
- → kein Stuhldrang
- → Stuhl groß, hart (*Bry.*, *Sulph.*); runde, schwarze Kugeln (*Chel.*, *Op.*, *Plb.*)
- → durch untätiges Rektum
- → häufiger Drang wird im Epigastrium empfunden (*Ign.*; im Rektum: *Nux-v.*)
- → schmerzhaft bei Säuglingen und Kindern, nach *Lyc.* und *Nux-v.*

## Weiblich
▷ Dysmenorrhoe:
- → mit Erbrechen und Stuhlentleerung oder erschöpfender Diarrhoe mit kaltem Schweiß (*Am-c.*, *Bov.*)
- → sie ist während der Menstruation so schwach, dass sie zwei Tage lang kaum stehen kann (*Alum.*, *Carb-an.*, *Cocc.*)

## Extremitäten
▷ Bei nassem Wetter Schmerzen in den Gliedern, < Bettwärme, > kontinuierliches Gehen

### Fieber

- ▷ *Bei kongestivem oder perniziös intermittierendem Fieber, mit extremer Kälte*, Durst, *Gesicht kalt und eingesunken*; Haut kalt und klamm, große Entkräftung; kalter Schweiß auf der Stirn und Totenblässe im Gesicht

### Arzneimittelbeziehungen

- ▷ Nach: *Ars., Arn., Chin., Cupr., Ip.*
- ▷ Nach *Camph.* bei Brechdurchfällen und Cholera
- ▷ Nach *Am-c., Carb-v.* und *Bov.* bei Dysmenorrhoe mit Erbrechen und Stuhlentleerung

### Modalitäten

- ▷ Verschlimmerung
  - → durch die geringste Bewegung
  - → nach dem Trinken
  - → vor und während der Menses
  - → während des Stuhlgangs
  - → beim Schwitzen
  - → nach Schreck

## Veratrum viride *Verat-v.*

*Grüne Nieswurz* *Liliales; Melanthiaceae*

### Schlüsselsymptome

- ▷ Blutandrang, besonders zur **Schädelbasis**, Brust, Wirbelsäule und zum Magen
- ▷ Kongestive Apoplexie, heißer Kopf, blutunterlaufene Augen, belegte Stimme; langsamer, voller Puls, hart wie Eisen
- ▷ **Basalmeningitis**
- ▷ feucht-kalter Schweiß
- ▷ Zunge: weiß oder gelb **mit einem rotem Streifen in der Mitte**
- ▷ Puls: langsam, weich, schwach

### Allgemein

- ▷ Geeignet für heißblütige, plethorische Menschen

- ▷ Blutandrang, besonders zur **Schädelbasis**, *Brust, Wirbelsäule und zum Magen*
- ▷ Entzündungen mit heftigen Schmerzen
- ▷ Akuter Rheumatismus, hohes Fieber; voller, harter, schneller Puls; starke Schmerzen in Gelenken und Muskeln (*Bry.*, *Sal-ac.*); spärlicher, roter Urin

## Kopf

- ▷ Das Kind zittert, zuckt; drohende Konvulsionen; dauerndes Zucken oder Nicken des Kopfes
- ▷ Nervöse Kopfschmerzen oder Migräne; Blutandrang durch unterdrückte Menses; stark, fast apoplektisch, mit heftiger Übelkeit und Erbrechen
- ▷ Kongestive Apoplexie, heißer Kopf, blutunterlaufene Augen, belegte Stimme; *langsamer, voller Puls, hart wie Eisen*
- ▷ Konvulsionen:
  - → getrübtes Sehvermögen
  - → **Basalmeningitis**
  - → Kopf nach hinten gezogen
  - → Kind beinahe spastisch
- ▷ Cerebrospinale Erkrankungen; mit Spasmen, erweiterten Pupillen, tetanischen Krämpfen, Opisthotonus; *feucht-kalter Schweiß*
- ▷ Sonnenstich, Kopf voll, pochende Arterien, geräuschempfindlich, doppelte oder partielle Sicht (*Gels.*, *Glon.*)

## Mund

- ▷ Zunge:
  - → weiß oder gelb **mit einem rotem Streifen in der Mitte**
  - → trockener oder feuchter, weißer oder gelber Belag oder kein Belag an beiden Seiten
  - → fühlt sich verbrüht an (*Sang.*)

## Brust

- ▷ Puls:
  - → steigt plötzlich an und sinkt allmählich bis unter normal
  - → *langsam, weich, schwach*
  - → unregelmäßig, intermittierend (*Dig.*, *Tab.*)
- ▷ Veratrum viride sollte nicht einfach gegeben werden, um den Puls „zu senken" oder „die Herztätigkeit zu kontrollieren",

sondern wie jedes andere Arzneimittel passend zur Totalität der Symptome

## X-ray * *X-ray*

*Prüfungssymptome von Röntgenstrahlen*

### Geist/Gemüt

- ▷ Reizbarkeit
- ▷ Die Geistesfunktionen werden wieder aktiv nach einem scharf durchbohrenden Schmerz in der linken Schläfe, der ihn ins Schwanken bringt; spürt den Impuls unmittelbar im Herz
- ▷ Geistesfunktionen gestört, schreibt Worte falsch
- ▷ Geistiger Zustand ist aus dem Gleichgewicht bei extrem starker Menstruation, würde am liebsten jemanden umbringen

### Allgemein

- ▷ Allgemeines Müdigkeits- und Krankheitsgefühl
- ▷ Ständige Erschöpfung und Müdigkeit, nicht auf den Frühling zurückzuführen
- ▷ Überall lahm und wund
- ▷ Zittern am ganzen Körper

### Kopf

- ▷ Schläfrig mit Kopfschmerzen
- ▷ Kopfschmerzen breiten sich allmählich zur Stirn aus, schlimmer in der Mitte der Stirn
- ▷ Druckgefühl in der Mitte der Stirn
- ▷ Dumpfer Kopfschmerz morgens, schlimmer beim Bücken und nach dem Aufstehen
- ▷ Kopfschmerzen und Wundheit, schlimmer gegen Nachmittag
- ▷ Kopf fühlt sich leer an, wie ausgeschabt, schlimmer nachts im Bett
- ▷ Schmerzen in der rechten Kopfseite, oberhalb der Schläfe
- ▷ Scharfer, durchbohrender Schmerz in der linken Schläfe; die Geistesfunktionen werden wieder aktiv; spürt den Impuls unmittelbar im Herz
- ▷ Drückendes Völlegefühl beginnt an der hinteren Wölbung des Scheitels, zieht in zentraler gerader Linie zur Nasenwurzel, gefolgt

von Völlegefühl im ganzen Scheitel, breitet sich zum Nasenrücken aus

- ▷ Ein Völlegefühl über dem Scheitel nimmt bis zur Kopfmitte zu und zieht bis zur Nase, < beim Vornüberbeugen
- ▷ Schmerzen am Scheitel entlang der Koronalsutur beim Naseputzen und hinterher
- ▷ Dauerhafter Schmerz im Scheitel, schlimmer beim Aufwachen; auch beim Husten, Niesen oder gesenktem Kopf
- ▷ Schwerer Druck im Scheitel, wie von einer Hand (altes Symptom, seit einem Jahr nicht mehr aufgetreten)
- ▷ Stechende Schmerzen an verschiedenen Stellen des Kopfes und des Gesichts
- ▷ Kann nicht die geringste Berührung ertragen, obwohl fester Druck für einen kurzen Moment Erleichterung bringt; besser durch Hin- und Herlaufen
- ▷ Schmerzen > durch Liegen auf der linken Seite des Gesichts und des Körpers
- ▷ Schmerzen im Hinterkopf manchmal besser durch leichte Massage, auch durch Wärme
- ▷ Neuralgische Schmerzen

## Nacken

- ▷ Steifheit der linken Nackenseite, beim Umdrehen im Bett
- ▷ Steifheit der rechten Nackenseite, mit intensiven Schmerzen nachts; tagsüber in Anfällen, etwas besser durch heiße Anwendungen
- ▷ Plötzlich ein „steifer Hals", zuerst in der rechten Nackenseite, dann in der anderen, < durch Kälte; Drehen des Kopfes verursacht fast Krämpfe. Schmerzen sind hinter den Ohren, am Processus mastoideus, am schlimmsten
- ▷ Schmerzen > durch absolute Ruhe; manchmal durch leichtes Bewegen
- ▷ Stechender, zusammenziehender Schmerz

## Augen

- ▷ Augäpfel wund
- ▷ Gefühl im rechten Auge, als ob es anschwillt

## Ohren

- ▷ Völle in den Ohren, schlimmer im rechten Ohr, schlimmer durch Finger ins Ohr stecken
- ▷ Intermittierendes Geräusch wie von einer tiefen Dampfpfeife im linken Ohr und Klingeln im Kopf
- ▷ Seit vielen Jahren war das Klingeln in den Ohren und das dumpfe Hören nicht mehr so gering; die Besserung hält bis zum heutigen Tag an (Heilwirkung)

## Nase

- ▷ Blutiger Schleim aus der Nase
- ▷ Empfindung von Schwefeldampf in Kehle und Nase
- ▷ Stauungsgefühl im Kopf und der Nase, wie vor einem Schnupfen

## Gesicht

- ▷ Gefühl von leichtem elektrischem Strom in der linken Zungenseite und Gesicht; fließt zur rechten Seite des Gesichts und verschwindet

## Mund

- ▷ Zunge trocken, rau, wund und abgeschürft
- ▷ Kratzender Schmerz im seitlichen Schneidezahn, schlimmer durch Geräusche und Verkehrslärm

## Rachen

- ▷ Gefühl von Schwefeldampf in Nase und Rachen
- ▷ Hals schmerzt beim Schlucken

## Appetit

- ▷ Abneigung gegen Fleisch
- ▷ Appetit vermindert
- ▷ Verlangen nach Süßigkeiten
- ▷ Beschwerden vor allem nach dem Mittag- und Abendessen
- ▷ Kein Hunger, bis er sich ganz schwach fühlt
- ▷ Kann viel essen, genießt es aber nicht
- ▷ Mehr Durst als üblich
- ▷ Durst auf kalte Getränke, auch wenn nichts gut schmeckt
- ▷ Schlechter Geschmack am Vormittag
- ▷ Bitterer Geschmack

## Übelkeit, Erbrechen

- ▷ Übelkeit und Erbrechen mit starkem Schwitzen nach starkem Stuhlgang um 4 Uhr, sieben Tage nach Einnahme des Mittels

## Abdomen

- ▷ Abdomen gebläht mit Völlegefühl (*Pulsatilla* hatte ein Jahr zuvor über Monate bei vielen Symptomen geholfen, nun aber nur noch eine leichte Wirkung)
- ▷ Blähungen mit erfolglosem Stuhldrang
- ▷ Kolikartige Schmerzen im linken unteren Abdomen, strahlt manchmal hinter die Hüfte aus, Harnverhaltung

## Stuhl

- ▷ Stühle grün, Konsistenz jedoch normal
- ▷ Beim Stuhldrang ein wundes Gefühl im Gesäß
- ▷ Vergeblicher Stuhldrang, mit Blähungen

## Urin

- ▷ Harnverhaltung, Blasenkrampf nach Ausscheidung einer enormen Stuhlmenge; Erbrechen über zwölf Stunden bis 16 Uhr
- ▷ Häufiges Urinieren, < nach dem Zubettgehen
- ▷ Druck wie von einer Stauung in der Nierengegend

## Männlich

- ▷ Verlust des Sexualtriebes
- ▷ Hoden schlaff, impotentes Gefühl
- ▷ Unnatürliche oder widerwärtige, lüsterne Träume über mehrere Nächte oder mehrmals in einer Nacht

## Weiblich

- ▷ Einen Tag lang dunkelgrüne Menses
- ▷ Schmerz schießt hoch in die Region des linken Ovars beim Sitzen, Laufen oder Stehen
- ▷ Hitzewallungen; besser nachmittags und abends

## Brust

- ▷ Wandernde, spießende Schmerzen in der Brust, schlimmer in der rechten Seite

- ▷ Stechender Schmerz in der rechten oberen Brust, zieht durch bis zum oberen Teil des Schulterblattes

Herz

- ▷ Herzklopfen am Abend verursacht Husten
- ▷ Scharfer Schmerz an der Herzspitze, besser durch Liegen auf der rechten Seite
- ▷ Herzklopfen mit Husten und reißendem Gefühl in den Bronchien und Heiserkeit
- ▷ Das Geräusch des Herzschlags hält ihn wach, wenn er auf der linken Seite liegt
- ▷ Dumpfes und dauerhaftes Wundheitsgefühl in der Herzgegend und noch schlimmer in Beinen und Armen

Rücken

- ▷ Schmerzen in der Dorsalregion
- ▷ Lahm und steif im Rücken
- ▷ Die ganze Wirbelsäule schmerzt
- ▷ Ein Lähmungsgefühl zieht von der Wirbelsäule in das linke Bein hinunter
- ▷ Rheumaartiges Fieber im Rumpf, ein stetiger dumpfer Schmerz zieht vom Rumpf in die Beine und schließlich zu den Fersen, schlimmer im linken Knie, < beim Gehen auf den Fersen, an der Unterseite der Ferse (altes Symptom eines entzündlichen Rheumas vor 25 Jahren)

Arme

- ▷ Rheumatischer Schmerz im linken Handgelenk und Unterarm
- ▷ Rheumatisches Stechen in den letzten zwei Gelenken der Zeige- und Mittelfinger, für eine kurze Zeit am Nachmittag
- ▷ Hörbares Knirschen in den Schultergelenken, wie auch in fast allen anderen Gelenken
- ▷ Rheumatische Schmerzen im rechten Handgelenk und Arm
- ▷ Kann mit der linken Hand nichts festhalten, kraftlos oder ungeschickt
- ▷ Die Handflächen, die rau und schuppig waren und manchmal bluteten, werden während der Prüfung weich und natürlich. Heilwirkung. (Später trat der vorherige Zustand wieder ein, während sich der allgemeine Gesundzustand besserte)

## Beine

- ▷ Der untere Teil beider Beine schläft ein; Kribbeln, wie von einer elektrischen Batterie, < rechts, unmittelbar
- ▷ Ischiasschmerz in der rechten Hüfte
- ▷ Rheumatische Schmerzen in den Gliedern
- ▷ Morgens dumpfer Schmerz hinten im Oberschenkel und in der Wade, von oben nach unten
- ▷ Schmerzen im rechten Ischiasnerv beim Laufen
- ▷ Rheumatische Schmerzen vorne am rechten Oberschenkel
- ▷ Ziehender, unangenehmer Schmerz in der rechten Hüfte, zieht durch Hüfte und Knie zu den Zehen hinunter, unmittelbar
- ▷ Gefühl, als würde jemand mit eiskalten Händen unangenehm langsam über die Oberschenkel nach unten streichen (Dies war erstmals vor zwölf Jahren nach einem Nervenschock aufgetreten, aber in den vergangenen fünf Jahren nicht mehr.)
- ▷ Rheumaartiges Fieber im Rumpf, ein stetiger dumpfer Schmerz zieht vom Rumpf in die Beine und schließlich zu den Fersen, schlimmer im linken Knie, < beim Gehen auf den Fersen, an der Unterseite der Ferse (altes Symptom eines entzündlichen Rheumas vor 25 Jahren)

## Fieber

- ▷ Frostschauer, sobald man einschläft, ziehen den Rücken hoch, verhindern den Schlaf
- ▷ Frostschauer ziehen den Rücken hinunter, gefolgt von einem Lähmungsgefühl in der rechten Wange
- ▷ Wellenartiges Gefühl, als ob er in Schweiß ausbrechen würde
- ▷ Reichliches Schwitzen beim Zubettgehen, hält ihn wach

## Schlaf

- ▷ Beim Liegen auf der linken Seite halten ihn die Herzgeräusche wach
- ▷ Sobald sie einschläft, laufen Frostschauer den Rücken hinunter, verhindert Schlaf
- ▷ Schlaflosigkeit, dauernd und störend (dauerhaft gebessert durch eine Flasche Malzbier)
- ▷ Müdigkeit nimmt im Liegen ab, kann nicht einschlafen
- ▷ Symptome schlimmer beim Zubettgehen, schlimmer nach Sonnenuntergang

- Reichliches Schwitzen beim Zubettgehen, hält ihn wach
- Den ganzen Tag schläfrig
- Läuft häufig nachts ohne ersichtlichen Grund umher
- Alle Symptome schlimmer im Bett
- Träume von Streit, rege Träume
- Sehr lebhafte, lüsterne Träume; wiederholen sich Nacht für Nacht

## Haut

- Wiederauftreten eines alten, leichten pickeligen Ausschlags an der linken Stirnseite
- Wiederauftreten eines leichten Ausschlags an der Außenseite der Unterschenkel; Brennen beim Kratzen, < nach Kratzen

## Arzneimittelbeziehungen

- Vergleiche:
  - Die Calciumverbindungen, *Caust.*, *Hep.*, *Med.*, *Nat-m.*, *Psor.*, *Puls.*, *Sil.*, *Sulph.*, *Thuja*, *Tub.*: bei der Fähigkeit, alte oder unterdrückte Symptome und Zustände wieder auftreten zu lassen
  - *Cimic.*, *Lac-c.*, *Lil-t.*, *Plat.*, *Sep.*, *Pyrog.*: bei nervösen Reflexen und neuralgischen Zuständen durch ovarielle oder uterine Beschwerden
  - *Agar.*, *Cur.*, *Tarant.*, *Zinc.*: bei Reizungen des Rückenmarks, spinalen Reflexen, Neurasthenie
  - *Agar.*, *Med.*, *Nat-c.*, *Phos.*, *Psor.*, *Rhod.*, *Sep.*, *Sil.*, *Syph.*, *Thuja*: bei Empfindlichkeit auf elektrische Einflüsse, Gewitter.

## Antidote

- *Nux-v.*, *Sulph.* (bei Röntgenkater: die höheren Potenzen des Mittels)

## Verschlimmerung

- Im Bett; gegen Abend und nachts (sowohl geistig als auch körperlich); in frischer Luft; nachmittags

## Zincum metallicum *Zinc.*

*Zink*

### Schlüsselsymptome

- ▷ **Vitalitätsmangel**
- ▷ Herabgesetzte Hirnfunktionen oder mangelnde Nervenstärke
- ▷ **Permanentes und heftiges Unruhegefühl in den Füßen oder unteren Extremitäten**; **muss sie ständig bewegen**
- ▷ Fühlt sich in jeglicher Hinsicht besser, sobald die Menses einsetzt; es erleichtert all ihre Beschwerden
- ▷ Kind erwacht verängstigt, schreckt hoch, rollt den Kopf von einer Seite auf die andere
- ▷ Konvulsionen: während des Zahnens, **mit blassem Gesicht, ohne Hitze,** außer vielleicht am Hinterkopf, kein Temperaturanstieg (entgegengesetzt: *Bell.*)
- ▷ **Hunger**: isst sehr gierig
- ▷ Brennen entlang der ganzen Wirbelsäule; Rückenschmerzen viel < durch Sitzen
- ▷ Kann den Harn *nur nach hinten gebeugt sitzend ausscheiden*

### Geist/Gemüt

- ▷ Kind wiederholt alles, was zu ihm gesagt wird

### Allgemein

- ▷ Menschen, die unter zerebraler und nervöser Erschöpfung leiden; **fehlende Vitalität**; *mangelnde Geisteskraft oder zu wenig Nervenstärke;* zu schwach, um Exantheme oder die Menses hervorzubringen, auszuhusten, zu urinieren; zu schwach, um zu verstehen, sich zu erinnern
- ▷ Konvulsionen:
  - → beim Zahnen, **mit blassem Gesicht, ohne Hitze**, außer vielleicht am Hinterkopf, kein Temperaturanstieg (entgegengesetzt: *Bell.*)
  - → Rollen der Augen
  - → Zähneknirschen
- ▷ Automatische Bewegung von Händen und Kopf oder einer Hand und des Kopfes (*Apoc.*, *Bry.*, *Hell.*)

- ▷ Chorea:
  - → durch unterdrückten Hautausschlag
  - → durch Erschrecken

## Kopf

- ▷ Bei zerebralen Affektionen:
  - → bei drohender Lähmung des Gehirns
  - → wenn die Selbstheilungskraft zu schwach ist, um Exantheme zu entwickeln (*Cupr.*, *Sulph.*, *Tub.*)
  - → Hirndrucksymptomatik

## Magen

- ▷ Hunger:
  - → Heißhunger gegen 11 oder 12 Uhr (*Sulph.*)
  - → *isst mit großer Gier*
  - → kann nicht schnell genug essen (beginnende Gehirnerkrankung bei Kindern)

## Harnorgane

- ▷ Kann den Harn *nur nach hinten gebeugt sitzend ausscheiden*

## Weiblich

- ▷ Fühlt sich in jeglicher Hinsicht besser, *sobald die Menses einsetzt; es erleichtert all ihre Beschwerden;* diese kehren aber wieder, sobald die Blutung aufhört

## Rücken

- ▷ Spinale Affektionen; *Brennen entlang der ganzen Wirbelsäule;* Rückenschmerzen *viel < durch Sitzen*, > durch Herumgehen (*Cob.*, *Puls.*, *Rhus-t.*)
- ▷ Spinale Reizung
- ▷ Große Entkräftung
- ▷ Kann Berührung des Rückens nicht ertragen (*Chinin-s.*, *Tarant.*, *Ther.*)

## Extremitäten

- ▷ **Permanentes und heftiges Unruhegefühl in den Füßen oder unteren Extremitäten, muss sie ständig bewegen**

- ▷ Übermäßiges nervöses Bewegen der Füße im Bett, selbst Stunden nach dem Hinlegen, sogar im Schlaf
- ▷ Füße schweißig und wunde Zehen; stinkender, unterdrückter Fußschweiß
- ▷ Rucken und Zucken einzelner Muskeln (*Agar.*, *Ign.*)
- ▷ Schwäche und Zittern der Extremitäten; der Hände, beim Schreiben; während der Menses
- ▷ Schmerzhafte Frostbeulen, < durch Reibung

## Schlaf

- ▷ Kind schreit im Schlaf auf; der ganze Körper zuckt im Schlaf; es erwacht verängstigt, schreckt hoch, *rollt den Kopf von einer Seite auf die andere,* das Gesicht ist abwechselnd blass und rot

## Schweiß

- ▷ Kann während des Schwitzens nicht ertragen, zugedeckt zu sein

## Arzneimittelbeziehungen

- ▷ Vergleiche: *Hell.*, *Tub.* bei beginnenden Gehirnerkrankungen durch unterdrückte Hautausschläge
- ▷ Wird gut gefolgt von *Ign.*, aber nicht von *Nux-v.*
- ▷ Unverträglich: *Cham.* und *Nux-v.* sollten weder davor noch danach verwendet werden

## Modalitäten

- ▷ Verschlimmerung vieler Symptome durch das Trinken von Wein, sogar von kleinen Mengen (*Alum.*, *Con.*)
- ▷ Verbesserung:
  - → abhusten (Symptome der Brust)
  - → urinieren (Symptome der Blase)
  - → Ausscheidungen (Symptome des Rückens; < durch *Cob.*)
  - → Menses (allgemein)

# Arzneimittelverzeichnis

## A

Abrotanum 1, 2, 13, 94, 202, 203, 208, 216, 315, 334, 392, 394, 431, 456
Aceticum acidum 2, 29, 42, 43, 44, 45, 56, 157, 204, 233, 359, 429
Acidum aceticum 2
Acidum benzoicum 73
Acidum carbolicum 107
Acidum fluoricum 170
Acidum muriaticum 309
Acidum nitricum 322
Acidum phosphoricum 342
Acidum picricum 351
Acidum sulphuricum 428
Aconitum napellus 2, 4, 6, 23, 53, 58, 72, 73, 84, 86, 87, 113, 118, 128, 132, 174, 179, 184, 186, 193, 214, 215, 306, 307, 327, 332, 334, 354, 372, 373, 377, 386, 413, 414, 415, 422, 427, 475, 476
Actaea spicata 110
Adrenalinum 7
Aesculus hippocastanum 10, 12, 30, 135, 136, 237, 455
Aethusa cynapium 1, 12, 124, 473
Agaricus muscarius 14, 21, 125, 126, 141, 149, 230, 235, 238, 313, 349, 372, 373, 406, 419, 438, 468, 473, 485, 488
Agnus castus 16, 49, 218
Ailanthus glandulosa 27, 153
Aletris farinosa 110, 184
Allium cepa 17, 29, 58, 94, 95, 103, 166, 167, 204, 219, 344, 348
Allium sativum 56
Aloe socotrina 11, 12, 20, 40, 49, 60, 84, 91, 136, 144, 290, 309, 310, 316, 343, 358, 359, 360, 363, 370, 382, 392, 401, 426, 427, 447
Alumen 412, 441
Alumina 7, 22, 30, 46, 48, 49, 61, 70, 79, 85, 90, 103, 104, 106, 123, 125, 129, 130, 169, 170, 177, 186, 203, 208, 209, 286, 287, 291, 324, 340, 354, 357, 365, 394, 402, 405, 432, 476, 488
Ambra grisea 15, 25, 386, 446
Ammonium carbonicum 3, 26, 53, 58, 78, 80, 81, 108, 185, 212, 213, 220, 233, 242, 316, 331, 388, 409, 476, 477
Ammonium muriaticum 22, 29, 48, 113, 247, 248, 249, 317
Amylenum nitrosum 3, 30, 48, 71, 72, 89, 169, 175, 291, 356
Anacardium orientale 23, 32, 60, 62, 98, 99, 129, 168, 183, 210, 218, 221, 223, 237, 326, 339, 355, 362, 418, 457
Angustura vera 171

Anisum stellatum 443
Anthracinum 34, 54, 108, 142, 437, 438
Antimonium crudum 14, 27, 30, 35, 39, 40, 92, 104, 105, 127, 178, 204, 205, 206, 291, 312, 330, 409, 424, 448
Antimonium tartaricum 15, 36, 39, 41, 82, 103, 107, 127, 131, 206, 209, 235, 240, 241, 242, 326, 363, 445
Aphis chenopodii glauci 116
Apis mellifica 11, 12, 13, 41, 45, 48, 53, 72, 78, 81, 101, 103, 105, 106, 134, 147, 153, 164, 181, 182, 217, 221, 231, 315, 318, 327, 334, 336, 346, 347, 378, 380, 387, 396, 398, 423, 439, 440, 457
Apocynum cannabinum 42, 44, 45, 85, 182, 486
Aranea diadema 319, 321
Argentum metallicum 45, 49, 402
Argentum nitricum 23, 31, 33, 37, 47, 50, 58, 60, 62, 98, 105, 129, 135, 136, 145, 172, 186, 222, 236, 237, 286, 353, 384, 385, 428, 442
Arnica montana 3, 4, 6, 27, 50, 67, 68, 76, 94, 95, 111, 112, 113, 114, 129, 130, 140, 165, 167, 178, 179, 180, 181, 190, 192, 193, 212, 213, 217, 236, 286, 305, 306, 307, 335, 363, 365, 369, 370, 372, 373, 380, 383, 384, 415, 429, 430, 441, 477
Arsenicum album 3, 12, 13, 14, 18, 21, 34, 35, 43, 44, 45, 49, 50, 53, 58, 68, 77, 79, 86, 91, 94, 101, 103, 108, 117, 118, 128, 133, 134, 140, 145, 146, 147, 156, 171, 172, 182, 187, 202, 206, 212, 219, 240, 244, 248, 253, 303, 312, 316, 323, 325, 332, 346, 348, 354, 358, 364, 367, 371, 377, 392, 396, 398, 399, 406, 413, 416, 425, 429, 436, 437, 438, 439, 440, 441, 476, 477
Arsenicum iodatum 18, 321
Arum dracontium 388
Arum triphyllum 46, 57, 79, 155, 181, 219
Asa foetida 17, 26, 64, 220, 223, 297, 433, 473
Asarum europaeum 49, 59, 78, 88, 108, 168, 219, 431, 472, 473
Astacus fluviatilis 200
Asterias rubens 60, 138, 140
Aurum metallicum 47, 49, 50, 62, 83, 93, 138, 198, 219, 230, 297, 311, 355, 376, 418, 433

## B

Bacillinum 64, 66, 198
Bacillinum testium 66
Badiaga 104, 118, 213
Baptisia 422
Baptisia tinctoria 51, 53, 67, 70, 153, 173, 202, 327, 370, 383
Barium carbonicum 24, 67, 68, 69, 81, 157, 167, 177, 181, 186, 250, 285, 334, 362, 363, 379, 394, 408

Baryta carbonica 69
Belladonna 4, 11, 15, 21, 27, 31, 32, 42, 61, 63, 71, 81, 85, 92, 98, 103, 107, 111, 116, 131, 132, 157, 165, 174, 175, 181, 182, 191, 202, 208, 231, 232, 246, 250, 251, 253, 290, 291, 296, 307, 332, 335, 336, 338, 339, 349, 358, 382, 391, 396, 406, 422, 423, 428, 455, 458, 472, 473, 486
Bellis perennis 165, 236, 391
Benzoicum acidum 73, 359
Berberis vulgaris 74, 75, 94, 164, 243, 287, 394, 395, 402, 409, 435, 439, 441
Bismuthum subnitricum 60, 76, 115, 132, 212, 241, 421
Blatta orientalis 45
Borax 77, 80, 81, 116, 129, 138, 139, 169, 172, 176, 177, 216, 217, 219, 241, 243, 365, 392, 394, 395, 415, 429, 457
Bovista 26, 28, 30, 42, 53, 79, 80, 86, 100, 138, 139, 211, 216, 217, 219, 250, 315, 384, 409, 423, 468, 469, 476, 477
Bromum 15, 52, 81, 104, 177, 203, 204, 208, 209, 220, 367, 413
Bryonia alba 2, 21, 24, 33, 38, 44, 68, 72, 73, 76, 77, 79, 82, 87, 92, 103, 114, 115, 116, 118, 127, 130, 132, 134, 154, 156, 157, 165, 166, 167, 182, 202, 212, 214, 218, 220, 221, 222, 223, 232, 248, 251, 252, 311, 318, 320, 321, 327, 331, 333, 334, 335, 339, 343, 347, 350, 351, 354, 359, 367, 369, 372, 373, 376, 378, 380, 386, 422, 425, 426, 428, 437, 468, 476, 478, 486
Bufo rana 146, 231, 290, 291

## C

Cactus grandiflorus 32, 33, 80, 86, 135, 149, 204, 214, 215, 236, 238, 250, 251, 286, 292, 293, 312, 411, 412, 413
Cadmium sulphuratum 198, 322
Caladium seguinum 17, 49, 78, 87, 103, 325, 364, 401, 402
Calcarea arsenicosum 88
Calcarea carbonica 89
Calcarea phosphorica 92
Calcium arsenicosum 88, 204
Calcium carbonicum 14, 15, 16, 19, 23, 25, 36, 61, 64, 69, 70, 73, 79, 80, 81, 89, 92, 93, 94, 104, 109, 110, 140, 141, 147, 150, 155, 157, 176, 178, 181, 186, 203, 209, 219, 220, 241, 244, 249, 251, 287, 293, 306, 314, 315, 316, 318, 325, 341, 342, 348, 359, 360, 367, 368, 375, 376, 378, 387, 391, 392, 393, 394, 401, 404, 408, 410, 415, 417, 427, 443, 456
Calcium fluoricum 94, 171
Calcium phosphoricum 36, 49, 75, 92, 95, 96, 113, 120, 183, 199, 315, 324, 342, 343, 409, 430, 454, 455
Calendula officinalis 51, 79, 94, 108, 178, 179, 180, 187, 192, 193, 408, 429, 430
Camphora officinalis 96, 108, 185, 286, 289, 367, 477
Cannabis indica 16, 23, 47, 97, 129, 147, 286, 326, 442

Cannabis sativa 33, 98, 341, 439, 441, 448
Cantharis vesicatoria 43, 75, 76, 99, 108, 132, 134, 164, 209, 245, 246, 341, 352, 374, 387, 402, 439, 441, 448, 469
Capsicum annuum 99, 101, 119, 293
Carbo animalis 24, 61, 82, 94, 99, 100, 103, 129, 130, 177, 203, 211, 235, 289, 314, 340, 476
Carbo vegetabilis 55, 56, 68, 103, 104, 108, 110, 112, 113, 114, 118, 120, 141, 168, 214, 217, 233, 241, 242, 244, 286, 324, 334, 371, 475, 477
Carbolicum acidum 33, 35, 107, 134, 153, 173, 209, 233, 323, 370, 371, 374, 411
Carcinosinum 109, 322
Carduus marianus 117, 120, 121
Cascarilla 117, 220
Caulophyllum thalictroides 109, 112, 126, 250, 251, 253, 386, 420, 468
Causticum 4, 5, 24, 26, 30, 49, 58, 60, 80, 82, 86, 105, 106, 111, 113, 116, 129, 132, 139, 147, 149, 153, 171, 173, 178, 187, 213, 218, 232, 237, 287, 290, 305, 316, 317, 321, 347, 348, 381, 382, 394, 395, 415, 417, 421, 425, 432, 473, 485
Chamomilla 51, 73, 114, 116, 127, 131, 132, 136, 200, 214, 215, 246, 248, 250, 253, 330, 334, 335, 354, 375, 376, 423, 472, 488
Chelidonium majus 33, 116, 150, 166, 213, 251, 293, 295, 296, 335, 339, 356, 360, 378, 391, 405, 416, 437, 476
China 4, 45, 53, 98, 103, 105, 107, 118, 121, 138, 139, 149, 150, 151, 168, 170, 179, 187, 201, 212, 241, 242, 287, 342, 344, 346, 348, 359, 367, 389, 455, 477
Chininum sulphuricum 118, 119, 120, 208, 218, 221, 288, 443, 487
Chlorum 82, 153, 388, 389, 401
Cholesterinum 121
Cicuta virosa 23, 73, 122, 127, 421, 422
Cimex lectularius 30, 113
Cimicifuga racemosa 16, 25, 26, 83, 89, 98, 110, 111, 124, 137, 139, 149, 180, 202, 219, 238, 250, 373, 411, 468, 485
Cina maritima 78, 115, 126, 128, 155, 190, 203, 220, 244, 363, 374, 384, 397, 401, 411, 440
Cinnabaris 220, 303, 448
Cinnamomum 399
Clematis erecta 286, 373, 376, 436
Cobaltum metallicum 487, 488
Coca 26, 31, 32, 128, 129, 169, 171
Cocainum hydrochloricum 150, 151
Cocculus indicus 24, 47, 103, 104, 110, 112, 123, 129, 132, 133, 145, 146, 149, 168, 177, 203, 222, 246, 322, 323, 326, 328, 330, 339, 340, 476
Coccus cacti 154, 155, 203
Coffea cruda 6, 50, 51, 77, 112-116, 131, 171, 172, 199-201, 220, 252, 320, 367, 446

Colchicum autumnale 55, 74, 99, 100, 133, 205, 206, 234, 235, 327, 330, 386, 399, 406, 416, 420, 435, 440, 476
Collinsonia canadensis 12, 84, 135
Colocynthis 83, 120, 136, 152, 166, 211, 244, 246, 247, 250, 251, 252, 253, 375, 379, 386, 416, 417, 421
Comocladia dentata 411
Condurango 185
Conium maculatum 24, 45, 60, 61, 62, 63, 72, 79, 89, 103, 116, 120, 125, 137, 157, 179, 184, 203, 204, 211, 217, 220, 221, 222, 223, 236, 245, 248, 250, 294, 296, 328, 349, 376, 384, 389, 409, 419, 456, 488
Convallaria majalis 150
Copaiva 74, 321, 448
Coqueluchinum 337
Corallium rubrum 154, 155, 188
Crocus sativus 140, 141, 149, 172, 199, 220, 326, 354, 355, 387, 447, 473
Crotalus horridus 34, 68, 142, 153, 179, 216, 231, 236, 312, 370, 428, 439
Croton tiglium 21, 49, 61, 86, 144, 168, 169, 324, 351, 398, 409
Cubeba officinalis 99
Culex moscae 446
Cundurango 57
Cuprum metallicum 50, 72, 145, 155, 206, 289, 408, 409, 423, 477, 487
Curare 349, 485
Cyclamen europaeum 148, 473

## D

Daphne indica 286
Digitalis purpurea 4, 43, 45, 87, 120, 125, 135, 143, 149, 173, 182, 204, 244, 303, 325, 413, 478
Dioscorea villosa 28, 136, 151, 344
Diphtherinum 67, 68, 152, 396
Dolichos pruriens 49, 216
Drosera rotundifolia 25, 46, 127, 154, 189, 190, 338, 347, 382
Dulcamara 70, 139, 156, 321, 384

## E

Elaps corallinus 140, 141, 143, 435, 468
Electricitas 157
Epigea repens 221, 222
Epihysterinum 163
Equisetum hyemale 101, 164, 394
Erechthites hieracifolia 307
Ergotinum 164
Erigeron canadensis 204, 206

Eugenia jambosa 211, 391, 395
Eupatorium perfoliatum 112, 165, 205, 206, 286, 369
Eupatorium purpureum 165
Euphorbium officinarum 35, 373
Euphrasia 18, 19, 20, 166, 170, 207, 316, 328, 384

F

Ferrum metallicum 2, 3, 31, 32, 59, 74, 119, 120, 148, 149, 157, 167, 168, 175, 180, 184, 201, 252, 289, 327, 359, 386, 391, 432, 473
Ferrum phosphoricum 164, 168, 290, 291
Fluoricum acidum 69, 70, 78, 94, 128, 170, 403, 430
Formica rufa 454, 455
Fraxinus americana 163

G

Gambogia 22, 61, 144, 145, 359, 398
Gelsemium sempervirens 23, 47, 61, 67, 68, 73, 87, 99, 107, 108, 110, 112, 114, 132, 150, 151, 153, 172, 175, 181, 208, 211, 244, 245, 250, 290, 293, 335, 343, 349, 353, 436, 478
Gettysburg 410
Glonoinum 27, 31, 32, 63, 71, 72, 73, 86, 89, 174, 244, 245, 291, 292, 293, 313, 478
Graphites 30, 69, 70, 81, 91, 112-114, 137, 157, 171-185, 212, 219, 235, 317-324, 335, 340, 351, 362, 363, 366, 374, 392, 393, 394, 404, 408, 410, 432, 468
Gratiola officinalis 61, 144
Grindelia robusta 28, 220, 233, 335
Guajacum officinale 113, 305, 317
Gymnocladus canadensis 209

H

Hamamelis virginica 53, 68, 80, 178, 192, 216, 236, 305, 306, 454, 468
Hekla lava 171
Helleborus niger 42, 43, 71, 72, 85, 96, 180, 244, 334, 358, 440, 457, 486, 488
Helonias dioica 92, 93, 96, 110, 116, 183, 238, 290, 308, 468
Hepar sulphuris 2, 7, 27, 41, 49, 58, 70, 72, 82-85, 95-96, 132, 168, 176-184, 198, 204, 209, 213, 218, 220, 233, 248, 287, 294, 296, 297, 305, 307, 316, 318, 325-328, 339-340, 350, 365, 374-382, 392, 408-415, 424, 425, 428-430, 456, 485
Hippozaenium 188
Hydrastis canadensis 163, 179, 193, 199, 207, 245, 287, 412, 437, 458
Hydrocyanicum acidum 124
Hyoscyamus 16, 25, 73, 83, 93, 98, 194, 199, 210, 246, 334-336, 382, 422-423, 475
Hypericum perforatum 53, 94, 95, 123, 124, 197, 235, 348, 349, 410

## I

Ignatia 11, 12, 26, 42, 51, 93, 102, 112, 124, 130, 131, 132, 140, 141, 168, 172, 181, 198, 205, 208, 212, 219, 230, 232, 249, 318, 326, 330, 331, 339, 342, 354, 355, 366, 418, 421, 423, 436, 446, 472, 473, 476, 488
Indigo 22, 206, 390
Indium 405
Influenzinum 202
Iodum 1, 2, 33, 36, 70, 82, 94, 131, 139, 187, 202, 209, 213, 216, 244, 250, 251, 315, 316, 319, 388, 392, 394, 408, 415, 431, 456, 457
Ipecacuanha 38, 41, 53, 60, 120, 147, 155, 168, 173, 204, 239, 240, 244, 289, 306, 332, 360, 375, 389, 419, 434, 436, 454, 477
Iris versicolor 208, 221, 222, 315, 374, 390, 391

## J

Jalapa 219, 242, 361
Jatropha curcas 61, 96, 359

## K

Kalium bichromicum 42, 76, 80, 89, 90, 92, 100, 153, 173, 188, 198, 204, 207, 218, 219, 220, 221, 237, 242, 302, 315, 327, 331, 350, 362, 366, 368, 469
Kalium bromatum 139, 145, 210, 410
Kalium carbonicum 15, 28, 31, 42, 69, 77, 83, 85, 107, 113, 116, 118, 138, 139, 154, 171, 187, 203, 212, 219, 223, 234, 235, 241, 249, 251, 296, 315, 325, 346, 411, 413, 424, 455
Kalium iodatum 187, 320, 351, 405, 416, 433
Kalium muriaticum 96, 300, 301, 340, 363, 368, 369, 425
Kalium nitricum 247
Kalium permanganicum 336
Kalium phosphoricum 15, 33, 94, 172, 210, 352, 353, 354, 355, 362, 388, 410
Kalium sulphuricum 41, 157, 208, 214, 366
Kalmia latifolia 87, 175, 214, 376, 409, 411, 413
Kava kava 33
Kreosotum 30, 108, 115, 127, 177, 215, 222, 231, 237, 247, 304, 346, 368, 375, 405, 418, 454

## L

Lac caninum 17, 32, 42, 59, 78, 81, 98, 124, 139, 153, 165, 184, 208, 218, 230, 232, 233, 236, 237, 245, 247, 250, 251, 253, 294, 296, 326, 328, 350, 351, 355, 366, 385, 392, 432, 469, 472, 473, 485
Lac defloratum 17, 139, 208, 220, 221, 347, 362
Lac felinum 223
Lac vaccinum 227
Lachesis 4, 16, 18, 24, 28-37, 42, 43, 49, 50, 55, 80, 86, 87, 133, 141, 143, 146,

157, 174, 175, 182, 187, 199, 205, 214, 216, 219-221, 229, 234, 237, 238, 242, 244, 245, 252, 287-297, 302, 308, 312-317, 325-328, 335, 336, 346, 350, 351, 385, 388, 390, 391, 393, 398, 404, 405, 406, 413, 415, 421, 422, 423, 431, 435, 436, 437, 438, 439, 440, 441, 442, 443, 444, 445, 455
Lachnantes 30
Lacticum acidum 3, 221, 223, 238, 239, 295, 365, 434
Lappa arcticum 184
Laurocerasus 334, 364
Ledum palustre 52, 100, 104, 178, 179, 191, 192, 214, 215, 234, 248, 289, 296, 314, 376, 395, 404, 408, 411, 429, 473
Leptandra virginica 370
Lilium tigrinum 16, 32, 47, 60, 72, 77, 80, 111, 126, 141, 184, 219, 236, 240, 241, 247, 308, 313, 359, 360, 371, 393, 406, 485
Lithium 63
Lithium carbonicum 74, 88, 89
Lobelia inflata 14, 238, 330
Lycopodium clavatum 16, 23, 34, 38, 41, 50, 63, 75, 76, 77, 78, 79, 81, 87, 88, 92, 111, 117, 118, 137, 138, 149, 157, 166, 169, 178, 186, 204, 205, 211, 212, 214, 219, 220, 233, 236, 240, 251, 253, 287, 293, 306, 326, 328, 346, 358, 361, 362, 366, 367, 368, 376, 386, 395, 403, 410, 420, 421, 427, 431, 436, 443, 447, 476
Lyssinum 73, 74, 169, 183, 184, 207, 243, 244, 308, 347, 348, 349, 422, 423, 447, 468

## M

Magnesium carbonicum 7, 13, 27, 80, 186, 237, 246, 288, 374, 375, 428
Magnesium muriaticum 29, 78, 222, 248, 293, 316, 393, 409
Magnesium phosphoricum 71, 107, 136, 165, 208, 244, 246, 250, 339, 368
Magnesium sulphuricum 81, 290, 291
Magnetis poli ambo 253
Magnetis polus arcticus 261
Magnetis polus australis 268, 409
Malandrinum 273, 468
Malaria officinalis 279
Malleinum 193
Manganum 473
Manganum aceticum 366
Manganum muriaticum 190
Matricaria chamomilla 114
Medorrhinum 15, 17, 76, 96, 116, 247, 285, 339, 393, 394, 427, 432, 445, 448, 468, 485
Melilotus officinalis 23, 71, 72, 73, 175, 179, 290, 361, 362, 391, 468

Melitagrinum 292
Menyanthes trifoliata 86, 292
Mephitis 388, 389
Mercurius 3, 4, 26, 38, 58, 60, 79, 100, 101, 108, 114, 116, 117, 118, 130, 137, 157, 165, 184, 185, 202, 204, 206, 219, 234, 235, 238, 239, 245, 248, 249, 287, 293, 304, 307, 311, 316, 321, 324, 325, 336, 341, 350, 360, 367, 395, 410, 416, 427, 430, 431, 433, 436, 437, 448
Mercurius corrosivus 299
Mercurius cyanatus 153, 297, 300
Mercurius dulcis 300
Mercurius iodatus flavus 301
Mercurius iodatus ruber 302
Mercurius solubilis 297
Mercurius sulphuricus 48, 303
Mezereum 295, 297, 303, 362, 373, 419, 446, 468
Millefolium 3, 86, 204, 206, 305, 334, 383, 387, 454, 455, 468
Morbillinum 307, 396
Morphinum aceticum 163
Morphium 116
Moschus 26
Murex purpurea 16, 61, 72, 220, 221, 236, 237, 238, 308, 311, 313, 355, 393, 403, 405, 406, 468
Muriaticum acidum 11, 12, 21, 70, 309, 316, 324, 325, 344, 428, 440
Mygale lasiodora 15, 16, 312, 439
Myrtus communis 91, 443

## N

Naja tripudians 62, 143, 232, 311, 411, 413, 439
Natrium carbonicum 4, 166, 174, 175, 176, 219, 312, 318, 319, 325, 339, 367, 376, 384, 426, 485
Natrium muriaticum 1, 21, 34, 37, 43, 48, 50, 93, 113, 166, 167, 181, 185, 202, 203, 208, 214, 215, 218, 234, 244, 245, 248, 249, 287, 290, 294, 295, 314, 321, 324, 325, 340, 343, 351, 352, 356, 364, 383, 384, 392, 394, 395, 402, 406, 411, 415, 418, 436, 437, 447, 456, 457, 473, 485
Natrium phosphoricum 238, 302
Natrium sulphuricum 41, 74, 132, 156, 187, 302, 314, 319, 328, 366, 380, 382
Nectrianinum 321
Niccolum 321, 367
Nitricum acidum 26, 32, 33, 49, 50, 58, 68, 74, 92, 176, 177, 186, 199, 201, 213, 214, 219, 222, 232, 233, 246, 297, 310, 316, 322, 330, 371, 374, 387, 405, 410, 428, 441, 448
Nitri spiritus dulcis 344

Nux moschata 7, 39, 129, 130, 140, 199, 220, 326, 330, 331, 367, 403, 415, 438, 442, 447
Nux vomica 12, 14, 16, 22, 27, 33, 34, 52, 62, 76, 77, 83, 84, 85, 89, 92, 112, 115, 118, 121, 124, 129-136, 141, 145, 146, 155, 176, 185-201, 212, 219, 221, 223, 240, 242, 249, 290, 299, 309, 313, 318, 329, 334, 336, 339, 344, 348, 349, 354, 357, 360, 368, 378, 388, 389, 406, 418, 436, 437, 472, 476, 485, 488

## O

Ocimum canum 287
Oleander 21, 185, 316, 370, 382
Opium 1, 3, 16, 23, 39, 52, 73, 84, 97, 107, 108, 115, 116, 117, 131, 190, 191, 233, 248, 311, 326, 328, 331, 333, 356, 357, 370, 371, 389, 391, 394, 419, 422, 423, 476
Origanum majorana 87, 88, 355
Oxalicum acidum 70, 92, 93, 96, 183, 286, 290

## P

Palladium metallicum 46
Paris quadrifolia 185, 293
Parotidinum 336
Pertussinum 337
Pestinum 338
Petroleum 24, 68, 100, 209, 317, 338, 353, 357, 410, 422
Petroselinum 99, 113, 217, 341
Phellandrinum aquaticum 351
Phosphoricum acidum 16, 93, 112, 118, 171, 184, 212, 230, 342, 345, 346, 353, 355, 388, 402, 403, 418, 474, 475
Phosphorus 15, 16, 19, 25, 26, 30, 41, 43, 46, 56, 58, 63, 79, 82, 83, 85, 86, 90, 91, 92, 104, 105, 107, 112, 113, 119, 128, 141, 143, 145, 152, 163, 165, 168, 190, 191, 203, 212, 214, 216-223, 230, 231, 241, 243, 247, 312, 332, 339, 344, 345, 347, 352, 353, 356, 359, 362, 364, 372, 373, 376, 381, 382, 391, 392, 395, 398, 402, 405, 408, 410, 416, 417, 425, 436, 444, 458, 468, 485
Physostigma venenosum 192, 348
Phytolacca decandra 53, 83, 85, 116, 149, 304, 305, 349, 350, 358, 384, 431, 433, 445, 473
Picricum acidum 290, 298, 344, 351, 356, 410
Pix liquida 443
Plantago major 412, 436
Platinum metallicum 23, 34, 64, 84, 107, 108, 214, 215, 220, 238, 308, 326, 339, 353, 357, 416, 420, 439, 447, 485
Plumbum metallicum 107, 117, 119, 186, 316, 335, 355, 370, 476
Podophyllum peltatum 22, 60, 63, 68, 72, 74, 117, 121, 144, 150, 152, 166, 181, 186, 201, 251, 293, 295, 316, 350, 357, 358, 375, 378, 382, 385, 415, 416

Psorinum 15, 16, 19-24, 30, 33, 67-70, 78, 79, 93-96, 103-108, 112, 123, 139, 140, 163, 177, 185, 186, 187, 198, 204, 212, 219, 221, 223, 242, 244, 285, 287, 294, 317, 319, 339, 360, 365, 370, 371, 374, 376, 390, 391, 392, 393, 395, 401, 407, 408, 409, 424, 425, 426, 427, 428, 431, 434, 457, 458, 468, 485
Ptelea trifoliata 83, 85
Pulsatilla 7, 12, 13, 18, 19, 20, 29-43, 48, 60, 77, 83, 84, 85, 89, 92, 103, 107, 110-112, 116, 120, 126, 132, 141, 148, 149, 153, 155, 164, 167, 176, 177, 178, 180, 200, 204, 205, 206, 208, 218, 219, 221, 222, 235, 248, 249, 250, 251, 253, 293, 295, 307, 315, 316, 318, 320, 325, 327, 328, 332, 333, 343, 344, 348, 350, 351, 354, 355, 359, 365, 368, 382, 386, 387, 392, 403, 406, 409, 410, 415, 417, 421, 427, 428, 429, 442, 443, 446, 469, 472, 485, 487
Pyrogenium 34, 35, 51, 53, 56, 67, 68, 108, 142, 143, 165, 233, 327, 335, 369, 371, 383, 423, 439, 440, 469, 485

## R

Ranunculus bulbosus 14, 38, 85, 125, 372, 386, 421
Ranunculus sceleratus 177, 436, 437
Ratanhia 201, 324, 373
Rheum 186, 246, 374, 428, 429
Rhododendron 46, 215, 328, 375, 378, 380, 485
Rhus radicans 34
Rhus toxicodendron 28, 34, 37, 43, 44, 48, 51, 53, 63, 72, 76, 81, 82, 85, 111, 112, 116, 117, 140, 144, 146, 152, 157, 184, 186, 208, 221, 235, 247, 293, 295, 297, 305, 311, 327, 342, 348, 350, 366, 371, 372, 373, 375, 376, 377, 382, 384, 389, 396, 422, 428, 432, 437, 438, 445, 487
Rhus venenata 34, 391
Robinia pseudacacia 428, 429
Rumex crispus 21, 114, 381
Ruta graveolens 48, 53, 94, 193, 201, 236, 382, 410, 429, 437, 438

## S

Sabadilla 230, 232, 384, 390
Sabina 4, 7, 125, 141, 176, 306, 312, 386, 399, 403, 448, 454, 455
Salicylicum acidum 95, 373, 478
Sambucus nigra 27, 58, 155, 242, 288, 331, 388, 445, 448
Sanguinaria canadensis 116, 118, 173, 175, 220, 221, 222, 232, 251, 289, 291, 340, 382, 389, 393, 395, 404, 406, 411, 426, 427, 432, 468, 469, 478
Sanguinaria nitrica 19, 390
Sanicula aqua 1, 2, 14, 30, 39, 69, 70, 78, 79, 89-94, 116, 169, 172, 202-203, 249, 315, 318, 339-340, 356, 370, 375, 391, 394, 401, 406-410, 425, 427, 444, 447
Santoninum 128
Sarsaparilla officinalis 76, 79, 164, 296, 317, 362, 392, 394, 409, 427, 445, 447
Scarlatinum 396

Schlangengifte 198
Scirrhinum 109, 322, 396
Secale cornutum 35, 48, 57, 96, 97, 110, 111, 141, 165, 185, 231, 234, 235, 286, 289, 371, 386, 387, 397, 423, 456, 457, 468, 469
Selenium metallicum 17, 49, 58, 87, 88, 91, 120, 393, 400, 446
Senecio 132
Senega 383
Sepia 16, 23, 25, 55, 61, 63, 64, 72, 80, 81, 83, 84, 91, 104, 110-114, 118, 126, 132, 133, 157, 166, 173, 176, 177, 178, 181, 187, 199, 208, 216, 217, 219, 221, 222, 231, 235-238, 293, 308, 313, 314, 317, 318, 332, 355, 368, 374, 376, 395, 401, 402, 408, 415, 416, 427, 436, 455, 468, 473, 474, 475, 485
Silicea 19, 23, 28, 30, 36, 41, 49, 61, 68, 69, 70, 72, 75, 79, 89, 91, 92, 93, 94, 115, 127, 145, 146, 152, 171, 172, 173, 181, 186, 187, 210, 222, 235, 249, 251, 294, 316, 319, 335, 340, 343-345, 350-353, 368, 376, 382, 384, 390-395, 401, 406, 407, 411, 417, 430, 442-448, 473, 485
Sinapis alba 58, 249, 444
Spigelia 57, 127, 128, 215, 238, 312, 317, 384, 390, 409, 410, 423, 428, 432, 440, 473
Spongia tosta 3, 4, 5, 82, 128, 147, 170, 171, 203, 204, 311, 381, 412, 413, 415, 417, 420, 423
Squilla maritima 38, 112, 164, 316
Stannum metallicum 46, 111, 146, 147, 151, 214, 339, 344, 345, 347, 354, 355, 402, 411, 415, 428, 431
Staphisagria 53, 62, 76, 77, 83, 127, 133, 136, 137, 152, 171, 193, 199, 205, 241, 315, 325, 344, 347, 354, 367, 373, 374, 375, 402, 417, 432, 434, 445, 446, 448
Sticta 27, 207, 208, 472
Stramonium 3, 15, 16, 32, 71, 73, 78, 80, 98, 129, 175, 189, 191, 211, 230, 235, 245, 246, 335, 336, 421, 475
Strontium metallicum 220, 249, 384, 409
Strychninum 124, 330, 348, 349
Sulphur 6, 11, 12, 15, 21-24, 27, 30-33, 37, 38, 48, 53, 55, 60, 61, 70, 76-85, 89-94, 104, 105, 107, 108, 112, 114, 116, 118, 132, 136, 141, 153-155, 173-178, 182, 187, 201-204, 215, 217, 221, 223, 231-236, 241, 244, 245, 248,-251, 287-290, 296, 297, 303, 307-308, 321-324, 330-333, 340, 346, 360-368, 373, 374, 375, 380, 382, 389-393, 404-406, 411, 417, 423, 428, 431, 443-447, 455, 457, 458, 468, 469, 473, 475, 476, 485, 487
Sulphuricum acidum 2, 15, 53, 60, 88, 95, 169, 357, 368, 428, 431, 441
Symphytum 51, 93, 95, 171, 383, 384, 429, 430
Syphilinum 24, 64, 124, 198, 290, 430, 446, 485

## T

Tabacum 40, 41, 75, 76, 87, 201, 220, 239, 240, 289, 411, 419, 433, 436, 442, 475, 476, 478
Tarantula 16, 40, 64, 140, 233, 238, 437, 475, 485, 487
Taraxacum 59, 168, 295, 316, 436
Tellurium 393, 406
Terebinthina oleum 439
Terebinthiniae oleum 41, 68, 370, 428, 439
Teucricum marum verum 19, 127, 128, 208, 298, 390, 397, 409
Theridion curassavicum 16, 64, 249, 439, 441, 444, 445, 458, 487
Thlaspi bursa pastoris 110, 111, 163, 443, 454, 455
Thuja 19, 25, 41-42, 55, 61, 74, 141-149, 157, 164, 237, 298, 316, 318, 320, 325, 335, 367, 374, 386-387, 393-394, 408-410, 419, 432, 442, 444, 468, 485
Thyreoidinum 449
Trillium pendulum 387, 444, 454, 475
Trombidium muscae domesticae 49
Tuberculinum 1, 2, 27, 55, 70, 78, 89-94, 163, 171, 181-185, 202-203, 231, 359, 362-365, 388, 404, 417, 425, 426, 427, 431, 432, 455, 458, 485, 487, 488
Tuberculinum aviare 198

## U

Urtica urens 318, 468
Ustilago maydis 125, 141, 142, 344, 406, 444, 447, 454, 455, 458

## V

Vaccininum 469
Valeriana officinalis 26, 107, 149, 334, 339, 355, 472
Variolinum 198, 473
Veratrum album 23, 26, 28, 40, 41, 50-55, 77, 96, 97, 108, 112, 144-147, 155, 176, 191, 199-201, 236-240, 286-294, 331, 367, 371, 404, 433-435, 473, 474
Veratrum viride 391, 477
Verbascum 154
Viburnum opulus 111, 387, 444, 468
Vinca minor 468

## X

X-ray 163, 479

## Z

Zincum metallicum 14, 15, 16, 18, 27, 28, 42, 87, 88, 141, 145, 146, 147, 176, 181, 182, 210, 218, 221, 233, 252, 289, 308, 332, 334, 336, 345, 352, 356, 357, 426, 437, 485, 486, 488
Zingiber 367

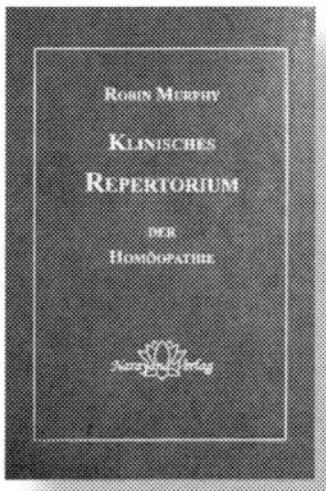


## Robin Murphy

# Klinisches Repertorium

*Ein modernes, praktisches, alphabetisch geordnetes Repertorium*

2.304 Seiten, geb., mit Goldprägung, € 125,-

Deutsche Erstausgabe des „Homeopathic Clinical Repertory", das in den USA bereits große andere Repertorien überholt hat. Ein Vorteil ist seine einfache alphabetische Struktur, die die Handhabung erleichtert und selbst Anfängern einen schnellen Zugang ermöglicht. Viele Homöopathen bestätigten uns, dass das Werk handlich und praktisch ist und dass sie nur noch mit dem Murphy arbeiten, seit sie ihn kennengelernt haben. Vom Umfang steht es anderen großen Repertorien nicht nach (über 2.300 Arzneimittel).
Einzigartig bei diesem Repertorium ist ein klinischer Teil, der Krankheitsbilder und Diagnosen zusammenfasst, die in anderen Repertorien über die Rubriken verstreut sind. Außerdem gibt es Kapitel über Impfungen, Konstitution und Vergiftungen mit verschiedenen Substanzen und einen Wortindex, wie man es in anderen Repertorien so nicht findet. Enthält neue klinische Rubriken wie Ebola, ADHS, Chronic Fatigue und Multiple Sklerose.

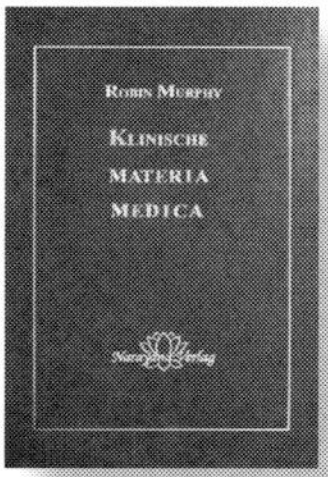


## Robin Murphy

# Klinische Materia Medica

2.400 Seiten, geb., mit Goldprägung, € 138,-

Die Klinische Materia Medica ist eine der führenden Arzneimittellehren weltweit. Bei über 1.400 homöopathischen und phytotherapeutischen Arzneimitteln hat sie einen kompakten Umfang von 2.400 Seiten und ermöglicht somit ein rasches, gezieltes Nachschlagen. In dieser Preisklasse ist sie bezogen auf das Preis-Leistungs-Verhältnis das mit Abstand beste Werk. Robin Murphy kombiniert Arzneimittelprüfungen mit der historischen Anwendung, der klinischen Anwendung sowie der Toxikologie. Neben Klassikern wie Clarke, Boericke und Burnett sind auch modernere Arzneimittel wie Skorpion oder Diamant integriert. Beschrieben sind auch neuere Milchmittel, Pilze, Bäume, Bachblüten, Edelsteine, Giftstoffe und Nosoden. Die Symptome sind nach dem gleichen alphabetischen Schema wie im Repertorium geordnet. Damit ist das Buch die ideale Materia Medica in Kombination mit Murphys „Klinischem Repertorium".

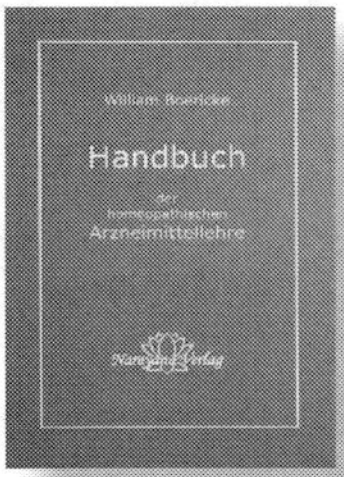


## William Boericke

# Handbuch der homöopathischen Arzneimittellehre

768 Seiten, geb., mit Goldprägung, € 35,-

Nun liegt schon die siebte erweiterte Ausgabe des großen Klassikers vor. Die preislich günstigste und gleichzeitig umfassendste Boericke-Ausgabe. Neuübersetzung des beliebten Klassikers, wobei sämtliche kleinen Mittel, die Boericke sonst nur als Querverweise nannte, alphabetisch integriert sind. Damit umfasst der Boericke mehr als 1.200 Mittel. Die pflanzlichen Mittel wurden außerdem mit ihrer botanischer Familienzugehörigkeit versehen.
Für die neue 7. Auflage wurden weitere neue Mittel aufgenommen, darunter 4 wichtige Lanthanide, die sich inzwischen häufig bewährt haben wie z .B. Neodymium sulfuricum. Ferner wurden bei den pflanzlichen Mitteln die Codes von Scholtens neuem Pflanzensystem beigefügt.Ferner wird bei fast 800 Mitteln die neue Information der Farbvorliebe angegeben, die es so bisher nirgends gab. Allein schon dadurch ist das Werk einzigartig. Ein ideales Nachschlagewerk mit Pfiff!

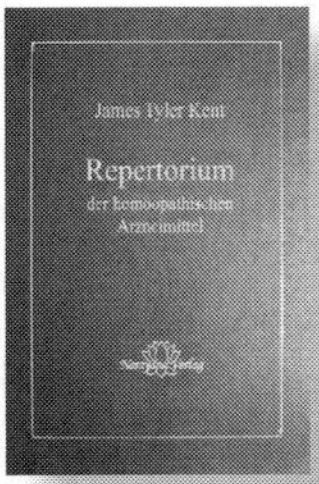


## James Tyler Kent

# Repertorium der homöopathischen Arzneimittel

1.504 Seiten, geb., mit Goldprägung und gestanztem Daumenregister, € 95,-

Das Kent'sche Repertorium war das Hauptwerkzeug von Generationen klassischer Homöopathen. Besonders wegen seiner Verlässlichkeit wird es auch heute noch von vielen Homöopathen benutzt. Das Repertorium war das Lebenswerk von James Tyler Kent. Er arbeitete daran jahrzehntelang bis zu seinem Lebensende, wobei er es beständig mit Arzneimittelprüfungen und klinischen Erfahrungen ergänzte.
Das vorliegende Werk ist eine originalgetreue Neuübersetzung des bewährten Klassikers und beinhaltet im Vergleich zu anderen Übersetzungen keine Zusätze. Die Mittelbezeichnungen wurden aktualisiert. Das Werk umfasst neben dem Repertorium eine 40-seitige Einführung in die Repertorisation von Bidwell. Kent selbst bezeichnete diese Einführung als „hervorragend" und hat dazu das Vorwort geschrieben. Das Erstaunlichste an diesem Werk ist der Preis. Es ist von allen großen deutschsprachigen Repertorien das derzeit preisgünstigste.

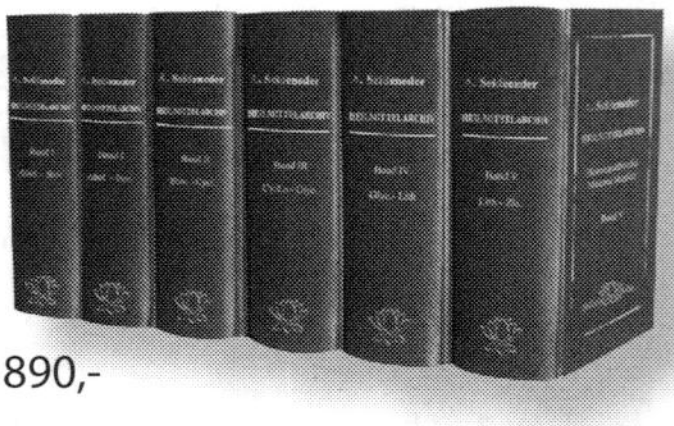

## Armin Seideneder
## Heilmittelarchiv

*Homöopathische Materia Medica*

6 Bände, insgesamt 12.064 Seiten, geb., € 890,-

Dieses Monumentalwerk enthält 1.380 Arzneimittel und ist besonders durch relevante toxikologische Symptome und aussagekräftige Kasuistiken erweitert worden. Das Ziel von Armin Seideneder war, eine möglichst komplette Sammlung aller homöopathischen Primärquellen zur Verfügung zu stellen. Es ist die wohl weltweit umfangreichste Sammlung dieser Art. Enthält die Essenz von über 500 verschiedenen Quellen wie Hahnemann, Boger/Bönninghausen, Hartlaub, Jahr, Hering, Guernsey, Lippe, Rückert, Baehr, Wolf , Stapf's Archiv für homöopathische Heilkunst, sowie zahllosen Zeitschriften - alle vereint in einem Werk. Der Anschaffungspreis des Werks stellt somit nur einen Bruchteil des Gesamtwerts der Einzelwerke dar.

Für das Heilmittelarchiv wurde in erster Linie die deutschsprachige homöopathische Literatur bis 1900 dokumentiert, in Form von Arzneimittelprüfungen ebenso wie von Heilungsberichten und Erfahrungen.

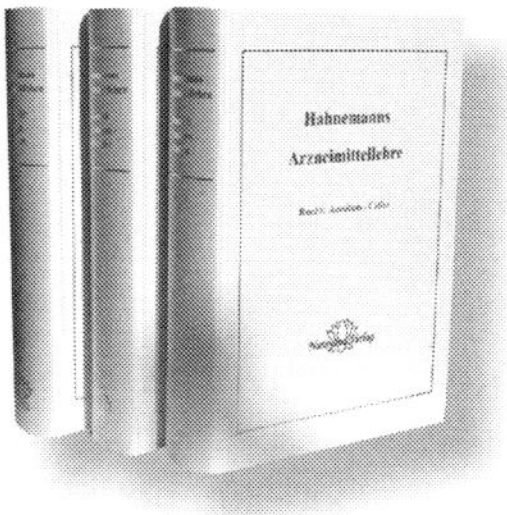

## Samuel Hahnemann
## Hahnemanns Arzneimittellehre

3 Bände, insgesamt 2.664 Seiten, geb., € 54,-

Bislang waren die von Hahnemann geprüften Arzneimittel in zwei verschiedenen Werken, der Reinen Arzneimittellehre und den Chronischen Krankheiten, beschrieben worden. Immer wieder wurde der Wunsch geäußert, diese hervorragende Arzneimittelsammlung des Altmeisters in einem Werk herauszugeben. Eine solche Zusammenfassung in nur drei Bänden wird hiermit zum ersten Mal verfügbar gemacht. Man kann dieses Werk durchaus als „Mutter aller Arzneimittellehren" bezeichnen.

Um dieses Werk möglichst praxisnah zu gestalten, wurden die Mittel alphabetisch geordnet und deren Symptome nach dem Kopf-Fuß-Schema gegliedert. Die Rechtschreibung wurde modernisiert. Außerdem wurden weitere Originalquellen wie z. B. aus Stapfs Archiv hinzugezogen.

Wer den wahren Wert der Originalquellen erkannt hat, erhält mit diesem Werk zum ersten Mal ein wirklich praktikables Werkzeug zur Ausübung der Homöopathie, wie sie Hahnemann praktizierte.

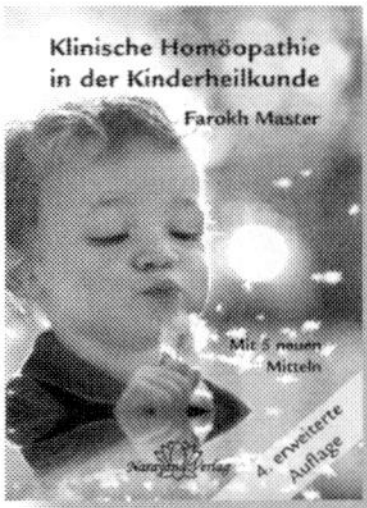


## Farokh J. Master
## Klinische Homöopathie in der Kinderheilkunde

4. erweiterte Auflage, 848 Seiten, geb., € 85,-

Das Werk von Farokh Master erfreut sich seit seinem Erscheinen ungebrochener Beliebtheit und ist zu einem der großen Standardwerke der homöopathischen Behandlung von Kindern geworden. Mit insgesamt über 180 Arzneimitteldarstellungen ist das Werk eines der umfassendsten Werke der Kinderheilkunde. Die große pädiatrische Erfahrung des Autors schlägt sich in der Darstellung der Mittel nieder, denn er beschreibt sie so, wie er sie selbst klinisch beobachtet hat. Neben den „großen" Kindermitteln enthält es auch „kleinere", weniger bekannte Mittel, die sich in Farokh Masters Praxis bei Kindern besonders bewährt haben. Detailliert schildert Farokh Master auch die Stadien der kindlichen Entwicklung und gibt wichtige Hilfestellung bei der Behandlung von Neugeborenen und Säuglingen, wo oft nur wenige Symptome zu erheben sind. Den abschließenden Teil bildet ein ausführliches klinisches Repertorium, das die Auffindung der Mittel erleichtert. Das Buch ist damit ein abgerundetes Werk und in seiner Art einzigartig.

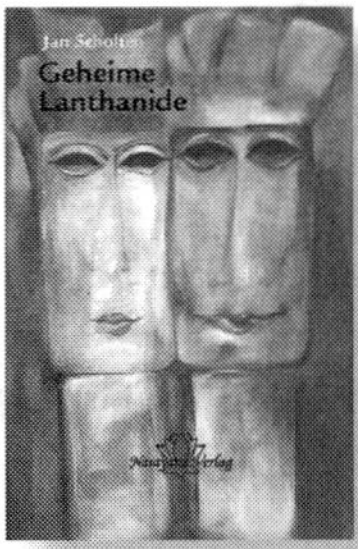


## Jan Scholten
## Geheime Lanthanide

*Wege zur Unabhängigkeit*

560 Seiten, geb., € 75,-

Jan Scholten hat hier ein Jahrhundertwerk der Homöopathie geschrieben, das unsere Medizin ebenso nachhaltig beeinflussen wird wie das Organon. Er schenkt uns hier nicht nur den lange verborgenen Schlüssel zur therapeutischen Anwendung der Seltenen Erden, sondern präsentiert uns gleichzeitig eine abgerundete Methodik zur Mittelfindung aller anderen Elemente des Periodensystems.

Die Lanthanide werden für die homöopathische Medizin bald ebenso unersetzlich sein, wie sie es seit Jahrzehnten für die moderne Technik geworden sind. Ein Hauptthema dieser Elemente ist die Selbstbestimmung und das innere Bedürfnis nach Unabhängigkeit, was auch ein Hauptthema unserer Zeit widerspiegelt. In 79 Fallbeispielen wird gezeigt, dass viele schwer therapierbare Krankheiten unserer Zeit nun durch diese Mittel bessere Erfolgschancen haben: Autoimmunkrankheiten, Migräne, Legasthenie, zahlreiche Augenkrankheiten, chronische rheumatische Erkrankungen, Morbus Crohn und Colitis ulcerosa sind nur einige Indikationen. Ein Meisterwerk!

Narayana Verlag

Blumenplatz 2, D-79400 Kandern
Tel: +49 7626-974970-0, Fax: +49 7626-974970-999
**info@narayana-verlag.de**

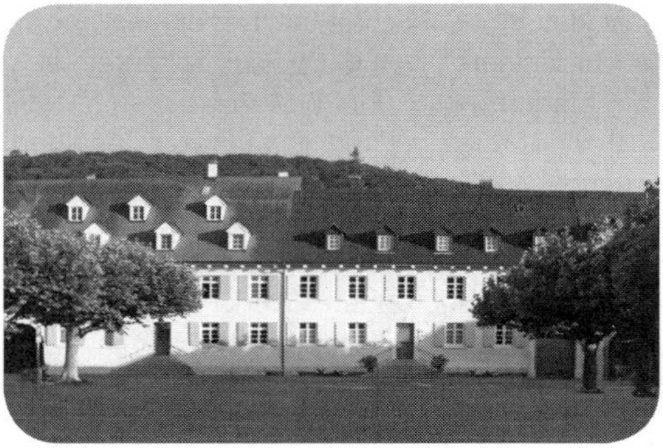

In unserer Online Buchhandlung
**www.narayana-verlag.de**
führen wir alle deutschen, englischen und französischen Bücher zur Naturheilkunde und Homöopathie. Es gibt zu jedem Titel aussagekräftige Leseproben.

Auf der Webseite gibt es ständig Neuigkeiten zu aktuellen Themen, Studien und Seminaren mit weltweit führenden Homöopathen sowie einen Erfahrungsaustausch bei Krankheiten und Epidemien.

Ein Gesamtverzeichnis ist kostenlos erhältlich.